Was der Mensch essen darf

Gunther Hirschfelder · Angelika Ploeger
Jana Rückert-John · Gesa Schönberger
(Hrsg.)

Was der Mensch essen darf

Ökonomischer Zwang, ökologisches
Gewissen und globale Konflikte

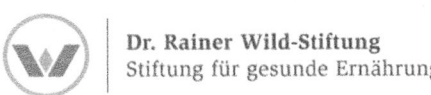

Dr. Rainer Wild-Stiftung
Stiftung für gesunde Ernährung

Internationaler Arbeitskreis
für Kulturforschung des Essens

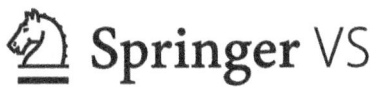

Herausgeber
Prof. Dr. Gunther Hirschfelder
Universität Regensburg
Regensburg
Deutschland

Prof. Dr. Angelika Ploeger
Universität Kassel
Kassel-Witzenhausen
Deutschland

Prof. Dr. Jana Rückert-John
Hochschule Fulda
Fulda
Deutschland

Dr. Gesa Schönberger
Dr. Rainer Wild-Stiftung
Heidelberg
Deutschland

ISBN 978-3-658-01464-3   ISBN 978-3-658-01465-0 (eBook)
DOI 10.1007/978-3-658-01465-0

Die Deutsche Nationalbibliothek verzeichnet diese Publikation in der Deutschen Nationalbibliografie; detaillierte bibliografische Daten sind im Internet über http://dnb.d-nb.de abrufbar.

Springer VS
© Springer Fachmedien Wiesbaden 2015

Lektorat intern: Dr. Cori Mackrodt, Daniel Hawig.
Lektorat extern: Barbara Wittmann, Reiner Klähn.
Redaktion: Anne Weiland, Barbara Wittmann.

Gedruckt auf säurefreiem und chlorfrei gebleichtem Papier

Springer VS ist eine Marke von Springer DE. Springer DE ist Teil der Fachverlagsgruppe Springer Science+Business Media
www.springer-vs.de

Vorwort

Was darf der Mensch essen? Was darf er *noch* essen, was nicht? Was ist gut und richtig, bezahlbar und fair, umwelt- und tiergerecht und dazu auch noch gesund? Ist der Vegetarismus – wie häufig propagiert – der Weg einer zukunftsfähigen Ernährung? Garantiert er persönliche Gesundheit, soziale Gerechtigkeit und globale Umweltsicherung? Oder gibt es doch ein ethisch vertretbares Essen mit Fleisch[1]? Wie wichtig und wie relevant sind diese Fragen? Sind sie nur eine neue Form der Flucht in die Romantik, ein „Aufstand der Satten"[2] oder Ausdruck der gegenwärtigen Thematisierungskonjunktur der Ernährung?

Dieser Band beschäftigt sich mit grundlegenden Fragen einer Ernährungsethik in gegenwärtiger und zukünftiger Perspektive. Er greift auch – aber nicht nur – den Fleischkonsum am Beispiel des Huhns auf. Denn das Huhn verzeichnet derzeit global die größten Produktionszuwächse, es ist in besonderem Maße Gegenstand fachübergreifender kontroverser Diskussionen und zudem am wenigsten von religiösen Tabus betroffen. Die Beiträge konzentrieren sich auf ernährungsethische Phänomene und Probleme im deutschen Sprachraum und in Mitteleuropa und analysieren diese vor dem Hintergrund globaler Verflechtungen. Aus ethischer Perspektive beleuchten sie Kriterien und Maßstäbe des vermeintlich richtigen Handelns und der guten und richtigen Ernährung. Außerdem greifen sie die Frage auf, mit welchem Recht in welchen Bereichen festgelegt wird, was der Mensch essen darf. Dies umfasst Konsequenzen für den Einzelnen und für die Gesellschaft als Ganzes sowie Bezüge zu Politik, Umwelt und Nachhaltigkeit.

Zu Wort kommen Wissenschaftlerinnen und Wissenschaftler unter anderem des Internationalen Arbeitskreises für Kulturforschung des Essens, aber auch Autorin-

---

[1] Keith, L., & Goder, U. (2013). *Ethisch essen mit Fleisch*. Lünen.

[2] Greffrath, M. (2014). Der Aufstand der Satten. Deutschlandfunk, 01.05.2014, 9:30 Uhr. http://www.deutschlandfunk.de/konsum-der-aufstand-der-satten.1184.de.html?dram:article_id=284119. Zugegriffen: 5. Mai 2014.

nen und Autoren, die durch ihre Tätigkeiten in Nichtregierungsorganisationen oder im Journalismus eine so große Expertise erworben haben, dass sie unsere Diskussionen erheblich zu bereichern vermögen. So präsentiert der vorliegende Band ein breites thematisches Spektrum, das die gegenwärtigen Debatten deutlich erweitert. Er zielt nicht auf Kochrezepte oder Alltagsanweisungen ab, sondern bietet eine wissenschaftlich diskursive Sachgrundlage; denn grundsätzliche Antworten auf das große Spektrum ethischer Fragen gibt es ebenso viele wie imperativ formulierte Anweisungen, die Brücke zur alltäglichen Ernährung wird jedoch kaum geschlagen.

Für einen Einblick in die Grundfragen des Bandes, seinen Aufbau und die historische Herleitung der Problematik sei auf die Einführung aus der Feder von Gunther Hirschfelder und Barbara Wittmann verwiesen. Eine analytische Zusammenschau der Beiträge bieten Jana Rückert-John und Barbara Wittmann am Ende des Buches.

Die Herausgeberinnen und der Herausgeber dieses Bandes bilden gemeinsam den Vorstand des von der Heidelberger Dr. Rainer Wild-Stiftung getragenen Internationalen Arbeitskreises für Kulturforschung des Essens, eines interdisziplinären Zusammenschlusses von Wissenschaftlerinnen und Wissenschaftlern, die sich mit dem Essen und Trinken beschäftigen. Der Arbeitskreis verknüpft die wissenschaftlichen Erkenntnisse aus verschiedenen natur-, kultur- und sozialwissenschaftlichen Feldern, indem ausdrücklich Grenzen zwischen beteiligten Wissenschaften überschritten und neue Perspektiven eröffnet werden. In Symposien und Buchpublikationen greift der Arbeitskreis ernährungsrelevante Probleme auf und macht so auf die enorme Bedeutung von Essen und Trinken in der Gesellschaft aufmerksam.

Dieser Sammelband basiert auf einem gleichnamigen 2012 in Regensburg durchgeführten Symposium, das von Gunther Hirschfelder (Universität Regensburg) und der Dr. Rainer Wild-Stiftung organisiert wurde. Das Konzept wurde für die Buchpublikation erweitert und es konnten auch Autorinnen und Autoren dafür gewonnen werden, die nicht an dem Symposium teilgenommen hatten. Die Herausgeberinnen und der Herausgeber danken allen Autorinnen und Autoren vielmals für ihre Mitwirkung an diesem Band. Ihre durchaus sehr verschiedenen Beiträge und Perspektiven zeigen die außerordentliche Breite des Themas und seine Aktualität.[3]

Wir danken vornehmlich Dr. Anne Weiland von der Dr. Rainer Wild-Stiftung, Heidelberg, für das Projektmanagement, und Barbara Wittmann, Mitarbeiterin

---

[3] Aus Gründen der Einheitlichkeit und besseren Lesbarkeit haben wir uns dafür entschieden, in allen Beiträgen auf die Doppelnennung beider Geschlechter bei Personenbezeichnungen zu verzichten.

der Regensburger Professur für Vergleichende Kulturwissenschaft; beide haben für eine kontinuierliche und systematische Bearbeitung des Manuskripts gesorgt. Schließlich und nicht minder herzlich danken wir Reiner Klähn, Heidelberg, für sein sachkundiges Endlektorat der Texte. Dem Springer VS Verlag, Wiesbaden, sind wir dankbar, dass er den Band in sein Verlagsprogramm aufgenommen hat und damit an die erfolgreiche Zusammenarbeit beim Vorgängerband „Die Zukunft auf dem Tisch. Analysen, Trends und Perspektiven der Ernährung von morgen"[4] anknüpft.

Die Frage, was der Mensch essen darf, ist wahrlich nicht leicht zu beantworten. Deshalb wünschen wir allen Leserinnen und Lesern dieses Bandes, dass er ihnen einen Fundus an Informationen und eine gute Grundlage für die eigene weitere Auseinandersetzung mit Ernährungsethik sei.

Regensburg, Kassel-Witzenhausen,
Fulda und Heidelberg im November 2014

Gunther Hirschfelder, Angelika Ploeger,
Jana Rückert-John und Gesa Schönberger

---

[4] Angelika Ploeger, Gunther Hirschfelder, Gesa Schönberger (Hrsg.), Wiesbaden 2011.

Inhaltsverzeichnis

Mitarbeiterverzeichnis

Johannes J. Arens M.A. Aachen, Deutschland

Prof. Dr. Raimund Bleischwitz London, UK

Dr. Clemens Dirscherl Waldenburg, Deutschland

Tanja Dräger de Teran Berlin, Deutschland

Sebastian Vinzenz Gfäller M.A. München, Deutschland

Sebastian Gietl M.A. Regensburg, Deutschland

Prof. Dr. Franz-Theo Gottwald München, Deutschland

Jan Grossarth Frankfurt, Deutschland

Prof. Dr. Gunther Hirschfelder Regensburg, Deutschland

Dr. Peter F. N. Hörz Göttingen, Deutschland

Prof. Dr. Christoph Klotter Fulda, Deutschland

Dipl.-Soz. Daniel Kofahl Witzenhausen, Deutschland

Dr. habil. Harald Lemke Hamburg, Deutschland

Prof. (i. R.) Dr. Barbara Methfessel Heidelberg, Deutschland

Dr. Maria Müller-Lindenlauf Nürtingen, Deutschland

Prof. Dr. Lotte Rose Frankfurt, Deutschland

Prof. Dr. Jana Rückert-John Fulda, Deutschland

Markus Schreckhaas M.A. Regensburg, Deutschland

Eva Kristin Stein Berlin, Deutschland

Stig Tanzmann Berlin, Deutschland

Dr. Ulrike Thoms Berlin, Deutschland

Dr. Manuel Trummer Regensburg, Deutschland

Prof. Dr. Thomas A. Vilgis Mainz, Deutschland

Annabel Wahba Berlin, Deutschland

Jun.-Prof. Dr. Nicole M. Wilk Paderborn, Deutschland

Lars Winterberg M.A. Bonn, Deutschland

Barbara Wittmann B.A. Regensburg, Deutschland

„Was der Mensch essen darf" – Thematische Hinführung

Gunther Hirschfelder und Barbara Wittmann

Bei keinem Thema ist der Mensch konservativer als dort, wo es um das Essen geht, konstatierte der Kulturwissenschaftler Wilhelm Heinrich Riehl bereits in der Mitte des 19. Jahrhunderts (Riehl 1907). Wer in die ältere wie auch jüngere Geschichte des Essens und der Esskultur blickt, erkennt beinahe eine Allgemeingültigkeit dieses Grundsatzes. Für die letzten Jahrzehnte scheint er aber nicht mehr uneingeschränkt zu gelten. Das zeigt bereits eine Tour d'Horizon durch die Publikationen der Dr. Rainer Wild-Stiftung und besonders die 1993 ins Leben gerufene Buchreihe des Internationalen Arbeitskreises für Kulturforschung des Essens (IAKE): Sie künden von der enormen Bandbreite der modernen, interdisziplinären Nahrungsforschung.[1] Dieses Spektrum möchte der vorliegende Band um eine Facette erweitern, die in jüngster Zeit die gesellschaftlichen – vor allem die medialen und nun auch immer stärker die wissenschaftlichen – Diskussionen zunächst ergänzt

---

[1] In Auswahl etwa: Wierlacher et al. 1993; Teuteberg et al. 1997; Neumann et al. 2001; Engelhardt und Wild 2005; Hirschfelder und Ploeger 2009; Ploeger et al. 2011.

G. Hirschfelder (✉)
Institut für Information und Medien, Sprache und Kultur; Lehrstuhl für Vergleichende Kulturwissenschaft, Universität Regensburg,
Regensburg, Deutschland
E-Mail: Gunther.Hirschfelder@ur.de

B. Wittmann
Institut für Information und Medien, Sprache und Kultur; Lehrstuhl für Vergleichende Kulturwissenschaft, Universität Regensburg,
Regensburg, Deutschland
E-Mail: B.Wittmann1@gmx.de

© Springer Fachmedien Wiesbaden 2015
G. Hirschfelder et al. (Hrsg.), *Was der Mensch essen darf,*
DOI 10.1007/978-3-658-01465-0_1

hat, um sie inzwischen beinahe zu beherrschen: Es geht nicht mehr um die Frage, was der Mensch essen kann oder sollte, sondern darum, was gegessen werden darf.

Ernährungsethik im Wandel der Zeit

Um die Dimension dieses Paradigmenwechsels hin zur gegenwärtigen Form der Fokussierung von Ernährungsethik zu veranschaulichen, soll er zunächst auf der Zeitachse verortet werden. Dabei zeigt sich, dass die Deutungshoheiten über die Frage, was gegessen werden darf, Schwankungen erlebten und Konjunkturen ausgesetzt waren.

In der Frühgeschichte waren Ernährung und Religion vermutlich so eng verzahnt, dass Nahrungsmangel grundsätzlich als kommunikatives Element zwischen den Gottheiten und den von ihnen abhängigen Menschen gesehen wurde. Was der Mensch essen durfte, war „von oben" verordnet und damit Sinnbild eines asymmetrischen Machtverhältnisses. Hunger wurde als göttliche Strafe, Überfluss als Belohnung gedeutet.[2] Dieses Grundmuster galt auch noch, als der zivilisatorische Fortschritt mit dem Übertritt ins neolithische Ackerbauzeitalter einen Quantensprung machte und an Nil und Indus sowie im Zweistromland die ersten Hochkulturen entstanden.

Die Perspektive kehrte sich erst in der griechischen Antike in der Mitte des ersten vorchristlichen Jahrtausends um. Nicht mehr primär das gottgefällige Leben war erstrebenswert, sondern das zunächst von Herodot († um 424 v. Chr.) und Hippokrates von Kos († um 370 v. Chr.) entwickelte Modell eines körperbezogenen, gesunden und möglichst langen Daseins.[3] War dieses Modell zunächst Option, avancierte es durch Aristoteles' († 322 v. Chr.) Weiterentwicklung zum makrobiotischen Lebensstil mit imperativem Charakter. Die Frage, was der Mensch essen

---

[2] Beispiele hierfür lassen sich im Alten Testament zuhauf finden, etwa beim Auszug der Israeliten aus Ägypten: „Da sprach der Herr zu Moses: Ich will euch Brot vom Himmel regnen lassen. Das Volk soll hinausgehen, um seinen täglichen Bedarf zu sammeln. Ich will es prüfen, ob es nach meiner Weisung lebt oder nicht" (Exodus 16, 4). Bei Hesekiel 14, 13–14 wird Hunger generell als Gottesstrafe beschrieben: „Und des Herrn Wort geschah zu mir: Du Menschenkind, wenn ein Land an mir sündigt und Treubruch begeht und wenn ich meine Hand dagegen ausstrecke und den Vorrat an Brot ihm wegnehme und Hungersnot ins Land schicke, um Menschen und Vieh darin auszurotten, und wenn dann diese drei Männer im Lande wären, Noah, Daniel und Hiob, so würden sie durch ihre Gerechtigkeit allein ihr Leben retten, spricht Gott der Herr."

[3] Der Erhalt von Gesundheit war bei den Griechen zwar noch eng mit den Göttern verbunden, so wurde Asklepios als Gott der Heilkunst verehrt und seine Töchter Hygieia und Panakeia wurden als Göttinnen der Gesundheit und Medizin bezeichnet, dennoch war der Mensch durch die „richtige" Lebensweise und Ernährung in erster Linie selbst für sich verantwortlich (Steger 2004, S. 77 ff.).

darf, hatte die Antike damit geklärt – aber er sollte in erster Linie für sein Wohlbefinden essen und nicht zum Wohlgefallen einer Göttlichkeit oder gar der Umwelt. Dieses Konzept wurde in der anschließenden römischen Antike nicht grundlegend infrage gestellt, aber in der Praxis weniger befolgt, denn nun stand für die wohlhabende Oberschicht primär der Genuss im Vordergrund. Etwas überspitzt ließe sich sagen, dass die Frage, was der Mensch essen darf, gegenüber jener, was er sich leisten kann, nachgeordnet war.

Das änderte sich im Mittelalter (ca. 500–1500 n. Chr.), in dem das Christentum in Europa nicht nur zur religiösen, sondern auch zur alltagspraktischen Leitnorm erhoben wurde. Was der Mensch essen durfte, hatte eine große Schnittmenge mit gottgefälligem Essen: 40-tägige Fastenzeiten in der Passionszeit und auch vor Weihnachten eingedenk des Fastens Jesu in der Wüste, fleischlose Freitage als Andenken an den Sterbetag des Religionsgründers, Gebete vor den Mahlzeiten und die tiefe volksfromme Formung von Landwirtschaft und Lebensmittelgewerbe waren allgegenwärtig. Die vielen Gebote dürfen jedoch nicht darüber hinwegtäuschen, dass gegen sie immer wieder verstoßen wurde – auch manch mittelalterlicher Mensch liebte das gute Essen mehr als strenge Vorschriften, zumal der Hunger in jener Epoche allgegenwärtig war.[4] Mit dem Widerspruch zwischen strengen Normen und einem anthropogenen Hang zu Genuss und Überschreitung ließ sich allerdings leben, denn die Kirche setzte gegen Verstöße auf kanonisch dosierte Strafen: Bei Fehlern waren eine festgelegte Anzahl von Gebeten zu leisten oder Ablassbriefe zu kaufen und die Sünde war getilgt. Im Mittelalter war der Alltag der Bevölkerung daher durch einen von der Religion vorgegebenen, beständig wiederkehrenden Wechsel von Fasten und Festen geprägt.

Diese über Jahrhunderte hinweg prägenden Muster und Abläufe gerieten mit dem Beginn der Neuzeit von zwei Seiten unter Druck: Fundamentalen Wandel gab es im Bereich des Protestantismus, und unter diesem Einfluss änderte auch die katholische Kirche ihre Strategie in Bezug auf den Umgang mit (Ess-)Sünden.

Den Anstoß gab Martin Luther, der eine Verbindungslinie zog, die bis heute wirkmächtig ist und nun gerade eine Thematisierungskonjunktur erlebt. Er verband Essen und Moral und schuf damit eine Basis für die ideologische Aufladung der Ernährung. Der Reformator forderte – langfristig mit großem Erfolg – die Abkehr von seiner Ansicht nach sinnleeren Fastengeboten und stattdessen ein moralisch einwandfreies Leben in Eigenverantwortlichkeit.[5] Damit wurde Beschei-

---

[4] Vgl. zur Geschichte der europäischen Esskultur ausführlicher Hirschfelder 2005.

[5] In seinem „Sermon von den guten Werken" bemerkt Martin Luther hierzu: „Ich will jetzt davon schweigen, dass manche so fasten, dass sie sich dennoch voll saufen; dass manche so reichlich mit Fischen und anderen Speisen fasten, dass sie mit Fleisch, Eiern und Butter dem Fasten viel näher kämen. [...] Wenn nun jemand fände, dass auf Fische hin sich mehr Mut-

denheit zunächst in den reformierten Territorien zur Maxime, und der moralische Fingerzeig wies den Weg zu einer nachdenklicheren, disziplinierten Lebensweise. Nun war ein Grundstein für die Verbindung zwischen Genuss und schlechtem Gewissen gelegt.

Auf die Frage, was der Mensch essen darf, antwortete in der Frühneuzeit vor allem die Kirche, und die Moral spielte dabei eine entscheidende Rolle. Diese Deutungshoheit kam ihr im 19. Jahrhundert abhanden, als die Naturwissenschaften einen steilen Aufschwung erfuhren und der Glaube von einer öffentlichen zunehmend zu einer privaten Angelegenheit wurde (Luhmann 1977, S. 232 f.). Dadurch verschob sich der Blick auf Lebensmittel und Esskultur: Nicht mehr religiös-kulturelle, sondern stoffliche Faktoren standen im Vordergrund, und damit nicht mehr die Frage, was der Mensch essen darf, um einem religiösen Anspruch zu genügen. Vielmehr rückte nun ins Zentrum, was er essen sollte und könnte, um seinen Körper zu optimieren und ihn effektiver in den Dienst der Gesellschaft beziehungsweise des Staates zu stellen. Damit war der Startschuss gegeben für eine technokratische Beurteilung der Lebensmittel, die rasch in die Fragen mündete, welche Stoffe dem Menschen in welcher Menge zugeführt werden sollten, um Ziele wie Gesundheit, Langlebigkeit oder auch Wehrtauglichkeit zu erreichen.

Insbesondere seitdem Deutschland 1871 vereinigt und zum Kaiserreich geworden war, setzte sich das Effizienzdenken zunehmend durch. Dazu gehörte eine konkrete Organisation dessen, was notwendig war, um die Gesamtbevölkerung, vor allem aber Arbeiter und Soldaten, ausreichend ernähren zu können. Die Wirtschaft sollte nach Plan dafür sorgen, das Erreichen dieser Verköstigungsziele zu gewährleisten. Dabei diente das sogenannte Voitsche Kostmaß dazu, einen gesicherten Mindeststandard zu formulieren (Spiekermann 2001a, S. 98 ff.). In der Konsequenz trat ein imperatives Sollen an die Stelle des Essen-Dürfens. Parallel erlebte Deutschland im Kaiserreich eine extreme Phase der Industrialisierung. Als Reaktion auf den doppelten Druck von Rationalisierung und Industrialisierung entstand eine Gegenbewegung, die in der Modernisierung eher Risiko als Chance sah und die eine neue Bewertungsebene des Essens einbrachte.

Diese unter dem Begriff „Lebensreform" bekannt gewordene Bewegung bildete ein vielschichtiges Sammelbecken, das bestehende Strömungen kompilierte und die Abkehr von einem industriell geprägten Lebensstil propagierte (Barlösius 1997; Linse 1998; Fritzen 2006). Damit erlangte erstmals eine nicht primär religiös geprägte Stimme Gehör, die bewusst formulierte, was der Mensch essen darf;

---

willen regte in seinem Fleisch als auf Eier und Fleisch hin, so soll er Fleisch und nicht Eier essen. Andererseits, wenn er fände, dass ihm vom Fasten der Kopf wüst und toll oder der Leib und der Magen verderbt würde […], so soll er das Fasten ganz gehen lassen und essen, schlafen, müßig gehen, so viel ihm zur Gesundheit nötig ist" (Luther 1888 [1520], S. 245 f.).

allerdings nicht in erster Linie, um eine langfristig lebenswerte Welt zu erhalten, sondern um einen als unnatürlich empfundenen Lebensstil zu überwinden. Integrative Bestandteile dieses neuen Lebens waren eine naturnahe Landwirtschaft und eine fleischlose Ernährung (Wolff 2010). Zwar intensivierte sich die Industrialisierung in der ersten Dekade des 20. Jahrhunderts noch, aber der Erste Weltkrieg, das Chaos der Weimarer Republik und schließlich die Instrumentalisierung der Volksgesundheit auf der Grundlage des Rassedenkens durch die faschistische Diktatur (Spiekermann 2001b) bildeten keinen geeigneten Nährboden für eine weitere Expansion der Lebensreformbewegung. Vielmehr sorgten diese Krisen und vor allem die großen Schäden des Zweiten Weltkriegs bald für einen neuen Pragmatismus: In beiden deutschen Staaten ging es nach 1949 weniger um die Frage, was man essen oder trinken darf, sondern vor allem darum, wie viel man sich leisten kann.

Eine tiefe Zäsur brachten die Jahre um 1970, als neue Kritik am industriellen Lebensstil aufkam und wiederum die Fragen, was der Mensch essen darf und vor allem wie er produzieren sollte, in den Mittelpunkt rückten. Mit dem Bericht des Club of Rome 1972, der Ölkrise, der Angst vor einer untergehenden Welt und schließlich der Gründung der Partei „Die Grünen" im Januar 1980 wurden Technikfeindlichkeit und Traditionsverklärung zu einer maßgeblichen gesellschaftlichen Strömung (Meadows et al. 1972, 2004; Streich 1997). Dass die 1980er-Jahre auf fast allen gesellschaftlichen Ebenen auch aufgrund des Kalten Krieges ideologisch aufgeladen waren, verstärkte diesen Trend und bot ihm Nährboden; auch hier waren es äußere Umstände, die eine lineare Entwicklung ernährungsethisch motivierter Konzepte verhinderten: Das Ende des Ost-West-Konflikts seit 1989, die beginnende Digitalisierung und schließlich die Globalisierung bewirkten eine Aufkündigung breiter gesellschaftlicher Anschauungen von „links" oder „rechts", die Auflösung der klassischen „Arbeiterschicht" und eine zunehmende Segmentierung und „Verszenung" der Gesellschaft (Schulze 2005; Gebhardt 2010). Die innerhalb der letzten Generation erfolgten Umbrüche haben die gesellschaftlichen und folglich auch die individuellen Blickwinkel auf unsere Leitfrage grundlegend verändert. Diese wurde in den ideologisch aufgeladenen Gesellschaften des Kalten Krieges vor allem politisch gestellt: Sie bezog sich auf genossenschaftliche Produktionsformen, den Kampf gegen soziale Ungleichheiten oder gegen Apartheid. Dementsprechend wurden Antworten von den jeweiligen Systemen erwartet.

Seit der Zeitenwende um 1990 hat sich der Fokus von der politischen zur ethisch-individuellen Perspektive verschoben. Daher begeben sich inzwischen vor allem Individuen, die sich primär über Lebensstile statt über politische Bekenntnisse definieren, auf die Suche nach der richtigen Ernährung. Infolgedessen stellen sich viele Konsumenten derzeit die grundsätzliche Frage, was sie kaufen und essen dürfen und sollen. Das Pendel dürfte irgendwann zurückschlagen. Antworten und

Lösungen werden dann vielleicht wieder verstärkt von Staaten und System eingefordert werden.

Zur Notwendigkeit von Ernährungsethik

In der Konsequenz führte dieser Transformationsprozess zunächst zu einer Verunsicherung darüber, was – je nach Perspektive – gegessen werden muss, soll und schließlich darf. So lässt sich die gegenwärtige *consumer confusion* als logisches Resultat eines langen historischen Prozesses begreifen. Bei der Analyse dieser Situation muss allerdings beachtet werden, dass sich die Gegenwart in einer epochalen Zeitenwende abspielt, die mit den Sattelzeiten (Koselleck 2004, S. XV) um 1500 und um 1800 vergleichbar ist. Martin Albrow spricht vom „globalen Zeitalter" (2007), Ulrich Beck formuliert die Idee einer „Risikogesellschaft" (Beck 1986) und der „Zweiten Moderne" (Beck et al. 1996, S. 11). Dadurch stellt sich die Gegenwart als so vielschichtig und mithin kompliziert dar, dass ein Bedürfnis nach Komplexitätsreduktion besteht.

Die Thematisierungskonjunktur der Ernährung entpuppte sich dabei als Folie, auf welche genau jene Komplexitäten des Lebens in einer solchen postmodernen Gesellschaft projiziert werden können. Die Ernährung beziehungsweise das Kommunizieren über Ernährung ist Schablone für politische Ideologien, Konsum- und Genussstile und vieles mehr. Der historische Vergleich taugt dabei durchaus, um auch die Globalperspektive analysieren zu können, denn während in Europa vorwiegend weltliche, philosophische, ökologische oder auch eschatologische Orientierungsmuster vorherrschen, sind andernorts religiöse Differenzierungen auf dem Vormarsch: Nahrungsmittel, die den strengen Vorschriften der jüdischen und vor allem der islamischen Religion gerecht werden, nehmen an Bedeutung zu. Ihre funktionalen Entsprechungen finden sie in den Attributen „gluten-" und „laktosefrei" oder auch „vegetarisch" und „vegan". Entsprechend gekennzeichnete Produkte werden dann unter Umständen unabhängig davon nachgefragt, ob die Konsumenten Gluten vertragen oder gläubig sind, da der Konsum lediglich einer Orientierung dient. Über die Ernährungsstile werden inzwischen aber vor allem auch gesellschaftliche Kämpfe um Deutungshoheiten über den richtigen Lebenswandel ausgetragen, was zum Beispiel an den Lohas (Anhängern von *Lifestyles of Health and Sustainability*) deutlich wird

Unter diesen Aspekten wäre die Ethik nur ein Facette oder gar eine Mode. Aber: Noch nie war eine Gesellschaft in solchem Maße in der Lage, die globalen Problematiken zu erkennen. Genau diese Problematiken aber haben eine spezifische und wohl auch größere Verantwortlichkeit der Gesellschaft insgesamt wie auch jedes

Individuums zur Folge. Vor allem machen es die globalen und aus dem industriellen Raubbau natürlicher Ressourcen resultierenden Probleme der künftigen Nahrungsversorgung in einer neuen Dimension erforderlich, ethische Gesichtspunkte zu berücksichtigen, zumal man den düsteren Berichten über die Ernährungsproblematik des voranschreitenden 21. Jahrhunderts kaum entgehen kann (Ploeger et al. 2011).

An dieser einführenden Stelle seien nur einige markante Basisdaten erwähnt: Die Food and Agriculture Organization (FAO) der Vereinten Nationen geht derzeit davon aus, dass bis zur Mitte dieses Jahrhunderts wegen des Bevölkerungsanstiegs um 50 % auch die Agrarproduktion um mindestens 60 % steigen muss. Hierzu muss allerdings gesagt werden, dass bereits heute grundsätzlich genügend produziert wird – eine steigende Weltbevölkerung bereits inbegriffen. Die derzeitige Problematik des Welthungers ist vor allem auf Verteilungsungerechtigkeiten zurückzuführen: Während in den westlichen Überflussgesellschaften noch essbare Nahrungsmittel in großem Ausmaß weggeworfen werden – allein in Deutschland jährlich rund 11 Mio. t (ISWA 2012, S. 8) –, stirbt weltweit alle vier Sekunden ein Mensch an Hunger, wobei Kinder unter fünf Jahren den Großteil der Opfer stellen (UNICEF 2011). Der von der Politik geforderten stärkeren Leistungsfähigkeit von Landwirtschaft und Lebensmittelproduktion stehen hohe Nachernteverluste in den Entwicklungsländern (im Durchschnitt 40 %) und Lebensmittelverschwendung in den Industrienationen gegenüber (FAO 2011).

Ein positiver Trend hingegen ist, dass der Fleischverbrauch in den westlichen Industrienationen möglicherweise weiter sinken wird – der *meat peak* wurde hier bereits 1990 überschritten.[6] Ob sich aber in den Schwellenländern Brasilien, Indien oder China eines ethischen Paradigmenwechsels wegen kurzfristig Vorbehalte gegen hohen Fleischverbrauch und industrielle Fleischproduktion entwickeln werden, ist überaus fraglich (Lemke 2007, 2012). Derzeit tätigen die Entwicklungsländer rund 60 % der weltweiten Fleischproduktion. Beim durchschnittlichen Fleischverzehr liegen sie jedoch mit einer Menge von 30 kg pro Person und Jahr weit hinter den Industrieländern mit einem Konsum von rund 80 kg (Rosegrant et al. 1999; FAO 2007). So ist davon auszugehen, dass sich bei gleichbleibender Tendenz der globale Fleischverbrauch und damit auch der Futtermittelverbrauch bis zur Mitte dieses Jahrhunderts verdoppeln werden.

Zusätzliche Risiken resultieren aus der immer sichtbarer werdenden Verschmelzung und Konkurrenz der Sektoren Agrar und Energie. Gefahr droht darüber hinaus, weil die globalen Agrarerträge zwar infolge der Erderwärmung mittelfristig steigen, ab einem Anstieg auf 2,5 °C jedoch sinken werden. Schließlich hat der

---

[6] Vgl. Tab. 210b in BMELV 2012, S. 190.

Think-Tank „Denkwerk Zukunft" überzeugend dargelegt, dass globale Nahrungs-
und Umweltkrisen bis 2050 aller Wahrscheinlichkeit nach stark zunehmen werden,
denn die verfügbare Menge an Boden, Wasser und fossilen Brennstoffen, die für
die Produktion von Kunstdünger notwendig ist, wird die Agrarproduktion hem-
men (Denkwerk Zukunft 2012; Transatlantic Academy 2012; Reder und Pfeifer
2012). Falls diese Zukunftsprognosen und -szenarien Realität werden, wird die
Öffentlichkeit zunehmend mit Bildern (ver-)hungernder Menschen konfrontiert
werden – die Biafra-Krise des Jahrs 1967 hat einen bitteren Vorgeschmack hierauf
gegeben. Wie werden sich solch globale Katastrophen auf unseren Umgang mit
Landwirtschaft und Lebensmitteln auswirken? Wird sich ein europäisches Medien-
publikum daran gewöhnen und abstumpfen? Wird die Frage nach ethisch korrekt
erzeugten Lebensmitteln in Anbetracht solcher Szenarien relevanter werden oder
wird sie in den Hintergrund gedrängt (Gottwald et al. 2010)? All diese Fragen sind
vom gegenwärtigen Standpunkt aus noch nicht einmal ansatzweise zu klären, aber
sie machen das Ausmaß der möglichen Dynamiken deutlich.

Hintergrund und Fragestellungen angewandter Ernährungsethik

Insgesamt besteht also wenig Anlass zur Hoffnung, dass die globalen Dynamiken
innerhalb der nächsten Generationen nicht zu erheblichen gesellschaftlichen Verwerfungen führen werden. Und zwangsläufig werden diese Verwerfungen nicht
nur ökologische und ökonomische Herausforderungen zur Folge haben, sondern
auch die Tragfähigkeit des Wertekonsenses der westlichen Industriegesellschaften
auf den Prüfstein stellen.

Mit den Aushandlungsprozessen dieses Wertekonsenses und einem entspre-
chenden menschlichen Handeln beschäftigt sich die philosophische Disziplin der
Ethik seit Aristoteles, auf den die Einführung des Begriffes zurückgeht. Als „Lehre
des sittlich guten Handelns"[7] ist sie seit ihren Ursprüngen in Abgrenzung zu den
Bereichen der Philosophie zu sehen, die mit einem rein theoretischen Interesse
verbunden sind. Damit weist sie bereits per se auf den ihr immanenten konkreten
Gesellschaftsbezug hin, dem sich auch der vorliegende Band verpflichtet fühlt.
Der Vielfalt ihrer Dimensionen entsprechend nehmen ethische Theoriebildungen
in der Wissenschaftsgeschichte eine enorme Bandbreite ein, die von der formalen

---

[7] Aristoteles führte die Grundpfeiler dieser Lehre im 4. Jahrhundert v. Chr. erstmals in seinem Werk „Nikomachische Ethik" aus (Aristoteles 2001).

Ethik Immanuel Kants[8] über die materiale Wertethik Max Schelers[9] bis hin zu den von Max Weber erarbeiteten Unterschieden zwischen Gesinnungs- und Verantwortungsethik[10] reichen. Ausgehend von diesen grundlegenden allgemeinen Ethikkonzeptionen haben sich bereichsspezifische, sogenannte angewandte Ethikfelder herausgebildet, die mittlerweile angesichts globaler Herausforderungen in Bezug auf Umwelt, Technik und Gesellschaft nicht nur innerhalb der Universitätslandschaften an Bedeutung gewinnen. In diesen Kanon lässt sich neben Fächern wie zum Beispiel der Medizin-, der Wirtschafts- oder der Arbeitsethik auch die Ernährungsethik einordnen, die dabei auch Überschneidungen mit anderen Anwendungsgebieten wie Umwelt-, Bio- oder Tierethik eingeht (Fenner 2010).

Die im letzten Abschnitt geschilderten Dimensionen gegenwärtiger wie zukünftiger Problematiken hinsichtlich der Sicherung der Welternährung und ökologischer Gefährdungen machen die fächerübergreifende Zusammenarbeit im Bereich der Ernährungsethik sowohl innerhalb des universitären Raumes als auch darüber hinaus notwendig. Die junge und angesichts der stark dynamischen globalen Prozesse stets im Wandel befindliche Disziplin verfolgt daher interdisziplinäre Kooperationen zwischen Natur- und Geisteswissenschaften, wobei sie versucht, unterschiedliche Stimmen und Standpunkte aus Philosophie, Ernährungs-, Kultur- und Gesellschafts-, Agrar- und Biowissenschaften zusammenzuführen.[11] Ihre konkreten Forschungsfelder nehmen eine Bandbreite ein, die von grüner Gentechnik und Patentrechten über Tierschutz und In-vitro-Fleisch bis hin zu unterschiedlichen Ernährungsformen geschuldeten CO_2-Emissionen und Landnutzungsrechten reicht.

Angesichts der Vielfalt der Themen sowie der genannten zahlreichen globalen Schieflagen wird die steigende Bedeutung ernährungsethischer Studien mehr als deutlich: Die Frage, was der Mensch essen darf, ist zu einem Dilemma geworden, dessen Dimension sich erheblich verstärken wird. Selbst bei der bewussten Entscheidung für eine ethische(re) Ernährungsweise – die nicht per se für jeden von Bedeutung ist und zudem durchaus von soziodemografischen Faktoren wie

---

[8] Das wohl bekannteste Beispiel bildet Kants kategorischer Imperativ: „Handle nur nach derjenigen Maxime, durch die du zugleich wollen kannst, dass sie ein allgemeines Gesetz werde" (Kant 1900, S. 421).

[9] In „Der Formalismus in der Ethik und die materiale Wertethik" bringt Scheler 1913 die Dimension von Wertemotionen in die Theorie mit ein.

[10] Weber stellte diesen Unterschied 1919 in seiner Rede „Politik als Beruf" heraus. Zentral bei seiner Definition von Verantwortungsethik war, dass Ethik auch ihre Absichten auf die Verantwortbarkeit ihrer Folgen hin zu überprüfen habe (Weber 1988, S. 551 f.).

[11] Als grundlegende Werke zum Bereich der Ernährungsethik in Auswahl: Mepham 1996; Pence 2002; Korthals 2004; Lemke 2007; Gottwald et al. 2010.

Bildung, Geschlecht und Einkommen beeinflusst wird – bleibt die Frage bestehen, wie diese aussehen kann.

Fest steht: Trotz der nicht bewältigbaren Informationsflut müssen die Gesamtsituation bewertet und Handlungsempfehlungen gegeben werden: Wie ist die Lage zu bewerten? Produzieren wir mit unserem Aktionismus lediglich das, was Niklas Luhmann „Aufregungsschäden"[12] genannt hat? Das Dilemma wird noch größer, wenn es um mehr geht als um Körperstyling und Lebensstil, wenn nämlich der Aspekt des Tierwohls ebenso berücksichtigt werden soll. Tiere sind gegenwärtig ein elementarer Bestandteil der globalen Ernährung. Um sie zu essen, müssen sie getötet werden. Dürfen Tiere überhaupt getötet werden? Wenn ja: welche? Die letzte Frage wird in den meisten Religionen intensiv diskutiert, aber dabei geht es meist um die Art und Weise des Tierverzehrs. Zudem ist das Tiere-Essen mit der „Siegerseite" der Evolution verbunden: Der Mensch als König der Nahrungskette symbolisierte lange Zeit Kraft und Wohlstand. Dabei stand Wohlstand nicht zuletzt für sozialen Erfolg.

In Bezug auf die Tierhaltung – heute wird oft von Tierproduktion gesprochen – wissen wir inzwischen nicht nur um das Umweltdilemma, sondern auch um die Leidensfähigkeit der Tiere. Dabei stellt sich zum Beispiel auch die Frage, bis zu welchem neuronalen Organisationsgrad ein Tier unter ethischen Gesichtspunkten getötet werden darf. Für Delfine und Primaten sind angesichts ihres hohen Intelligenzniveaus bereits eindeutige Antworten gefunden worden (Gouteux et al. 2001; Reiss und Marino 2001). Aber wie verhält es sich mit Rind oder Schwein? Und wie mit dem Geflügel? Ist es eher vertretbar, ein Rind zu schlachten als 1000 Hühner? Wiegen viele Tötungsakte schwerer als ein einziger? Sind dies universelle Denkansätze oder ist eine solche Sichtweise eurozentristisch? Zumindest ist im westlichen, christlich-jüdisch geprägten Kulturraum eine breite Reflexion der Problematik zu konstatieren.

Aufbau und Motive des Sammelbandes

Die Frage, was der Mensch essen darf, wird vielseitig diskutiert, schlägt sich aber nicht in adäquatem Maß im alltäglichen Ernährungsverhalten nieder. Daher sucht die vorliegende Sammlung an Beiträgen in multidisziplinärer Perspektive systematisch die Vielschichtigkeit dieser Frage in ihren historischen und gegenwärtigen Bezügen sowie Antworten darauf zu diskutieren, denn es ist die Aufgabe der Wis-

---

[12] Der inzwischen vielfach zitierte Neologismus „Aufregungsschäden" begegnet erstmals bei Luhmann 1986.

senschaften, an der Lösung gesellschaftlicher Fragen mitzuwirken. Die dem Band zugrunde liegende Tagung „Was der Mensch essen darf. Ökonomischer Zwang, ökologisches Gewissen und globale Verlockungen", die vom 8. bis 9. Oktober 2012 in Regensburg vom Internationalen Arbeitskreis für Kulturforschung des Essens (IAKE) und der Dr. Rainer Wild-Stiftung in Kooperation mit der Universität Regensburg organisiert wurde, bot hierfür erste Diskussionsgrundlagen, die durch diesen Sammelband eine breitere Plattform finden sollen.

Der vorliegende Sammelband versucht, der Vielfalt ernährungsethischer Fragestellungen gerecht zu werden, indem er sowohl unterschiedliche disziplinäre Perspektiven als auch Beiträge aus der Praxis von Nichtregierungsorganisationen (NGOs) und Journalisten versammelt. Gleichwohl ist es aufgrund der Komplexität des Feldes nicht möglich, alle Probleme und Sichtweisen umfassend zu beleuchten. Um sich einer Beantwortung der Frage, was der Mensch essen darf, dennoch in qualifizierter Weise zu nähern, war es erforderlich, eine thematische Engführung vorzunehmen.

Als Paradigma dient an dieser Stelle das Huhn, denn wie kein anderes Tier steht es beispielhaft für den Wandel der Nahrungsproduktion wie auch der Esskultur. Das Huhn begleitet den Menschen bereits seit der Frühphase der Sesshaftwerdung: Von der vermutlich ursprünglichen Domestizierung zum Zweck des Hahnenkampfes in Teilen Asiens über die repräsentative Zurschaustellung von Ziergeflügel in europäischen Adelshäusern während des Absolutismus bis hin zur heute überwiegenden, auf die Römer zurückgehende Nutztierhaltung von Hühnern zur Fleisch- und Eierversorgung ist die Mensch-Huhn-Beziehung von einer langen und wechselvollen Geschichte geprägt (Krünitz 1782, S. 241; Peschke 2011, S. 1 ff.). Aus dieser Entwicklung heraus ist eine Fülle an regionalen Ausprägungen von Aufzucht und Verwertung entstanden. Der Vorteil des Huhns kam gerade angesichts der bis in die Mitte des 20. Jahrhunderts hineinreichenden ländlich-kleinbäuerlichen Selbstversorgungsstrukturen zum Tragen: Das Huhn kann dicht beim Menschen leben, es braucht relativ wenig Futter, um Fleisch zu produzieren, und schließlich kann sich ein Huhn im bäuerlichen Umfeld auch beinahe selbst ernähren.

Dennoch stellte das Huhn lange Zeit keinen nennenswerten ökonomischen Faktor innerhalb der Agrarwirtschaft dar; es lief gewissermaßen auf dem Hof mit. Dies änderte sich fundamental mit dem Aufkommen der sogenannten Veredelungswirtschaft nach dem Zweiten Weltkrieg. Hierzu konstatierte der Agrarhistoriker Frank Uekötter: „[…] nicht Schwein und Rind, die in Deutschland seit dem späten 19. Jahrhundert die Nutztierhaltung dominierten, waren nämlich die Pioniere der industrieförmigen Veredelungswirtschaft, sondern das eierlegende Huhn, das bis dahin ‚das Stiefkind des landwirtschaftlichen Betriebes' gewesen war" (2012, S. 341). Gewissermaßen hat sich der Umgang mit dem Huhn seit dem ausgehenden 20. Jahrhundert so grundlegend gewandelt, dass der Künstler und Kabarettist Gerhard Polt zum Schluss kam, der moderne Mensch kenne „das Hendl doch nur als Chicken".

An dieser Feststellung ist bereits ablesbar, dass es in der jüngsten Zeit zu einer enormen Reduktion der Kulturtechniken vor allem auch im Bereich der Zubereitung des Huhns gekommen ist. Gleichzeitig ist eine außerordentliche Ausweitung der Masthähnchenproduktion zu beobachten: Diese hat sich im letzten halben Jahrhundert beinahe verfünffacht.[13] Das Huhn ist heute der weltweit am weitesten verbreitete Fleischlieferant, es ist am wenigsten mit religiösen Nahrungstabus behaftet und spiegelt in hohem Maße den Trend zu fettarmer Kost. Zudem ist das Huhn zuchttechnisch am stärksten ausgereizt, wobei gerade in Verbindung mit der Tierethik immer wieder der Begriff der sogenannten Qualzuchten (Sommerfeld-Stur 2012) fällt: Die enorme Steigerung der Legeleistung jedes Huhns auf rund 300 Eier pro Jahr und die aufgrund menschlicher Geschmacksvorlieben überdimensional gezüchteten Hühnerbrüste gehen mit erheblichen gesundheitlichen Schäden beim Tier einher. Schließlich eignet sich das Huhn als Beispiel, weil sich an Geflügelzuchtanlagen gerade in Deutschland heftige Debatten um die Bedenklichkeit industrieller Tierproduktion entzünden und entzündet haben. Hier schließt eine weitere grundsätzliche Frage an: Wie ethisch ist es, Tierschutzrichtlinien auf der einen Seite zu verschärfen, während auf der anderen Seite gerade kleinere bäuerliche Betriebe diese aus finanziellen Gründen oft nicht umsetzen können? Verstärkt also strengerer Tierschutz wiederum den Wandel hin zur viel kritisierten Massentierhaltung in agroindustriellen Großbetrieben, obwohl er doch gerade diese Entwicklung verhindern möchte?

An dieser Schnittstelle wird deutlich, dass ethische Debatten miteinander und nicht übereinander geführt werden sollten, um über starre Ideologien hinaus zu konsensfähigen gesellschaftlichen Lösungen beizutragen. Die Debatten über das Huhn fokussieren also nicht allein auf Ernährung und Landwirtschaft; vielmehr lässt sich an ihnen auch verfolgen, wie sich das Verhältnis zwischen Individuum und Gesellschaft gestaltet, wie Aushandlungsprozesse um persönliches Glück beziehungsweise persönliche Gesundheit im Verhältnis kommuniziert werden. Es ist letztendlich das ganze Themenfeld der Ernährungsethik, das am Beispiel des Huhns diskutiert werden kann.

Von den Debatten über das Huhn ausgehend, liegt ein bedeutender Schwerpunkt des Sammelbandes auf den Problematiken rund um den globalen Fleischkonsum,

---

[13] Allein zwischen 1970 und 2005 ist die weltweite Produktion von Masthähnchen um 437 % angestiegen. Vor allem Brasilien und China sind zu neuen Aufzuchtzentren geworden: China stellt über die Hälfte des global verzehrten Hühnerfleisches her (Windhorst 2006, S. 585).

also auf der Frage, ob und wie viel Fleisch der Mensch essen darf. Dieser Fokus ist nicht zuletzt der aktuellen öffentlichen Thematisierungskonjunktur vegetarischer wie veganer Lebensweisen geschuldet, die häufig stark ideologisch aufgeladen sind. Die hier gebündelten Beiträge verharren demgegenüber allerdings nicht bei einer Beurteilung von richtig oder falsch, sondern versuchen das Schwingen einer moralischen Keule zu vermeiden, die eine nach vorn gerichtete, unter ethischen Gesichtspunkten erfolgende Zusammenarbeit von Konsumenten, Produzenten und Institutionen unter sich begräbt. Sie machen die – bei den gesellschaftlichen Diskussionen um eine Ethik der Ernährung stets mitzudenkenden – Dimensionen und Positionen in ihrer Vielstimmigkeit deutlich und sprechen dabei auch zukünftige Herausforderungen an, die über die reine Fleischproblematik hinausgehen.

Mithilfe der getroffenen Verbindung von Theorie- und Praxisbeiträgen innerhalb des Bandes werden sowohl Konzepte wie auch Anwendungsfelder von Ernährungsethik skizziert sowie konkrete Handlungsalternativen vorgestellt. Die hier diskutierte Frage lautet daher nicht nur, was der Mensch essen darf, sondern auch, warum sie heute in Teilen der westlichen Konsumgesellschaften so vehement gestellt wird, und schließlich in anwendungsorientierter Perspektive, wie unsere Ernährung ethischer werden kann und welche konkreten Lösungsansätze derzeit praktikabel erscheinen.

Um dem Leser die Reise durch die vielseitigen Felder der Ernährungsethik zu erleichtern, wurde eine thematische Gliederung der Beiträge nach Sektionen vorgenommen. Zunächst führen Lars Winterberg, Daniel Kofahl, Harald Lemke und Manuel Trummer mit ihren stärker theoretisch orientierten Texten in grundlegende Fragen und Zusammenhänge rund um Essen und Ethik ein. Danach wird das Spektrum der interdisziplinären Ansätze anhand der Beiträge von Barbara Methfessel, Raimund Bleischwitz, Christoph Klotter, Franz-Theo Gottwald und Thomas Vilgis aufgespannt. Dem Huhn als grundlegendem Paradigma des Sammelbandes widmen sich anschließend Maria Müller-Lindenlauf, Ulrike Thoms, Peter Hörz und Eva Kristin Stein. Davon ausgehend nehmen die Beiträge von Rose Lotte, Nicole Wilk, Markus Schreckhaas, Sebastian Gfäller und Sebastian Gietl den gesellschaftlichen Umgang mit dem Fleischkonsum in den Blick. Den Schritt von der Theorie in die Praxis vollziehen die Journalisten Annabel Wahba, Jan Grossarth und Angela Werner sowie die NGO-Vertreter Clemens Dirscherl, Stig Tanzmann und Tanja Dräger de Teran. Abschließend unternehmen Jana Rückert-John und Barbara Wittmann eine Zusammenschau der Beiträge unter den leitenden Fragestellungen des Sammelbandes.

Literatur

Albrow, M. (2007). *Das globale Zeitalter*. Frankfurt a. M.

Aristoteles (2001). *Nikomachische Ethik*. Düsseldorf.

Barlösius, E. (1997). *Naturgemäße Lebensführung. Zur Geschichte der Lebensreform um die Jahrhundertwende*. Frankfurt a. M.

Beck, U. (1986). *Risikogesellschaft. Auf dem Weg in eine andere Moderne*. Frankfurt a. M.

Beck, U., Giddens, A., & Lash, S. (Hrsg.). (1996). *Reflexive Modernisierung. Eine Kontroverse*. Frankfurt a. M.

BMELV [Bundesministerium für Ernährung, Landwirtschaft und Verbraucherschutz]. (Hrsg.). (2012). *Statistisches Jahrbuch über Ernährung, Landwirtschaft und Forsten*. Münster.

Denkwerk Zukunft (2012). Ausbeutung natürlicher Ressourcen: Kaum Unterschiede zwischen Industrie-, Schwellen- und Entwicklungsländern. Im Internet. http://www.denkwerkzukunft.de/index.php/aktivitaeten/index/Braunkohle. Zugegriffen: 15. April 2014.

Engelhardt, von D., & Wild, R. (Hrsg.). (2005). *Geschmackskulturen. Vom Dialog der Sinne beim Essen und Trinken*. Frankfurt a. M.

FAO [Food and Agriculture Organization of the United Nations]. (Hrsg.). (2007). *Livestock's long shadow. Environmental issues and options*. Rome.

FAO. (Hrsg.). (2011). *Global food losses and food waste. Extent, causes and prevention*. Rome.

Fenner, D. (2010). *Einführung in die Angewandte Ethik*. Tübingen.

Fritzen, F. (2006). *„Gesünder Leben". Die Lebensreformbewegung im 20. Jahrhundert*. Stuttgart.

Gebhardt, W. (2010). Die Verszenung der Gesellschaft und die Eventisierung der Kultur: Kulturanalyse jenseits traditioneller Kulturwissenschaften und Cultural Studies. In U. Göttlich, C. Albrecht & W. Gebhardt (Hrsg.), *Populäre Kultur als repräsentative Kultur. Die Herausforderungen der Cultural Studies* (S. 290–308). Magdeburg.

Gottwald, F.-T., Ingensiep, H. W., & Meinhardt, M. (2010). *Food ethics*. New York.

Gouteux, S., Thinus-Blanc, C., & Vauclair, J. (2001). Rhesus monkeys use geometric and nongeometric information during a reorientation task. *Journal of Experimental Psychology: General, 130*(3), 505–519.

Hirschfelder, G. (2005). *Europäische Esskultur: eine Geschichte der Ernährung von der Steinzeit bis heute*. Frankfurt a. M.

Hirschfelder, G., & Ploeger, A. (Hrsg.). (2009). *Purer Genuss? Wasser als Getränk, Ware und Kulturgut*. Frankfurt a. M.

ISWA [Institut für Siedlungswasserbau, Wassergüte- und Abfallwirtschaft Universität Stuttgart]. (2012). Ermittlung der weggeworfenen Lebensmittelmengen und Vorschläge zur Verminderung der Wegwerfrate bei Lebensmitteln in Deutschland. Gefördert durch das Bundesministerium für Ernährung, Landwirtschaft und Verbraucherschutz. Stuttgart.

Kant, I. (1900). *Grundlegung zur Metaphysik der Sitten. Ausgabe der Preußischen Akademie der Wissenschaften*. Berlin.

Korthals, M. (2004). *Before dinner. Philosophy and ethics of food. International library of environmental, agricultural, and food ethics* (Vol. 5). Dordrecht.

Koselleck, R. (2004). Einleitung. In O. Bunner, W. Conze, & R. Koselleck (Hrsg.), *Geschichtliche Grundbegriffe. Bd. 1. Studienausgabe*. Stuttgart.

Krünitz, D. J. G. (1782). Art. „Huhn". In D. J. G. Krünitz (Hrsg.), *Oeconomische Encyclopädie oder allgemeines System der Land-, Haus- und Staats-Wirthschaft*: in alphabetischer Ordnung. Bd. 26. Berlin.

Lemke, H. (2007). *Ethik des Essens*. Bielefeld: Eine Einführung in die Gastrosophie.

Lemke, H. (2012). *Politik des Essens. Wovon die Welt von morgen lebt*. Bielefeld.

Linse, U. (1998). Das „natürliche" Leben. Die Lebensreform. In R. van Dülmen (Hrsg.), *Die Erfindung des Menschen. Schöpfungsträume und Körperbilder 1500–2000* (S. 435–456). Wien.

Luhmann, N. (1977). *Funktion der Religion*. Frankfurt a. M.

Luhmann, N. (1986). *Ökologische Kommunikation. Kann die moderne Gesellschaft sich auf ökologische Gefährdungen einstellen?* Opladen.

Luther, M. (1888). Sermon von den guten Werken. (Erstveröffentlichung 1520). In W. Luthers (Hrsg.), *Kritische Gesamtausgabe*. (Bd. 6, S. 202–276). Weimar.

Meadows, D. H., Meadows, D. L., Randers, J., & Behrens, W. W. (1972). *Die Grenzen des Wachstums. Bericht des Club of Rome zur Lage der Menschheit*. Stuttgart.

Meadows, D., Meadows, D. L., & Randers, J. (2004). *Limits to Growth: The 30-Year Update*. Chelsea Green.

Mepham, T. B. (Hrsg.). (1996). *Food ethics* (Professional ethics). London.

Neumann, G., Wierlacher, A., & Wild, R. (Hrsg.). (2001). *Essen und Lebensqualität. Natur- und kulturwissenschaftliche Perspektiven*. Frankfurt a. M.

Oltersdorf, U., & Gedrich, K. (Hrsg.). *Ernährungsziele unserer Gesellschaft. Die Beiträge der Ernährungsverhaltenswissenschaft* (S. 97–112). Karlsruhe.

Pence, G. E. (Hrsg.). (2002). *The ethics of food. A reader for the twenty-first century*. Lanham.

Peschke, F. (2011). *Praxis der Vererbung bei unseren Hühnerrassen*. Hamburg.

Ploeger, A., Hirschfelder, G., & Schönberger, G. (Hrsg.). (2011). *Die Zukunft auf dem Tisch. Analysen, Trends und Perspektiven der Ernährung von morgen*. Wiesbaden.

Reder, M., & Pfeifer, H. (Hrsg.). (2012). *Kampf um Ressourcen. Weltordnung zwischen Konkurrenz und Kooperation (Globale Solidarität – Schritte zu einer neuen Weltkultur, Bd. 22)*. Stuttgart.

Reiss, D., & Marino, L. (2001). Mirror self-recognition in the bottlenose dolphin: A case of cognitive convergence. *PNAS [Proceedings of the National Academy of Sciences oft he United States of America], 98*(10), 5937–5042.

Riehl, W. H. (1907). *Die Pfälzer. Ein rheinisches Volksbild* (3. Aufl.). Stuttgart.

Rosegrant, M. W., Leach, N., & Gerpacio, R. V. (1999). Meat or wheat for the next millennium? Alternative futures for world cereal and meat consumption. *Proceedings of the Nutrition Society, 58*(1999), 219–234.

Schulze, G. (2005). *Die Erlebnisgesellschaft: Kultursoziologie der Gegenwart* (2. Aufl.). Frankfurt a. M.

Sommerfeld-Stur, I. (2012). Qualzucht – ein ethisches Problem. In E. Riether & M. N. Weiss (Hrsg.), *Tier – Mensch – Ethos* (S. 15–36). Wien.

Spiekermann, U. (2001a). Historischer Wandel der Ernährungsziele in Deutschland – Ein Überblick. In U. Oltersdorf & K. Gedrich (Hrsg.), *Ernährungsziele unserer Gesellschaft. Die Beiträge der Ernährungsverhaltenswissenschaft* (S. 97–112). Karlsruhe.

Spiekermann, U. (2001b). Vollkorn für die Führer. Zur Geschichte der Vollkornbrotpolitik im Dritten Reich. *Zeitschrift für Sozialgeschichte des 20. und 21. Jahrhunderts, 16*, 91–128.

Steger, F. (2004). *Asklepiosmedizin. Medizinischer Alltag in der römischen Kaiserzeit.* Stuttgart.

Streich, J. (1997). *30 Jahre Club of Rome. Anspruch, Kritik, Zukunft.* Basel.

Teuteberg, H. J., Neumann, G., & Wierlacher, A. (Hrsg.). (1997). *Kulturthema Essen. Bd. 2: Essen und kulturelle Identität. Europäische Perspektiven.* Berlin.

Transatlantic Academy (Hrsg.). (2012). The global resource nexus. The struggle for land, energy, food, and minerals. In P. Andrews-Speed, R. Bleischwitz, T. Boersma, C. Johnson, G. Kemp, & S. D. van Deever (Hrsg.), Im Internet. http://www.transatlanticacademy.org/sites/default/files/publications/TA%202012%20report_web_version.pdf. Zugegriffen: 15. April 2014.

Uekötter, F. (2012). *Die Wahrheit ist auf dem Feld. Eine Wissensgeschichte der deutschen Landwirtschaft* (3. Aufl.). Göttingen.

UNICEF. (2011). Millenium development goals. 1. Eradicate extreme hunger and poverty. Im Internet. http://www.unicef.org/mdg/poverty.html. Zugegriffen: 15. April 2014.

Weber, M. (1988). Politik als Beruf. In von J. Winckelmann (Hrsg.), *Gesammelte Politische Schriften* (5. Aufl.). Tübingen.

Wierlacher, A., Neumann, G., & Teuteberg, H. J. (Hrsg.). (1993). *Kulturthema Essen. Bd. 1: Ansichten und Problemfelder.* Berlin.

Windhorst, H.-W. (2006). Changes in poultry production and trade worldwide. *World's Poultry Science Journal, 62,* 585–602.

Wolff, E. (Hrsg.). (2010). *Lebendige Kraft: Max Bircher-Benner und sein Sanatorium im historischen Kontext.* Baden.

Prof. Dr. Gunther Hirschfelder ist seit 2010 Professor für Vergleichende Kulturwissenschaft am Institut für Information und Medien, Sprache und Kultur der Universität Regensburg. Er studierte Geschichte, Politik, Agrarwissenschaft und Volkskunde in Bonn, promovierte an der Universität Trier und habilitierte sich an der Universität Bonn („Alkoholkonsum an der Schwelle zum Industriezeitalter"); von 1999 bis 2010 übernahm er Professurvertretungen in Mainz und Bonn. Er ist Vorstandsmitglied des Internationalen Arbeitskreises für Kulturforschung des Essens. Zu seinen Themenschwerpunkten gehören: Geschichte und Gegenwart der europäischen Esskultur, Historische Anthropologie, kulturwissenschaftliche Brauch- und Ritualforschung.

Barbara Wittmann B.A. hat an der Universität Regensburg ihren Bachelor in den Fächern Vergleichende Kulturwissenschaft, Kunstgeschichte und Russische Philologie absolviert und davor eine Ausbildung zur Kirchenmalerin abgeschlossen. Ihre Masterarbeit schreibt sie zur Geschichte der Käfighaltung von Legehennen. Seit 2011 ist sie als wissenschaftliche Hilfskraft am Institut für Vergleichende Kulturwissenschaft in Regensburg tätig. Ihre Forschungsschwerpunkte umfassen die Themenfelder Esskultur, Randkulturen sowie Migration/Ethnien.

Teil I
Zur Theorie einer ethischen Ernährung

Ernährung und Wissen: Theoretische Annäherungen an eine Ethik des Essens und Trinkens

Lars Winterberg

> *Es ist ein Substrat aller Ernährungswidersprüche, das sich hier in drei Minuten Frontalunterricht Massentierhaltung zeigt*
> (Zeit Online 2013) – falls es sich zeigt.

Von Eiern und Hühnern: eine essayistische Spurensuche

Ob nun das Huhn oder das Ei zuerst da war, hat bereits zu intensiven (populär-) philosophischen Debatten geführt. Dass der Mensch aber sowohl Eier als auch Hühner essen darf, scheint durch Jahrtausende Praxis bereits hinreichend belegt. Was aber, wenn nun genau dies infrage steht – und zwar ethisch?

Eine Antwort fällt auch subjektiv schwer, abseits der Philosophie, im Alltag: Denn was wissen wir tatsächlich vom Lebensmittel rund ums Huhn? Meine Spurensuche beginnt im Kühlschrank, und zwar im Eierkarton. Die bürokratisch gestempelten Eier der Gewichtsklasse L ähneln sich wie Zwillinge, stammen aus Mecklenburg-Vorpommern und wurden auf der Farm Lupendorf ökologisch erzeugt – glücklicherweise offenbart Google keine offensichtlichen Spuren viraler Skandalisierung. Sie sind Güteklasse A, weisen insgesamt drei Siegel auf und wurden für die REWE-Handelsgruppe verpackt – so weit, so nichtssagend. Ich

L. Winterberg (✉)
Institut für Archäologie und Kulturanthropologie, Universität Bonn,
Bonn, Deutschland
E-Mail: lars.winterberg@uni-bonn.de

© Springer Fachmedien Wiesbaden 2015
G. Hirschfelder et al. (Hrsg.), *Was der Mensch essen darf,*
DOI 10.1007/978-3-658-01465-0_2

setze meine Recherche zu Tiefkühlgeflügel fort und fokussiere „WIESENHOF: Deutschlands Geflügelmarke Nr. 1". Die Suchmaschine liefert zunächst Einträge zum Geflügelkontor selbst und zur übergeordneten „PHW-Gruppe Lohmann & Co. AG", laut Wikipedia (eine Glaubensfrage) immerhin Rang 30 der größten Zulieferer für den deutschen Lebensmitteleinzelhandel. Videos der Tierschutzorganisation PETA (People for the Ethical Treatment of Animals) dokumentieren einen „Wiesenhof-Skandal 2012" (PETA 2013), journalistische Beiträge kritisieren die Ausbeutung osteuropäischer Leiharbeiter, liefern Einblicke in den Konzern (Stern 2013) und präsentieren den Mann dahinter, Peter Wesjohann, den „Herrn der Hühner" (Zeit Online 2013). Der Artikel zum „Hühnerbaron" hinterlässt dann auch Eindrücke in Staccato:

> Ammoniakgeruch … Ganzkörperoverall … gigantischer Maßstab … Branchenkönig … Katholik … Domestizierung … Markenbildung … Milliardenumsatz … Profitsucht … Kraftfutter … AD3E-Forte … Effizienz … Tophygiene … Ökobilanz … Sozialromantik … grüne Extremforderungen … gefoltertes Federvieh … Fehlinformation … Umsatz … Marktmacht … Tierwohl … gläserne Ställe … Subunternehmer … Herkunftsgarantie (Zeit Online 2013)

Was also bleibt, „wenn der Bauer zum Produzenten wird und Landwirtschaft Industrie"? – „Die Hühnerhölle, flüstert das Gewissen" (ebd.). Der Wissenshunger trägt nicht länger, der Appetit ist längst verflogen. Und die Moral von der Geschicht'? „Mein Name ist Hase, ich weiß von nichts."[1]

Zur Kulturforschung des Essens

Was darf der Mensch essen? So knapp und übersichtlich diese einleitende Frage erscheint, so komplex und unübersichtlich fallen Diskussionen um mögliche Antworten aus. Dies spiegeln nicht nur die einführende Spurensuche, sondern auch die im vorliegenden Sammelband enthaltenen thematisch, disziplinär und methodisch abweichenden Annäherungen an schlüssige Antworten.

An dieser Stelle soll ein kulturwissenschaftlicher, primär theoretischer Zugang erörtert werden, welcher der Lektüre der vielfältigen Beiträge gewissermaßen grundlegende Reflexionshinweise voranstellt.[2] Sie zielen auf die wesentlichen

---

[1] Mangelt es, wie dem Jurastudenten Karl Victor von Hase, auf dessen gerichtliche Falschaussage von 1854 diese Redensart zurückgehen soll (Gutknecht 2008, S. 14), dem Verbraucher tatsächlich an Wissen oder aber am Willen, sich dem eigenen Wissen moralisch, politisch und vielleicht auch juristisch verantwortlich zu zeigen?

[2] Der vorliegende Beitrag nutzt grundlegende (wissens-)theoretische Überlegungen meiner an der Universität Regensburg angesiedelten Doktorarbeit: „Die Not der Anderen?" Kulturwissenschaftliche Perspektiven auf Fairen Handel und globale Armut (Stand August 2013).

Fluchtpunkte einer möglichen, gesellschaftlich gültigen Ernährungsethik, insofern ihre individuellen wie kollektiven Voraussetzungen – sprich ihre „Realitätsbedingungen" (Foucault 1973, S. 184 f.) – im Fokus der Analyse stehen. Aus der Perspektive einer Disziplin, die sich mit Alltagskultur und somit mit den Lebensrealitäten von Bevölkerungsmehrheiten befasst, liegt es nahe, die betroffenen Menschen als essende und trinkende Akteure selbst zu befragen. In Gesprächen, die vorwiegend im privaten Umfeld stattfanden, wurde daher zunächst versucht, erste Annäherungen an vorhandene Lebensrealitäten zu unternehmen.

Rückblickend verblüfft zunächst, dass die meisten Antworten auf Fragen nach der Ethik der Ernährung ohne Zögern und mit einer gewissen Selbstverständlichkeit geäußert wurden. Als Experten für die eigene Ernährung traten die Befragten zwar mit einem hohen Maß an Sicherheit auf, es entstand jedoch der Eindruck, dass wesentliche Implikationen ad hoc nicht erkannt beziehungsweise reflektiert wurden.[3] Gleichwohl war anzunehmen, dass die Akteure überwiegend auf ein erweitertes Wissensrepertoire differenzierend zurückgreifen könnten, so dass „aktivierende" Nachfragen geeignet erschienen, um einer Nichtthematisierung entgegenzuwirken (Schönberger 2013, S. 144). Tatsächlich ließen sich so alltagskulturelle Logiken, obgleich vordergründig schlüssig, überbrücken und Nichtsprachlichkeit zuweilen erst in Sprachlosigkeit, dann aber in thematisch kritische „Suchbewegungen" überführen (ebd., S. 139).[4]

Was darf der Mensch also essen? Das Ergebnis dieser ersten Gespräche umfasste ein breites Spektrum, wobei „irgendwie alles" und „eigentlich nichts" pragmatische äußere Pole bildeten. Vor allem aber – und das ist wesentlich interessanter – insistierten die Gesprächspartner darauf, dass die Frage nicht pauschal zu beantworten, sondern intersubjektiv verschieden relevant und zwingend kontextabhängig sei.[5] Ein exemplarisches Fragment:

---

[3] Vgl. ähnliche Befunde in den Ausführungen zur Normalität im Ess- bzw. Trinkalltag bei Heimerdinger 2008, S. 50 u. a. Quantitative ernährungsbezogene Umfragen erscheinen so grundsätzlich problematisch.

[4] Der Begriff „Suchbewegungen" ist den Feldern und Gegenständen, vor allem aber den darin stets zentralen Akteuren einer empirischen Kulturwissenschaft besonders adäquat, insofern er die individuellen Bemühungen um Orientierung und Verhaltenssicherheit im Alltag veranschaulicht.

[5] Dieser Befund spiegelt sowohl die zentrale Position der Disziplin Kulturanthropologie/ Volkskunde (Moser 2008) als auch die des deskriptiven Relativismus, welcher globale Lebenswirklichkeiten als derart different ansieht, dass daraus zwingend abweichende Moralvorstellungen erwachsen müssten. Im normativen Relativismus begründet hingegen die jeweilige umgebende Gesellschaft moralische Gültigkeit. Es wird als problematisch erachtet, dass sich in politischer Dimension mittels ethischem Relativismus beispielsweise die universelle Gültigkeit der Menschenrechte – etwa das Recht auf Nahrung (UN-Sozialpakt) – anzweifeln ließe. Hierzu exemplarisch Herskovits 1976; Ernst 2009.

OK, ich war zwar gestern bei McDonald's, aber was hat um die Zeit schon noch auf? Ich nehm' doch keine Stulle mit in die Stadt! Und man muss ja auch nicht ständig über den Regenwald und so nachdenken. [...] Der Kaffee hier ist übrigens von gepa. Ich find das schon wichtig. Ich mein', von den Preisen muss ja auch irgendwer leben können. Oder wenn man sich diese Dokus reinzieht, dann kriegt man doch eh kein Fleisch mehr runter. (Herr B. 2012)

Kann es also eine übergeordnete, universelle Ernährungsethik gar nicht geben? Für den moralphilosophischen Laien erscheint dies zumindest zweifelhaft.

Das private Beispiel liefert erste Hinweise: Die alltäglichen Akteure des Essens und Trinkens, ohnehin eher selten Philosophen, verfügen offenbar über eine hohe alltagskulturelle Kompetenz, die ihrem Ess- beziehungsweise Trinkverhalten trotz genereller Heterogenität und Reflexivität eine situative Plausibilität verleiht. Doch wie finden sie Orientierung in einer Welt voller Möglichkeiten, in der Speisepläne einerseits nur einen Bruchteil dessen beinhalten, was prinzipiell verzehrbar ist, andererseits aber doch so vieles konsumiert wird, was – abhängig von Perspektive und Position – vielleicht besser vom Konsum auszuschließen wäre (Tolksdorf 1976, S. 67; Ploeger et al. 2011b, S. 15 ff.)? Unser Fleischkonsum ist dafür ein gutes Beispiel: Er beschränkt sich im Wesentlichen auf Rind, Schwein, Geflügel und Wild, wobei auch hier bestimmte Arten und Körperteile präferiert, andere hingegen gemieden werden (Fleermann 2004, S. 45 f.). Wir essen Hühner und Eier, angebrütete Enten- oder Hühnereier, in Teilen Asiens eine als *Balut* bekannte Delikatesse, hingegen nicht. Und auch das Huhn selbst landet nur partiell auf unseren Tellern. Brust und Schenkel sind äußerst beliebt, mit dem Rest des Tieres weiß man in deutschen Küchen kaum mehr etwas anzufangen (s. Vilgis im vorliegenden Band). Dass sich selbst sein Verbleib tendenziell unserer Aufmerksamkeit entzieht, ist inzwischen Kern politisch-ziviler Kampagnen, die sich hier als ernährungsethischer Weckruf verstehen lassen (s. Tanzmann im vorliegenden Band).[6]

Ganz offensichtlich nimmt unser „Wissen" in diesem Zusammenhang eine Schlüsselrolle ein – und steht somit auch im Fokus dieses primär wissensanthropologisch orientierten Beitrags. Den Ausgangspunkt der folgenden Überlegungen bildet gleichwohl die Ernährung selbst. Diese gilt der kulturwissenschaftlichen Nahrungsforschung ganz grundsätzlich als „soziales Totalphänomen", insofern sie weit über den rein physiologischen Prozess der Nahrungsaufnahme und -verwertung hinaus wesentliche Aspekte gesellschaftlichen Zusammenlebens spiegelt (Mauss 1968, S. 17 f.; Wiegelmann 1971). Sie ist also Teil dessen, was Clifford

---

[6] Im Zentrum der Kritik stehen implizit soziale Ungleichheit und asymmetrische Machtgefüge, die am Beispiel westlicher Konsumgewohnheiten, globaler Handelsströme und konkreter EU-Subventionierung explizit gemacht werden.

Geertz als kulturelles Bedeutungsgewebe verbildlicht hat: eines Gewebes, das der Mensch zwar selbst erschafft, in welches er sich aber stets auch verstrickt (1987, S. 9). Es präsentiert sich als „Menschenwerk" und ist doch nur bedingt individuell beherrschbar (Scharfe 2002, S. 7 f.). Es bietet Handlungsspielräume, verdichtet sich aber auch zu einem Gewirr von Fäden, welches unser Denken und Handeln begrenzt, unwahrscheinlich oder gar unmöglich machen kann (Greverus 1978, S. 73 ff.). Was also tatsächlich gegessen wird, was hingegen konsumiert werden sollte und wie resultierend aus diesem Spannungsfeld Positionen einer sinnvollen Ernährungsethik zu etablieren sowie darauf ausgerichtete Handlungsempfehlungen an unterschiedlichste Akteure zu formulieren sind, dies alles ist abhängig von der Art und Weise individuellen wie kollektiven Navigierens durch das selbstgesponnene Bedeutungsgewebe der Kultur.

Aspekte der Wissensgesellschaft

Meines Erachtens bildet Wissen die Grundlage dieser kulturellen Orientierung und Navigation. Auf ihm basiere – so Nico Stehr – die „sich am Horizont abzeichnende Gesellschaftsordnung" (2000, S. 11). Folglich ist es auch die sogenannte „Wissensgesellschaft", die im frühen 21. Jahrhundert pauschal und geradezu inflationär als Garant für Fortschritt und Wohlstand beschworen wird (AutorInnenkollektiv 2010, S. 4 f.). Ein Fortschritt, der uns Ernährung in erheblichem Maße hat naturwissenschaftlich durchdringen und dann industriell nutzen lassen, der einer (westlichen) Bevölkerungsmehrheit täglichen Fleischkonsum beschert hat und der Lebensmittel inzwischen zu Functional Food oder gar Biotreibstoff wandelt (Ploeger et al. 2011a; Winterberg 2011).

Aber stellt diese „fortschrittliche" Wissensgesellschaft auch die notwendigen Ressourcen einer individuellen Ernährungskompetenz und kollektiven Ernährungsethik bereit, die uns die Tragweite der Entwicklungen hinreichend reflektieren und unser Handeln entsprechend anzupassen hilft? Dafür sprechen augenscheinlich die zahlreichen Institutionen, die sich mit dem Thema Ernährung auseinandersetzen und ihre Erkenntnisse über unterschiedlichste Kanäle in die gesellschaftliche Breite transportieren. Dagegen spricht jedoch, dass „trotz einer unüberschaubaren Menge an Empfehlungen und Richtlinien [...] meist eine empfindliche Lücke zwischen Idealen und der komplexen Realität" klafft (IAKE 2013, S. 1).

Und tatsächlich: Vielleicht ist es gerade dieses „Bilder- und Stimmengewirr" weltweiter „(Des-)Informationsquellen", das eine wirkliche Orientierung und Verhaltenssicherheit „sekündlich aussichtsloser" erscheinen lässt (Chen 2012, S. 40). Dann nämlich fungiert das prominente Motiv der „Wissensgesellschaft" vielmehr als ein Deutungsmuster, welches einerseits selbst als Repräsentation sozialer Ordnung zu verstehen ist und andererseits das Wirken von Macht im diskursiven Versuch ihrer Etablierung beziehungsweise im politisch-ökonomischen Regieren durch bestimmte Wissensrepräsentationen zu verschleiern sucht (AutorInnenkollektiv 2010, S. 4; Tänzler et al. 2006a, S. 7).

So betrachtet, erweist sich individuelles Ernährungswissen dann nicht als alltagskompatible Handlungskompetenz, sondern als politisch gesetztes, normativ-utopisches (Schein-)Ziel faktisch wirtschaftlich dominierter Lebensrealitäten. In Wirklichkeit codiert also die mediale Einschreibung beziehungsweise soziale Selbstbeschreibung der Wissensgesellschaft symbolisch In- und Exklusionen (Koch 2006, S. 547, 558 f.). Auf diese Weise kann sie als Transmissionsriemen einer sich fortschreibenden Individualisierung dienen, die durch eine „Radikalisierung der Prinzipien der Moderne" die kritischen Effekte neuer „Risikogesellschaften" auf ihre Subjekte zurückwirft (Beck 1986, S. 25 f., 2007, S. 24 f.).[7] Sollte beispielsweise ein Imker selbst Sorge dafür tragen, dass seine Bienenvölker den Honig nicht auf angrenzenden Genversuchsflächen kontaminieren? Und muss der (vermeintlich) mündige Bürger eigens den Zuckergehalt von Lebensmitteln prüfen oder mit dem Einkaufskorb über die Kinderarbeit auf Kakaoplantagen richten? Offenbar gilt es, die notwendigen Skills mitzubringen.

Während also das diskursive Motiv der Wissensgesellschaft in bestimmte Machtkonstellationen[8] verwoben ist, die aus wissenschaftlicher Perspektive zumindest kritischer Reflexion bedürfen, nimmt das Wissen selbst zweifellos eine gesellschaftliche Schlüsselstellung ein. Hier begegnet nun häufig die – ebenfalls mit dem Topos Wissensgesellschaft verbundene – Annahme, dass „die Halbwertszeit von Wissen" abnehme (Matthiesen 2006, S. 158). Das Subjekt sei demnach mit einer zunehmenden Erosion seiner alltäglichen Gewissheiten konfrontiert (Beck 2001, S. 216). Was gestern noch wahr gewesen sei, könne morgen schon Fehlverhalten begründen. Die regelmäßig veröffentlichten Publikationen der DGE

---

[7] Abseits der „(Welt-)Risikogesellschaft" skizzieren unter dem Begriff der „Zweiten Moderne" verschiedene Theoretiker ähnliche Problemstellungen. Vgl. exemplarisch Bauman 1992; Giddens 1996.

[8] Hier ist ein Machtbegriff in der Tradition einer Diskurstheorie Foucaults zugrundezulegen. „Diese Macht ist nicht so sehr etwas, was man besitzt, sondern vielmehr etwas, was sich entfaltet; nicht so sehr das erworbene oder bewahrte ‚Privileg' der herrschenden Klasse, sondern vielmehr die Gesamtwirkung ihrer strategischen Positionen" (Foucault 1976, S. 38).

(Deutsche Gesellschaft für Ernährung) spiegeln das Problem exemplarisch; Timo Heimerdinger hat überdies auf die Alltagsinkompatibilität dieser Ratgeber hingewiesen (2008). In dieser Logik erscheinen die Masse an Empfehlungen und Richtlinien beziehungsweise ihre medialen Repräsentationen (Ratgeber etc.) vielmehr als eine soziale Notwendigkeit, als ein Streben up to date. Und tatsächlich leistet ein rasanter Erkenntniszuwachs einer Informationsentwertung prinzipiell Vorschub (AutorInnenkollektiv 2010, S. 6) – aber eben nicht einer Entwertung von Wissen.

Der offenkundige Widerspruch zwischen Ernährungswissen und Ernährungshandeln ist somit zunächst ein Scheinwiderspruch, dessen diskursive Repetition zudem Fehlentwicklungen im Ernährungsverhalten unserer Gesellschaft abermals subjektiviert – und damit strukturelle Probleme, ihre Ursachen und machtvollen Wirkungsweisen in den Hintergrund treten lässt. Die Stilisierung des essenden und trinkenden Menschen zum informierten Verbraucher – wenn auch vorerst im Sinne einer Zielvorstellung samt daran geknüpfter Pädagogisierung – delegiert die Verantwortung in Kontexten von Adipositas bis Wegwerfmentalität in die Sphäre des Privaten und adressiert Verantwortlichkeiten an Individuen (Beck 2001, S. 225 f.). Aus dem Blick geraten so bedeutsame Aspekte der (industriellen) Produktion, Distribution und Verwertung von Nahrungsmitteln sowie – damit verbunden – Lobbyismus, Wachstumsillusionen, neoliberale Dogmen, multiple (internationale) Abhängigkeiten, soziale Ungleichheiten und darauf bezogene Informationspolitiken.

Ernährung und Wissen

Dies bietet gesellschaftlichen Eliten zwar weder sicheren Schutz vor kritischen Debatten, noch lässt sich die breite Masse der Individuen von Eigenverantwortlichkeit und Teilschuld freisprechen. Die entscheidende Frage ist hier aber eine andere, nämlich was (Ernährungs-)Wissen eigentlich ist. Einen wesentlichen Hinweis bietet der Widerspruch zwischen Ernährungshandeln und Ernährungsinformation (nicht: -wissen). Er eröffnet eine theoretische Herangehensweise, die ausgehend von einer differenzierenden terminologischen Betrachtung nicht akademischen Selbstzweck bildet, sondern auf entscheidende praktische Konsequenzen verweist.

Was haben wir also unter Wissen zu verstehen? Eine einheitliche Definition konnte die interdisziplinäre Forschungsgemeinschaft bislang nicht leisten. So verschieden die fachlichen Traditionen, jeweiligen Herangehensweisen, partikularen Erkenntnisinteressen und spezifischen Dokumentationsweisen sind, so vielfältig fallen auch die mannigfachen Begriffsverwendungen aus (Gottschalk-Mazouz 2007). An dieser Stelle sei ein zwar interdisziplinär beeinflusster, letztlich aber doch genuin kulturwissenschaftlicher Wissensbegriff vorgeschlagen.[9] Dieser erscheint mir deshalb besonders tauglich, weil er einerseits das Spannungsfeld zwischen Wissen und Handeln aufweicht und andererseits makroperspektivisch strukturelle und mikroperspektivisch handlungsorientierte Ebenen zueinander in Beziehung setzt.

Im Kern steht erstens die Annahme, Wissen sei „nicht einfach nur ein Mehr an Information. Wissen ist strukturierte Information, es ist Kontext, aus dem heraus und in dem ich Fragen stellen und Antworten finden kann" (Breidbach 2008, S. 26). Zugrunde liegt also eine begriffliche Differenzierung, und zwar in Daten, Informationen, Kenntnisse und Wissen.[10] Wissen versetzt Menschen in die Lage, sich Informationen anzueignen, sie zu ordnen und zu beurteilen. „Wissen […] ist wesentlich durch Ordnung bestimmt. In gewisser Hinsicht […] ist Wissen sogar selbst diese Ordnung" (ebd., S. 25). Die dänische Anthropologin Kirsten Hastrup setzt diesen Gedanken fort und versteht Wissen als *„organised information about ways of living in the world and modes of attending to the world"* (2004, S. 456). Ihr norwegischer Kollege Fredrik Barth bezieht konkreter Gefühle, Informationen, Fähigkeiten und Sprache mit ein und versteht Wissen als etwas, *„what a person employs to interpret and act on the world"* (2002, S. 1).

Eben diese individuelle Handlungsfähigkeit bildet den zweiten Kernaspekt des hier vorgeschlagenen Begriffs. Wissen ist demnach ein prozessual informationsgespeistes, dynamisches Ordnungssystem, welches potenziell Handlungsvermögen schafft. So verstanden sind Daten grundlegend neutral, sozusagen Rohstoffe. Sie liegen aber stets in bestimmten Kontexten als – mitunter komplexere, das heißt teilstrukturierte – Informationen vor.[11] Subjektiv wahrgenommen bilden sie konkrete Kenntnisse. Erst im Prozess der individuellen Wissensgenerierung werden Kenntnisse dann durch Interpretation mit Bedeutung versehen und so in Wissen überführt. Im Ordnungssystem Wissen werden Kenntnisse schließlich sprachlich artikuliert, verglichen, geordnet und strukturiert, also in einen individuellen,

---

[9] Die Konzeption des hier vorgestellten Wissensbegriffs basiert insbesondere auf Impulsen folgender Arbeiten: Foucault 1973; Barth 2002; Knoblauch 2005; Koch 2006; Breidbach 2008; AutorInnenkollektiv 2010.

[10] Differenzierungen in Anlehnung an modellhafte Wissenspyramiden, die beispielsweise in Psychologie, Informatik und praxisorientierten Wirtschaftswissenschaften Anwendung finden, aber mitunter auch in den Geschichtswissenschaften adaptiert wurden. Dazu: Aamodt und Nygård 1995, S. 196 ff.; Breidbach 2008, S. 12/25 ff.

[11] Unter teilstrukturierten Informationen sind beispielsweise Stereotype, Glauben, Moral, Normen und Werte, aber auch Erfahrungen und Erinnerungen sowie Einstellungen und Meinungen zu verstehen. Sie liegen individuell, kollektiv sowie im übergeordneten Kontext von Gesellschaften bzw. Kulturen vor.

prozessualen Kontext eingepasst, gedeutet, bewertet und affektiv besetzt sowie in Reflexion grundlegender Fähig- und Fertigkeiten mit subjektiven Handlungspotenzialen verknüpft. Dieser Prozess läuft nur teilweise bewusst ab und bildet aus geisteswissenschaftlicher Perspektive weitgehend eine Black Box; wir können also lediglich äußere Vorgänge analysieren, während die innere Struktur weitgehend unbekannt bleibt. Das macht den Wissensbegriff auch für interdisziplinäre Forschung besonders anschlussfähig, denn Kognition, sprachliches Denken, affektive Besetzung oder auch biologische und medizinische Parameter erfordern mitunter naturwissenschaftliche Herangehensweisen.

Als Beispiel sei an dieser Stelle nochmals der eingangs erwähnte „Herr der Hühner" aufgegriffen: Begriffe wie „AD3E-Forte" sind zunächst neutrale Datenrohstoffe – ohne Zusatzinformation oder Vorbildung nutzlos. Doch schon die Kombination der Begriffe, insbesondere aber die Kontexte des Zeit-Artikels und Porträts zu Wesjohann/Wiesenhof bieten – insofern sie zur Kenntnis genommen werden – offene Anschlussstellen für individuelles Wissen, also Vorkenntnisse und eigene Erfahrungen. Über welches Wissen zu medialer Berichterstattung, „Domestizierung" oder „Markenbildung" verfügt der Leser? In Sekundenbruchteilen wird begonnen, die neuen Informationen zum „Branchenkönig" und „Katholiken", zu „Effizienz", „Kraftfutter" und „Ökobilanz" oder sprachlich stärker teilstrukturierte Informationskomplexe wie „*Top*hygiene", „Profit*sucht*" und „Herkunfts*garantie*" zu decodieren, zu emotionalisieren und in ein individuelles Ordnungssystem Wissen einzupassen. Im Verlauf dieses Prozesses entwickeln sich situative Einschätzungen sowie temporär konstante Meinungen zum Verzehr von (industriell produziertem) Geflügel. Inwieweit diese nun in ein konsistentes Verhalten überführt werden, hängt von diversen weiteren Faktoren ab: Geschmacksvorlieben und -erinnerungen, Verfügbarkeiten (auch alternativer Lebensmittel), sozialen (etwa familiäre Präferenzen) und wirtschaftlichen Aspekten (Preise; Wiesenhof als lokaler Arbeitgeber), zahlreichen weiteren Informationen zur (nicht-)industriellen Produktion, zu Klimaaspekten, Gesundheitsfragen etc. sowie von situativen Einflüssen des unmittelbaren Handlungskontextes.[12] Dies dürfte für viele Experten keine grundlegend neue Erkenntnis darstellen – eine adäquate forschungstheoretische sowie -methodische Umsetzung erwächst daraus jedoch kaum, geschweige denn eine hinreichende Antizipation der politischen Praxis.

Wissen muss von einer bestimmten sozialen Position und Perspektive abhängig gedacht werden (AutorInnenkollektiv 2010, S. 12). Vor allem aber lässt sich das zunächst auf individuelles Wissen ausgerichtete Konzept auch auf kollektive Wis-

---

[12] Forschungsprojekte können hier von der *Actor-Network-Theory* profitieren, welche strikt situativ auf soziale und materielle Handlungseinflüsse ausgerichtet ist. Hierzu exemplarisch Latour 2005; Belliger und Krieger 2006.

sensformen übertragen. So ist eine Annäherung an Phänomene möglich, bei denen Kollektive (Organisationen etc.) über ähnliche Informationen verfügen, diese ähnlich deuten (ordnen etc.) und – potenziell – mit ähnlichen Handlungen verknüpfen. Der Prozess kollektiver Wissensgenerierung ist somit zunächst ein theoretischer. Dass in der Praxis größere soziale Gruppen Wissensgemeinschaften bilden, verweist – abseits zufälliger Parallelen – auf gezielte Wissenskonstruktionen/-produktionen. Das heißt, bestimmte Informationen werden systematisch bereitgestellt, in vorgezeichnete Kontexte eingebettet, mit populären Werten und Normen sowie konkreten Handlungsoptionen verknüpft. Das Wiesenhof-Huhn erscheint so wahlweise in einer hygienisch-technisch optimierten Zuchttradition oder aber im Zusammenhang mit profitsüchtiger Tierquälerei. In einer pluralistischen Gesellschaft ist also von multipler, teils konkurrierender Wissenskonstruktion auszugehen. Es entsteht ein Stimmengewirr, in dem eine Verknüpfung widersprüchlicher Informationen mit variierenden Kontexten, Ordnungen, Wahrheitsregimen und Handlungsmöglichkeiten weder zwingend noch eindeutig erfolgt. Ein vereinfachtes Beispiel wäre auch die abweichende Bewertung genveränderter Tomaten in Wissenschaft, Wirtschaft und Alltag:

> Im Labor ist der Irrtum produktiv, er ermöglicht neue Erkenntnis und Gefahren können wegen der unvermeidlichen Unvollständigkeit des Wissens nie ausgeschlossen werden. In die Lebenswelt freigesetzt, wirken Irrtümer jedoch meist destruktiv. Und im Fall matschfreier Tomaten unterliegen die möglichen Risiken – das Gefüge von Chance und Gefahr – durch den Konsumakt zudem noch einer Kernspaltung: die Vorteile eines verlängerten „shelf life" bleiben beim Supermarkt, dem Kunden fallen die möglichen Nachteile – befürchtete allergische Reaktionen – zu. (Beck 2001, S. 217)

Die Generierung von individuellem und kollektivem Wissen wird also gleichermaßen erschwert. Auf diese Weise stellt unsere „Informationsgesellschaft" nicht etwa ein Mehr an Wissen, sondern ein Mehr an Informationen, Kontexten und Ordnungen – also sozusagen ein Mehr an „Wissenspotenzialen" – zur Verfügung.

Antworten finden? Richtig fragen!

Welche wissenschaftlichen, gesellschaftspolitischen und praktischen Konsequenzen erwachsen nun aus den vorangegangenen Überlegungen?

Zunächst einmal wird deutlich, dass weder die grundsätzliche Bereitstellung von Informationsressourcen noch ihre konkrete soziale Adressierung ein bestimmtes Ernährungsverhalten hervorzubringen garantieren. Dies hat die Praxis ohnehin bereits verdeutlicht. Der theoretische Zugang zeigt jedoch wesentlich differenzier-

ter, welche Aspekte mit dem Prozess der Generierung individuellen und kollektiven (Ernährungs-)Wissens verbunden sind. Hier bieten sich daher diverse Anknüpfungspunkte für interdisziplinäre Forschung. Kultur- und sozialwissenschaftliche
Projekte können in diesem Zusammenhang Wissenspraxen sowie -potenziale, also
die Entstehung, Performanz und Transformation von (individuellem und kollektivem) Ernährungswissen sowie ihre sozialen und materiellen Kontexte, in den
Blick nehmen: Welche Informationen zu Nahrungsmitteln werden produziert, wie
werden sie konkret von wem angeeignet (Erfahrungen, Lernen etc.) beziehungsweise wie und von wem vermittelt?[13] Die Kenntnisse können dann auf unterschiedlichste Art praktisch genutzt, Ernährungswissen also angewandt werden, sodass sie
schließlich multiple Funktionen erfüllen, neue Informationen hervorbringen und
Wissen somit weiter transformieren: Welche Daten begegnen überhaupt in welchen Kontexten als vielleicht „vorgefertigte Wissensware", welche Normen und
Werte beziehen sich auf diese Informationen, welche Terminologie ist vorherr-
schend, inwieweit greifen bestimmte Wahrheitsregime, welche Kollektive, also
Institutionen oder soziale Gruppen, und welche Individuen sind beteiligt, welche
Kommunikationsmaterialien und -kanäle liegen vor?[14]

Entsprechende Analysen lassen dann einerseits Antworten auf die Frage zu,
ob der Mensch Hühner essen darf, andererseits sollte aber auch deutlich werden,
ob eine darauf bezogene Ernährungsethik für bestimmte Individuen und soziale
Gruppen relevant ist beziehungsweise inwieweit daraus resultierende Normen
überhaupt handlungsleitend werden können.

Literatur

Aamodt, A., & Nygård, M. (1995). Different roles and mutual dependencies of data, information and knowledge. *Data & Knowledge Engineering, 16*(3), 191–222.
AutorInnenkollektiv. (2010). *Wissen und soziale Ordnung: Eine Kritik der Wissensgesellschaft. Mit einem Kommentar von Stefan Beck.* Working Papers des Sonderforschungs-

---

[13] Hier erscheinen weitere theoretische Importe der Diskurs- und Wissenstheorie sinnvoll,
insbesondere zu Spezial-, Inter- und Alltagsdiskursen bzw. zu Experten- und Alltagswissen.
Vgl. insbesondere Luckmann 1969, S. 100; Foucault 1973, S. 224 f.; Soeffner 1983, S. 17;
Pêcheux 1984, S. 93 ff.; Hitzler et al. 1994; Keller 2005 S. 86 ff., 261 f.; Link 2005, S. 86 f.,
90; Tänzler et al. 2006b; Wandschmidt et al. 2007, S. 5, 9 f., 12 ff., 16; Heimerdinger 2008,
S. 52.

[14] Hier erscheinen weitere theoretische Importe zur Diskurs- und Dispositivanalyse, zu
Machtfragen, zur Governance-, Regime- und Policyforschung sinnvoll. Vgl. insbesondere
Foucault 1978; Hartmann 1991; Shore und Wright 1997; Foucault 2000; Lemke 2001; Seier
2001; Hess und Kasparek 2010; Shore und Wright 2011; Eggmann 2013; Schwertl 2013.

bereich 640, 1/2010, S. 3–30. http://www.sfb-repraesentationen.de/workingpapers/wp-2010-01.pdf. Zugegriffen: 4. Aug. 2013.

Barth, F. (2002). An anthropology of knowledge. *Current Anthropology, 43*(1), 1–11.

Bauman, Z. (1992). *Verworfenes Leben. Die Ausgegrenzten der Moderne.* Hamburg.

Beck, U. (1986). *Risikogesellschaft. Auf dem Weg in eine andere Moderne.* Frankfurt a. M.

Beck, S. (2001). Die Verwissenschaftlichung des Alltags? Volkskundliche Perspektiven am Beispiel der Ernährungskultur. *Schweizerisches Archiv für Volkskunde, 97,* 213–229.

Beck, U. (2007). *Weltrisikogesellschaft. Auf der Suche nach der verlorenen Sicherheit.* Frankfurt a. M.

Belliger, A., & Krieger, D. J. (Hrsg.). (2006). *ANThology. Ein einführendes Handbuch zur Akteur-Netzwerk-Theorie.* Bielefeld.

Berger, P. L., & Luckmann, T. (1969). *Die gesellschaftliche Konstruktion der Wirklichkeit. Eine Theorie der Wissenssoziologie.* Frankfurt a. M.

Breidbach, O. (2008). *Neue Wissensordnungen. Wie aus Informationen und Nachrichten kulturelles Wissen entsteht.* Frankfurt a. M.

Chen, E. V. (2012). Das Komplexe einfach machen? Kultur trifft Didaktik – einige Überlegungen zur Rolle der Volkskunde in der Kulturvermittlung. *Zeitschrift für Volkskunde, 108,* 23–46.

Eggmann, S. (2013). Diskursanalyse. Möglichkeiten für eine volkskundlich-ethnologische Kulturwissenschaft. In S. Hess, J. Moser & M. Schwertl (Hrsg.), *Europäisch-ethnologisches Forschen. Neue Methoden und Konzepte* (S. 55–77). Berlin.

Ernst, G. (Hrsg.). (2009). *Moralischer Relativismus.* Paderborn.

Fleermann, B. (2004). *„Alles schreit nach Brot!" Ernährung in Ratingen 1700–1900 als Indikator für den kulturellen Wandlungsprozess.* Münster.

Foucault, M. (1973). *Archäologie des Wissens.* Frankfurt a. M.

Foucault, M. (1976). *Überwachen und Strafen. Die Geburt des Gefängnisses.* Frankfurt a. M.

Foucault, M. (1978). *Dispositive der Macht. Michel Foucault über Sexualität, Wissen und Wahrheit.* Berlin.

Foucault, M. (2000). Die Gouvernementalität. In U. Bröckling, S. Krasmann, & T. Lemke (Hrsg.), *Gouvernementalität der Gegenwart. Studien zur Ökonomisierung des Sozialen* (S. 41–67). Frankfurt a. M.

Geertz, C. (1987). *Dichte Beschreibung. Beiträge zum Verstehen kultureller Systeme.* Frankfurt a. M.

Giddens, A. (1996). *Konsequenzen der Moderne.* Frankfurt a. M.

Gottschalk-Mazouz, N. (2007). Was ist Wissen? Überlegungen zu einem Komplexbegriff an der Schnittstelle von Philosophie und Sozialwissenschaften. In S. Ammon, C. Heineke & K. Selbmann (Hrsg.), *Wissen in Bewegung. Vielfalt und Hegemonie in der Wissensgesellschaft* (S. 21–40). Weilerswist. http://blog.zeit.de/schueler/files/2011/01/wissen-philsoz.pdf. Zugegriffen: 2. Aug. 2013.

Greverus, I. -M. (1978). *Kultur und Alltagswelt.* München.

Gutknecht, C. (2008). *Von Treppenwitz bis Sauregurkenzeit. Die verrücktesten Wörter im Deutschen.* München.

Hartmann, A. (1991). Über die Kulturanalyse des Diskurses – eine Erkundung. *Zeitschrift für Volkskunde, 87,* 19–28.

Hastrup, K. (2004). Getting it right: Knowledge and evidence in anthropology. *Anthropological Theory, 4,* 455–472.

Heimerdinger, T. (2008). Norm und Normalität im Alltag. Das Beispiel Ernährung. Volkskunde in Rheinland-Pfalz. *Informationen der Gesellschaft für Volkskunde in Rheinland-Pfalz*. e. V. 23, 47–66.

Herskovits, M. J. (1976). Ethnologischer Relativismus und Menschenrechte. In D. Birnbacher & N. Hoerster (Hrsg.), *Texte zur Ethik* (S. 36–42). München.

Hess, S., & Kasparek, B. (Hrsg.). (2010). *Grenzregime. Diskurse, Praktiken, Institutionen in Europa*. Berlin.

Hitzler, R., Honer, A., & Maeder, Ch. (Hrsg.). (1994). *Expertenwissen*. Opladen.

Keller, R. (2005). *Soziologische Diskursanalyse. Grundlegung eines Forschungsprogramms*. Wiesbaden.

Knoblauch, H. (2005). *Wissenssoziologie*. Konstanz.

Koch, G. (2006). Die Neuerfindung als Wissensgesellschaft. Inklusionen und Exklusionen eines kollektiven Selbstbildes. In T. Hengartner & J. Moser (Hrsg.), *Grenzen und Differenzen. Zur Macht sozialer und kultureller Grenzziehungen. 35. Kongress der Deutschen Gesellschaft für Volkskunde in Dresden 2005* (S. 545–560). Leipzig.

Latour, B. (2005). *Reassembling the Social: An introduction to Actor-Network-Theory*. Oxford.

Lemke, T. (2001). Gouvernementalität. In M. S. Kleiner (Hrsg.), *Michel Foucault. Eine Einführung in sein Denken* (S. 108–122). Frankfurt a. M.

Link, J. (2005). Warum Diskurse nicht von personalen Subjekten „ausgehandelt" werden. Von der Diskurs- zur Interdiskurstheorie. In R. Keller, A. Hirseland, W. Schneider & W. Viehöfer (Hrsg.), *Die diskursive Konstruktion von Wirklichkeit: Zum Verhältnis von Wissenssoziologie und Diskursforschung*. Konstanz.

Matthiesen, U. (2006). Raum und Wissen. Wissensmilieus und Knowledge Scapes als Inkubatoren für zukunftsfähige stadtregionale Entwicklungsdynamiken? In D. Tänzler & H. Knoblauch (Hrsg.), *Zur Kritik der Wissensgesellschaft* (S. 155–188). Konstanz.

Mauss, M. (1968). *Die Gabe: Form und Funktion des Austausches in archaischen Gesellschaften*. Frankfurt a. M.

Moser, J. (2008). Volkskundliche Perspektiven. *Zeitschrift für Volkskunde, 104*, 225–243.

Pêcheux, M. (1984). Metapher und Interdiskurs. In J. Link & W. Wulfing (Hrsg.), *Bewegung und Stillstand in Metaphern und Mythen*. Stuttgart.

Ploeger, A., Hirschfelder, G., & Schönberger, G. (Hrsg.). (2011a). *Die Zukunft auf dem Tisch. Analysen, Trends und Perspektiven der Ernährung von morgen*. Wiesbaden.

Ploeger, A., Hirschfelder, G., & Schönberger, G. (2011b). Die Zukunft auf dem Tisch. Analysen, Trends und Perspektiven der Ernährung von morgen: eine Einführung. In A. Ploeger, G. Hirschfelder & G. Schönberger (Hrsg.), *Die Zukunft auf dem Tisch. Analysen, Trends und Perspektiven der Ernährung von morgen* (S. 15–18). Wiesbaden.

Scharfe, M. (2002). *Menschenwerk. Erkundungen über Kultur*. Köln.

Schönberger, K. (2013). Methodische Entgrenzungen: Ethnografische Herausforderungen entgrenzter Arbeit. In S. Hess, J. Moser & M. Schwertl (Hrsg.), *Europäisch-ethnologisches Forschen. Neue Methoden und Konzepte* (S. 127–150). Berlin.

Schwertl, M. (2013). Vom Netzwerk zum Text: Die Situation als Zugang zu globalen Regimen. In S. Hess, J. Moser & M. Schwertl (Hrsg.), *Europäisch-ethnologisches Forschen. Neue Methoden und Konzepte* (S. 107–126). Berlin.

Seier, A. (2001). Macht. In M. S. Kleiner (Hrsg.), *Michel Foucault. Eine Einführung in sein Denken* (S. 90–107). Frankfurt a. M.

Shore, C., & Wright, S. (1997). Policy. A new field of anthropology. In C. Shore & S. Wright (Hrsg.), *Anthropology of policy. Critical perspectives on governance and power* (S. 3–39). London.

Shore, C., & Wright, S. (2011). Conceptualising policy: Technologies of governance and the politics of visibility. In C. Shore, S. Wright, & D. Peró (Hrsg.), *Policy worlds. Anthropology and the analysis of contemporary power* (S. 1–25). New York.

Soeffner, H.-G. (1983). Alltagsverstand und Wissenschaft. Anmerkungen zu einem alltäglichen Mißverständnis von Wissenschaft. In P. Zedler & H. Moser (Hrsg.), *Aspekte qualitativer Sozialforschung. Studien zur Aktionsforschung, empirischer Hermeneutik und reflexiver Sozialtechnologie* (S. 13–50). Opladen.

Stehr, N. (2000). *Die Zerbrechlichkeit moderner Gesellschaften.* Weilerswist.

Tänzler, D., Knoblauch, H., & Soeffner, H.-G. (Hrsg.). (2006a). *Zur Kritik der Wissensgesellschaft.* Konstanz.

Tänzler, D., Knoblauch, H., & Soeffner, H.-G. (Hrsg.). (2006b). *Neue Perspektiven der Wissenssoziologie.* Konstanz.

Tolksdorf, U. (1976). Strukturalistische Nahrungsforschung. Versuch eines generellen Ansatzes. *Ethnologia Europaea, 9,* 64–85.

Wandschmidt, A., Klein, A., Tamayo Korte, M., & Dalman, S. (2007). Diskurs im Alltag, Alltag im Diskurs: Ein Beitrag zu einer empirisch begründeten Methodologie sozialwissenschaftlicher Diskursforschung. In *Forum Qualitative Sozialforschung (FQS) 8*(2). http://www.qualitative-research.net/index.php/fqs/article/view/251/553. Zugegriffen: 2. Aug. 2013.

Wiegelmann, G. (1971). Was ist der spezielle Aspekt der ethnologischen Nahrungsforschung? *Ethnologia Scandinavica, 1,* 6–13.

Winterberg, L. (2011). Ernährung – Krisen – Zukunft. Aspekte einer politischen Anthropologie des Essens und Trinkens. In A. Ploeger, G. Hirschfelder, & G. Schönberger (Hrsg.), *Die Zukunft auf dem Tisch. Analysen, Trends und Perspektiven der Ernährung von morgen* (S. 89–106). Wiesbaden.

Weitere Quellen

IAKE [Internationaler Arbeitskreis für Kulturforschung des Essens]. (2013). Call for Papers zum Buchprojekt „Was der Mensch essen darf". 08.01.2013. Heidelberg.

PETA [People for the Ethical Treatment of Animals]. (2013). Der Wiesenhof-Skandal 2012. http://www.peta.de/wiesenhof. Zugegriffen: 2. Aug. 2013.

Stern. (2013). Röhrig, J.: Wiesenhof steckte selbst hinter umstrittener Leiharbeit. 03.07.2013. http://www.stern.de/wirtschaft/news/fleischindustrie-wiesenhof-steckte-selbst-hinter-umstrittener-leiharbeit-2033062.html. Zugegriffen: 2. Aug. 2013.

Zeit Online. (2013). Freitag, J.: Herr der Hühner. 10.01.2013. http://www.zeit.de/2013/03/Gefluegelmast-Wiesenhof-Peter-Wesjohann. Zugegriffen: 2. Aug. 2013.

Lars Winterberg M.A., Jahrgang 1980, studierte Volkskunde, Psychologie und Germanistik an der Rheinischen Friedrich-Wilhelms-Universität Bonn (2001–06). Anschließend war er wissenschaftlicher Mitarbeiter und schließlich Assistent am Lehrstuhl für Kulturanthropologie/Volkskunde (2006–10), Promotionsstipendiat (2010–13) und wissenschaftlicher Mitarbeiter (2012–13) der Friedrich-Ebert-Stiftung; parallel realisierte er freiberufliche Projekte im Kultur- und Mediensektor. Derzeit ist er wissenschaftlicher Mitarbeiter/Assistent am Institut für Archäologie und Kulturanthropologie (Abteilung Kulturanthropologie/Volkskunde) der Universität Bonn sowie Doktorand am Lehrstuhl für Vergleichende Kulturwissenschaft der Universität Regensburg mit einem Projekt zu Kulturen transnationaler sozialer Ungleichheit. Zu seinen aktuellen Forschungsschwerpunkten gehören: politische Anthropologie, Wissensanthropologie, Nahrungsethnologie, Brauch- und Ritualforschung.

„Vorsicht! Kann Spuren von Moral enthalten!" – Begleiterscheinungen und Komplikationen moralisch infizierter Ernährungskommunikation

Daniel Kofahl

> *Was nützt die Vernunft*
> *Wenn die Unvernunft allein das Essen verschafft,*
> *das jeder benötigt?*
> *(Brecht 1935)*

Beim Einkauf im Lebensmittelmarkt gelangt man irgendwann zum *Convenience-Food*. Der Blick fällt auf ein Hühnerfrikassee, auf dessen Verpackung ein wohlwollendes „Du darfst!" prangt. Man darf? Wer erlaubt einem hier was? Und wenn hier etwas erlaubt ist, was ist dann verboten? Von wem? Was passiert, wenn der Konsument sich jetzt auf die Suche nach dem Verbotenen macht und jene unbekannte Versuchung verzehrt anstelle dieses gleichzeitig generös freizügig wie subtil imperativ angepriesenen Hühnerfrikassees? Mit welchen Konsequenzen muss er rechnen? Wird er getadelt? Mit Missachtung gestraft? Wird er sich schuldig fühlen? Und würde es gegebenenfalls die Möglichkeit zur Rehabilitation geben? Vielleicht eine Diät zur Sühne?

Szenenwechsel: In Claude Zidis Klassiker des kulinarischen Kinos „Brust oder Keule" (1976) bricht der Berufsgourmet Charles Duchemin in die Fabrik des Lebensmittelindustriellen Jacques Tricatel ein. Dort entdeckt er, wie synthetische

Der Autor dankt Gunnar Rettberg für viele hilfreiche, konstruktive Hinweise bei der Erstellung des Manuskripts.

D. Kofahl (✉)
APEK Consult, Witzenhausen, Deutschland
E-Mail: kofahl@apek-consult.de

© Springer Fachmedien Wiesbaden 2015
G. Hirschfelder et al. (Hrsg.), *Was der Mensch essen darf,*
DOI 10.1007/978-3-658-01465-0_3

Hähnchen produziert werden. Der Verfechter einer traditionellen *Haute Cuisine* ist empört und empfindet noch mehr Verachtung für Tricatel, als er es ohnehin schon tut. Logisch, oder? Auch hierzulande ist der „Skandal" heute in Teilen der Öffentlichkeit groß, wenn wieder irgendwo Formfleisch aufgespürt worden ist. Jedoch: „Eine generelle Ablehnung von Kunstprodukten […ist] aus kultureller Sicht zweifelhaft" (Vilgis 2013, S. 86). Zum einen, weil industrielle Produktion nicht zwangsläufig schlechte Resultate erzielt. Zum anderen, weil eine Produktion synthetischen Fleisches oder anderer vormals tierischer Lebensmittel[1] auf ein weiteres Problem der Gegenwartsgesellschaft reagiert, das stark moralisierend diskutiert wird: industrielle Tierzucht- und Tierhaltung. Ist es achtenswert oder verachtenswert, wenn die eine Milliarde Hühner, die der Fast-Food-Konzern Kentucky Fried Chicken Jahr für Jahr verarbeitet (Foer 2012, S. 76), durch künstliche Produkte mit ähnlichem gustatorischem Effekt substituiert werden würde? Verdient der Akt der (Konsumenten-)Täuschung Achtung oder Missachtung, wenn der Konsument sich in seinen alltäglichen Verzehrhandlungen selbst permanent unmoralisch verhält?

Der vorliegende Beitrag ist ein soziologischer. Als solcher ist sein exklusiver Referenzpunkt die Gesellschaft. Auch wenn es um Problemstellungen der Ernährung geht, wird ausschließlich auf die vergesellschaftenden Aspekte von Ernährung fokussiert. Es wird auf die spezifischen sozialen Probleme und kommunikativen Paradoxien von (Ernährungs-)Moral eingegangen. Am Ende des Beitrags werden Überlegungen zur Diskussion gestellt, wie vielleicht zumindest die unerbittlichsten Klippen am Kap der Moral, zum Beispiel mittels einer Moral limitierenden Ethik, umschifft werden könnten. Dabei geht es um „Geländegewinne" für Beobachter, die „ungehindert durch Moral beobachten" wollen, „wie die Moralisten sich aufführen und in welchen Formationen sie aufmarschieren" (Luhmann 2008a, S. 177).

Moralische Kommunikation

Moralische Moral

Moralische Kommunikation dient dazu, die Welt mithilfe der Unterscheidung „gut/schlecht" (bzw. „gut/böse") zu beschreiben und beobachtetes Verhalten je nachdem mit Achtung zu belohnen oder mit Missachtung zu strafen. Doch wendet man die moralische Codierung selbstreferentiell auf sich selbst an, entsteht ein paradoxer Zirkel. Es ist nicht zu klären, ob es gut oder schlecht ist, die Welt in gut

---

[1] Zum Beispiel (Analog-)Käse. Für diese und weitere ernährungsrelevante Aspekte in Brust oder Keule in Bezug auf moderne Lebensmittelproduktion und innovative Kochtechniken vgl. Vilgis 2013.

oder schlecht einzuteilen, und ob es Achtung verdient, Achtung und Missachtung zu verteilen (Luhmann 1993, S. 366). Wie steht es also um die Moralität der Moral? Es ist in einer hyperkomplexen Gesellschaft verführerisch, moralischen Kommunikationen einen prominenten Stellenwert einzuräumen, weil sie Komplexität rasch und pointiert vereinfachen sowie Handeln primär und kausal zementiert Personen zuschreiben (Luhmann 1993, S. 440 f.; Baecker 2005). Diese enge personale Zurechnung von Handeln durch Moral stellt sich in soziologischer Perspektive jedoch als eine unterkomplexe Art der Beschreibung dar. Die Soziologie bezieht ihre funktionale Legitimation gerade aus der Distanz zu dieser Auffassung. Sie geht eben nicht von willentlich autarken Individuen aus, sondern fokussiert die Gesellschaft und ihre Strukturen, die Individuen sowohl erst konstruieren als sie auch eng konditionieren (Luhmann 1993, S. 440). Selbst das „personale Zurechnen" kann immer als ein sozialer Prozess identifiziert werden. So „kommt der Verdacht auf, personale Zurechnungen könnten der Erleichterung von Situationsdefinitionen im täglichen Leben dienen oder noch weitergehend: der Verschleierung von Strukturen, an denen der Zurechner selbst beteiligt und interessiert ist" (ebd., S. 441).

Eine personale Zurechnung durch Moralisierung als Mittel der Komplexitätsreduktion muss nicht zwangsläufig nur einzelne Personen betreffen, sondern kann auch Personengruppen adressieren. Etwa wenn im politischen Diskurs oder im journalistischen Gespräch zwischen guten und bösen Landwirten unterschieden wird. So erschien im Zuge des Landtagswahlkampfes in Niedersachsen 2013 ein Beitrag mit dem Titel „Guter Bauer, böser Bauer" im Blog eines Landtagskandidaten (Poppe 2013).[2] Diese Unterscheidung wurde von journalistischer Seite, zum Beispiel im Interview mit dem amtierenden niedersächsischen Landwirtschaftsminister, später aufgriffen:

> FAZ: „Herr Meyer, wer sind die guten Bauern und wer die bösen?"
> Christian Meyer: „Wir unterscheiden nicht anhand von Feindbildern. Wir wollen konventionelle sowie ökologische Bauern in Richtung Qualität und Nachhaltigkeit weiterentwickeln, weil wir glauben, dass nur bäuerliche Landwirtschaft mit einem höheren Preisniveau auch für Arbeitsplätze sorgen kann und in Deutschland Zukunft hat." (FAZ 2013)

Das gut/böse-Schema wird fokussiert, um „die Unsicherheit der Meinungsbildung in Fragen, die man für wichtig hält, zu überwinden" (Luhmann 2008b, S. 368). Zudem generiert es einen Aufmerksamkeitsakttraktor, wie sich im Interview an-

---

[2] Im Beitrag wurden explizit Achtungsbedingungen von Landwirten benannt: „Der Bauer soll seine Funktion als geachteter Versorger der Region zurückgewinnen, anstatt als kleines Rädchen im Getriebe der weltweit agierenden Agrarindustrie handeln zu müssen" (Poppe 2013).

hand der Rhetorik von Alter und Ego[3] beobachten lässt. Auf der einen Seite wäre es ein Understatement, so zu tun, als würden die Massenmedien nicht aktiv und unermüdlich Moralisierungen aufgreifen. Auch wenn durch eine geschickte und professionalisierte Gesprächsführung freilich versucht wird, der politischen Entscheidungsebene allein die moralische Perspektivierung zuzuschreiben, ist doch erkennbar, dass „Moral [...] eine schöne Adresse für Schuldzuweisungen [liefert]. Und die braucht man, wenn die Dinge kompliziert werden" (Baecker 2005). Auf der anderen Seite versucht der politische Gesprächspartner im hier geschilderten Fall wiederum, die Engführung von politischer und moralischer Kommunikation explizit zu entkoppeln. Mit der Betonung pragmatischer Argumente mittels ökonomischer oder ökologischer Beschreibung wird suggeriert, dass (zumindest die eigene) politische Kommunikation nicht moralisch infiziert sei. Dass es zu diesen Zügen des Lauerns und Windens kommt, deutet an, dass bei Alter und Ego fraglos ein Verständnis für die Fallstricke moralischer Begründungen vorhanden ist. Man weiß, man kann – oder könnte – „das Umweltproblem pragmatisch angehen" (ebd.).[4]

Aber nicht nur in Bezug auf die Produktionsseite der Ernährung lassen sich moralische Engführungen finden, die regeln sollen, was essbar ist und was nicht. Auch für die Konsumtion liegen solche operativen Kopplungen vor. In religiösen Texten werden seit jeher Essen und Moral wechselseitig aufeinander bezogen,[5] ebenso in den Schriften der Gegenmodernisierer und der Lebensreformbewegung (Wirz 1993). So ist beispielsweise die anthroposophische Ernährungslehre darauf ausgerichtet, mit der Referenz auf den Organismus mehr als nur eine physiologisch gesunde oder bekömmliche Ernährung einzuführen. Der Herausgeber der Vorträge Rudolf Steiners zu „Ernährung und Bewusstsein" verweist auf die „moralisch-soziale Qualität des Wesens der Diätik" (Willmann 1993, S. 141); der Ernährungsforscher Claus Leitzmann stellt fest, dass während „die ‚konventionelle' Ernährungswissenschaft ausschließlich den stofflich-physischen Bereich unter-

---

[3] Die Begriffe „Alter" und „Ego" werden hier nach Niklas Luhmann verwendet. Sie bezeichnen zwei soziale Positionen die zur Analyse von Kommunikation als Vergleichsgesichtspunkte herangezogen werden (Krause 2001, S. 121). Die Begriffe „Alter" und „Ego" ersetzen die in der Informationstheorie sonst oftmals üblichen, aber für die hier beschriebenen Kommunikationsabläufe ungenauen Termini „Sender" (Alter) und „Empfänger" (Ego).

[4] Die Idee einer pragmatischen anstatt einer wohlmeinend moralischen Herangehensweise ist nicht neu. Bei Brecht ist zu lesen: „Anstatt nur gütig zu sein, bemüht euch / Einen Zustand zu schaffen, der die Güte ermöglicht, und besser: / Sie überflüssig macht!" (Brecht 1935).

[5] Für eine Reihe von beispielhaften Analysen siehe Gottwald und Kolmer 2005 oder die Webseite der „Anonymen Fleischesser", die mit Gott „Oki" und Gebeten zur „Löffelrevolution" gegen das „gewaltvoll[e] und unsensibl[e] Laster" des Fleischessens mobilisieren (Anonyme Fleischesser 2013).

sucht [...‚ die] anthroposophische Betrachtungsweise [...] auch seelische und geistige Einwirkungen der Lebensmittel bzw. der Ernährung auf den Organismus [mit einbezieht]" (Leitzmann et al. 2005, S. 80).[6] Der den anthroposophischen Ideen nahestehende Künstler Joseph Beuys hat diese operative Kopplung der beiden Kommunikationsformen Ernährung und Moral anschaulich formuliert: „Bei der Ernährung tauchen sofort zwei Probleme auf: was darf ich essen und was darf ich nicht essen, was schadet mir und was schadet mir nicht? Und da beginnt das Gute und das Böse. Dort beginnt im allerkleinsten die Unterscheidung zwischen Gut und Böse. Das beginnt, glaube ich, beim Essen" (Beuys, zit. nach Wirz 1993, S. 5).

Skepsis gegenüber Moral

Obgleich seit jeher und bis in die Gegenwart hinein oft und viel moralisiert wird, gibt es nicht selten auch eine begründete Skepsis gegenüber moralischen Kommunikationsofferten. Beispielhaft sollen einige Komplikationen, die mit moralischer Kommunikation einhergehen, kurz angeführt werden.

So ist der Versuch gescheitert, Moral über die Differenz von Tugenden und Lastern zu rechtfertigen (Luhmann 1993, S. 380). Ab einem bestimmten Grad komplexer Beobachtungen lassen sich nicht mehr ohne Weiteres Tugenden loben und Laster tadeln, weil nicht einwandfrei geklärt werden kann, was denn nun eine Tugend und was ein Laster ist: „Oft stehen für ein und dasselbe Verhalten positive und negative Beschreibungen zur Verfügung (z. B. Freigiebigkeit und Verschwendung)", was zwangsläufig dazu führt, dass „die Kommunikation auf die Situation abgestimmt werden [...] und sich Unterschieden der Macht- und Interessenlage anpassen kann" (Luhmann 1998, S. 940). Es ist dann nicht die tugendhafte Moral, welche die Politik oder die Wirtschaft konditioniert, sondern die Moral wird durch politische oder ökonomische Kommunikationen – zumeist rhetorischer Art – in Anspruch genommen und passgerecht eingestellt. Die wichtigen Schlachten werden gar nicht auf dem Feld der Moral geschlagen, sondern die verhaltensverändernden Entscheidungen kommen in anderen, vom Nebel verschleierten Bereichen zustande: Politik, Wirtschaft, Recht (Luhmann 2008a). Moral dient bloß der Bin-

---

[6] Wie eng anthroposophische Ernährungskommunikation mit moralischer Kommunikation gekoppelt ist, wird deutlich, wenn beispielsweise zum Zuckergenuss geraten wird, weil dieser „eine[r] Art unschuldiger Egoität" zuträglich ist, „die ein Gegengewicht bilden kann gegen die notwendige Selbstlosigkeit auf moralisch-geistigem Gebiete. Es würde sonst doch zu leicht die Versuchung da sein, dass der Mensch nicht nur selbstlos würde, sondern er auch träumerisch würde, phantastisch würde, den Zusammenhang verlieren würde mit einer gesunden Beurteilungsfähigkeit der irdischen Verhältnisse" (Steiner 1993, S. 58 f.).

dung von Aufmerksamkeit und der Ablenkung von anderem. Gegebenenfalls ist
sie „semantisches Kapital", das bei Entscheidungssituationen zur Rechtfertigung
eigentlich anders evozierter Entscheidungen in die Kommunikation eingespeist
wird (ebd., S. 183).

Wenig hilft es, immer längere und detailliertere Kataloge aufzustellen, „die es
ermöglich[en], verschiedene Tugenden und verschiedene Laster nacheinander zu
behandeln" (Luhmann 1993, S. 380): Wer Rind isst, ist schlimmer als einer, der Geflügel isst (gemessen am Ressourcen-Input, aber auch in Bezug auf die Haltungsbedingungen?). Wer Bioprodukte verzehrt, ist tugendhafter als einer, der ohne Zertifizierung speist (nur ignoriert solch ein Konsummuster Kleinbauern ökonomisch,
die sich die Zertifizierung nicht leisten können). Wer Hühnerbrüste mit einem „Demeter"- statt einem „EU-Bio"-Siegel an der Kasse zahlt, ist schon fast so tugend-
haft (wer beobachtet schon, ob diese zu Hause im Abfall landen – freilich nur aus
Zeitmangel für die Zubereitung – und ob dann doch an der Würstelbude gesnackt
wird) wie der Veganer, der überall zu Fleischverzicht zur Rettung der Klimabilanz
aufruft (wozu man freilich längere Anreisen oder High-Tech-Medien klimatech-
nisch in Kauf nimmt) und stattdessen für wohlschmeckende Sojaschnitzel (von
südamerikanischen Plantagen?) und gegen jede Form von Tierhaltung wirbt (wie
kommen dann die Biobauern an organischen Dung?). Das Verdecken der immanenten Unordnung, die sich in diesen Ordnungen der überkomplexen Welt andeu-
tet, kann dem moralischen Beobachter, der die Tugend lobt und die Laster tadelt,
obendrein nur so lange Zeit verschaffen, bis zu allem Überfluss der Marquis de
Sade die Bühne betritt: Nun werden auf einmal die Laster gelobt und die Tugend
wird in den Bereich des Tragisch-Komischen verschoben (de Sade 1991, 1999).

Mit dem philosophischen Werk de Sades sind die „Selbstreferenzprobleme der
Moral" mehr als deutlich geworden. Seine Protagonisten stellen nicht einfach nur
ihren Präferenzwert von „gut" auf „böse" um, sondern von „Präferenz der Tugend"
auf „Präferenz des Lasters" und damit auf die „Missachtung" aller sozialen Personen und Regeln (Luhmann 1993, S. 362/381): „Tugendreste müssen (mit Genuß!)
ausgerottet werden, dann werden alle glücklich" (ebd., S. 418), so diese Kontrast-
moral, die allerdings selbst nicht ohne eigene, detailliert durchkanonisierte Regle-
ments auskommt.[7]

---

[7] Man muss kein Sadist sein, um den Genuss am Laster zu präferieren. Schon Niklas Luhmann bemerkte, dass zum Beispiel Punks eine Kultur pflegen, die sich in der Verachtung des
hegemonial Guten einrichtet und „die Moral geht blass und berührungsscheu vorbei" (1993,
S. 438). Bei Herbert Marcuse, der freilich eine epikureische Moral präferiert, ist zu lesen,
dass eine „rigoristische Moral sich gegen die karge Gestalt, in der die Humanität überdauert
hat versündigt, ihr gegenüber ist jeder Hedonismus im Recht" (1971, S. 159).

Ein empirisches Dilemma von Moral und moralischen Imperativen liegt im fehlenden kausalen Zusammenhang zwischen moralischen Intentionen und gewünschten Resultaten. Weder macht es im selbstreferenziellen Bezug zwangsläufig glücklich und zufrieden, sich moralisch zu verhalten,[8] noch sind Ansprüche auf erhoffte externe Effekte zu erheben. Im Gegenteil: Man „kann sich nicht immer an die Moral halten, weil dies mehr schlechte als gute Folgen hätte" (ebd., S. 409) und „verwerfliches Handeln gute Folgen haben kann" (Luhmann 1990, S. 28). Resultat: Die Widersprüchlichkeit der Realität „stoppt die moralische Motivation" (ebd.).

Schließlich ist da die Sackgasse des „Generalisierungsmechanismus", mit dem Verhalten und Handlungen auf „die ganze Person" zugerechnet werden (Luhmann 1990, S. 18; Baecker 2005). Es handelt sich um eine Form radikaler Komplexitätsreduktion, welche erkennbar blinde Flecken generiert, die womöglich wichtigere Zusammenhänge verdecken:

> Ein Schuft ist immer ein Schuft. Aber stimmt das? Wenn man so denkt, landet man in der Falle des Gutmenschentums. Ein Gutmensch ist jemand, der – egal in welcher Situation – immer genau das Richtige weiß, der alle Personen beurteilen kann – und das heißt meist: moralisch verdammen, denn damit setzt er sich selbst in eine moralisch höherwertige Position. Aber in Wirklichkeit sieht er die Ambivalenz der Verhältnisse nicht und verhält sich unterkomplex. (Baecker 2005)

Unbestritten entstehen infolge von Moralisierungen wieder Komplexitätssteigerungen, wenn „jede Verstärkung des Guten immer auch eine Verstärkung des Schlechten, eine Steigerung der Differenz herbeiführt" (Luhmann 1993, S. 371). Spezialisierte oder gar professionalisierte Moralisten hängen durch ihr distinktives Moralverhalten den Rest der Gesellschaft ab, weil dort andere Prämissen fokussiert werden (müssen): Man schreibt einen Text im Büro und die einzigen schmackhaften Semmeln an der Kantinentheke sind die mit Geflügelwurst (vom Discounter); die Kinder müssen bekocht werden, das Geld ist knapp, also brät man statt *Organic Food* konventionelle *Chicken Nuggets* zu Fertigspaghetti, denn es drängt schon zum Kinderturnen; man arbeitet von morgens bis abends als Krankenpflegerin, will danach einfach noch ein bisschen mit den Freundinnen plaudern, die Lieblingssoap gucken oder todmüde ins Bett fallen – und nicht noch *Urban Gardening* betreiben; man hat die (durch Budgetrestriktionen eingegrenzte Aus-)Wahl zwischen einem Stück Bio-Geflügel oder einer Qualitätstageszeitung,

---

[8] Das muss nicht immer gleich so krasse Ausmaße annehmen wie beim biblischen Hiob oder bei de Sades Justine. Schon der verführerische Duft von Brathähnchen kann dazu führen, dass man moralisch gefestigt, aber mit im Munde zusammenlaufendem Wasser und knurrendem Magen neben der Broilerbude steht. Und was erreicht man dabei mit einem guten Gewissen mehr als ein gutes Gewissen?

wägt vom Aussterben bedrohte „festangestellte Qualitätsjournalisten" gegen „artgerecht gehaltene Hühner" ab und entscheidet sich für die Ersteren; man weiß um all die Querelen um Biokonsum als Statussymbol, möchte eigentlich auch nicht demonstrativen Distinktionskonsum im Kiez betreiben, aber das teure Bio-Eis schmeckt nun einmal – gustatorisch gebildet, wie man ist – subjektiv besser als das preiswerte Discounterprodukt, zu dem das Prekariat greift, und dann gönnt man sich was, anstatt den Differenzbetrag dem Bettler vor der Tür in den Hut zu werfen. Was wäre das Leben – gerade das kulinarische – ohne Genuss?

Moralfragen – auch solche, die mit der Form der Ernährung gekoppelt sind – sind nicht eindeutig zu beantworten. Was bedeutet, dass man entscheiden muss: „Nur kann man dann nicht vermeiden, dass die Entscheidungen als Entscheidungen und das heißt: als auch anders möglich, sichtbar werden und dass ihnen eine letzte, hieb- und stichfeste Begründung fehlt" (Luhmann 2008a, S. 178).

Eine limitierende Ethik

Es ist nicht ohne ebenfalls in paradoxe Zirkelschlüsse zu gelangen möglich, einfach dazu zu raten, auf moralische Kommunikation zu verzichten. Man hätte es mit einer „simple[n] moralische[n] Forderung" zu tun, dass es gut und achtenswert sei, „ein[e] größer[e] Distanz zur Moral" zu wahren (Luhmann 1993, S. 435). An diesem Riff soll der vorliegende Beitrag nicht versenkt werden. Zudem ist es ein Fakt, dass in der Gesellschaft moralisch kommuniziert wird und Moral mit zahlreichen anderen Kommunikationsformen, darunter eben auch der Form der Ernährung, gekoppelt ist. Das haben Soziologie wie auch Ethik als Arbeitsauftrag zur Kenntnis zu nehmen (Luhmann 1990, S. 37). Inzwischen sind ethische Beobachtungsformen in der Gesellschaft „zunehmend bereichs- und professionstypisch" ausgearbeitet, und es gibt neben „elaborierte[n] Wirtschafts-, Medizin- und Wissenschaftsethiken" (Baecker 2007a, S. 223) auch spezifische Ernährungsethiken.

Ethik als Reflexionstheorie der Moral

Ethik ist nicht mit Moral synonym zu setzen. Ethik funktioniert „als Reflexionstheorie der (Subjektivität der) Moral" (Luhmann 1993, S. 408). Wann immer die Ethik dieser Funktion nachkommt, beinhaltet dies, dass sie auf eine „Begründung der Moral" verzichtet (ebd., S. 360).[9] Empirisch gesehen leistet Ethik dies jedoch nicht immer, wobei die durch die polykontexturale Gesellschaft herausgeforderte ethische Philosophie auch weiterhin auf die Probleme von Pluralismus und Kontingenz punktuell mit „höchster Virtuosität" (Luhmann 1993, S. 377) reagiert.[10] Nur: Während Moral „relativ schnell bei der Hand und [...] konfliktträchtig" ist, eignet sich die Ethik dazu, „mäßigend eingreifen" zu können (Baecker 2007a, S. 225). Mittels ethischer Kommunikationen können „Moralkonfliktpartner im Rahmen und zugleich außerhalb ihres Konflikts herausfinden und miteinander abgleichen [...], welche Zumutungen zumutbar sind und welche nicht" (ebd., S. 224 f.).

Dies liegt nahe, weil es keine gesellschaftliche Instanz gibt, die moralisches Handeln einklagen oder mit Autorität durchsetzen könnte. Seit Religion nur noch eine von vielen Möglichkeiten der Beobachtung und Ordnung der Welt ist, die mit anderen Perspektiven konkurrieren muss (der Wissenschaft, der Ökonomie, der Liebe etc.), kann zwar zu Motivationsversuchen mit Moral gelockt und angespornt oder mit den Folgen von Unmoral gewarnt und gedroht werden. Aber verbindliche Entscheidungen können in der Gegenwartsgesellschaft nur rechtlich kommuniziert werden. Deshalb steht auf der Umverpackung auch „Du darfst!". Was man „nicht darf", ist anderweitig in Gesetzen und Verordnungen längst rechtlich geklärt und braucht dem Konsumenten nicht mehr im Supermarkt mitgeteilt zu werden. Das „Du darfst!" kommuniziert unverbindlich ein Angebot, das er nicht ablehnen kann. Der Konsument darf sich als achtenswert erweisen, anstatt einer dieser bedauernswerten Kaloriengourmands zu sein, die mit *Chicken Wings* und Dosenbier an der Kasse ihren schändlichen Ernährungsstil offenlegen – und mehr. Denn: Man isst, was man ist, und ist, was man isst – gerade für Beobachter, die einer Person ihre Identität wegen ihrer beobachtbaren Handlungen zuschreiben.

Moralische Beobachter akzeptieren jene Begleiterscheinung, die aus den der Moral eigenen Paradoxien in Kombination mit dem Wertepluralismus der Gesellschaft herrührt: Nämlich, dass sie recht schnell „kämpferische Züge" annimmt (Luhmann 2008a, S. 193). Da kaum davon ausgegangen werden kann, dass es zu allgemeingültigen ethischen Konsensfindungen kommt, sondern es viel wahrscheinlicher ist, dass sich von Moralisten dazu erklärte Gegner nicht überzeugen lassen und sogar eine Gegenmoral entwickeln, verschärft Moral meist die Konflik-

---

[9] Sie beobachtet aber freilich, wie Moral begründet wird.

[10] Siehe hierzu im deutschsprachigen Diskurs mit konkretem Bezug auf eine Ethik beziehungsweise eine moralische Politik des Essens die Literatur von Harald Lemke (2002, 2012), die übrigens entscheidungstheoretische Analysen und ein Optimierungsprogramm nach der Maxime „soviel Sünde wie nötig, soviel Gutes wie möglich" (Luhmann 2008a, S. 178) beinhaltet.

te. Dann wird sie enthusiastisch oder auch fanatisch (ebd., S. 193).[11] Der „Kreuzzug gegen Fette" (Schmidt-Semisch und Schorb 2007) im „Krieg gegen Übergewicht" (Klotter 2008) sind nur zwei Beispiele aus der Ernährungskommunikation dafür, dass Moral ein „hochinfektiöse[r] Gegenstand" ist, „den man nur mit Handschuhen und mit möglichst sterilen Instrumenten anfassen sollte. Sonst infiziert man sich selbst mit Moral und setzt das, was als wissenschaftliche Untersuchung begonnen hatte, einer moralischen Verwendung aus" (Luhmann 1993, S. 359).

Ethik kann als Reflexionstheorie helfen, „den Anwendungsbereich der Moral zu limitieren" (Luhmann 1990, S. 40). Limitieren bedeutet, dass die Ethik nicht primär versucht, gute Gründe für von einzelnen Moralprogrammen als gut proklamiertes Handeln zu sammeln, sondern dass sie die Frage thematisiert, „wann es gut ist, diese Unterscheidung zu verwenden[,] und wann nicht" (ebd., S. 43). Sie konzentriert sich so auf die Frage nach dem Einschaltungs- oder Ausschaltungswert von Moral, also wann es sich empfiehlt, ein gesellschaftliches Thema mit Moral zu koppeln, und wann nicht (Luhmann 2008a, S. 186). Das könnte auch dazu führen, dass Situationen, in denen bislang eine Moralisierung von Themen moralisch missbilligt wurde – also eine negative Moralisierung stattfand – in der Reflexion als positiv moralisch verhandelbar erscheinen. Davon sind Operationszusammenhänge der Ernährung nicht ausgeschlossen: Es kommt vielleicht gar nicht immer auf die optimale Eiweißzufuhr an, wenn damit unerwünschte Umweltzustände assoziiert sind. Damit werden moralische von pragmatischen Herangehensweisen an Probleme getrennt.

Die Funktion der Ethik in der Ernährungskommunikation

Ethik als Theorie, die operative Kopplungen von Moral mit der Form der Ernährung reflektiert, unterstützt solche Unterscheidungsoperationen dabei, „nicht von den besorgten Beobachtern, sondern von den so oder so bedrohten Arten her zu denken" (Baecker 2007b). Nicht die Ernährungsmoral und ihre Verfechter gilt es zu legitimieren. Es geht darum, dass sich nicht ein Teil der Menschheit zu Tode futtert, während er dem Rest der Welt die Haare vom Kopf frisst (Ehlert 2013) – bei gleichzeitigem Wissen, dass ein allzu vernünftiges Kostregime sadistische Magenkrämpfe und rationalistische Verstopfungen verursacht (Kofahl 2013; Pfaller 2013).

Die aus diesem Konflikt resultierenden Pathologien zu markieren (Luhmann 2008a, S. 188) kann eine Aufgabe von ethisch gebremster Ernährungsmoral sein.

---

[11] Darum schlägt Niklas Luhmann eine „ironische Ethik" vor (2008a, S. 194).

Man hat es dann mit einer Form der zugespitzten Kommunikation von Verdachts-
momenten zu tun, die Defekten nachspürt (ebd., S. 189):

> Weil man jedoch [...] nicht genau wissen kann, hilft nichts anderes, als die präziseste
> Beobachtung mit der nach Möglichkeit schwächsten Form der Intervention zu kom-
> binieren. Die schwächste Form der Intervention ist die Moderation. Für sie gibt es
> verschiedene Formate, die von der Aufklärung und de[m] Glauben über den Markt
> und das Gesetz bis zum gemeinsamen Kunstgenuss reichen. Alles hilft, was denjeni-
> gen hilft, die selber herausfinden müssen, wie sie die Probleme, die sie produzieren,
> in den Griff bekommen können. (Baecker 2007b)

Ernährungskommunikation jenseits von gut und böse

Damit wird allerdings deutlich, dass sich die Ernährungskommunikation von
einem radikalen „Reformoptimismus" verabschiedet und weiter den vorsichtige-
ren Modus stabilisiert, „Skandale zu entdecken" und als solitäre Problemfälle zu
thematisieren (Luhmann 2008a, S. 189). Da es sich jedoch auch bei „schwächsten
Formen" um differenzbasierte Formen handelt, birgt das womöglich die Chance,
dass jede Schwäche auf der anderen Seite eine Stärke mitführt. So würde mit dem
Abschied von heroisch auftretenden moralischen Totalismen umgeschaltet zu einer
postheroischen (Baecker 1994) Ernährungsmoral. Diese leistet es sich, durch eine
reflexive Ethik vor sich selbst gewarnt zu werden, ebenso wie sie Ego und Alter
nicht mit eindeutigen gut/böse-Schemata versorgt, um sie moralisch immer mehr
zu festigen.

Eine irritierende Abkühlung in Bezug auf die verinnerlichten „richtigen" Werte
würde nicht nur dem Gourmetpapst Charles Duchemin aus „Brust oder Keule"
gut tun, um ihn vor überzogenem, eher lächerlichem Engagement im Dienste der
„guten" Küche und der damit verbundenen Exaltation zu bewahren. Wer empirische Beispiele sucht, wie fanatisch Polarisierungen werden können, die in einer
operativen Koppelung von Ernährungskommunikation und Moral entstehen, und
wie unverhohlen sie darauf abzielen, Personen oder Personengruppen zu diffamie-
ren und zu verletzen, der kann dies an den kämpferischen Empörungen in der Online-Ausgabe der Bild-Zeitung nachlesen. In Kommentarsträngen zu Artikeln wie
„Nächster Lebensmittel-Skandal. Jetzt Betrug mit Bio-Eiern!" (Bild 2013) oder
„Tierquälerei-Vorwurf gegen Ministerin Grotelüschen. Droht ihr Untersuchungsausschuss ‚Pute'"? (Bild 2010) lässt sich die kommunikative Kunst beobachten,
dass es möglich ist, trotz fest zementierter Weltbilder dennoch wie ein Hühnerhau-
fen in unlimitiert moralischer Käfighaltung durcheinanderzuwirbeln. Wenn man
beobachtet, wie Alter und Ego dort martialisch gackernd gegenseitig aufeinander

losgehen, kann man sich ohne Weiteres mit Brecht fragen: „Was nützt die Güte / Wenn die Gütigen sogleich erschlagen werden, oder es werden erschlagen / Die, zu denen sie gütig sind?" (Brecht 1935).

Literatur

Anonyme Fleischesser. (2013). Ich möchte aufhören Fleisch zu essen aber ich kann nicht. http://alturl.com/qjhng. Zugegriffen: 25. April. 2013.

Baecker, D. (1994). Postheroisches Management. Berlin.

Baecker, D. (2005). Über Moral spricht man nicht. Oder doch? Ein Gespräch mit dem Soziologen Dirk Baecker. fluter. Magazin der Bundeszentrale für politische Bildung. 19.12.2005. http://alturl.com/6dp8c. Zugegriffen: 22. März. 2013.

Baecker, D. (2007a). Form und Formen der Kommunikation. Frankfurt a. M.

Baecker, D. (2007b). Die große Moderation des Klimawandels. taz [die tageszeitung], 17.02.2007, S. 21. http://alturl.com/z5juz. Zugegriffen: 22. März. 2013.

Bild (2010). Puskepeleitis, D.: Tierquälerei-Vorwurf gegen Ministerin Grotelüschen. Droht ihr Untersuchungsausschuss „Pute"? 13.08.2010. http://alturl.com/zeuhr. Zugegriffen: 20. April. 2012.

Bild (2013). Kiewel, M., Nicolay, M., & Niehues, M.: Nächster Lebensmittel-Skandal. Jetzt Betrug mit Bio-Eiern! 25.02.2013. http://alturl.com/h6qj2. Zugegriffen: 20. April. 2013.

Brecht, B. (1935). Was nützt die Güte? In B. Brecht (Hrsg.), Die Gedichte. (Hrsg.), von Jan Knopf (2007). Frankfurt a. M.

Ehlert, J. (2013). Cinematographische Hedonismuskritik. Entwicklungssoziologische Betrachtungen zu Überfluss und Mangel. In D. Kofahl, G. Fröhlich & L. Alberth (Hrsg.), Kulinarisches Kino – Interdisziplinäre Perspektiven auf Essen und Trinken im Film (S. 191–205). Bielefeld.

FAZ [Frankfurter Allgemeine Zeitung]. (2013). Grossarth, J.: Wir müssen die Verbraucher vor Ökodumping schützen – Interview mit dem niedersächsischen Landwirtschaftsminister Christian Meyer. 09.04.2013. http://alturl.com/pfuhn. Zugegriffen: 9. April. 2013.

Foer, J. S. (2012). Tiere essen. Köln.

Gottwald, F. T., & Kolmer, L. (Hrsg.). (2005). Speiserituale – Essen, Trinken, Sakralität. Stuttgart.

Klotter, C. (2008). Der Krieg gegen Übergewicht: Warum er geführt wird, warum er verloren ist, wie er beendet werden könnte. Mitteilungen des Internationalen Arbeitskreises für Kulturforschung des Essens, 16, 2–11.

Kofahl, D. (2013). Das Geschmacksurteil – Ein Beitrag zur Soziologie des Hedonismus. In L. Kolmer & M. Brauer (Hrsg.), Hedonismus. Genuss – Laster – Widerstand? (S. 85–101). Wien.

Krause, D. (2001). Luhmann-Lexikon. Stuttgart.

Leitzmann, C., Keller, M., & Hahn, A. (2005). Alternative Ernährungsformen. Stuttgart.

Lemke, H. (2002). Ethik des Essens: Eine Einführung in die Gastrosophie. Berlin.

Lemke, H. (2012). Politik des Essens. Bielefeld.

Luhmann, N. (1990). Paradigm lost: Über die ethische Reflexion der Moral. Frankfurt a. M.

Luhmann, N. (1993). Ethik als Reflexionstheorie der Moral. In N. Luhmann (Hrsg.), Gesellschaftsstruktur und Semantik. Studien zur Wissenssoziologie der modernen Gesellschaft (Bd. 3, S. 358–447). Frankfurt a. M.

Luhmann, N. (1998). *Die Gesellschaft der Gesellschaft.* Frankfurt a. M.
Luhmann, N. (2008a). Politik, Demokratie, Moral. In N. Luhmann (Hrsg.), *Die Moral der Gesellschaft* (S. 175–195). Frankfurt a. M.
Luhmann, N. (2008b). Die Moral des Risikos und das Risiko der Moral. In N. Luhmann (Hrsg.), *Die Moral der Gesellschaft* (S. 362–374). Frankfurt a. M.
Marcuse, H. (1971). Zur Kritik des Hedonismus. In H. Marcuse (Hrsg.), *Kultur und Gesellschaft I* (S. 128–168). Frankfurt a. M.
Pfaller, R. (2013). Geht es um Leben und Tod oder nur um das kleine Glück? Zu einer Grundsatzfrage des Materialismus. In D. Kofahl, G. Fröhlich & L. Alberth (Hrsg.), *Kulinarisches Kino – Interdisziplinäre Perspektiven auf Essen und Trinken im Film* (S. 207–213). Bielefeld.
Poppe, R. (2013). Guter Bauer, böser Bauer. 12.01.2013. http://alturl.com/xmu4t. Zugegriffen: 22. April. 2013.
de Sade, D. A. F. (1991). *Justine und Juliette*, 10 Bd. (Erstveröffentlichung 1760–62)
de Sade, D. A. F. (1999). *Die 120 Tage von Sodom oder Die Schule der Ausschweifungen.* München. (Erstveröffentlichung 1785/1904)
Schmidt-Semisch, H., & Schorb, F. (Hrsg.). (2007). *Kreuzzug gegen Fette: Sozialwissenschaftliche Aspekte des gesellschaftlichen Umgangs mit Übergewicht und Adipositas.* Wiesbaden.
Steiner, R. (1993). Ernährung und okkulte Entwicklung. In R. Steiner (Hrsg.), *Ernährung und Bewusstsein* (S. 36–49). Stuttgart (Erstveröffentlichung 1913).
Vilgis, T. (2013). Vom Tricatel ins el Bulli – eine techno-cineastische Wegbeschreibung. In D. Kofahl, G. Fröhlich & L. Alberth (Hrsg.), *Kulinarisches Kino – Interdisziplinäre Perspektiven auf Essen und Trinken im Film* (S. 83–98). Bielefeld.
Willmann, K. T. (1993). Nachwort Anmerkungen. In Steiner, R. *Ernährung und Bewusstsein* (S. 139–165). Stuttgart.
Wirz, A. (1993). *Die Moral auf dem Teller.* Zürich.Fragen an den Autor

FA1. Bei den folgenden Literaturangaben fehlen die Namen der Verlage: „Brecht 1935, Marcuse 1971". Bitte ergänzen.

FA2. „Gottwald, F. T. & Kolmer, L. (Hrsg.). (2005)" ist nicht im Text zitiert. Bitte fügen Sie das Zitat ein.

Daniel Kofahl, Soziologe, leitet das Büro für Agrarpolitik und Ernährungskultur (APEK). Zuvor arbeitete er am FG Ökologische Lebensmittelqualität und Ernährungskultur (Universität Kassel). Er ist Sprecher der AG Kulinarische Ethnologie in der DGV und Universitätsdozent zu seinen Forschungsschwerpunkten der Ökologischen Ernährungskultur und zur Agrar- sowie Ernährungssoziologie, wobei ein Schwerpunkt auf Aspekten der Kommunikation liegt.

Darf es Fleisch sein?

4

Harald Lemke

Über Jahrtausende hinweg hegte die ständig vom Hunger getriebene Menschheit ihren Wunsch nach täglich Brot.[1] Satt zu sein und sich ausreichend ernähren zu können, ist alles andere als eine Selbstverständlichkeit der menschlichen Existenz. Zu seinem Leidwesen kann der Mensch aus biologischen Gründen nicht alles essen. Und an dem, was für ihn genießbar wäre, hat es im Laufe der entbehrungsreichen Geschichte seiner Existenz allzu häufig gefehlt. Doch seit einigen Jahrzehnten scheint der uralte Wunschtraum von einem „Schlaraffenland" – einem Land und Lebenszustand der kulinarischen Üppigkeit und glücklichen Schlemmerei – für einige von uns in Erfüllung zu gehen. Vermutlich für einen kurzen Moment in der Menschheitsgeschichte leben wir nicht von Brot allein: Für die Menschen in den reichen westlichen Überflussgesellschaften darf es gerne täglich Fleisch sein.

Doch darf es das tatsächlich? Der vorliegende Beitrag soll aus philosophischer Sicht beleuchten, dass es längst nicht mehr ausreicht, den ethischen Sinn dieser Frage auf das moralische Gebot eines vegetarischen Fleischverzichts zu beziehen, und erläutert die damit in Zusammenhang stehenden Gründe und gastrosophischen Argumente.[2] Meines Erachtens spricht vieles dafür, dass die Menschen auch in

---

[1] Die Rede vom täglichen Brot hat hier eine metaphorische Bedeutung. Tatsächlich bildete Brot in der Ernährungsgeschichte nicht seit jeher ein breit verfügbares Grundnahrungsmittel, diese Rolle kam bis zum Spätmittelalter vor allem Breispeisen zu (Hirschfelder 2005, S. 128 f.).

[2] Die Gastrosophie befasst sich mit der Erforschung der Zusammenhänge von Ernährung und Gesellschaft auf interdisziplinärer Ebene. Erste philosophische Beschäftigungen mit der

H. Lemke (✉)
Hamburg, Deutschland
E-Mail: mail@haraldlemke.de

© Springer Fachmedien Wiesbaden 2015
G. Hirschfelder et al. (Hrsg.), *Was der Mensch essen darf,*
DOI 10.1007/978-3-658-01465-0_4

Zukunft Fleisch essen dürfen – nur eben nicht täglich. Fleisch dürfte sich mit großer Wahrscheinlichkeit zu einer kulinarischen Nebensache entwickeln – aber wir
werden sehen.

Realität ist, dass Fleisch die meiste Zeit ein knappes Gut war und sein Verzehr
nur wenigen Menschen – den Reichen und Mächtigen – vorbehalten (Hirschfelder
2005, S. 147 f.). Doch inzwischen versorgt die industrielle Massenproduktion auch
die Mehrheit der Bevölkerung mit diesem Symbol für materiellen Wohlstand und
soziale Macht, und das zu Billigstpreisen. Entsprechend ist der weltweite Fleischkonsum dramatisch in die Höhe geschossen (Singer und Mason 2006; Sezgin
2014). Die Welternährungsorganisation der Vereinten Nationen rechnet damit, dass
sich bis 2050 die Milliarden von gehaltenen und verzehrten Hühnern, Schafen,
Schweinen, Rindern und Milchkühen noch einmal zu verdoppeln hätten – würde
die derzeit weltweit verbreitete Lust auf Würstchen, Schnitzel oder *Chicken Nuggets* unverändert anhalten (Nachtergaele et al. 2011, S. 1). Das Problem ist nur: Die
planetaren Ressourcen werden für diesen maßlosen Fleischgenuss nicht ausreichen
– oder aber die Menschheit wird an diesem Luxusvergnügen zugrunde gehen.[3]

Warum Vegetarismus als Antwort auf die „Fleischfrage" nicht ausreicht

Vor dem Hintergrund dieser düsteren Zukunftsprognose wird interdisziplinär und
daher auch innerhalb der Philosophie seit einiger Zeit darüber nachgedacht, wie
sich Menschen dazu bewegen lassen, ihre fleischlastigen Geschmacksvorlieben
und eingefleischten Ernährungsgewohnheiten zu ändern. Diese zentrale Frage –
nennen wir sie „die Fleischfrage" – ist dem Bereich einer neuen Ethik der Ernährung zuzuordnen. In Anlehnung an die Bioethik könnte sich hierfür unter Zuhilfe-

Esskultur reichen bis zu den Hochkulturen der Ägypter und Griechen zurück, dennoch entsteht die moderne Gastrosophie erst wesentlich später. Der Begriff „Gastrosophie" geht im
deutschsprachigen Raum auf Eugen von Vaerst zurück (1852). Ziel des hier vertretenen philosophischen Gastrosophie-Konzeptes ist es, eine grundlegende Programmatik für eine ethische Ausrichtung der Ernährungsverhältnisse zu entwickeln. Die Theorie der Gastrosophie,
einschließlich der Idee einer transdisziplinären Ernährungsforschung und der Gastrowissen-
schaften als eines neuartigen Forschungsfeldes, reagiert auf die zahlreichen ökologischen,
politischen, sozialen, alltagskulturellen und gesundheitlichen Problematiken, die globale Er-
nährungsungerechtigkeiten verursachen, und erarbeitet Lösungswege eines für alle besseren
Essens. Siehe hierzu ausführlich Lemke 2007, 2008, 2012.

[3] Siehe hierzu den Fleischatlas 2013, der die weitreichenden ökologischen, klimatischen
wie sozialen Folgen des Fleischverzehrs in ihren Dimensionen deutlich macht (Heinrich-
Böll-Stiftung et al. 2013).

nahme gastrosophischer und gastrowissenschaftlicher Begrifflichkeit möglicherweise der Begriff Gastroethik einbürgern. In diesem Sinne werde ich im Folgenden zur moraltheoretischen Beantwortung der Fleischfrage für eine „Gastrosophie des guten Essens" plädieren. Einer ihrer Grundsätze lautet: Um uns ethisch gut zu ernähren, müssen wir nicht darauf verzichten, Fleisch zu essen.

Die provokant anmutende Idee, dass wir Fleisch essen dürfen, beabsichtigt keineswegs (wie es Fleischesser gerne tun), das vegetarische Gebot des Fleischverzichts pauschal zurückzuweisen und jeden (sogar den gegenwärtig vorherrschenden) Fleischgenuss gutzuheißen. Im Gegenteil: Es ist an der Zeit, die Schwächen des traditionellen Vegetarismus anzusprechen, um dessen Grundgedanken einer vernünftigen und verantwortungsbewussten, der Menschheit würdigen Ernährungsweise zeitgemäßer zu begründen – und auf diese Weise populärer zu machen.

Schon lange wird mit geringem Erfolg versucht, Nichtvegetariern das Fleischessen auszureden. Zu denken ist hier beispielsweise an religiöse Heilslehren (Hinduismus, Jainismus, Buddhismus) oder an namhafte Moralphilosophen und Tierethiker: angefangen bei Siddhartha Gautama oder Pythagoras und Platon über Porphyrius, Plutarch und Jean-Jacques Rousseau bis hin zu Albert Schweitzer, Mahatma Gandhi, Peter Singer und die PETA(People for the Ethical Treatment of Animals)-Tierrechtsaktivisten der Gegenwart.[4] Für die überwiegende Mehrheit verspricht eine vegetarische Ernährungsweise offensichtlich dennoch kein „gutes Essen". Schon ein flüchtiger Blick in die Geschichte der Esskulturen und aktuelle Zahlen belegen, dass sich bisher nur wenige Menschen mit ihr anfreunden konnten.[5] Daraus ergibt sich, dass diese Verzichtspflicht als ein machtloses moralisches Sollen unwirksam über der alltäglichen Lebenspraxis der meisten Menschen schwebt, die einfachen Zugang zu Fleisch haben. Weil aber die gesamte globale Ernährung und damit auch die Zukunft der Menschheit in einem erheblichen Maße davon abhängt, wie wir mit unserer „Fleischeslust" umgehen, bleibt aus meiner Sicht nur diese Möglichkeit: Die theoretischen und praktischen Defizite des vegetarischen Fleischverbots zu erkennen und sie zu vermeiden, damit wir in Zukunft in den Genuss eines für alle ethisch guten Essens kommen können.

---

[4] Zur Geschichte des Vegetarismus siehe beispielsweise Teuteberg 1994; Linnemann und Schorcht 2001, sowie Werke verschiedener Vertreter einer vegetarischen oder einer strikt veganen Lebensweise, beispielsweise Singer 1975; Foer 2010.

[5] Trotz eines starken Anstiegs der Zahl der Vegetarier in Deutschland innerhalb der letzten sieben Jahre lag ihre Zahl 2013 immer noch nur bei 3,7 % (Cordts et al. 2013). 61 kg Fleisch pro Jahr werden dennoch verzehrt – doppelt so viel wie noch vor knapp 100 Jahren (BVDF 2013).

Gründe für eine Reduktion des Fleischkonsums über den Tierschutz hinaus

Das Gebot, sich vegetarisch (oder sogar vegan) zu ernähren, leitete die normative Begründung einer Ethik des Essens aus einem einzigen Argument ab: dem Tierschutz. Danach sollen wir „nur" deshalb auf Fleischspeisen verzichten, damit die Tiere, die für unseren Genuss sterben müssten, vor ihrer Schlachtung und vor unnötigem Leiden, etwa durch Massentierhaltung und maschinelle Tötung, geschützt werden. Doch längst sprechen weit mehr und ganz andere Gründe für die Botmäßigkeit einer ethischen Esskultur – Gründe, die auch unser eigenes Leben betreffen und nicht alleine das moralische Recht der Tiere, von uns als gleichwertige Lebewesen respektiert zu werden.

Inzwischen lassen immer zahlreichere und vielfältigere Sachverhalte erkennen, dass der vorherrschende Fleischkonsum nicht länger als ein rein persönliches Vergnügen (miss-)verstanden werden kann. Täglich wird offensichtlicher, dass diese Geschmacksvorliebe äußerst folgenschwere weltweite Auswirkungen verschuldet (s. dazu Bleischwitz, Tanzmann und Dräger de Teran in diesem Band). Die ökologischen, ökonomischen, politischen, gesundheitlichen und kulturellen Zusammenhänge, die dazu führen, dass der gegenwärtige Fleischkonsum eine bislang unterschätzte Quelle einer drohenden und zum Teil bereits vorhandenen Zivilisationskrise ist, sind mittlerweile wissenschaftlich herausgearbeitet. Der Massenkonsum von billigem Fleisch aus Tierfabriken und von industriell verarbeiteten Wurstwaren ist – einmal abgesehen von der Tierrechtsverletzung – eine der Hauptursachen der globalen Klimaerwärmung (Schlatzer 2010) sowie der weltweiten Umweltzerstörung (Witzke et al. 2011) und nicht zuletzt auch für ernährungsbedingte Erkrankungen und vorzeitige Sterblichkeit (Sinha et al. 2009).

Da die Einzelaspekte dieser Problematiken im vorliegenden Band verschiedentlich aufgegriffen wurden, werde ich sie an dieser Stelle nicht weiter ausführen. Mir kommt es hier darauf an, dass die Erkenntnisse und die unbequemen Wahrheiten dieser ebenso komplexen wie durchschaubaren Zusammenhänge allmählich das gesellschaftliche Bewusstsein durchdringen. Langsam, aber sicher spricht sich herum: Über rein tierethische Motive hinaus nehmen zahlreiche gastroethische Gründe und mit ihnen die gesellschaftlichen Notwendigkeiten zu, dass sich die gegenwärtige Ernährungsweise der Menschen in den westlichen Industrienationen ändern muss.

Um „die Welt" – die Erde, die Menschen, die Tiere und alle anderen Lebewesen und Gegebenheiten, die vom globalen Nahrungsgeschehen und unserer alltäglichen Ernährungsweise betroffen sind – vor weiteren dramatischen Verschlechterungen vieler ihrer Krisenphänomene zu bewahren, die sich letztlich auf unsere

eigenen Lebensbedingungen auswirken, kommen „wir" – die dafür verantwortlichen Esser[6] – nicht umhin, bei uns selbst, bei unserem täglichen (Fleisch-)Essen
als einer der Hauptursachen dieser Krisen anzufangen. Denn das Interessante und
zugleich das Brisante an der Fleischfrage ist: In diesem alltäglichen Handlungsfeld
muss niemand darauf warten, dass „andere endlich etwas tun" – beispielsweise
Entscheidungsträger der staatlichen Regierungen oder der Wirtschaft.

Jeder von uns kann sich mehrmals am Tag daran beteiligen, die Welt ein
bisschen zu retten. Mehr noch: Je weniger Fleisch wir essen, desto eher werden
sich Politiker und Wirtschaftsbosse auf diese Verhaltensänderung einstellen und
schließlich bereit sein, ihrerseits die bestehenden politischen und wirtschaftlichen
Strukturen entsprechend neu auszurichten. Doch wird auch in Zukunft eine rein
vegetarische Ethik, die das Fleischessen kategorisch verbietet, vermutlich keine
breite Anhängerschaft finden.

Die Mehrheit von uns ist nun einmal von klein auf an die Vorstellung gewöhnt
worden, ein Stück Fleisch auf dem Teller oder ein saftiger Hamburger in der Hand
seien etwas Wichtiges, eine alltägliche Lusterfahrung und ein kleiner, aber unent-
behrlicher Lebensgenuss. Zwar könnte sich dies bei den kommenden Generationen
mit dem bewussteren Aufwachsen in Bezug auf eine Welt mit endlichen Ressourcen ändern. Allerdings ist zu bezweifeln, ob dies mit der freiwilligen Abkehr von
jeglichem Fleischkonsum einhergehen würde. Darum bedarf es einer grundlegenden gastrosophischen Klärung, ob wir wirklich ganz auf Fleisch zu verzichten haben und uns nur vegetarisch oder vegan ernähren müssen – wenn wir ethisch gut
essen wollen.

Die Pflanzenethik als Schwachstelle des Vegetarismus

Meiner Ansicht nach scheint das vom Vegetarismus geforderte Fleischverbot
nicht der richtige Weg zu sein. Einen gewissen Fleischgenuss ethisch zu rechtfertigen ist weit vernünftiger, um auf diese undogmatische Weise bewusst dem
heute populären, aber unethischen Hedonismus des Fleischessens philosophisch
„entgegenzukommen". Trotz dieses Entgegenkommens leitet sich auch aus einem
gastrosophischen Hedonismus, der nicht jeglichen Fleischgenuss kategorisch verbietet, gleichwohl die moralische Verwerflichkeit eines täglichen Fleischessens ab

---

[6] Wenn im Folgenden von einem „Wir" die Rede ist, dann sind damit diejenigen Esser bzw.
Konsumenten in den materiell wohlhabenden Industrienationen in Ost und West gemeint,
die zum überwiegenden Teil für die derzeit enorme Fleischproduktion verantwortlich sind.
Freilich wird dieses Wir jeden Tag etwas zahlreicher, weil auch der Fleischkonsum unter der
Bevölkerung der sogenannten Schwellenländer in Asien und Südamerika ansteigt.

– egal ob in Bio-Qualität oder nicht. Wobei sowohl die individuelle Entscheidung für Bio-Fleisch als auch die politische Umstellung von industrieller Massentierhaltung zu einer artgerechten Tierhaltung zweifelsfrei grundlegende Gebote der Gastroethik sind (Schweisfurth 2010). Die inzwischen rechtsverbindlichen Qualitätsstandards für Bio-Fleisch und der ausschließliche Konsum von Fleisch von „glücklichen Tieren" sind erste Schritte in diese Richtung.[7] Aus der hier dargelegten gastrosophischen Philosophie heraus wäre die staatliche Gesetzgebung daher moralisch dazu verpflichtet, in Zukunft entsprechende „Bio"-Regelungen weiter zu verbessern und rechtliche Gewährleistungen einer strengeren Qualitätskontrolle auszubauen, anstatt primär den ökonomischen Gewinninteressen der Fleischindustrie zu dienen.

Um dem gewöhnlichen Hedonismus des Fleischessens moraltheoretisch entgegenzukommen und einen gewissen Fleischgenuss für ethisch gerechtfertigt begründen zu können, sollte ein weiterer Schwachpunkt des traditionellen Vegetarismus umgangen werden. Diese Schwäche betrifft die übliche Grenzziehung zwischen tierischem Leben, das geschützt werden soll, und Pflanzen – Vegetabilien –, die wir töten dürfen, um sie zu essen. Wie plausibel ist diese selbstverständliche Ungleichbehandlung? Wie ist beispielsweise mit Meeresfrüchten umzugehen oder mit Bakterien und Insekten – die einige Wissenschaftler für eine nährreiche Proteinquelle der Zukunft halten (Huis 2013)? Einiges spricht dafür, dass nicht nur „das liebe Vieh", sondern auch Gemüse- und Getreidepflanzen empfindungsfähig sind und wir ihnen Ungutes antun, sobald sie uns bloß als vegetarische Lebensmittel dienen, anstatt sie als selbstzweckartige Lebewesen vor sich hinvegetieren zu lassen (Keith 2012). Zweifelsohne ist der Gedanke, dass ein Kohlrabi wie jedes andere landwirtschaftlich genutzte Gewächs „das Recht" habe, zu leben und zu einem eigenwertigen Wohlgedeihen fähig sei, noch weit gewöhnungsbedürftiger als die

---

[7] Dass das Dasein eines „glücklichen" Nutztieres, welches Menschen ein „tierisch gutes" Leben leben lassen, nicht das einzige oder gar das wünschenswerteste Glück dieses Tieres ist, steht außer Zweifel. Doch das Leben eines Wildschweines wie jedes anderen wild lebenden (aber vom Menschen potenziell genießbaren) Tieres kann wegen Krankheiten, Feinden, schlechten Lebensbedingungen etc. vergleichsweise unglücklich verlaufen. Deshalb steckt in der Annahme, dass das vom Menschen genutzte Schwein Glück hat, kein Sarkasmus: Ein auf sich selbst gestelltes Schwein kann keineswegs damit rechnen, so viel „Schwein zu haben", ein relativ gutes Leben zu haben. Es kann sich gegebenenfalls „glücklich fühlen", durch die Methoden der menschlichen Tierhaltung gut behandelt (gefüttert, gepflegt, beschützt, geliebt etc.) zu werden. Das Gleiche gilt für Pflanzen und ihr mögliches Glück als Wesen, die zu einem wohlgedeihlichen ebenso wie zu einem dahinwelkenden Leben fähig sind. Auch sie können nach Ansicht der hier vertretenen Philosophie von Menschen je nach dem, welche landwirtschaftlichen Methoden zum Einsatz kommen, „gut" oder „schlecht" behandelt werden.

Idee eines tiergerechten Umgangs mit Nutztieren. Doch auch „der Sinn" des Pflanzenwachstums besteht vermutlich nicht darin, von dahergelaufenen Menschen und ebenso wenig von aufrichtigen Vegetariern entwurzelt, zerhackt und zerkaut zu werden, sondern darin, wohlgedeihlich zu leben, zu blühen, sich fortzupflanzen und miteinander zu kommunizieren. Zu behaupten, nur menschliches Leben könne glücklich sein, scheint mir naiv anthropozentrisch, wenn nicht gar überheblich und arrogant. Unzweifelhaft ist lediglich, dass sich das Glück, zu dem wir Menschen fähig sind, vom Glück der Pflanzen und Tiere unterscheidet.

Daher argumentieren Pflanzenethiker, dass es unrecht sei, unseren Nutzpflanzen das ihnen zustehende Recht auf ein gutes Leben zu verweigern und ihnen nicht gleichermaßen wie den Tieren einen guten Umgang zu gewähren (Ingensiep 2001; Kallhoff 2002). Auch bei Anbaumethoden von Soja, Tomaten und Co ginge es demnach um eine Umstellung von der üblichen Massenpflanzenhaltung und „Pflanzenquälerei" in Monokulturen (unter Einsatz von toxischen Chemikalien) hin zu einer pflegeintensiven und umweltfreundlichen Agrikultur (Meyer-Abich 1997, S. 427).

Wir werden sehen, ob sich analog zur allmählichen Geltung der Tierethik ein ethisch guter Umgang mit Nutzpflanzen und „das gute Leben der Tomate" philosophisch und naturwissenschaftlich überzeugend vertreten lassen. Mir kommt es hier in erster Linie auf die Konsequenzen an, die eine solche Pflanzenethik für die Fleischfrage impliziert, denn nun lässt sich sagen: Egal, ob wir Fleisch essen oder uns als Vegetarier nur von Pflanzen ernähren – so oder so verschulden wir den Tod des gegessenen Lebewesens. Deshalb kann eine ethische Ernährungsweise nicht im prinzipiellen Tötungsverbot und Verzicht auf diese Lebensmittel bestehen. Ausgehend von der anthropologischen Unhintergehbarkeit des „nutritiven Schuldzusammenhangs" (Böhme 1994, S. 139), dass auch Vegetarier anderes Leben beenden und Leid verursachen, gelangt man schließlich zu einem weiteren Grundsatz eines guten Essens: Für all diejenigen Lebewesen, die wir nutzen und töten müssen, um sie essen zu können, sollten wir möglichst alles tun, damit diese das Glück eines artgerechten Wohlergehens haben, solange wir für ihr Leben sorgen.

Dieser gastrosophische Grundsatz beschränkt die faktische Herrschaft und Willkür des Menschen durch das Gebot eines guten Umgangs mit den sogenannten Nutztieren und Nutzpflanzen. Gleichzeitig rechtfertigt dieser Grundgedanke nicht nur den Genuss von ökologisch wohlgediehenen Pflanzen, sondern eben gleichermaßen auch – aber auch nur – den Fleischgenuss von bis zu ihrer Schlachtung gut behandelten Tieren aus biologischer Haltung. Bei Haushalten, die wirklich sehr wenig Geld haben, wäre freilich die Bereitschaft erforderlich, sich bei anderen Konsumgütern etwas einzuschränken, um die Mehrausgaben für ethisch bessere Produkte aufbringen zu können. Der durchschnittliche Wohlstand der meisten

Fleischkonsumenten reichte dafür allerdings aus – würden sie weniger, aber dafür nur Bio-Qualität wählen (Wolff 2010). Bestünde die Idee eines ethischen Fleischkonsums lediglich darin, dass wir uns bei unserem täglichen Einkauf ab morgen statt für billiges Fleisch aus der Supermarktkühltruhe oder der Imbissbude nur noch für teureres Bio-Fleisch entscheiden, wäre damit zwar ein beachtlicher Fortschritt in der menschlichen Tierethik erreicht. Doch selbst dann würden sich die mit der globalen Fleischproduktion verbundenen negativen Auswirkungen kaum verbessern.

Rationierung der „Fleischrechte"

Wenn wir also schon nicht ganz auf Fleisch verzichten wollen, dann sollten wir zumindest weniger Fleisch essen. Insofern besteht eine zentrale gerechtigkeitstheoretische Aufgabe der Ernährungsethik darin, ein vernünftiges Maß zu bestimmen: Wie viel Fleisch steht jedem Menschen zu? Analog zu der klimapolitischen Idee, dass jedem Erdbewohner das Recht auf eine bestimmte CO_2-Verbrauchsmenge zustehe, wäre ein „Menschenrecht auf Fleisch" denkbar: das gleiche Recht für alle, die proportional gleiche Menge an tierischen Lebensmitteln essen zu dürfen.

Selbstverständlich würden die genaue Bestimmung und die gesetzliche (völkerrechtliche) Festlegung der maximalen Menge ähnlich kontrovers verlaufen, wie dies bei den aktuellen Vereinbarungen von Klimabelastungs- beziehungsweise „Emissionsrechten" der Fall ist. Ganz gleich auf welche Menge die Experten und Politiker sich am Ende einigen würden, eine formale Bedingung als Berechnungsgrundlage ist vorgegeben: Die Berechnung von „Fleischrechten" beziehungsweise der maximalen Fleischmenge pro Mensch hat zu berücksichtigen, dass die Tierhaltung nur eine notwendige Ergänzung zum pflanzlichen Nahrungsanbau sein darf und nicht länger ihr Konkurrent, der einen Großteil der Ressourcen beziehungsweise der globalen Getreideernte verschlingt. Eine zukunftsethische Viehzucht und Weidewirtschaft wäre demnach nur auf solchen Flächen und nur in solchen Klimazonen und Gebieten erlaubt, wo entweder keine andere landwirtschaftliche Nutzung möglich ist oder eine Tierhaltung aus Gründen der Kulturlandschaftsgestaltung erforderlich beziehungsweise wünschenswert ist.

Zweifelsohne könnten dann auf den infrage kommenden Landflächen und in den geeigneten Futtergebieten weltweit nur eine weit geringere Anzahl von Tieren gehalten werden. Und entsprechend gering würden die durchschnittlichen Fleischanteile jedes Menschen ausfallen. Aller Wahrscheinlichkeit nach läge ein vernünftiges Maß bei weniger als einer Fleischration pro Woche – dem „Sonntagsbraten". Vielleicht sind gelegentlich ein Stück Kotelett, ein Würstchen oder etwas

Wurstaufschnitt oder Käse drin. Mehr dürfte es nicht sein, wenn wir uns ethisch gut ernähren wollen. Wie viel genau, müssten gastrowissenschaftliche Studien und Forschungsarbeiten zeigen.

Jedenfalls ist schon heute absehbar, dass die Verknappung der weltweit verfügbaren Menge an Fleischwaren die Preise verteuern wird, sodass Fleischgenuss wieder zu einem Luxusvergnügen werden wird, welches sich reiche Menschen häufiger und einfache Menschen nur gelegentlich leisten. Ähnlich wie beim CO_2-Emissionshandel könnte es zu einem Handel mit „Fleischrechten" kommen – einem „Kuhhandel", mit dem sich ärmere Haushalte eine Extra-Einnahmequelle sichern könnten. Schon jetzt klingt hier und da eine politische Debatte an, ob eine Erweiterung der bereits existierenden „Genusssteuer" auf bestimmte Lebensmittel wie Bier oder Kaffee auf eine zusätzliche „Fleischsteuer" gesellschaftlich sinnvoll wäre. Diese heikle Diskussion wird sich vermutlich von selbst erledigen, weil Fleischprodukte in Zukunft ohnehin teurer werden und der heute übliche Fleischkonsum für die meisten unbezahlbar sein wird, wie vor allem Studien, die sich mit dem Zusammenhang von zunehmender Wasserknappheit und Fleischproduktion beschäftigen, belegen (Shiva 2005; Mauser 2007).

Ethischer Fleischkonsum im gastrosophischen Hedonismus

Diese Überlegungen bestätigen die Notwendigkeit eines gastrosophischen Hedonismus. Dieser stellt das Fleischessen unter kein rigoroses Verbot, gleichwohl verbindet er eine für alle gute Ernährungsweise mit der Zwangsläufigkeit eines stark eingeschränkten Fleischkonsums. Wie aber gewöhnen sich Menschen, die sich mehrmals täglich Fleischprodukte schmecken lassen, an den ungewohnten Gedanken, sich in zufriedene Fast-Vegetarier zu verwandeln? Was kann ein kollektives Umlernen und den Wandel der gegenwärtig vorherrschenden karnivoren Esskultur erleichtern? Die Antwort kam schon zur Sprache: Was es leichter machen würde, unsere eingefleischten Geschmacksgewohnheiten zukunftsfähig zu machen, ist die Option eines ethisch guten Fleischgenusses.

Retortenfleisch und Fleischersatz?

Eine Zutat dieser Zukunftsküche – nennen wir sie das Science-Fiction-Rezept – ist Retorten- oder In-vitro-Fleisch. Lebensmittelingenieure träumen davon, dass sich eines Tages aus tierischen Stammzellen in Gewebereaktoren künstlicher Fleischersatz von echten Tieren herstellen lässt (Datar und Betti 2009). Ihre futuristische

Labortechnologie macht es denkbar, dass dann jeder Mensch sogar so viel Fleisch essen könnte, wie er es sich nach eigenem Gusto wünscht. Denn, so die Fiktion, dieses Vergnügen wäre ganz ohne Tierhaltung und ohne vergleichbar negative Auswirkungen auf das Wohl unserer Welt möglich. Zum jetzigen Zeitpunkt ist die industrielle Produktion von solch politisch korrektem Kunstfleisch allerdings extrem kostspielig. Doch je knapper und teurer echte Fleischprodukte werden, desto rentabler könnte es für die Nahrungsmittelindustrie werden, in die wissenschaftliche Forschung und die technologische Entwicklung derartiger Fleischersatzmittel zu investieren.

Es ist sogar wahrscheinlich, dass die heutigen Fleischesser sich von Retortenfleisch nicht ihren Appetit verderben lassen werden – solange es weiterhin wenig kostet. Schon eine ganze Weile gewöhnen sie sich an den Genuss von Fleischimitaten, die durch den raffinierten Einsatz von artifiziellen Produktionsverfahren entstehen. Im Fall von Form- oder Klebefleisch werden Würste, Schinken oder Steaks täuschend echt aus Restfleischstücken durch Enzymtechnik (Transglutaminase) fabriziert beziehungsweise imitiert. Auch Fleischimitate, bei denen tierische Inhaltsstoffe durch pflanzliche Proteine und Fette ersetzt werden, wie etwa beim sogenannten Analogkäse, werden von der Mehrheit ihrer Konsumenten goutiert oder zumindest nicht boykottiert. Auf alle Fälle lässt sich aus diesen empirischen Feststellungen schlussfolgern, dass ein ethisch akzeptabler Fleischgenuss kein Wunschdenken ist, sondern ansatzweise wie in Form der Fleischimitate bereits alltägliche Realität.

Bei dem Gedanken an Klebefleisch oder dergleichen Kunstprodukten läuft nicht jedem das Wasser im Mund zusammen. Aber auch für den freiwilligen Verzicht auf artifizielle Würste und Laborbraten ist eine Alternative denkbar. Denn immer mehr Menschen reduzieren ihren Fleischkonsum längst, indem sie zu geschmackvollen und altbewährten Rezepturen einer sogenannten „fleischlosen Fleischkost" greifen. Noch vor wenigen Jahren hat der durchschnittliche Supermarktkunde kein einziges Fleischersatz-Produkt im Regal stehen sehen. Kaum jemand wusste, wie vegane Brotaufstriche aus rein pflanzlichen Zutaten schmecken oder was Produkte aus Sojabohnenkäse (Tofu) beziehungsweise aus Weizeneiweiß (Gluten, Seitan) sind. Inzwischen verbucht der Lebensmittelhandel von Jahr zu Jahr eine rasant steigende Nachfrage nach fleischlosem Hackfleisch, Tofuwürsten oder vegetarischem Zwiebelschmalz und dergleichen Lebensmitteln aus rein pflanzlichen Bestandteilen (Die Zeit 2013). Namhafte Spitzenköche ebenso wie Alltagsköche sind dabei, zu lernen, dass sich aus dem „Fleisch" von Pflanzen leckere Gerichte kreieren lassen und dass feine Küche vegan sein kann.

Ingredienzien einer ethisch-hedonistischen Esskultur

Gastrosophische Hedonisten verschaffen sich Klarheit über etwas, das ganzen Hochkulturen seit Jahrhunderten bekannt ist: So entstand etwa in China und Japan eine von der buddhistischen Ethik beeinflusste Kochkunst, die Tierfleisch in Form von Tofu, Seitan und anderen Geschmacksquellen (insbesondere Pilzen und Eingelegtem) ersetzt. Die Menschen nutzten ihre Fantasie und kulinarische Kreativität, um auch ohne tierische Zutaten in den Genuss von kulinarischen Raffinessen zu kommen. Das soll nicht heißen, dass in Zukunft eine ethische Ernährungsweise allein oder primär im täglichen Verzehr von vegetarischem Fleischersatz liegen müsste. Ganz sicher nicht. Entscheidend ist vielmehr, dass wir lernen, lecker zu essen, ohne dafür von tierischen Fleischprodukten abhängig zu sein. Anstelle von futuristischer und teurer Technik zur Erzeugung von artifiziellem Retortenfleisch kann die weitgehend fleischfreie und kostengünstige Ästhetik von kreativen Kochkünsten die verbreitete Lust auf geschmackvolles Essen ebenso zufriedenstellen.

Der hier skizzierte gastrosophische Hedonismus kann gut damit leben, dass bei seltenen Gelegenheiten echtes Fleisch genossen wird. Denn eine zukunftsfähige Tischgesellschaft kann ihren Fleischkonsum auf rituelle Anlässe und besondere Festmähler beschränken, ähnlich den Dionysien der antiken Welt, wo nur an bestimmten Tagen im Rahmen eines feierlichen Kultes ein Tier geopfert und anschließend kollektiv verspeist wurde. Was die Zukunft eines für alle guten Essens allerdings viel entscheidender prägen wird als außeralltägliche „Fleischpartys wie früher", ist die alltägliche Küche: der Alltag einer Esskultur, deren „Fleisch" tägliches Gemüse ist.

Literatur

Böhme, H. (1994). Transsubstantiation und symbolisches Mahl – Die Mysterien des Essens und die Naturphilosophie. In Kulturamt der Landeshauptstadt Stuttgart (Hrsg.), *Zum Naturbegriff der Gegenwart. Kongreßdokumentation zum Projekt „Natur im Kopf" 21.– 26.06.1993.* (Bd. 1, S. 139–158). Stuttgart.

BVDF [Bundesverband der Deutschen Fleischwarenindustrie]. (2013). Fleischverzehr je Kopf der Bevölkerung 2013. http://www.bvdf.de/in_zahlen/tab_06/. Zugegriffen: 10. Jan. 2014.

Cordts, A., Spiller, A., Nitzko, S., Grethe, H., & Duman, N. (2013). Fleischkonsum in Deutschland. Von unbekümmerten Fleischessern, Flexitariern und (Lebensabschnitts-) Vegetariern. https://www.uni-hohenheim.de/uploads/media/Artikel_FleischWirtschaft_07_2013.pdf. Zugegriffen: 10. Jan. 2014.

Datar, I., & Betti, M. (2009). Possibilities for an in vitro meat production system. *Innovative Food Science and Emerging Technologies, 11*(1), 13–22.

Die Zeit. (2013). Sielmann, L.: Tofuschnitzel bei Edeka, Sojamilch bei Aldi. 29.10.2013. http://www.zeit.de/lebensart/essen-trinken/2013-10/supermaerkte-vegane-produkte. Zugegriffen: 15. Jan. 2014.

Foer, J. S. (2010). *Tiere Essen*. Frankfurt a. M.

Heinrich-Böll-Stiftung, Le Monde Diplomatique & BUND [Bund für Umwelt und Naturschutz Deutschland]. (Hrsg.). (2013). Fleischatlas 2013. http://www.boell.de/sites/default/files/fleischatlas.pdf. Zugegriffen: 10. Jan. 2014.

Hirschfelder, G. (2005). *Europäische Esskultur. Geschichte der Ernährung von der Steinzeit bis heute. Studienausgabe (2001)*. Frankfurt a. M.

Huis, A. van (2013). Potential of insects as food and feed in assuring food security. *Annual Review of Entomology, 58,* 563–583.

Ingensiep, H. W. (2001). *Geschichte der Pflanzenseele: Philosophische und biologische Entwürfe von der Antike bis zur Gegenwart*. Stuttgart.

Kallhoff, A. (2002). *Prinzipien der Pflanzenethik: Die Bewertung pflanzlichen Lebens in Biologie und Philosophie*. Frankfurt a. M.

Keith, L. (2013). *Ethisch Essen mit Fleisch: Eine Streitschrift über nachhaltige und ethische Ernährung mit Fleisch und die Missverständnisse und Risiken einer streng vegetarischen und veganen Lebensweise*. Stuttgart.

Lemke, H. (2007). *Ethik des Essens. Eine Einführung in die Gastrosophie*. Berlin.

Lemke, H. (2008). Welt-Essen und Globale Tischgesellschaft. Rezepte für eine gastrosophische Ethik und Politik. In H. Lemke & I. Därmann (Hrsg.), *Die Tischgesellschaft. Philosophische und kulturwissenschaftliche Annäherungen* (S. 213–236). Bielefeld.

Lemke, H. (2012). *Politik des Essens. Wovon die Welt von morgen lebt*. Bielefeld.

Linnemann, M., & Schorcht, C. (Hrsg.). (2001). *Vegetarismus – Zur Geschichte und Zukunft einer Lebensweise*. Erlangen.

Mauser, W. (2007). *Wie lange reicht die Ressource Wasser? Vom Umgang mit dem blauen Gold*. Frankfurt a. M.

Meyer-Abich, K. M. (1997). *Praktische Naturphilosophie. Erinnerung an einen vergessenen Traum*. München.

Nachtergaele, F., Bruinsma, J., Valbo-Jorgensen, J., & Bartley, D. (2011). Anticipated trends in the use of global land and water resources. FAO [Food and Agriculture Organization] (Hrsg.): SOLAW Background Thematic Report – TR01. Rome. http://www.fao.org/fileadmin/templates/solaw/files/thematic_reports/TR_01_web.pdf. Zugegriffen: 10. Jan. 2014.

Schlatzer, M. (2010). *Tierproduktion und Klimawandel: Ein wissenschaftlicher Diskurs zum Einfluss der Ernährung auf Umwelt und Klima*. Berlin.

Schweisfurth, K. (2010). *Tierisch gut: Vom Essen und Gegessenwerden*. Frankfurt a. M.

Sezgin, H. (2014). *Artgerecht ist nur die Freiheit. Eine Ethik für Tiere oder Warum wir umdenken müssen*. München.

Shiva, V. (2005). *Der Kampf um das blaue Gold. Ursachen und Folgen der Wasserverknappung*. Zürich.

Singer, P. (1975). *Animal Liberation*. New York.

Singer, P., & Mason, J. (2006). *Eating. What we eat and why it matters*. London.

Sinha, R., Cross, A. J., Graubard, B. I., Leitzmann, M. F., & Schatzkin, A. (2009). Meat intake and mortality. A prospective study of over half a million people. *Archives of Internal Medicine, 169,* 562–571.

Teuteberg, H.-J. (1994). Zur Sozialgeschichte des Vegetarismus. *Vierteljahrschrift für Sozial- und Wirtschaftsgeschichte, 81*, 33–65.
Vaerst, E. (1852). *Gastrosophie oder Lehre von den Freuden der Tafel*. Leipzig.
Witzke, H. von., Noleppa, S., & Zhirkova, I. (2011). *Fleisch frisst Land: Ernährung – Fleischkonsum – Flächenverbrauch*. Berlin.
Wolff, R. (2010). *Arm aber Bio! Das Kochbuch. Feine Öko-Küche für wenig Geld*. Hamburg.

Dr. habil. Harald Lemke ist freischaffender Philosoph. Nach einem Studium der Philosophie und Geschichte an den Universitäten Hamburg, Konstanz und Berkeley (USA) promovierte er an der Universität Frankfurt. Die Venia Legendi für Philosophie und Kulturwissenschaft wurde ihm verliehen durch die Universität Lüneburg. Er erhielt Stipendien der Humboldt-Stiftung, der Japanese Society for the Promotion of Science, der Deutschen Bundesstiftung Umwelt, der Jan van Eyck Academy for Fine Arts, Design and Theory in Maastricht, Niederlande, sowie der Studienstiftung des deutschen Volkes. Seine Themenschwerpunkte sind Ethik, Ästhetik, Politik und Sozialphilosophie sowie Alltagskultur und Nachhaltigkeitsforschung.

Die kulturellen Schranken des Gewissens – Fleischkonsum zwischen Tradition, Lebensstil und Ernährungswissen

5

Manuel Trummer

Das Ansehen von Fleisch auf unseren Esstischen war schon einmal besser. Kaum eine Woche vergeht ohne neue Meldungen über Produktionsmängel, falsch deklarierte Sorten oder skandalöse Haltungsbedingungen. Das Wissen der Verbraucher über subjektiv gute Ernährung scheint geschärft, das Bedürfnis nach Transparenz und Ernährungsethik gestiegen. Tatsächlich deuten verschiedene Studien einen Perspektivenwandel der Bevölkerung auf das Lebensmittel Fleisch an. So stellte das Statistische Bundesamt Deutschland in seiner breit angelegten Fleischstudie 2008 fest: „Das Verbraucherverhalten im Hinblick auf den Genuss von Fleisch hat sich in den letzten Jahren nachhaltig verändert" (2008, S. 28). Ausschlaggebend für diese Entwicklung sei ein breiter Wertewandel, nämlich „dass Fleisch früher als ‚gesund' und ‚lebenswichtig' galt, während heute für viele Menschen der Verzehr von Fleisch mit negativen Assoziationen wie ‚Gammelfleisch' verknüpft ist" (ebd.).

Fleisch in der Krise? Was sein Image betrifft, zweifellos. Die Ernährungsskandale der letzten Jahrzehnte hallen nach: BSE-Rinder (1996, 2000), umetikettiertes Gammelfleisch (2005), Dioxin im irischen Schweinefleisch (2008), durch Medikamente verunreinigtes Pferdefleisch in der Discounter-Lasagne (2013). Die Liste ist lang, die Verbraucherverunsicherung wächst (Deppe 2004, S. 115 ff.).

Dennoch: Rund 93,1 kg Fleisch inklusive Abfällen verbrauchen wir Europäer noch immer im Durchschnitt pro Kopf und Jahr. Das ist rund doppelt so viel wie

M. Trummer (✉)
Institut für Information und Medien, Sprache und Kultur; Lehrstuhl für Vergleichende Kulturwissenschaft, Universität Regensburg
Regensburg, Deutschland
E-Mail: manuel.trummer@ur.de

© Springer Fachmedien Wiesbaden 2015
G. Hirschfelder et al. (Hrsg.), *Was der Mensch essen darf,*
DOI 10.1007/978-3-658-01465-0_5

noch vor 100 Jahren. Auch der reine Fleischverzehr ohne Abfälle pendelt sich hierzulande seit einem Jahrzehnt auf einem konstant hohen Niveau ein. 2011 lag der
Verzehr in Deutschland nach einem leichten Rückgang um das Jahr 2008 noch
immer bei 61 kg (Bundesverband der Deutschen Fleischwarenindustrie 2013). Obwohl wir durch Lebensmittelskandale gewarnt sind und über ethische wie negative
ökologische Konsequenzen des exzessiven Fleischverbrauchs informiert sind, fällt
es – trotz auf niedrigem Niveau steigenden Vegetarierzahlen (Cordts et al. 2013,
S. 1 f.) – einem großen Teil der Bevölkerung schwer, vom Fleisch zu lassen. Doch
wieso ist es so schwierig, trotz besseren (Ge-)Wissens unser Ernährungsverhalten
zu ändern?

Der folgende Text unternimmt den Versuch, die Dissonanzen zwischen unterschiedlichen Handlungsleitlinien im Bereich unserer Ernährung über einen dezidiert kulturhistorischen und alltagsanalytischen Zugang zu verstehen. Dabei besteht die Prämisse darin, die menschliche, hier mitteleuropäische Ernährung in
spezifisch kulturwissenschaftlicher Perspektivierung[1] als räumlich, sozial, topo-
grafisch, klimatisch, aber vor allem historisch geformtes Phänomen zu verstehen.
Besonders die kulturellen Wertzuschreibungen in Form symbolisch überhöhter,
teils ritualisierter Eigenheiten der Nahrungsmittel und damit verbundene Lebensstile stehen im Fokus des Erkenntnisinteresses. Denn an der Art, wie sich jene
kulturellen Wertzuschreibungen zwischen Kontinuität und Wandel transformieren,
vermag die kulturwissenschaftliche Ernährungsforschung Rückschlüsse auf gesellschaftlichen Wandel und soziokulturelle Normen und Befindlichkeiten zu einer bestimmten Zeit zu ziehen. Gerade diese sich transformierenden kulturellen Wertzuschreibungen des Nahrungsmittels Fleisch interessieren im Folgenden besonders.
Denn in ihnen artikulieren sich ungeschriebene Normen und Wissensbestände, die
teils in direktem Konflikt mit aktuell gültigem ernährungswissenschaftlichem Expertenwissen stehen. Eben diese Dissonanzen zwischen inhärentem, kulturell er-
worbenem und tradiertem „Fleischwissen", Expertenwissen und medialen Werbebildern – so die Hypothese dieses Beitrags – stellen einen wesentlichen Faktor für
die Beharrung auf Fleisch in weiten Teilen der europäischen Ernährungskulturen
dar.

---

[1] Zum grundlegenden kulturwissenschaftlichen Erkenntnisinteresse am Thema Ernährung,
auch in Abgrenzung zu Nachbardisziplinen vgl. Tolksdorf 2001, S. 240 f.: „Man kann sich
wohl dahingehend verständigen, daß man die Ernährung als eine Form des sozialen Handelns und als ein kulturelles System auffaßt und analysiert, in dem dann die Nahrung selbst
unter dem spezifischen Aspekt eines Kulturgutes betrachtet wird. Daraus ergibt sich dann
die weitere Problemstellung: Wie läßt sich ein bestimmtes Ernährungsverhalten als soziales
und kulturell vermitteltes (lebensgeschichtlich und von gesellschaftlichen Veränderungen
abhängiges) Verhalten erfassen?"

Fleischkonsum als kulturale Tatsache

Zunächst die einfachste Erklärung für unser Festhalten an Fleisch: Fleisch ist – maßvoller Konsum vorausgesetzt – per se kein schlechtes Nahrungsmittel. Als wichtiger Eiweiß- und Energielieferant genießt Fleisch in den Küchen Europas bereits seit Jahrtausenden hohe Wertschätzung. Anthropologen vermuten im Fleischkonsum der ersten Hominiden ein wesentliches Moment der Evolution und zivilisatorischen Entwicklung des Menschen (Mellinger 2003a, S. 15 ff.; Hirschfelder 2005, S. 23 ff.).[2]

Doch Ernährung leistet weit mehr als die bloße Befriedigung biologischer Bedürfnisse. Die Entscheidung, was wir essen und wie wir uns im unüberschaubaren Angebot der essbaren Dinge orientieren sollen, folgt einem unsichtbaren Regelsystem, das in unterschiedlichen Zeiten, Ländern und sozialen Gruppen höchst unterschiedlich interpretiert wird. Dieses unsichtbare Regelsystem ist unsere Kultur. Dass wir in Mitteleuropa Hundefleisch gemeinhin verschmähen, während es in einzelnen ostasiatischen Kulturen als Delikatesse gilt, ist ebenso eine kulturale Tatsache wie etwa der Verzicht auf Schweinefleisch in verschiedenen Religionen. In den unterschiedlichen Ernährungskulturen der Welt manifestieren sich so Geschichte, geografische Gegebenheiten und Handelsbeziehungen ebenso wie Religion, Bildungsstandards oder sozialpolitische Faktoren. Diese Eigenheiten führen zu einer divergierenden Bewertung einzelner Speisen. Was für den einen verabscheuungswürdig ist, mag in einem anderen Kulturkreis eine Festspeise sein. Das Feld der Ernährung präsentiert sich so zugleich als Schauplatz kulturell kommunizierter Symbolik, die wir uns zusammen mit den Nährstoffen einverleiben. Diese „geheimen Botschaften unserer Speisen" (Karmasin 2001) erlauben es, sich über die Ernährung der eigenen Identität zu versichern. Ganz besonders greift diese kulturell tradierte Symbolik der Lebensmittel, wenn wir uns ein anderes Lebewesen einverleiben – also wenn wir Fleisch essen (Müller 2009, S. 70 ff.; Hirschfelder und Lahoda 2012).

---

[2] Mellinger führt in diesem Kontext neben der günstigen Entwicklung des menschlichen Gehirns infolge des hohen Proteingehaltes im erbeuteten Fleisch vor allem die Herausprägung von technischen und sozialen Fähigkeiten an, die sich aus der Jagd auf Beutetiere ergaben. Als ganz wesentlich darf dabei auch die hohe biologische Wertigkeit des Proteins tierischer Lebensmittel betrachtet werden.

Fleischkonsum und Tradition

Die kulturelle Bewertung und symbolische Aufladung von Lebensmitteln verläuft
als langfristiger Prozess, der teilweise auf jahrhundertealten Traditionen gründet
und beispielsweise innerhalb einzelner Familien in Form generationenübergrei-
fender Kommunikation weitervermittelt werden kann. Der Münsteraner Kulturwissenschaftler Andreas Hartmann schreibt dazu in seiner Studie zur Bedeutung
von Geschmack in Erinnerungskulturen:

> Wenn wir essen, dann sitzen unsere Ahnen mit am Tisch, bei exponierter Gelegenheit
> unverkennbar und häufig an zentralem Platz, im Alltag eher unauffällig und diskret,
> gleichsam aus dem Off, als ein fernes Echo, uns bei jedem Bissen die Bedeutung
> des Geschmeckten zuraunend. Denn was wir schmecken und was uns schmeckt, ist
> immer auch das Ergebnis der Verinnerlichung von kulturellen Vorprägungen, die uns
> mit Hilfe kulinarischer Erziehungsrituale am Familientisch eingeschrieben wurden.
> Und das, was uns in Fleisch und Blut überging damals, als wir Kinder waren, wird
> uns zeitlebens begleiten, und wir werden es, gewollt oder ungewollt, in mehr oder
> weniger abgewandelter Form weitergeben an die nächste Generation. (Hartmann
> 2006, S. 148)

Diese von Hartmann geschilderte Kommunikation findet nicht nur in den häuslichen vier Wänden, im Rahmen der Familie, statt, sondern auch in größeren kulturellen Gruppen, etwa religiösen Gemeinschaften, *Communities* von *Expatriots*
oder bestimmten sozialen Milieus mit herausgehobenem Klassen- oder Standes-
bewusstsein. Die Beharrung auf einzelnen Speisen, wie etwa Fleisch, erfährt durch
das traditionale, generationenübergreifende Narrativ auf diese Weise eine Verfes-
tigung, die sich nur langsam wieder auflösen lässt. Bestimmte Speisen oder Essgewohnheiten werden infolge dieses gruppenspezifischen Beharrungsverhaltens in
der öffentlichen Wahrnehmung teils als stereotyp für die gesamte Ernährung der
jeweiligen Gruppe betrachtet. Jeder kennt die Klischees der „Kümmeltürken", der
italienischen „Spaghettifresser" oder der deutschen „Krauts", wie sie uns bereits
Karikaturen und Drucke der frühen Neuzeit überliefern. Erstaunt über das hart-
näckige Festhalten kultureller Gruppen an bestimmten Elementen ihres Essverhaltens – auch über gesellschaftlichen Wandel hinweg – schrieb der Volkskundler
Wilhelm Heinrich Riehl bereits Mitte des 19. Jahrhunderts: „Nirgends sind die
Volksstämme conservativer als wo es Mund und Magen gilt, und der Geschmack
eines Volkes in der Zunge ist viel unwandelbarer als sein Kunstgeschmack" (Riehl
1857, S. 249). Die kulturwissenschaftliche Nahrungsforschung bezeichnet diese
ungewöhnlich starken Beharrungstendenzen im Bereich des Ernährungsverhaltens
als „Geschmacks-Konservatismus" (Tolksdorf 2001, S. 246). Dieser greift besonders dort, wo Menschen sich über kulturellen Wandel oder biografische Brüche

hinweg ihrer Identität versichern wollen und sich mittels ihrer Ernährung in ihrem neuen Umfeld orientieren und verorten.

Ernährung als Statuskonsum

Besonders stark ausgeprägt begegnet uns der „Geschmacks-Konservatismus" bei Speisen mit hohem sozialem Prestige, so auch bei Fleisch. Wo der Konsum eines Lebensmittels hohen gesellschaftlichen Status symbolisiert und damit für breite Bevölkerungsteile als erstrebens- und nachahmenswert gilt, stoßen wir auf besonders mächtige und lang dauernde kulturelle Traditionen, die teils über Jahrhunderte hinweg unsere Ernährungsnormen konservieren.

Am Beispiel des Fleischkonsums verdeutlicht sich, wie hartnäckig kulturelle Traditionen auch unseren modernen Essalltag jenseits kognitiver Abwägungen und kulinarischer Wissensbestände prägen. Bereits in antiken Kochbüchern gilt Fleisch als hochwertiges, prestigereiches Nahrungsmittel, dem zugleich in medizinalischen Überlegungen günstige Eigenschaften zugeschrieben wurden. Im Mitteleuropa nördlich der Alpen markierte der Verzehr von Fleisch spätestens seit der gesellschaftlichen Ausdifferenzierung im hochmittelalterlichen Städtewesen bestimmte gesellschaftliche Vorrechte (Montanari 1999, S. 100 ff.). Vor allem mit seiner Verknappung infolge des frühneuzeitlichen Bevölkerungswachstums geriet der Konsum von Fleisch zum Statussymbol der herrschenden Klassen, der – sofern möglich – von den sozial schwächeren Schichten nachgeahmt wurde (Mennell 1988, S. 384).[3]

Dies geschah, wie archivalische Quellen zeigen, freilich mit erheblichen Unterschieden in Bezug auf Menge und Qualität der verzehrten Fleischspeisen. Während Fleisch gebraten stets zu den demonstrativen Mahlzeiten der herrschaftlichen Küche zählte, brachte es, wie wir aus Haushaltsrechnungen und Speiseordnungen wissen, lediglich an Feiertagen – und meist in eingekochter Form – eine Abwechslung in die stark brei- und suppenbasierten Küchen der breiten Bevölkerungsteile in der Stadt und auf dem Land. Fleisch geriet so in der spätmittelalterlichen, städtischen Gesellschaft – neben anderen Konsumgütern wie etwa Kleidung oder Mobiliar – zum Distinktionsmoment. Über dessen Konsum konnten sich die herrschenden Klassen in ihren Lebensstilen von anderen Bevölkerungsgruppen abgrenzen.

---

[3] Eine parallele Imitation gehobener Speisen durch sozial schwächere Schichten schildert der britische Historiker Stephen Mennell (1988) auch für den Verzehr von Brot, das umso dunkler wurde, je einkommensschwächer die jeweilige Schicht war.

Der italienische Kulturhistoriker Massimo Montanari sieht in dieser hochdif-
ferenzierten, von oben gelenkten Regulierung der Ernährung vor allem ein Instrument der sozialen und politischen Kontrolle. Verbote und Vorschriften, die den
schicht- und milieuspezifischen Fleischkonsum regelten, etwa Speiseordnungen
oder „Luxus-Gesetze", verfügten über den dezidiert normativen Anspruch, den gesellschaftlichen Status quo aufrechtzuerhalten und die Unterscheidung zwischen
oben und unten, zwischen Adel und Bürgertum, arm und reich zu bewahren. Montanari zitiert als Beleg ein venezianisches Dekret aus dem Jahr 1562, welches die
Mahlzeiten dergestalt normierte, dass man „zu jedwedem Fleischgericht nicht
mehr als eine Handvoll Braten und eine voll Gesottenes geben soll, worin nicht
mehr als drei Sorten Fleisch sein sollen oder Hühner" (zit. nach Montanari 1999,
S. 101). Der Konsum von Wildgerichten – ein Vorrecht der höfischen Küche – blieb
hingegen strikt untersagt. Die Einhaltung dieser Regularien überwachten eigens
dafür berufene Beamte, die auch über das Recht verfügten, Küchen zu inspizieren
und Köche zu überwachen (ebd., S. 100 f.). Während heute Gesundheitsinspekto-
ren die Hygiene in Restaurants prüfen, kontrollierten diese spätmittelalterlichen
städtischen Beamten also, ob nicht jemand Fleisch aß, dem es aufgrund seines
gesellschaftlichen Ranges nicht zustand.

Parallele Speiseordnungen lassen sich auch für den Konsum von frischem Fisch,
der bereits mit der Etablierung der großen europäischen Handelswege ab dem 12.
Jahrhundert zur Statusspeise aufstieg, und vor allem von Wildgerichten beobachten. Als Leitlinie hinter dieser Normierung der Ernährungskultur lässt sich nach
Montanari dabei vor allem ein Gedanke ausmachen, dessen Wurzeln bereits in der
diätetischen Literatur der Antike zu finden sind: Der Mensch solle sich „abhängig
von der Qualität der Person ernähren" (ebd., S. 102). Doch wo antike Gelehrte wie
Hippokrates mit Qualität vor allem die physiologischen Eigenheiten der Person
meinten, weitete die mittelalterliche Ständegesellschaft diesen Qualitätsbegriff auf
die soziale Position eines Menschen aus (ebd., S. 102 f.). Montanari resümiert:

> Derartige Normen enthüllen den Willen, die Ernährungsgewohnheiten festzuschrei-
> ben und zu „normalisieren", wodurch in einer Zeit intensiver gesellschaftlicher Verän-
> derungen, bei denen die bürgerlichen Schichten neben den traditionellen Adel treten
> (oder gegen ihn antreten), Ordnung im Innern der herrschenden Klasse geschaffen
> werden soll. [...] Wichtigstes Anliegen aber ist, die herrschenden Klassen von den
> anderen gesellschaftlichen Gruppierungen zu unterscheiden, vom städtischen Klein-
> bürgertum, den „Kleinen Leuten", den „Flegeln". (ebd., S. 102)

Der Konsum von Fleisch avancierte so aber zugleich auch zum kulinarischen Leitbild sozial schwächerer Schichten, die durch Nachahmung Teilhabe am Prestige
und den Lebensstilen der höheren Schichten demonstrieren wollten. Hier liegt der
eigentliche Grund für die Beharrung auf Fleischspeisen jenseits aller ethischer,

ökologischer und diätetischer Überlegungen. Diese in der europäischen Kultur außergewöhnlich stark verankerte Traditionslinie lässt sich quer durch die Epochen bis in die zweite Hälfte des 20. Jahrhunderts nachweisen. Die herausragende Stellung von Fleisch in den Speiseplänen der ländlichen Bevölkerung findet ihren Ausdruck vor allem in seiner zeitlichen Positionierung als Sonntagsspeise oder Mittelpunkt der wenigen Feste des Jahres. Was sich unter anderem aus den Spitalordnungen der mitteleuropäischen Städte herauslesen lässt, bestätigt sich auch zu weiten Teilen in Quellen aus dem ländlichen Bereich, etwa Medizinalstatistiken oder Physikatsberichten: Frisches Fleisch markierte die herausragenden Höhepunkte des Jahres, etwa Weihnachten, Ostern oder Hochzeiten. Noch im 19. Jahrhundert diente Fleisch in staatlich-statistischen Erhebungen daher als Wohlstandsindikator. Je höher der Fleischverbrauch in einer Region lag, desto höher bewerteten die zuständigen Ämter den allgemeinen Wohlstand der Bevölkerung (Benker 1967, S. 200 ff.; Bergmeier 1990, S. 352; Lesniczak 2003, S. 44).

Doch der hohe kulturelle Wert von Fleisch gründete in der vorindustriellen Zeit auch auf seiner Verknappung und seiner zeitlich begrenzten Verfügbarkeit. Dank der Entwicklung der künstlichen Düngemittel zur Futtererzeugung, der Konservenindustrie und der modernen Kühlverfahren im 19. Jahrhundert stellt frisches Fleisch heute ein nahezu allverfügbares Lebensmittel dar. Doch noch vor 200 Jahren beschränkte sich in Mitteleuropa die Schlachtzeit im Wesentlichen auf die kalten Wochen vor Weihnachten. Wer sich Salz leisten konnte, pökelte die Fleischstücke oder machte sie klein zerteilt als Wurst haltbar. Auch Räuchern stellte eine Konservierungsmethode dar, oder man versuchte, den *haut goût* der teils Monate alten Schlachtwaren mit Gewürzen einfach zu übertünchen (Mellinger 2003b, S. 100). Erst nachdem infolge der Industrialisierung ab der Mitte des 19. Jahrhunderts die großen Hungerkatastrophen in Mitteleuropa der Vergangenheit angehörten, erfolgte eine Demokratisierung des Fleischkonsums in breiten Bevölkerungsteilen. Doch vor allem die Hungerjahre nach dem Zweiten Weltkrieg zeigten erneut, dass es gerade das fette, proteinhaltige Fleisch war, das in Krisenzeiten an oberster Stelle in den Ernährungshierarchien stand. Besonders im Gedächtnis der älteren Generation ist infolgedessen Fleisch noch heute stark als Luxusgut konnotiert. Für einen Bürger der 1950er-Jahre wäre unser heutiger Fleischverbrauch unvorstellbar gewesen.

Die Fleischsuppe als Sonntagsspeise der ländlichen und städtischen Unterschichten und dagegen das frische, gebratene Fleisch als Statusspeise derer, die es sich leisten konnten – von dieser kulturellen Wertzuschreibung profitieren die modernen Fleischimages noch immer, trotz Dumpingpreisen und Allverfügbarkeit. Fleisch bleibt auch im Jahr 2013 die „Herrenspeise" im Sinne Jacques Derridas schlechthin und bildet mit der Soziologin Monika Setzwein formuliert das Nonplusultra, um „Herrschaftsansprüche zu markieren: die Herrschaft von Menschen über die Natur, die Herrschaft von ‚zivilisierten' über ‚nicht-zivilisierte' Gesellschaften, die Herrschaft der Reichen über die Armen – und die des männlichen über das weibliche Geschlecht" (Setzwein 2004, S. 130 f.).

Über den Tellerrand Europas hinausblickend, spiegeln die Verzehrstatistiken von Fleisch in den postkolonialen asiatischen Schwellen- und Entwicklungsländern dieses Bedürfnis nach rotem Fleisch als Symbol und Mittelpunkt prestigereicher westlicher Ernährungsstile wider und bestätigen damit Monika Setzweins These der anhaltenden kulinarischen Superiorität, symbolisiert durch demonstrativen Fleischkonsum. Die Folgen des fernöstlichen Hungers auf Rindfleisch zählen zu den großen ökologischen Herausforderungen für die Nahrungsindustrie des 21. Jahrhunderts (Rifkin 2003, S. 102).

Zwischen Gemeinschaft und Individuum – Fleisch, Ernährung und Lebensstil

Trotz dieser historischen Herleitung unseres kulturellen Konservatismus, was Essen und Trinken betrifft, wäre es zu kurz gegriffen, unser Ernährungsverhalten allein aus der Kraft der Tradition zu erklären. Wie sich aus dem hier dargestellten Material zeigt, wurden die meisten dieser Traditionen entweder aus dem politischen Impetus heraus geboren, Gesellschaft über Speisevorschriften zu regulieren und bestehende Ordnungen im Sinne der Obrigkeit zu zementieren, oder sie entstanden vor dem Hintergrund einer allgemeinen Knappheit und damit Begehrtheit der jeweiligen Speise. In beiden Fällen hätte sich die Tradition in der Gegenwart völlig überlebt: Weder leben wir in einer mittelalterlichen Standesgesellschaft, noch können wir Mitteleuropäer uns im Durchschnitt über Knappheit des Speisenangebots beschweren. Wieso also beharren wir dennoch so stark auf diesen vermeintlich überholten kulturellen Traditionen? Wieso können wir trotz der Demokratisierung unserer Ernährungslandschaft nur so schwer vom Fleisch lassen?

Im Folgenden zeigt sich am Beispiel des Fleischkonsums, wie unser gegenwärtiges Ernährungsverhalten einen maßgeblichen, nur schwierig zu substituierenden Teil unserer modernen Lebensstile bildet. Mehr noch: Die Ernährung beziehungsweise der Fleischkonsum der Mitteleuropäer formt auch selbst kulturelle Identitäten und Rollenbilder.

Verstehen wir den Begriff „Lebensstil" mit Pierre Bourdieu als ein kulturell angeeignetes, aufeinander abgestimmtes Ensemble von ästhetischen, ideologischen und konsumbezogenen Entscheidungen (Bourdieu 1982), so bewegt sich unsere Ernährung als Teil dieses Ensembles zwischen den Polen Gemeinschaft und Individuum. Die Entscheidung für einen bestimmten Lebensstil erfolgt aus dem Wunsch nach einer bestimmten gesellschaftlichen Zugehörigkeit heraus, doch zugleich auch aus dem Bedürfnis, seine Individualität zu bewahren und zu betonen, sich abzugrenzen und im kulturellen Feld zu positionieren. In beiden Fällen ist eine Regulierung oder sogar Ritualisierung unseres Essverhaltens die Folge, die etwaigen Veränderungen rigide Grenzen setzt und kurzfristige Ernährungsinterventionen erschwert.

Betrachten wir zunächst die gemeinschaftsstiftende Seite unserer Ernährung. Fleischkonsum ist auch sozialer Genuss und wirkt gruppenbildend. Das gilt nicht nur für die sommerlichen Grillrunden, die sich ums Fleisch auf dem offenen Feuer scharen, sondern vor allem für unsere Festspeisen, etwa den Weihnachtsbraten, um den sich einmal im Jahr die ganze Familie zur Tafel trifft. Nach dem Philosophen und Soziologen Georg Simmel äußert sich die soziale Kraft der gemeinschaftlichen Mahlzeit in ihrer „überindividuellen Regulierung", etwa in Tischsitten, Hierarchien oder Gesprächsthemen. Die einzelnen Teilnehmer einer Mahlzeit ordnen sich deren überindividuellem, durch die jeweilige Kultur geprägtem Regelsystem unter: „Im Essen individuell zu sein, [...] wäre völlig deplaciert" (Simmel 1910, S. 6). Doch von der sozialen Kraft der Mahlzeit ebenso in hohem Maße reguliert sind Speisefolgen und -auswahl. Die kulturelle Fixierung des gemeinsamen Sonntagsbratens oder der Weihnachtsgans als dramaturgischer Höhepunkt des ritualisierten gemeinschaftlichen Festmahls widersetzt sich dem individuell besseren Wissen oder ethischen und ernährungsphysiologischen Bedenken. Die sozial verbindende Kraft der Mahlzeit entwickelt so oft auch einen sozialen Zwang auf den Einzelnen.

Eine weitere stabilisierende Bedeutung für unser Ernährungsverhalten sieht Andreas Hartmann in den gemeinschaftlichen Tischgesprächen bei Mahlzeiten und den so kommunizierten kollektiven Erinnerungen. Die regelmäßige Vergegenwärtigung vergangener Erlebnisse und gemeinsamer Lebensepisoden beruht dabei auch zu einem großen Teil auf ritualisierten Speisefolgen und von der Gemeinschaft getragenen Gerichten. Denn, so Andreas Hartmann:

> Speise und Trank, Geschmack und Geruch sind auf eine besondere Weise dazu prädestiniert, das Gedächtnis zu stimulieren. Dies hängt unter anderem damit zusammen, dass Essen und Trinken durch und durch sozial-kommunikative Handlungen darstellen, dass sich bei jeder Mahlzeit gewissermaßen all jene versammeln, die dazu beigetragen haben, dem Verzehr von Nahrung jenen Bedeutungsreichtum zu verleihen, der über die bloße Funktion der Kalorienzufuhr hinausgeht. Essen und Trinken sind demnach ganz und gar in den Rahmen dessen eingebunden, was Maurice Halbwachs als das soziale Gedächtnis bezeichnet. (Hartmann 2006, S. 150)

Neben diesen Aspekten kultureller Zugehörigkeit über den gemeinschaftlichen Konsum teils hochregulierter Speisefolgen prägt die Wahl unserer Ernährung jedoch auch unsere individuellen Identitäten. Mit der Art und Weise, wie und was wir aus dem unüberschaubaren Angebot von Ernährung auswählen, positionieren wir uns qua Objektivierung unseres Geschmacks, unserer ethischen Überzeugungen sowie unserer kulturellen Prägungen auch im sozialen Feld. Der Wiener Kulturwissenschaftler Konrad Köstlin sieht vor dem Hintergrund dieses permanenten Entscheidungsdrucks unsere moderne Ernährungswelt zu Recht als Abenteuer und als Bekenntnis (Köstlin 2006, S. 18 f.).

Wie Lebensstile Ernährungsverhalten über Krisen und besseres Wissen hinweg individuell wie kollektiv zementieren, wird in unterschiedlichen kulturellen Konstellationen deutlich. Ein Beispiel für den beharrenden Einfluss kollektiver Identitäten auf unser Ernährungsverhalten finden wir in der Gegenwart etwa im Bereich religiöser Gemeinschaften. Auch hier bietet sich das Thema Fleisch als Beispiel an. Denn nicht zuletzt wegen seiner Bedeutung als symbolischer Herrschafts- und Herrenspeise zielten die meisten kirchlichen Fastengebote vor allem auf den Fleischkonsum ab. Das adelige Genussideal der ausdifferenzierten Fleischküche musste sich so zumindest für einige Wochen im Jahr dem klösterlichen Ideal des Verzichts beugen (Montanari 1999, S. 96 ff.). Eng damit verbunden äußert sich die besondere Bedeutung von Fleisch auch in der Verzehrsituation. Dabei geht es weniger um antike Götterkulte, in denen das Opfertier gegenüber anderen Speiseopfern eine wichtige Rolle im Ritus einnahm, sondern vor allem um die Speiseregeln des Christentums, die Europa über Jahrhunderte prägten. Noch immer ist die Martinsgans – gerade in den ländlichen Regionen Mitteleuropas – fest unter den Kalenderspeisen verankert, ebenso wie der Sonntagsbraten und diverse andere Fleischspeisen, die herausgehobene Termine im Jahres- und Lebenslauf zusätzlich gegenüber dem Alltag und seiner gewohnten Kost überhöhen. Das überindividuelle Regelsystem der kollektiv sanktionierten Mahlzeit gründet hier auf religiösen Traditionen, die sich – differenziertem Expertenwissen zum Trotz – auch in modernen Lebensstilen und Ernährungskulturen niederschlagen.

Besonders deutlich zeigt sich der Zusammenhang zwischen Identität, Lebensstil und Festhalten an bestimmten Speisen und Normen am Ernährungsverhalten von Migranten (Augustynek und Hirschfelder 2010; Kalinke 2010; Müns 2010; Weyer 2010). Zahlreiche Studien belegen hier, wie Einwanderer in der neuen Heimat an den Küchen ihrer Herkunftskulturen festhalten. Ernährung stellt während derartiger Übergangssituationen und über biografische Brüche hinweg eine Möglichkeit dar, sich der eigenen kulturellen Identität zu versichern. Die deutsche Restaurantlandschaft verdankt nicht zuletzt diesem hartnäckigen Festhalten an den heimischen Speisen und Ritualen seitens der frühen Gastarbeiter seine ausgeprägte internationale Gaststättenvielfalt (Trummer 2009). Und aus denselben Gründen brachten die deutschen Touristen zur gleichen Zeit Bratwürste und Schnitzel in die italienischen Urlaubsorte. Das Festhalten an vertrauter Ernährung kann so auch in der Fremde Heimat vergegenwärtigen und Gruppen über kulturelle Unsicherheiten in Zeiten raschen sozialen Wandels hinweghelfen. Aspekte wie Konsumethik oder kalorische Fragen stehen dahinter zurück.

Ein drittes Beispiel für den Zusammenhang von Ernährung und Lebensstilen begegnet uns im Bereich der Genderpolitik. Vor allem im Fleischkonsum realisieren sich teils traditionell begründete Geschlechteridentitäten auch in unseren modernen Lebenswelten (Setzwein 2004, S. 129 ff.; Schritt 2011). Als Energielieferant begegnet uns Fleisch dabei vor allem männlich konnotiert. So warb jüngst eine internationale Burgerkette mit dem Schlagwort „Mancademy" für Burger-Kreationen mit besonders viel Fleisch. Denn offensichtlich gilt auch in der Gegenwart nur als echter Mann, wer viel Fleisch vertilgen kann – am besten über offenem Feuer gegrillt. Zumindest, wenn man der Werbung glauben möchte.

Die Traditionslinien dieser männlich besetzten Fleischmythen lassen sich in Europa bis in die mediterrane Antike zurückverfolgen (Müller 2009, S. 45), wo sowohl die Zubereitung als auch die öffentliche Verarbeitung von Fleisch, etwa im Schlachterhandwerk oder im Rahmen religiöser Praktiken, eine männliche Aufgabe darstellte (Paczensky und Dünnebier 1999, S. 240 ff.). Das Dogma „Männer brauchen Fleisch" setzt sich im Übergang von der Spätantike zum Mittelalter in den germanisch geprägten Landstrichen nördlich der Alpen fort. Spätantike Chronisten, geprägt von antik-mediterranen Idealen der Mäßigung, berichten irritiert von gewaltigen Portionen Fleisch auf den Tischen der germanischen Nachbarn, wohingegen in der Lebensweise des frühmittelalterlichen fränkischen Adels ein gesunder Appetit auf Fleisch als Attribut eines guten Kriegers und tüchtigen Fürsten galt. „Er aß wie ein Löwe, der die Beute verschlingt", bemerkte Karl der Große während eines Festmahles anerkennend über einen guten Soldaten (Montanari 1999, S. 34 f.). Ebenso wie die spätmittelalterliche Gesellschaft in ihren Speiseordnungen die „Qualität" einer Person in Bezug zur vorgeschriebenen Speise setzte, scheinen Kulturen weltweit Männern historisch ein Vorrecht auf Fleisch einzuräumen. Die Vorrechte werden dabei einerseits religiös begründet, andererseits durch die vom Mann zu leistende körperliche Arbeit (Paczensky und Dünnebier 1999, S. 236 ff.).

Fleisch als Erlebnis und Versprechen: Die Rolle der Medien

Es wird deutlich: Ernährung bedeutet in der Moderne auch Positionierung und Distinktion im Feld der Lebensstile. Doch Ernährung sollte auch Spaß machen und Erlebnis sein. Das Bezahlte muss etwas Besonderes liefern. Hier greifen die Akteure aus der Lebensmittelindustrie ein und docken mit Werbebildern an aktuelle Bedürfnisse, aber auch traditional gewachsene Zuschreibungen an. So entstehen neue Mythen und alte werden zementiert. Die hohe mediale Verbreitung positiver Ernährungsbilder in der Produktwerbung bildet ein ausschlaggebendes Moment, das den gesellschaftlichen Diskurs und das vermeintliche Wissen über Ernährung maßgeblich beeinflusst. Die mediale Inszenierung der Ernährung wird dabei zusätzlich durch politische und wirtschaftliche Interessensträger unterfüttert. Aus den teils widersprüchlichen Informationen und Zuschreibungen, die den öffentlichen Diskurs über Ernährung prägen, resultiert eine umfassende Unsicherheit seitens der Verbraucher, die trotz besseren Wissens und Gewissens Veränderungen im Ernährungsverhalten hemmt. Ernährungsmythen – etwa von der Kraft und Männlichkeit des Fleischkonsums – halten sich hartnäckig und erfahren überdies durch die Medien eine Multiplikation.

Beispielsweise auch den überholten Ernährungsmythos „Männer brauchen Fleisch" hält die Produktwerbung noch in der Gegenwart mit Bildern exzessiven, erlebnisorientierten Konsums am Leben. Eine aktuelle Studie der Fachhochschule Frankfurt stellt ein massives Gendering der Fleischbilder in der TV-Werbung fest (Flick und Rose 2012). So inszeniert die Lebensmittelindustrie Spots für Fleisch und Wurst nahezu ausschließlich mit männlichen Hauptdarstellern: von Rügenwalder Mühlenwurst mit Jörg Pilawa bis zum Bruzzler („Mann, ist das ne Wurst!") mit Ex-Torwart Oliver Kahn. Derartige mediale Schablonen von Geschlecht und kulinarischer Praxis wirken ebenso mächtig wie religiöse und regional-traditionale Esskulturen auf unseren Alltag zurück und zementieren so Ernährungsmythen, Geschlechterstereotype und schließlich auch unser Essverhalten. Überdies hält die mediale Überhöhung von Fleisch als Lifestyle-Produkt mit Werbefiguren wie Heidi Klum oder dem Spitzensportler Michael Ballack die Vorstellung am Leben, Fleisch sei ein zentraler Faktor für Fitness und Gesundheit (Weggemann 1996, S. 21 ff.). Fleischkonsum erfährt so eine Anpassung an andere Konstituenten im Ensemble moderner Lebensstile, er steht so nicht mehr im Widerspruch zu Leitnormen wie Fitness, Gesundheit oder Körper.

Eine ähnliche Anpassung des Lebensmittels Fleisch an moderne Lebensstile erfolgt über seine Inszenierung durch Bilder des Ländlichen. Eine Studie, die Ende August 2012 von der Verbraucherzentrale Hamburg durchgeführt wurde, kommt zum Fazit: „Idylle statt Fakten auf Fleisch- und Wurstprodukten". Die Studie geht dabei kritisch mit den Erzeugern ins Gericht und bemängelt, wie die ländlichen, Tradition suggerierenden Bilder dem Konsumenten die Realität verschleiern:

Auf den meisten Fleisch- und Wurstverpackungen ist eine Bauernhof-Idylle dargestellt. Grüne Wiesen, hübsche Fachwerkhäuschen, traditionelle Mühlen und viele Bäume sind die beliebten Motive. Die Realität der Tierhaltung sieht jedoch zumeist anders aus. Doch konkrete Hinweise zur Herkunft des Fleisches fehlen auf den Verpackungen oder sind nur lückenhaft vorhanden. (Verbraucherzentrale Hamburg 2012)

Die Bilder sind andere, die Funktion bleibt gleich: Das Produkt Fleisch soll anschlussfähig für gegenwärtige Lebensstile gemacht werden. In seiner medialen Inszenierung als traditional-ländliches Lifestyle-Produkt dockt Fleisch mit kulturell vertrauten Bildern von Ursprünglichkeit, Natürlichkeit und Industrieferne an ökologisch interessierte Lebensstile urbaner Adressaten an. Das Wissen über ökologische und tierethische Probleme der Fleischproduktion wird so zugunsten der Imagination guten, aufrichtigen Handwerks und heiler ländlicher Welt auf den Produktoberflächen übertüncht. Fleisch erfährt hier zudem eine Emotionalisierung als „Fetisch- und Sicherheitsprodukt" (Teuteberg und Wiegelmann 1986, S. 6 f.).

Zuletzt trägt auch die moderne Werbung und Warenästhetik ihren Teil dazu bei, uns unangenehme Blicke auf das Tier und die Realität des Tötens zu ersparen. Nur allzu bereitwillig glauben wir den Bildern glücklicher Tiere auf den Verpackungen, um unbequemen umwelt- und tierethischen Nebenfolgen des Fleischkonsums aus dem Weg zu gehen und uns nicht den Appetit auf das unseren modernen, flexiblen Lebensstilen angepasste Minutensteak verderben zu lassen.

Ergebnisse: Kognitiv oder kulturell?

In der Zusammenschau zeigt sich deutlich: Unseren stetig wachsenden Wissensbeständen über Ernährung steht ein komplexes System an kulturellen Traditionen und Lebensstilen gegenüber, das eine erhebliche Macht auf unser tägliches Essverhalten ausübt. Am Beispiel des Nahrungsmittels Fleisch lässt sich exemplarisch und besonders klar auch für andere Nahrungsmittel und Speisenkomplexe zeigen, wie stark unser Ernährungsverhalten auch heute noch von lange zurückreichenden kulturellen Traditionen geprägt ist. Die Macht dieser traditional verankerten Wertzuschreibungen eines Nahrungsmittels erschwert Veränderungen in unserem Ernährungsverhalten. Das Phänomen des kulturellen „Geschmacks-Konservatismus" bildet ein kaum zu überwindendes Hindernis für kurzfristige Ernährungsinterventionen.

Es wird außerdem deutlich, das Ernährung heute mehr denn je einen wesentlichen Teil innerhalb der Ensembles der modernen Lebensstile bildet. Die Entscheidung für oder gegen bestimmte Lebensmittel steht dabei in unmittelbarem Zusammenhang zu anderen Determinanten eines Lifestyles, etwa Religion, Geschlecht oder ethnischer Herkunft. Gerade diese teils stark emotionale Einbettung in ein ganzes System an Geschmacksentscheidungen erschwert auch hier kurzfristige Veränderungen.

Die kognitive und die kulturelle Dimension der Entscheidungsfindung stehen damit in fortwährendem Widerstreit. Zusätzlich unterminieren Medien und Politik mit artifiziellen und ideologisch geleiteten Nahrungsimages vorhandenes Wissen über ethische, ökologische, ernährungsphysiologische und wirtschaftliche Probleme der modernen Ernährung. Diese unklare Informationslage führt wiederum zu einer hohen Verunsicherung seitens des Verbrauchers, der in der Konsequenz am Bewährten festhält und sich trotz besseren Wissens an den traditionalen Ernährungssystemen der Eltern und Großeltern orientiert (Dr. Rainer Wild-Stiftung 2009, S. 7).

Es wird deutlich: Das menschliche Ernährungsverhalten gestaltet sich aufgrund seiner starken Verankerung in kulturhistorischen Kontexten und aggressiven Medienbildern – trotz Moden und Trends – als äußerst stabil. Besonders auch die Prägung der familiären Essgewohnheiten im Kindheits- und Jugendalter bildet die späteren individuellen Geschmacksstrukturen entscheidend (Glatzel 1973, S. 241). Das gilt auch für unseren Fleischkonsum, dessen starke kulturale Prägung kurzfristige Ernährungsinterventionen scheitern lässt. Es muss daher ein Ansatz sein, die unreflektierte Selbstverständlichkeit des permanenten Konsums möglichst früh zu hinterfragen und bereits durch eine präventive, nachhaltige Ernährungserziehung im Schulalter die Weichen für einen ökologisch wie ethisch ausbalancierteren Fleischkonsum bei kommenden Generationen zu stellen.

Gleichzeitig sollten Ernährungsinterventionen nicht in Restriktionen oder Bevormundung durch Experten und Politiker münden. Es geht um die Sensibilität, die kulturellen Bedürfnisse der Menschen – auch nach Fleisch – zu respektieren. Der Weg zu einer eigenverantwortlichen „kulinarischen Vernunft" (Heindl et al. 2011, S. 187), der Fähigkeit, Medienbilder, Produktwerbung und Fleischpolitik richtig einzuschätzen, führt zum einen über attraktive, für breite Bevölkerungsteile kulturell anschlussfähige und bezahlbare Alternativen. Zum anderen muss diesen sanften Wandel eine transparente und verlässliche Informationspolitik flankieren, die gleichzeitig Ernährungsmythen entlarvt und der Verbraucherverunsicherung entgegenwirkt.

Doch ohne ein verantwortungsvolles Zusammenspiel von Politik, Medien und Fleischindustrie hin zu einer neuen Kultur des Fleischkonsums werden wir unsere alte kulturelle Prägung nicht abstreifen können. Dann wird auch weiter gelten, was der aktuelle Fleischatlas der Heinrich-Böll-Stiftung dokumentiert: „52 % aller Deutschen versuchen, so zumindest die Selbstauskunft beim Meinungsforschungsinstitut Forsa, ihren Fleischhunger zu zähmen. Allerdings: Besonders erfolgreich sind sie dabei noch nicht" (Fleischatlas 2013, S. 21).

Literatur

Augustynek, M., & Hirschfelder, G. (2010). Integrationsmechanismen und Esskultur. Zur Akkulturation polnischer und moldawisch-gagausischer Migranten. In H. M. Kalinke (Hrsg.), *Esskultur und kulturelle Identität. Ethnologische Nahrungsforschung im östlichen Europa* (S. 157–174). München.

Benker, G. (1967) Altoberpfälzer Kost. In *Bayerisches Jahrbuch für Volkskunde 1966/67* (S. 172–204). Volkach.

Bergmeier, M. (1990). *Wirtschaftsleben und Mentalität: Modernisierung im Spiegel der bayerischen Physikatsberichte 1858–1862 (Mittelfranken, Unterfranken, Schwaben, Pfalz, Oberpfalz)*. München.

Bourdieu, P. (1982). *Die feinen Unterschiede. Kritik der gesellschaftlichen Urteilskraft.* Frankfurt a. M.

Bundesverband der Deutschen Fleischwarenindustrie. (2013). Fleischverzehr je Kopf der Bevölkerung. http://www.bvdf.de/in_zahlen/tab_06/. Zugegriffen: 13. Okt. 2013.

Cordts, A., Spiller, A., Nitzko, S., Grethe, H., & Duman, N. (2013). Fleischkonsum in Deutschland. Von unbekümmerten Fleischessern, Flexitariern und (Lebensabschnitts-)Vegetariern. https://www.uni-ohenheim.de/uploads/media/Artikel_FleischWirtschaft_07_2013. pdf. Zugegriffen: 13. Okt. 2013.

Deppe, E. (2004). Kein Vertrauen in Politik und Wissenschaft? BSE und die Folgen. In U. Thimm & K.-H. Wellmann (Hrsg.), *In aller Munde. Ernährung heute.* Frankfurt a. M.

Dr. Rainer Wild-Stiftung (Hrsg.). (2009). *Unsere Ernährung heute und morgen. Eine Stellungnahme.* Heidelberg.

Flick, S., & Rose, L. (2012). Bilder zur Vergeschlechtlichung des Essens. Ergebnisse einer Untersuchung zur Nahrungsmittelwerbung im Fernsehen. *Gender, 2,* 48–65.

Glatzel, H. (1973). *Verhaltenspsychologie der Ernährung. Beschaffung – Brauchtum – Hunger – Appetit.* München.

Hartmann, A. (2006). Der Esser, sein Kosmos und seine Ahnen. Kulinarische Tableaus von Herkunft und Wiederkehr. In R.-E. Mohrmann (Hrsg.), *Essen und Trinken in der Moderne* (S. 147–158). Münster.

Heindl, I., Methfessel, B., & Schlegel-Matthies, K. (2011). Ernährungssozialisation und -bildung und die Entstehung einer „kulinarischen Vernunft". In A. Ploeger, G. Hirschfelder, & G. Schönberger (Hrsg.), *Die Zukunft auf dem Tisch. Analysen, Trends und Perspektiven der Ernährung von morgen* (S. 187–201). Wiesbaden.

Heinrich-Böll-Stiftung. (Hrsg.). (2013). *Fleischatlas 2013. Daten und Fakten über Tiere als Nahrungsmittel.* Berlin.

Hirschfelder, G. (2005). Europäische Esskultur. Geschichte der Ernährung von der Steinzeit bis heute. Studienausgabe (2001). Frankfurt a. M.

Hirschfelder, G., & Lahoda, K. (2012). Wenn Menschen Tiere essen. Bemerkungen zu Geschichte, Struktur und Kultur der Mensch-Tier-Beziehungen und des Fleischkonsums. In J. Buchner-Fuhs & L. Rose (Hrsg.), Tierische Sozialarbeit. Ein Lesebuch für die Profession zum Leben und Arbeiten mit Tieren (S. 147–166). Wiesbaden.

Kalinke, H. M. (2010). Integration, Selbstbehauptung und Distinktion – Essen und Trinken als Zugang zur Erfahrungsgeschichte von Flüchtlingen, Vertriebenen und Aussiedlern. In H. M. Kalinke (Hrsg.). *Esskultur und kulturelle Identität. Ethnologische Nahrungsforschung im östlichen Europa* (S. 137–156). München.

Karmasin, H. (2001). *Die geheimen Botschaften unserer Speisen. Was Essen über uns aussagt.* Köln.

Köstlin, K. (2006). Modern essen. Alltag, Abenteuer, Bekenntnis. In R.-E. Mohrmann (Hrsg.), *Essen und Trinken in der Moderne* (S. 9–21). Münster.

Lesniczak, P. (2003). *Alte Landschaftsküchen im Sog der Modernisierung. Studien zu einer Ernährungsgeographie Deutschlands zwischen 1860 und 1930.* Wiesbaden.

Mellinger, N. (2003a). *Fleisch. Ursprung und Wandel einer Lust. Eine kulturanthropologische Studie.* Frankfurt a. M.

Mellinger, N. (2003b). Fleisch – Von der göttlichen Gabe zur Fertigware. In U. Thimm & K.-H. Wellmann (Hrsg.), *Essen ist menschlich. Zur Nahrungskultur der Gegenwart* (S. 105–121). Frankfurt a. M.

Mennell, S. (1988). *Die Kultivierung des Appetits. Geschichte des Essens vom Mittelalter bis heute.* Frankfurt a. M.

Montanari, M. (1999). *Der Hunger und der Überfluß. Kulturgeschichte der Ernährung in Europa.* München.

Müller, K. E. (2009). *Kleine Geschichte des Essens und Trinkens. Vom offenen Feuer zur Haute Cuisine* (2. Aufl.). München.

Müns, H. (2010). Essen und Trinken als Bekenntnis: Heimat – kulturelle Identität – Alltagserfahrung. In H. M. Kalinke (Hrsg.), *Esskultur und kulturelle Identität. Ethnologische Nahrungsforschung im östlichen Europa* (S. 11–26). München.

Paczensky, G. von, & Dünnebier, A. (1999). *Kulturgeschichte des Essens und Trinkens.* München.

Riehl, W.-H. (1857). *Die Pfälzer. Ein rheinisches Volksbild.* Stuttgart.

Rifkin, J. (2003). Auf zur Spitze der Proteinleiter. In U. Thimm & K.-H. Wellmann (Hrsg.), *Essen ist menschlich. Zur Nahrungskultur der Gegenwart* (S. 99–104). Frankfurt a. M.

Schritt, K. (2011). *Ernährung im Kontext von Geschlechterverhältnissen. Analyse zur Diskursivität gesunder Ernährung.* Wiesbaden.

Setzwein, M. (2004). *Ernährung – Körper – Geschlecht. Zur sozialen Konstruktion von Geschlecht im kulinarischen Kontext.* Wiesbaden.

Simmel, G. (1910). Soziologie der Mahlzeit. In Der Zeitgeist. Beiblatt zum Berliner Tageblatt 41 (10. Oktober 1910), S. 1–7.

Statistisches Bundesamt. (Hrsg.). (2008). *Vom Erzeuger zum Verbraucher. Fleischversorgung in Deutschland.* Wiesbaden.

Teuteberg, H.-J., & Wiegelmann, G. (1986). *Unsere tägliche Kost. Geschichte und regionale Prägung.* Münster.

Tolksdorf, U. (2001). Nahrungsforschung. In R. W. Brednich (Hrsg.), *Grundriß der Volkskunde. Einführung in die Forschungsfelder der Europäischen Ethnologie* (3. Aufl., S. 239–254). Berlin.

Trummer, M. (2009). *Pizza, Döner, McKropolis. Entwicklungen, Erscheinungsformen und Wertewandel internationaler Gastronomie.* Münster.

Verbraucherzentrale Hamburg (Hrsg.). (2012). Idylle statt Fakten. Im Internet: http://www.vzhh.de/ernaehrung/269376/idylle-statt-fakten.aspx. Zugegriffen: 30. Mai 2013.

Weggemann, S. (1996). Entwicklung des Ernährungsverhaltens der Bevölkerung der Bundesrepublik Deutschland von 1950–1990. In T. Kutsch & S. Weggemann (Hrsg.), *Ernährung in Deutschland nach der Wende.* Witterschlick.

Weyer, A. (2010). Kutteln und Wein. Identitätskonstruktion durch Essen und Trinken im Werk von Günter Grass und Robert Gernhardt. In H. M. Kalinke (Hrsg.), *Esskultur und kulturelle Identität. Ethnologische Nahrungsforschung im östlichen Europa* (S. 87–104). München.

Dr. Manuel Trummer ist seit 2011 Postdoc Assistent für Vergleichende Kulturwissenschaft an der Universität Regensburg. Er habilitiert dort als Forschungsstipendiat im Jungen Kolleg der Bayerischen Akademie der Wissenschaften zum Thema „Landlust – Landfrust? Demografischer Wandel und Alltagskultur in ländlichen Räumen". Ebenfalls an der Universität Regensburg studierte er Vergleichende Kulturwissenschaft/Volkskunde und Kunstgeschichte. Von 2005 bis 2008 promovierte er innerhalb eines Stipendiums der Hanns-Seidel-Stiftung e. V. zum Thema „Sympathy for the Devil. Tradition in der Popkultur". Seine Forschungsschwerpunkte sind: ländliche Kulturen und Transformationsprozesse, Kulturen der populären Unterhaltung und Vergnügung, Geschichte und aktuelle Transformation europäischer Ernährungskulturen.

Teil II
Ernährungsethische Fragestellungen aus unterschiedlichen Perspektiven

Welche Moral hätten Sie denn gerne? – Essen im Konflikt zwischen unterschiedlichen Anforderungen an die Lebensführung

Barbara Methfessel

Je nach Perspektive kann die Frage danach, was der Mensch essen darf, unterschiedlich beantwortet werden. Dabei kann es um die Gesundheit, um religiöse Regeln, ökologische Folgen oder auch um das persönliche Umfeld gehen. Neuere Diskussionen zum Einfluss der Lebens- und Arbeitsbedingungen auf das Ernährungs- und Gesundheitsverhalten betonen stärker extern gegebene Grenzen individuellen Handelns. Dabei wird bisher allerdings immer noch zu wenig beachtet, dass die unterschiedlichen Anforderungen an eine „ethisch korrekte" Lebensführung so widersprüchlich sein können, dass sie nicht gleichzeitig erfüllbar sind.

Am Familientisch treffen beispielsweise individuelle Bedürfnisse, soziale Konstruktionen und unterschiedliche ethische Ansprüche aufeinander (Methfessel 2011). Interessens- und Wertehierarchien werden gebildet: Sollen die häufig unterschiedlichen Essinteressen berücksichtigt werden (wie z. B.: Vater isst viel Fleisch, Mutter kämpft um die Linie, Tochter ist Vegetarierin), dann erfordert das zusätzliche Arbeit durch die Zubereitung mehrerer Gerichte. Eva Koch folgert aus ihrer Studie, dass diese Komplexität der häuslichen Nahrungsversorgung eine Balance zwischen „Genuss und Fassungslosigkeit" abverlangt (im Druck). Sie bestätigt und erweitert damit, was schon der französische Soziologe Jean-Claude Kaufmann zur ambivalenten Situation der „Alltagsköche" festgestellt hat (2006).

Als Beitrag zur Diskussion der dem Sammelband zugrunde liegenden ethischen Thematik liegt der Fokus daher im Folgenden auf dem Handeln zur Gestaltung der individuellen Lebensführung im privaten Haushalt. Eingeschlossen sind dabei

B. Methfessel (✉)
Heidelberg, Deutschland
E-Mail: methfessel@ph-heidelberg.de

© Springer Fachmedien Wiesbaden 2015
G. Hirschfelder et al. (Hrsg.), *Was der Mensch essen darf,*
DOI 10.1007/978-3-658-01465-0_6

Handlungen von Haushaltsmitgliedern auch und vor allem auf dem „Ernährungs-markt", also außerhalb des eigentlichen „Heimes". Zunächst wird auf die Schwie-rigkeiten bei der Definition von ethischem Ernährungshandeln eingegangen. Da-nach werden aus der Haushalts- und Ernährungswissenschaft heraus grundlegende theoretische Funktionen von Haushalten vorgestellt und auf ihre Schwierigkeiten und Widersprüche in Bezug auf ethisches Handeln im Alltag hin untersucht; dabei wird auch die Notwendigkeit von Ernährungsbildung sowohl im schulischen wie gesamtgesellschaftlichen Bereich aufgezeigt. Nachdem konkrete Problematiken von Ernährung im Alltag analysiert werden, wird abschließend ein Plädoyer für die stärkere Verbindung von Genuss und Ernährungswissen gegeben.

Lebensführung und Ethik

Als soziale Wesen sind Menschen in ihrer Lebensführung immer Normen und Werten unterworfen. Bei der Lebens- und Haushaltsführung bedeutet dies, dass sie versuchen, physische, psychische, soziale, ökonomische und auch ökologische Be-dürfnisse zu befriedigen, diese untereinander im Gleichgewicht zu erhalten oder es wiederzuerlangen. Damit wird deutlich, dass die ökologische, soziale und ökono-mische Dimension des derzeit viel diskutierten Nachhaltigkeitsbegriffes nicht nur für die Wirkung des Alltagshandelns auf Umwelt und Mitmenschen gilt, sondern auch für den eigenen Haushalt (Methfessel 2010).[1]

Durch soziale Beziehungen, gesellschaftliche Normen, ökonomische Zwänge, die Vor- und Nachteile des globalen Marktes oder ihr ökologisches Gewissen wer-den Menschen entsprechend beeinflusst. Diese Anforderungen und Bedingungen müssen mit den individuellen Bedürfnissen, Interessen und Präferenzen in Ein-klang gebracht werden (Methfessel 1992, 1997; Kaufmann 2006; Grauel 2013).

Doch gleich zu Beginn stellt sich hier die Frage, nach welchen Gesichtspunkten ethisch korrektes Handeln überhaupt bewertet werden kann oder ob eine derartige Bewertung angesichts unterschiedlicher sozialer und finanzieller Voraussetzungen nicht per se schon als unethisch gelten muss. Normen wurden und werden nicht selten so gesetzt, dass sie nur von einem Teil der Menschen befolgt werden kön-nen – und dienen damit der Distinktion. Das antike Ideal der Mäßigung verlangte

---

[1] Aufgrund dieser Parallelität werden die zentralen ethischen Anforderungen im Folgenden auch unter Nachhaltigkeit zusammengefasst. Dabei soll die den Nachhaltigkeitskonzepten zugrunde liegende intra- und intergenerative Orientierung nicht ignoriert oder aufgeweicht werden. Wie im Konzept der Vollwerternährung von Koerber et al. (2004) wird davon aus-gegangen, dass die gleichzeitige Befolgung individueller und globaler Interessen möglich sein sollte. In diesem Sinne wird auch die Gesundheit als vierte Dimension einbezogen.

Selbstkontrolle. Diese Forderung konnte sich erst einmal nur an diejenigen wenden, deren Lebensbedingungen Unmäßigkeit überhaupt zuließen. Innerhalb derer, die Wahlmöglichkeiten hatten, diente sie der Herausstellung eigener Stärke (Klotter 1990; Lemke 2007). Die Besonderheit des Menschen, sich selbst beobachten zu können, führt zur Selbstkontrolle als Möglichkeit der Identitätssicherung. Diese Distinktionsfunktion findet sich auch heute, wenn Vertreter „höherer" sozialer Milieus das Essverhalten in „niedrigeren" sozialen Milieus bewerten. Für diejenigen, die sich von den gesellschaftlichen Bedingungen und damit verbundenen Normen unterdrückt fühlen, kann der Widerstand gegen Gebote des Maßhaltens ebenso Identität stiften.

In den heutigen „Überflussgesellschaften" der wohlhabenden Industrie- und Wirtschaftsnationen ist jedoch von fast allen Menschen die Fähigkeit, Maß zu halten, gefordert. Hier kann und sollte jedoch ein Verständnis des Maßhaltens als ethisches Kriterium vertreten werden, wie es Sokrates anders als später Aristoteles und Platon vertreten hat: das Maßfinden im Sinne der Sicherung von Lebensqualität (Lemke 2007).

Die Definition der Lebensqualität ist allerdings sehr relativ: Sie unterliegt dem historischen Wandel und differiert nach Weltsicht, Lebensstil und Lebensbedingungen.[2] Differenzen entstehen daher nicht nur aus unterschiedlichen ethischen beziehungsweise moralischen Normen, sondern auch aus den Voraussetzungen des Lebensstils heraus: Sogenannte „Lohas"[3] scheinen bei der Wahl der Produkte die Moral auf ihrer Seite zu haben; ärmere Menschen, die sich um Normen der Nachhaltigkeit nicht kümmern wollen, haben dagegen einen im Vergleich kleineren ökologischen Fußabdruck, denn sie besitzen gar nicht die Ressourcen, um so viel konsumieren zu können (Bilharz 2009).

Es wird also deutlich: Eine eindeutige Bewertung beziehungsweise überhaupt schon die Definition von ethisch korrektem Handeln fällt schwer und kann unter völlig unterschiedlichen Gesichtspunkten erfolgen: Dies resultiert auch daraus, dass die allgemeine Entwicklung und Befolgung ethisch bestimmter Ernährungskonzepte mit der Moderne neue Orientierungen erhalten hat, die in unterschiedliche Ernährungsempfehlungen einfließen. Dementsprechend werden sowohl wissenschaftlich fundierte als auch stärker ideologisch geprägte Ernährungskon-

---

[2] Zu welch unterschiedlichen Vorstellungen von Essmoral dies führen kann, beschreibt zum Beispiel Albert Wirz am Unterschied der „Natur-Orientierung" von Bircher-Benner und der „Moderne-Orientierung" von Kellogs (Wirz 1993).

[3] Bezeichnung für Anhänger eines Lebensstils, der sich an Gesundheit und Nachhaltigkeit orientiert *(Lifestyle of Health and Sustainability)*, gleichzeitig aber auch genussorientiert und technikfreundlich ist und häufig von Personen mit überdurchschnittlichem Einkommen ausgeübt wird.

zepte entwickelt, die ein breites Spektrum von Antworten auf die Frage nach dem „richtigen" Leben geben. Von sogenannten Frutariern, die nur essen, was die Natur „freiwillig hergibt" – also was direkt vom Baum fällt –, über Rohköstler, Veganer, unterschiedliche Formen von Vegetariern bis hin zu Bio- oder „Wenig-Fleisch"-Essern nach DGE- beziehungsweise Vollwerternährungs-Regeln reicht das Spektrum derer, die zwar ethischen, aber dennoch zum Teil stark unterschiedlichen Orientierungen folgen wollen.

Diese verschiedenen Ansichten und Voraussetzungen führen bei der konkreten Anwendung im Haushalt häufig dazu, dass die tatsächliche Umsetzung von Normen im Alltag nicht gelingt.

Widersprüchliche Anforderungen an Aufgaben und Funktionen der Haushalte

Anforderungen an die Lebens- und Haushaltsführung und ihre Widersprüchlichkeiten werden insbesondere dann deutlich, wenn ihre Auswirkungen auf die einzelnen Haushaltsaufgaben und -funktionen betrachtet werden. Daneben gibt eine Betrachtung des Wandels dieser Funktionenzuschreibung Aufschluss über den generellen Wandel der Gesellschaft und des Blickes auf die Familie.

In der Haushaltswissenschaft nach 1945 wurden zunächst vier zentrale Aufgaben beziehungsweise Funktionen beschrieben: eine generative, eine regenerative, eine soziale und eine ökonomische (vgl. Tab. 6.1).

Dem traditionellen Haushalts- und Familienverständnis entsprechend finden sich deutliche Parallelen zwischen diesen Funktionen eines Haushalts und denen

Tab. 6.1 Traditionelle Funktionen und Aufgaben des Haushalts. (Quelle: eigene Darstellung nach von Schweitzer 1991, S. 222 ff.)

Funktionen	Aufgaben
Generative Funktion	Leistungen für die Generationenfolge
Regenerative Funktion[a]	Psychische und physische (Gesund-)Erhaltung der Lebens- und Arbeitskraft
Sozialisationsfunktion	Leistungen zur Eingliederung der Einzelnen in Gemeinschaft und Gesellschaft
Ökonomische Funktion	Versorgungsleistungen des Haushalts als Beitrag zur gesellschaftlichen Wohlfahrt

[a] Die generative und regenerative Funktion werden in der Soziologie auch zusammengefasst zur Reproduktionsfunktion.

einer Familie. Bei anderen Einteilungen der Funktionen eines Haushalts wird die Individualisierung von Lebensstil und Lebensführung stärker betont (vgl. Tab. 6.2). Eine Erweiterung dieser Funktionen, wie sie zum Beispiel Michael-Burkhard Piorkowsky auf Basis der sozialwissenschaftlichen Diskussionen vorgenommen hat, verweist deutlich auf den gesellschaftlichen Wandel und die veränderten Handlungsfelder und Herausforderungen von Haushalten (2000, S. 19 f.). Mit diesen „neuen Haushaltsfunktionen" (vgl. Tab. 6.3) werden einerseits die Zunahme an individueller Freiheit (selbstbestimmteres Leben) und andererseits die Zunahme an Verantwortung für Prozesse hervorgehoben, die zwar nicht direkt durch die private

Tab. 6.2 Aufgaben des Haushalts. (Quelle: eigene Darstellung nach Blosser-Reisen 1980, S. 37 ff.)

Funktionen	Aufgaben
Ökonomische Funktion[a]	Harmonisierung von Zielen und Mitteln
Kulturelle Funktion	Verwirklichung von Wertsetzungen im Rahmen der Lebensgestaltung
Soziale Funktion	Persönlichkeitsbildung innerhalb einer sozialen Gemeinschaft

[a] Ökonomie beinhaltet hier jeglichen Umgang mit Ressourcen

Tab. 6.3 Ergänzende „neue" Funktionen des Haushalts. (Quelle: Methfessel 2003, S. 146 nach Piorkowsky 2000, S. 19 f.)

Funktionen	Aufgaben
Individuelle Autonomie	Betonung von Diversität statt Konformität; Ablehnung von Hierarchie und Diskriminierung insbesondere in Hinblick auf ethnische Gruppen und soziale Normen (z. B. Geschlechterverhältnisse)
Individuelle Lebensqualität	Recht auf Versuch und Irrtum, nach eigenen Vorstellungen glücklich werden zu können (wie z. B. Lebensstil oder sexuelle Orientierung)
Politische Funktion	Mehr Mitsprache in der formalen Politik, aber auch mehr Verantwortung und Verpflichtungen sowie Möglichkeiten informellen Bürgerengagements
Ökologische Funktion	Aktivitäten zum Umweltschutz; Beachtung der Folgen für die Umwelt bei Lebensstil, Haushaltsproduktion und Konsum (inklusive Mobilität, Wohnen etc.)
Globale Solidarität	Anerkennung von kulturellen Unterschieden und Akzeptanz aller Nationen und ethnischen Gruppen; Streben nach Wohlstandsausgleich auf globaler Ebene

Lebensführung bestimmt werden können, auf die das Haushaltshandeln aber Einfluss hat (Methfessel 2003).

Diese Integrationsaufgaben verlangen nicht nur umfassende Kompetenzen, sie sind auch nicht widerspruchsfrei möglich. Sie erfordern den in der „Zweiten Moderne" gebotenen „reflexiven Umgang" (Beck et al. 1996) mit widersprüchlichen Herausforderungen, um zu einer „individuellen Alltagsmoral" zu gelangen (Barlösius 2004).

Für das Erreichen dieser Ziele liegen noch keine konsistenten Lösungen vor. Allerdings: Je mehr die komplexen Bedingungen der Lebensführung berücksichtigt werden, desto eher können ethische Anforderungen an das Ernährungshandeln erfüllt werden.[4]

Eigene Rationalität und Ökonomie

Bei der Frage, was der Mensch essen darf, stehen Mitglieder privater Haushalte vor der Überlegung, welche Ziele in welcher Rangfolge und in welchem Spannungsverhältnis für sie Relevanz haben. Dies gilt unabhängig davon, ob ihnen die moralisch-ethische Dimension der Handlungsentscheidung bewusst ist oder nicht. Im Ernährungsalltag kann es beispielsweise vorkommen, dass

- bei einer Einladung zu viele, teurere und üppigere Speisen auf den Tisch kommen, als gesundheitlich oder aus Nachhaltigkeitsgründen wünschenswert wäre,
- ein harter Arbeitstag durch bevorzugte Speisen wie Schnitzel und Pommes frites sowie alkoholische Getränke belohnt und damit ein psychischer Ausgleich geschaffen wird,
- den Kindern Süßigkeiten gegeben werden, um sie zu loben oder zu trösten,
- Fett gespart wird, um die Schönheit oder die Gesundheit zu erhalten oder wiederzuerlangen,
- Fertiggerichte genutzt werden, um Zeit zu sparen,
- in der Grillsaison „Fleisch das Gemüse" ist.

Dementsprechend wird jeweils unterschiedlichen Haushaltsfunktionen entsprochen und widersprochen, werden die einen Bedürfnisse befriedigt und andere zurückgestellt, wird der „soziale Frieden" innerhalb der Lebensgemeinschaften oder mit ihrer Umwelt erhalten und gestört.

---

[4] Vgl. hierzu auch die Ergebnisse des Projektes Ernährungswende (Stieß et al. 2005).

In der Diskussion um rationales Verhalten werden Handlungen von Menschen – ob bewusst oder unbewusst – nur nach den jeweils spezifischen Rationalitätsanforderungen der Betrachter bewertet. In jeder Alltagshandlung kommen jedoch mehrere und unterschiedliche Rationalitäten zusammen und werden – je nach Situation – hierarchisiert und zu einer „eigenen Rationalität" beziehungsweise „eigenen Ökonomie" zusammengefasst (Methfessel 1992; Kaufmann 2006; Grauel 2013).

Beim Umgang mit den unterschiedlichen Herausforderungen im privaten Ernährungsalltag stehen demnach mehrere Rationalitäten im Konflikt miteinander, auch wenn dies weder von Betroffenen noch von den Beobachtenden so wahrgenommen wird. Solche Konflikte werden zudem durch vielfältige historische und kulturelle Prozesse beeinflusst (s. Trummer im vorliegenden Band). Diese Widersprüche können nicht vollständig beseitigt, sondern allenfalls reduziert werden. Ein wichtiger Schritt in Richtung einer derartigen Reduktion wäre daher der Aufbau neuer, handhabbarer Alltagsroutinen.

Wissen wollen und können – Handeln wollen und können

Eine ethische Ernährung als Bestandteil nachhaltigen Haushaltens benötigt Kompetenzen. Folgt man dem aktuell häufig genutzten Kompetenzbegriff, der auf den Entwicklungspsychologen Franz E. Weinert (1999) zurückgeht, dann wird Kompetenz erlernt und umfasst nicht nur Wissen, sondern auch Können (Fähigkeiten und Fertigkeiten) und Wollen (Motivation und Volition). Eine solche Kompetenz zu erlangen, muss ermöglicht werden. Breite Gräben liegen zwischen den bisherigen Anforderungen an eine ethische Ernährung und den inneren (Verhalten) und äußeren (Verhältnissen) Möglichkeiten, diesen zu entsprechen. Bezogen auf das individuelle Handeln sind – der Differenzierung des Begriffes folgend – mehrere Bedingungen zu erfüllen:

- Über die Kenntnisse der Zusammenhänge kann die Notwendigkeit der Veränderungen erkannt und zum Handeln motiviert werden.
- Damit Kenntnisse zu Wissen und Können werden, müssen sie mit Handlungskompetenzen verbunden werden.
- Die Umsetzung von Vorhaben und das Erreichen von Zielen werden umso wahrscheinlicher, je besser sie sich in den Alltag integrieren lassen und zu Routinen werden.
- Nicht nur die Notwendigkeit von Veränderungen, sondern auch das Vertrauen und die Erfahrung, dass das individuelle Handeln sinnvoll ist und positive Fol-

gen haben kann, ermöglichen die Volition, die Willenskraft, auch entferntere
Ziele erreichen zu wollen.

- Darin eingeschlossen sollte auch sein, wie im Diskurs beziehungsweise Disput
unterschiedlicher Interessenvertretungen Orientierung gefunden und mit widersprüchlichen und sich wandelnden Normen und Werten umgegangen werden
kann (Jansen 2009).

All dies benötigt eine konstruktive öffentliche Diskussion – und Bildung!

Schulische Ernährungsbildung

Schulische Ernährungsbildung für alle ist notwendig, weil die Weiterentwicklung
von Esskultur eine gesellschaftliche Aufgabe ist, die nicht mehr alleine durch
Tradierungen in den Familienhaushalten erfüllt werden kann (Heindl et al. 2011;
Methfessel und Schlegel-Matthies 2011). In Schulcurricula werden Gesundheit,
Nachhaltigkeit ebenso wie Toleranz und Sozialverhalten als grundlegende Normen
für alle Fächer gesetzt.

Schulische Bildung hat somit den Auftrag, den Entwicklungsstufen entsprechend Normen und Werte zu vermitteln, diese ethisch zu begründen und zu reflektieren sowie Wege aufzuzeigen und einzuüben, wie diese Normen und Werte
handlungsleitend werden können. Wird solcherart schulische Bildung nicht auch
systematisch mit Möglichkeiten einer selbstbestimmten Alltagsgestaltung verbunden – wie dies eine gute Ernährungsbildung leisten sollte und durch das Projekt
REVIS (Reform der Ernährungs- und Verbraucherbildung in Schulen) gefordert
wird (EVB 2005) –, so bleibt sie „träges Wissen" und wird nicht in den eigenen
Alltag übernommen (Methfessel 2009; Brandl 2013). Hinzu kommt, dass Kinder
und Jugendliche im Alltag wie auch in der Schule sinnvolle und akzeptable Handlungsalternativen kennenlernen sollten.

Ernährungsbildung steht vor der Aufgabe, den Umgang mit Widersprüchen zu
lehren und die Widersprüche auch zu leben.[5] In der sogenannten Fachpraxis, die
alle Entscheidungs- und Arbeitsprozesse für die Nahrungszubereitung und -versor-
gung erfasst (oder erfassen sollte), werden durch Normen geleitete Alltagsroutinen
eingeübt. Diese umfassen Hygieneregeln und rationelle Arbeitsverfahren ebenso
wie gesundheitsförderliche Speisen und Zubereitungsweisen, die zudem Dimensionen der Nachhaltigkeit entsprechen. Zugleich sollte reflektiert werden, welchen

---

[5] Kritische Analyse und Reflexion, aber auch Frustrations- und Ambiguitätstoleranz sind
daher auch wichtige Ziele des REVIS-Curriculums (EVB 2005).

ethischen Zielen die vorgegebenen Normen folgen und dass sich diese historisch und situationsbedingt ändern können, ohne dass daraus Beliebigkeit folgt (Methfessel und Schlegel-Matthies 2013). Die Philosophen Konrad Ott und Lieske Voget sprechen hier von „Moralitätskompetenz" (Ott und Voget 2013, S. 9). Jugendliche sollten lebensweltbezogen in ethische Diskurse einbezogen werden. Entscheiden werden sie letztendlich für sich selbst. Im REVIS-Curriculum findet sich daher die Formulierung, dass Schüler „reflektiert und selbstbestimmt" handeln können sollen (EVB 2005). Die gleichzeitige Vermittlung und kritische ethische Reflexion von Normen erfordert von Lehrkräften, dass sie sich selbst in den Prozess einbeziehen. Gelingt dies nicht, gewinnen Moralität oder Beliebigkeit die Oberhand.

Öffentliche Ernährungsbildung

Bildung bezieht sich allerdings nicht nur auf die institutionalisierte schulische Bildung, die zudem gesichert und reformiert beziehungsweise ausgebaut werden müsste. Tagtäglich werden Menschen – über Medien oder anderweitige öffentliche Diskurse – informiert und in Auseinandersetzungen um „richtiges Handeln" und „richtiges Essen" verwickelt. Zudem haben auch die alltäglichen Esssituationen und die damit verbundenen Erfahrungen „Bildungseffekte". Leider sind diese Prozesse nicht immer förderlich. Die Vielzahl sich widersprechender Informationen, die nicht selten von ökonomischen Interessen geleitet werden, verunsichern und stumpfen ab, was den Interessen wiederum nutzt (Methfessel 2005). Die gleiche Funktion hat die Abfolge der Skandale rund um die Lebensmittelproduktion.

Dabei ist eine öffentliche, auch über die Medien geführte Diskussion durchaus notwendig. Kritische Diskussionen über Skandale können helfen, bestehende Strukturen zu hinterfragen sowie Alternativen zu suchen und zu nutzen. Gefordert ist unter anderem, die Herausforderungen einer fleischessenden Gesellschaft ernsthaft zu diskutieren: Die Themen reichen von der Haltung und Tötung von Tieren über die Realität der Lebensmittelproduktion von der Landwirtschaft zum Teller bis hin zum Verständnis kultureller Essstrukturen und damit auch des eigenen Essverhaltens. Sie sind also bereits vorhanden – nur fehlt oft eine ernsthafte und bildende Diskussion. Beispiele von Skandalen und von Verlockungen, Abschreckungen oder Manipulationen geben vielleicht Anlass zur Reflexion, ersetzen sie aber nicht. Ernsthafte Auseinandersetzungen mit den Bedingungen und Folgen der realen Produktion sollten vermitteln, welche Strukturbestandteile sich nicht ändern können, ohne dass dies auch Auswirkungen auf das Alltagshandeln hat.

Die von Eva Barlösius analysierten moralisierenden Polarisierungen gut/ schlecht beziehungsweise richtig/falsch, natürlich/künstlich (inklusive einer oftmaligen Glorifizierung von Traditionen) oder bezogen auf das Essverhalten bewusst verzehrend versus unkontrolliert drauflosessend (2004) sind ebenfalls kontraproduktiv, weil sie keine wirkliche ethische Reflexion zulassen, sondern allenfalls schlechtes Gewissen und distinktive Bevormundung erlauben. Reflexionsprozesse bedürfen stattdessen alltagsgerechter Handlungsalternativen.

Aus Medienperspektive wird häufig von einer Vertrauenskrise gesprochen. Der Blick auf die alltägliche Haushaltsführung macht deutlich, dass es sich – stattdessen und zusätzlich – um eine Kompetenz- und Handhabungskrise handelt. Auf allen Ebenen fehlen Kompetenzen: zu Grundlagen einer bedarfsgerechten Ernährung, zu Entscheidungen über Ernährungsregeln und -konzepte, zur Beurteilung und Beschaffung von Nahrungsmitteln, zu ihrer Lagerung, Zubereitung und Entsorgung.

Je weniger der Konsument weiß, desto eher kann er verunsichert, manipuliert und betrogen werden. Je weniger Handlungsmöglichkeiten vorhanden, je eingeschränkter die Routinen und je abhängiger sie vom Lebensmittelmarkt sind, desto weniger kann im Zweifelsfall auf Alternativen zurückgegriffen werden. Schon die alltägliche Versorgung benötigt meist mehr Kompetenzen, als durchschnittlich im Haushalt vorhanden sind. Handeln nach moralisch-ethischen Werten und Normen verlangt allerdings noch mehr. Die genannten Kompetenzen sind zwar eine Voraussetzung, im Alltag werden jedoch häufig dennoch die Grenzen ethischen Ernährungshandelns erfahren.

Ernährung im Alltag

Neben der Förderung der eigenen Gesundheit sowie dem Tier- und Naturschutz hat die Förderung einer nachhaltigen globalen Entwicklung als ethische Dimension der Ernährung an Bedeutung zugenommen. Damit entfernen sich die leitenden Normen und Werte zunehmend von den Erfahrungen der Einzelnen und fordern diesen auch die Beachtung einer „Fernmoral" (Beck et al. 1996) ab – eine „Fernmoral", die zudem den alltäglichen Ohnmachtserfahrungen widerspricht.

Aber auch wenn diese sozusagen in die Küche hineingelassen wird, kommen mit ihr die Probleme: Bereits die angesichts der „Fleischproblematik" notwendigen ethischen Lösungsansätze hinsichtlich eines völligen Fleischverzichtes oder zumindest stark reduzierten -konsums werden nicht umgesetzt, obwohl sie im Grunde einfach klingen.

Daraus erwachsen auch bei einer feststellbaren Differenz zwischen formulierter Moralposition und Handeln spezifische moralische Haltungen (Barlösius 2004).

Welchen und wessen Interessen ist zu folgen?

Verständnis für ein (aus Betrachtersicht) „moralresistentes Handeln" lässt sich gewinnen, wenn nachvollzogen wird, wie in der Geschichte moralische Vorgaben dazu dienten, soziale Strukturen zu erhalten und Kontrollen sozial Schwächerer zu legitimieren.

Für den Widerstand gegen Bevormundungen war und ist nicht nur der ungleich verteilte Zugang zum (beim Essen zu kontrollierenden) Überfluss verantwortlich. Wesentlich war auch, dass den einen verboten wurde, was die anderen für sich reklamierten. Vom Jagd- und Wildverbot, von der Zuordnung von Nahrungsmitteln nach Geschlecht und Klasse, von diversen kirchlichen und weltlichen Auslassungen darüber, was „dem einfachen Mann" gebührt und was nicht (z. B. Hülsenfrüchte statt Fleisch) über soziale Kontrollen der Arbeiter durch sozial engagierte oder missionierende Bürger bis hin zu medizinisch begründeten Reglementierungen und zur Stigmatisierung der Adipositas beziehungsweise der Adipösen reicht die Palette der Einmischungen (Hoffmann 1959; Blank 1975; Tornieporth 1979; Klotter 1990; Montanari 1993; Tanner 1996; Barlösius 2011; Zimmer und Klotter 2011).

Wenn heute der schlechtere Gesundheitszustand sozial Schwacher mit einem prekäreren Gesundheitsverhalten in Verbindung gebracht wird, dann werden nicht nur „gesundheitsfeindlichere" Lebensbedingungen übersehen. Von den Betroffenen wird verlangt, dass sie angesichts oftmals geringerer Lebensfreuden auch noch dort ihre Selbstbestimmung aufgeben, wo der alltägliche Genuss angesiedelt ist: beim Essen. Hinzu kommt die Erfahrung, dass die Anforderungen anderer an das Verhalten der Einzelnen (zu) häufig durch Interessen dieser anderen bestimmt sind. Dies immunisiert auch gegen ethisch zu rechtfertigende Anforderungen an ein angemessenes Ernährungsverhalten.

Die Ernährung der Einzelnen ist zwar schon lange keine Privatangelegenheit mehr, sie wird aber immer noch als solche empfunden – und verteidigt. Bedenkt man, wie bedeutsam das Essen meist für Identität und Lebensqualität ist, wie wechselnd und widersprüchlich wissenschaftliche Informationen und Forderungen sind und wie einschränkend viele Vorgaben empfunden werden, so ist dies verständlich (Barlösius 2011; Methfessel 2011; Methfessel und Schlegel-Matthies 2011; Zimmer und Klotter 2011).

Eine Abschottung gegenüber Ansprüchen von außen kann nämlich durchaus sinnvoll sein. Schon lange sind Medizin und auch Ernährungswissenschaft nicht mehr nur im Interesse der Gesundheit tätig. Nicht nur, dass ihre Vertreter an der Gesund- beziehungsweise Krankheit verdienen und damit auch ein Interesse an Dramatisierungen haben; Ärzte und Ernährungswissenschaftler verdienen zum Teil auch an der Entwicklung dubioser Ernährungskonzepte oder dem Verkauf problematischer Produkte. Im Konkurrenzkampf des Wissenschaftsbetriebes werden Forschungsergebnisse – ungeachtet ihrer Belanglosigkeit – zu Hypes genutzt. Ohnehin sind auch im Wissenschaftsbereich partiell Geschichtslosigkeit und damit verbundene Rückfälle in als unsinnig nachgewiesene Vorschläge existent. Wissenschaftliche Ergebnisse sind daher oft nur bedingt eine Hilfe.

Individuelle Verantwortung für gesellschaftliche Prozesse?

Die Widersprüche, mit denen Menschen in ihrer alltäglichen Lebensführung umgehen müssen, führen erfahrungsgemäß dazu, dass ethisch-moralische Anforderungen, die vorrangig auf ein verändertes Verhalten der Einzelnen ausgerichtet sind, wirkungslos bleiben. Dies gilt umso mehr, je stärker die vorhandenen Verhältnisse das gewünschte Verhalten erschweren. So werden die Einzelnen überfordert und strukturelle Begünstigungen problematischen Verhaltens ignoriert.

Solange Wachstum der zentrale (wirtschafts-)politische Leitgedanke ist, der zudem durch vielfältige und erfolgreiche Manipulationsstrukturen (von denen Werbung nur eine ist) verstärkt wird, kann vom Einzelnen schlecht „selbstbestimmte" Konsumreduktion oder -verzicht gefordert werden. Wenn Industrievertreter die Freiheit und Selbstverantwortung der Konsumenten beschwören, wollen sie in erster Linie ihren Umsatz sichern. Im Alltag kommt diese Forderung aber allen entgegen, die ihre – zumindest subjektiv als solche wahrgenommene – private Lebenswelt sichern wollen und um ihre Selbstbestimmung fürchten. Der (mehr oder weniger versteckte) Vorwurf, dass Menschen notwendige Änderungen verweigern, trifft nicht nur auf psychologisch begründbares Schutzverhalten zu, sondern auch auf gesellschaftliche Grenzen. Denn wo ist die Grenze zwischen individueller und kollektiver, durch gesellschaftliche Institutionen vertretene Verantwortung? Wer sollte worauf angesprochen werden – und wie?

Auf der anderen Seite ist die Problematik der Verantwortung nicht nur mit dem einzelnen Nahrungsmittel und seiner Produktion, sondern auch mit der Quantität des Verzehrs verbunden; und für die Häufigkeit des Verzehrs sind die Einzelnen verantwortlich. Hier müssen sie auch Ansprechpartner für ethische Diskussionen und moralische Forderungen sein. Die individuelle Wahl kann zwar durch Rahmenbedingungen beeinflusst werden: Sowohl Preis als auch Zugangsmöglich-keiten beeinflussen das Konsumverhalten; bezogen auf den Geschmack können positive Erfahrungen das Akzeptanzspektrum erweitern.[6] Letztendlich fällt die Entscheidung beim Einkauf, in der Küche und am Esstisch.

Eine offensive ethische Diskussion ist daher notwendig, weil die Bereitschaft zum gesellschaftlichen Wandel durch die Einzelnen oder gar deren Forderungen nach einem Wandel politische und marktwirtschaftliche Prozesse beeinflussen können. Was allerdings bleibt, sind die „kulturellen Schranken des Gewissens" (s. Trummer im vorliegenden Band). Kulturelle Muster können nicht einfach aus-getauscht, wohl aber gewandelt werden. Und zu einem Wandel können sowohl der ethische Diskurs als auch Wissen und Handlungskompetenz in Bezug auf Zusam-menhänge beitragen.

Welche Normen und für wen?

In einer globalen Gesellschaft bleibt keine Handlung ohne Folgen. Mit anderen Worten: Ethische Diskurse sind notwendig, sie sichern die erforderliche Reflexion von Forderungen und Folgen; sie müssen aber auch Folgen für das Alltagshan-deln zeitigen. Dazu sind moralische Anforderungen und damit verbundene leitende Normen notwendig. Mit dieser These treten jedoch viele weitere Fragen auf.

Die Entwicklung von Handlungsalternativen zur Förderung verantwortlichen Handelns gleicht dem Lavieren eines schweren Schiffs zwischen Felsen und Untie-fen. Ganz abgesehen davon, dass strenges Moralisieren selbst unmoralisch werden kann und wird, besteht die Herausforderung nicht nur in der Entwicklung und lau-fenden Überprüfung von normativen Handlungsanforderungen, wie zum Beispiel den Fleischkonsum drastisch zu senken. Vielmehr sind begleitende Diskussionen um die jeweilige Sicht auf Freiheit und Selbstbestimmung, auf Qualität und Quan-tität, auf Lebensstil und Lebensqualität ebenso notwendig wie der Respekt vor den Grenzen und Möglichkeiten der Betroffenen und den hier geschilderten Konflik-ten zwischen sich widersprechenden Anforderungen und Normen. Zum Diskurs gehört daher immer auch die schlichte Erörterung von Alltagsproblemen, wie sie außerhalb der Wissenschaft stattfindet und von Letzterer wahrgenommen und res-pektiert werden sollte (Häußler 2007).

---

[6] Dies berechtigt, mehr als einen Veggy-Day zu fordern, allerdings verbunden mit schmack-haften und verlockenden vegetarischen Alternativen, was viele Küchen noch nicht beherr-schen.

Anstelle einer Moralisierung, bei der Abwägung und Argumentation durch moralische Beurteilungen ersetzt werden, sind Analyse und Reflexion gefordert, muss der offene und auch kritische ethische Diskurs einsetzen.

Um es noch einmal hervorzuheben: Die Frage ist nicht, ob Normen gesetzt werden – das werden sie immer, ob bewusst oder nicht –, sondern welche, wie, von wem, mit welchem Interesse und für wen. Wer die alltäglichen Lebensbedingungen der Menschen und die mit diesen verbundenen Herausforderungen und Widersprüche nicht kennt und bei seinen Anforderungen berücksichtigt, darf sich nicht wundern, wenn diese dann nicht „folgen".

Statt zum Beispiel eine unüberschaubare und unstrukturierte Summe von Handlungsanforderungen mit häufig geringer Halbwertzeit zu produzieren, wäre die Generierung von Handlungsalternativen nötig, welche situationsspezifisch genutzt werden können – oder eben auch nicht.

Der Widerstand, individuell für gesellschaftliche Prozesse verantwortlich zu sein, ist auch verständlich, wenn öffentliche Institutionen ein schlechtes Vorbild geben: Schulen halten sich zum Beispiel oft selbst nicht an die von ihnen vermittelten Normen. Von Ausnahmen abgesehen besteht die Schul-Esskultur oft nur aus einer mehr oder weniger notdürftigen Verpflegung, deren Organisation als zusätzliche Belastung und nicht als Bildungsauftrag verstanden wird. Erste Bundesländer wie Berlin und das Saarland verpflichten sich allerdings immerhin, die Standards der DGE (Deutschen Gesellschaft für Ernährung) einzuhalten, das heißt zumindest gesundheitliche Ansprüche ernst zu nehmen. Auch religiöse Normen werden zunehmend beachtet, meist aber nur darauf beschränkt, dass auf Schweinefleisch verzichtet wird. Weitergehende Aspekte wie die Nachhaltigkeit finden nur in Ausnahmen einen Raum. Fehlende Institutionalisierung von Normen beziehungsweise normengerechtem Handeln führt so zu pädagogischer und politischer Doppelmoral.

Schlechte Beispiele bietet auch die Krankenhausernährung. Institutionen wie Schulen, Krankenhäusern oder auch staatlichen Behörden wird jedoch im Gegensatz zu Privatpersonen offenbar schneller verziehen, dass sie sich selbst nicht an ihre Forderungen halten. Bei ihnen wird das Argument der fehlenden personellen und finanziellen Ressourcen nicht so gnadenlos zur Diskussion gestellt. Dagegen sollen Menschen dann aber in ihrem Privatleben eine ethisch korrekte Ernährung umsetzen und sich anhören, dass Fleischskandale letztlich durch das Konsumverhalten hervorgerufen werden, weswegen besser teureres Fleisch gekauft werden sollte. Hier vermischt sich patriarchales Verhalten mit dem immer noch erfolgreichen Bemühen, bestehende gesellschaftliche Strukturen über die Individualisierung von Verantwortung zu sichern.

Die Auseinandersetzung um die notwendigen Schritte und moralischen Normen ist vor allem notwendig, um Akzeptanz für die Forderung nach einer Veränderung der Verhältnisse, nach nachhaltigeren Arbeits-, Lebens- und Konsumbedingungen zu erlangen. Svenja Zimmer und Christoph Klotter ist bei ihrer Forderung zuzustimmen, dass die Menschen erst einmal in der Form ernst genommen werden sollten, wie sie sind (2011, S. 10). Soziale Arroganz und Stigmatisierung von Betroffenen sind, wie sie zu Recht darlegen, aus ethischen Gründen abzulehnen – und zudem wirkungslos. Dennoch kann und darf niemand ausgegrenzt werden, wenn es um Forderungen nach einer nachhaltigen Entwicklung geht, denn auch dies wäre arrogant und stigmatisierend, weil diesen Menschen damit gesellschaftliche Verantwortung abgesprochen würde. Die Herausforderung der Zukunft wird sein, alle Mitglieder der Gesellschaft an der Entwicklung ethischer Diskussionen und moralischer Normen zu beteiligen und ihnen „Gestaltungskompetenz" zukommen zu lassen, und zwar im doppelten Sinne: des Könnens und des Dürfens.

Wissen, Gewissen und Lebensqualität – ein abschließendes Plädoyer

Wissen kann das Leben leichter und schwieriger gestalten: leichter, weil man bessere Entscheidungsgrundlagen besitzt und Fehler vermeiden kann; schwieriger, weil die Unbekümmertheit verloren geht. Hinzu kommt das schlechte Gewissen, vor allem bei Entscheidungen und Verhaltensweisen, die gegen gesellschaftliche Erwartungen gerichtet sind. Wenn Genuss ein schlechtes Gewissen produziert, dann bedroht Moral die Lebensqualität.

Im Rahmen der Diskussionen um Ernährung und Gesundheit beginnt man allmählich zu verstehen, dass Gesundheit und Genuss nicht in Widerspruch geraten dürfen: Zum einen beinhaltet Genussfeindlichkeit eine Abkehr vom Ziel der Lebensqualität – es lässt sich allerdings darüber reflektieren, „wie viel Genuss gut tut" (Dr. Rainer Wild-Stiftung 2008) und wie Genuss erlernt werden kann (Höhl 2009). Zum anderen wird Genussfeindlichkeit von Personen, die nicht stark ideologisch geprägt sind, abgelehnt.

Die Diskussion um eine ethisch orientierte Esskultur darf das Ziel der Lebensqualität daher nicht aus den Augen verlieren. Ohne dieses Ziel ist für die Mehrheit der Menschen die alltägliche Mühsal nicht lohnenswert. Die Belohnung für Verzicht kann nicht aufs Paradies verschoben werden. Sinnvolle, handhabbare Handlungsalternativen, die die Lebensqualität nicht nur erhalten, sondern auch steigern können, sind gefragt. Konsum macht auch Arbeit und nicht immer glücklich; vegetarisches Essen kann köstlich sein; weniger, aber besser zu essen, kann den Genuss erhöhen. Der Integration dieser Erkenntnisse in den Alltag lässt sich in aller Regel aber nur mit kleinen Schritten nähern.

Literatur

Barlösius, E. (2004). Von der kollektiven zur individualisierten Essmoral? Über das „gute Leben" und die widersprüchlichen Grundmuster alltäglichen Essens. In H.-J. Teuteberg (Hrsg.), *Die Revolution am Esstisch. Neue Studien zur Nahrungskultur im 19./20. Jahrhundert* (S. 43–50). Stuttgart.

Barlösius, E. (2011). *Soziologie des Essens. Eine sozial- und kulturwissenschaftliche Einführung in die Ernährungsforschung* (2. Aufl.). Weinheim.

Beck, U., Giddens, A., & Lash, S. (1996). *Reflexive Modernisierung. Eine Kontroverse.* Frankfurt a. M.

Bilharz, M. (2009). *„Key Points" nachhaltigen Konsums: Ein strukturpolitisch fundierter Strategieansatz für die Nachhaltigkeitskommunikation im Kontext aktivierender Verbraucherpolitik.* Marburg.

Blank, R. (Hrsg.). (1975). *Das häusliche Glück. Vollständiger Haushaltungsunterricht nebst Anleitung zum Kochen für Arbeiterfrauen. Hrsg. von einer Commission des Verbandes „Arbeiterwohl".* Frankfurt a. M. (Erstveröffentlichung 1882)

Blosser-Reisen, L. (1980). *Grundlagen der Haushaltsführung.* Baltmannsweiler.

Brandl, W. (2013). Wissen und Handeln diesseits und jenseits des „Rubikon". *Haushalt in Bildung und Forschung, 2*(3), 3–20.

Dr. Rainer Wild-Stiftung (Hrsg.). (2008). Wie viel Genuss tut gut? Fakten, Trends und Meinungen – Gesunde Ernährung interdisziplinär aufbereitet. 1, 2008. http://www.gesunde-ernaehrung.org/images/Dr_Rainer_Wild_Stiftung/07_Presse/Themenpapier/pdf/Wie_viel_Genuss_tut_gut.pdf. Zugegriffen: 10. Dez. 2013.

EVB [Ernährung und Verbraucherbildung im Internet]. (2005). REVIS – Reform der Ernährungs- und Verbraucherbildung in Schulen. Bildungsziele und Kompetenzen. http://evb-online.de/docs/kompetenzraster-vertikal-endfassung.pdf. Zugegriffen: 10. Dez. 2013.

Grauel, J. (2013). *Gesundheit, Genuss und gutes Gewissen. Über Lebensmittelkonsum und Alltagsmoral.* Bielefeld.

Häußler, A. (2007). *Nachhaltige Ernährungsweisen in Familienhaushalten. Eine qualitative Studie zur Umsetzbarkeit des Ernährungsleitbilds in der Alltagspraxis.* Gießen.

Heindl, I., Methfessel, B. & Schlegel-Matthies, K. (2011). Ernährungssozialisation und -bildung und die Entstehung einer „kulinarischen Vernunft". In A. Ploeger, G. Hirschfelder & G. Schönberger (Hrsg.), *Die Zukunft auf dem Tisch. Analysen, Trends und Perspektiven der Ernährung von morgen* (S. 187–201). Wiesbaden.

Hoffmann, J. (1959). *Die „Hausväterliteratur" und die „Predigten über den christlichen Hausstand". Lehre von Haus und Bildung für das häusliche Leben im 16., 17. und 18. Jahrhundert.* Weinheim.

Höhl, K. (2009). Gesundheit braucht Genuss. *Haushalt und Bildung, 86*(1), 28–35.

Jansen, B. (2009). Wissenschaftliche Informationen – Wie kann ich diese kritisch bewerten und nutzen? *Haushalt und Bildung, 86*(1), 21–27.

Kaufmann, J. C. (2006). *Kochende Leidenschaft. Soziologie vom Kochen und Essen.* Konstanz.

Klotter, C. (1990). *Adipositas als wissenschaftliches und politisches Problem. Zur Geschichtlichkeit des Übergewichtes.* Heidelberg.

Koch, E. (im Druck). Die Alltagsküche zwischen Genuss und Fassungslosigkeit. Ein Beitrag zum Artikel von Maleika Gralher. In P. Thapa, M. Düchs & C. Baatz (Hrsg.), Umwelt, Gründe, Werte. Abschlusstagung des Stipendienschwerpunktes „Umweltethik" der Deutschen Bundesstiftung Umwelt (DBU). (Der Band wird veröffentlicht in der Schriftenreihe des Netzwerkes Umwelt & Philosophie als Bd. 1. Weiterführende Informationen dazu im Internet unter: www.umweltphilosophie.net)

Koerber, K. von, Männle, T., & Leitzmann, C. (2004). *Vollwert-Ernährung. Konzeption einer zeitgemäßen und nachhaltigen Ernährungsweise.* Stuttgart.

Lemke, H. (2007). *Ethik des Essens. Eine Einführung in die Gastrosophie.* Berlin.

Methfessel, B. (1992). *Hausarbeit zwischen individueller Lebensgestaltung, Norm und Notwendigkeit. Ein Beitrag zur Sozioökonomie des Haushalts.* Baltmannsweiler.

Methfessel, B. (1997). Lernziel: Eigenverantwortlichkeit und Flexibilität? Gesellschaftlicher Wandel als Herausforderung für die haushaltsbezogene Bildung. In S. Gräbe (Hrsg.), *Privathaushalte im Umbau des Sozialstaates* (S. 89 –118). Frankfurt a. M.

Methfessel, B. (2003). Wandel von Lebensstil und Lebensformen – Zur gesellschaftsgestaltenden Bedeutung von Haushalten. In B. Methfessel & K. Schlegel-Matthies (Hrsg.), *Fokus Haushalt – Beiträge zur Sozioökonomie des Haushalts* (S. 129–151). Baltmannsweiler.

Methfessel, B. (2005). „Artgerecht" und mit „gesundem Menschenverstand" – zu typischen Mustern der Manipulation von Meinungen und Verhalten im Umgang mit Ernährungskonzep*ten.* In H. Heseker (Hrsg.), *Neue Aspekte der Ernährungsbildung* (S. 44 –51, 107). Frankfurt a. M.

Methfessel, B. (2009). Anforderungen an eine Reform der schulischen Ernährungs- und Verbraucherbildung. In M. Kersting (Hrsg.), *Kinderernährung aktuell. Schwerpunkte für Gesundheitsförderung und Prävention* (S. 102–116, 211–213). Sulzbach.

Methfessel, B. (2010). Das Konzept des Haushaltens im Kontext nachhaltiger Gesundheitsförderung. In Göpel, E. & Gesundheitsakademie e. V. (Hrsg.), *Nachhaltige Gesundheitsförderung. Gesundheit gemeinsam gestalten* (Bd. 4, S. 54–71). Frankfurt a. M.

Methfessel, B. (2011). Treffpunkt Familientisch. Anmerkungen zu einem Mikrokosmos. *Kulinaristik, 1*(3), 10–13.

Methfessel, B., & Schlegel-Matthes, K. (2011) Ernährung und Diätetik. In H.-W. Hoefert, & C. Klotter, (Hrsg.), *Gesunde Lebensführung – Kritische Analyse eines populären Konzepts* (S. 127–142). Bern.

Methfessel, B., & Schlegel-Matthies, K. (2013). Für eine veränderte Fachpraxis – Zur Kultur und Technik der Nahrungszubereitung und Mahlzeitengestaltung. *Haushalt in Bildung und Forschung, 2*(4), 49–60.

Montanari, M. (1993). *Vom Hunger und vom Überfluss. Kulturgeschichte der Ernährung in Europa.* München.

Ott, K., & Voget, L. (2007). Ethische Dimensionen einer Bildung für nachhaltige Entwicklung. *Online-Magazin Bildung für nachhaltige Entwicklung, 2,* 2007.

Piorkowsky, M.-B. (2000). Strukturwandel und gesellschaftliche Leistungspotentiale von Haushalten und Familien. In I. Kettschau, B. Methfessel & M.-B. Piorkowsky (Hrsg.), *Familie 2000. Bildung für Familien und Haushalte zwischen Alltagskompetenz und Professionalität. Europäische Perspektiven* (S. 15–28). Baltmannsweiler.

Schweitzer, R. von (1991). *Einführung in die Wirtschaftslehre des privaten Haushalts*. Stuttgart.

Stieß, I., Hayn, D., & ISOE [Institut für sozial-ökologische Forschung] (2005). Ernährungsstile im Alltag. Ergebnisse einer repräsentativen Untersuchung. Unter Mitarbeit von K. Götz, S. Schubert, G. Seltmann & B. Birzle-Harder http://www.ernaehrungswende.de/pdf/dp5_ernaehrungsstile.pdf. Zugegriffen: 10. Dez. 2013.

Tanner, J. (1996). Der Mensch ist, was er ißt. Ernährungsmythen und Wandel der Eßkultur. *Historische Anthropologie. Kultur, Gesellschaft, Alltag, 4*(3), 399–419.

Tornieporth, G. (1979). *Studien zur Frauenbildung* (2. Aufl.). Weinheim.

Weinert, F. E. (1999). Concepts of competence. Definition and selections of competencies: Theoretical and conceptual foundations (DeSeCo). Neuchâtel.

Wirz, A. (1993). *Die Moral auf dem Teller*. Zürich.

Zimmer, S., & Klotter, C. (2011). Die protestantische Ethik als „Geist" der Gesundheitsförderung. *Mitteilungen des IAKE [Internationaler Arbeitskreis für Kulturforschung des Essens], 18*, 2–11.

Prof. (i. R.) Dr. Barbara Methfessel war von 1989 bis 2013 Professorin für das Lehrgebiet Ernährungs- und Haushaltswissenschaft und ihre Didaktik an der Pädagogischen Hochschule Heidelberg. Ihre Arbeits- und Forschungsbereiche sind (immer noch) Ernährung und Esskultur; Ernährung, Lebensführung und Gesundheit; Ernährungs- und Verbraucherbildung.

Wer soll das bezahlen? – Künftige Ernährung unter dem Anpassungsdruck globaler Rohstoffmärkte

7

Raimund Bleischwitz

Im Winter 2011 ereignete sich eine Dürre in der nordchinesischen Weizenanbau-region der Provinzen Henan und Anhui – nur wenigen dürfte diese Region bekannt sein. China konnte den Rückgang der Produktion durch Importe kompensieren; eine Hungerkrise blieb aus. Man könnte nun sagen: *„so what?"* Aber als Folge der Nachfragesteigerung zogen die weltweiten Weizenpreise deutlich an, was alle Länder zu spüren bekamen, die Weizen importierten. Das größte Weizenimportland der Welt war zu diesem Zeitpunkt Ägypten. Und so geschah es, dass die rapide steigenden Brotpreise soziale Unruhen hervorriefen: Sie können als Mitauslöser für die politischen Umwälzungen in Ägypten und im „Arabischen Frühling" angesehen werden (Breisinger et al. 2011; Sternberg 2012).

Nahrungsmittelkrisen als Auslöser für Revolten, Revolutionen und bewaffnete Konflikte sind nicht neu. Den Revolutionen in Frankreich 1789 und in Russland 1917 gingen spürbare und schockartige Anstiege der Lebensmittelpreise voraus (Oberschall und Seidman 2005). Über die Jahrhunderte hinweg haben Rohstoffe aller Art immer Begehrlichkeiten geweckt. Die Entdeckung Amerikas 1492 war nicht zuletzt durch die Nachfrage Europas nach Gewürzen, Seide und Gold bestimmt. Und neueren Forschungen zufolge war der japanische Angriff auf den US-Luftwaffenstützpunkt Pearl Harbour im Zweiten Weltkrieg wesentlich motiviert durch das Erdöl-Embargo, das die USA gegen Japan in Kraft gesetzt hatten (Cashman und Robinson 2007, S. 135 f.).

R. Bleischwitz (✉)
Institute for Sustainable Resources, UCL University College London,
London, UK
E-Mail: r.bleischwitz@ucl.ac.uk

© Springer Fachmedien Wiesbaden 2015
G. Hirschfelder et al. (Hrsg.), *Was der Mensch essen darf,*
DOI 10.1007/978-3-658-01465-0_7

In den 1970er-Jahren bildeten die Szenarien des Club of Rome über mögliche Wachstumskrisen als Folge von Engpässen in der Rohstoffversorgung einen festen Bestandteil vieler Debatten (Meadows et al. 1972). Die – möglicherweise vorläufige – Erkenntnis lautete, dass moderne Wirtschaften längst nicht so abhängig von Rohstoffen sind wie frühere Wirtschaftsformen. Technologien und Innovationen gepaart mit menschlicher Kreativität und klug angelegten Institutionen gelten heute als Antriebskräfte des Wohlstands. Deshalb ist das verhältnismäßig rohstoffarme Deutschland eines der wichtigsten Weltwirtschaftsländer, wohingegen rohstoffreiche Länder wie Russland und Saudi-Arabien eher mit Sorge betrachtet werden.

Die aktuellen Auseinandersetzungen um Rohstoffe in der Arktis, im Chinesischen Meer oder im Sudan machen jedoch deutlich, dass die materiellen Grundlagen des Wohlstands nicht vernachlässigt werden dürfen. Es wäre eine Illusion, vom unstrittig hohen Wert des Wissens und vom Können der Ingenieure auf eine nachlassende Relevanz von Rohstoffen zu schließen. Die in Deutschland geplante Energiewende hin zu erneuerbaren Energieträgern erfordert beispielsweise, sich mit den Abhängigkeiten von Metallen auseinanderzusetzen, die für die Produktion moderner und sauberer Energien erforderlich sind – darunter chemische Elemente wie Gallium und Neodym, deren Namen lange Zeit nur Eingeweihten vertraut waren (Heinrich-Böll-Stiftung 2012).

Doch was bedeutet es, die Relevanz von Rohstoffen für moderne Wissens- und Technikgesellschaften zu erfassen? Welche Bedeutung haben Rohstoffe für die Grundbedürfnisbefriedigung der Menschen, für eine Wohlstands- und global nachhaltige Entwicklung? Kann die Energiewende in Deutschland Auftakt einer weltweiten sauberen Energieversorgung sein, wenn sie möglicherweise mit unfairen Abbau- und Verarbeitungspraktiken für Metalle und Produktkomponenten in Entwicklungsländern einhergeht? Kann sie – wie im Bereich der Biokraftstoffe beobachtbar – gut gemeint sein, aber Landnutzungskonflikte international verschärfen (IEEP 2010)?

Neue Dimension der Relevanz von Rohstoffen

Diese mit den ethischen Dimensionen der gegenwärtigen und zukünftigen Rohstoffnutzung verknüpften Fragen sowie die damit in Verbindung stehenden Problemfelder sollen im Folgenden – wie einleitend bereits angerissen – überblicksartig erörtert werden. Am Beispiel des Ressourcen-Nexus wird gezeigt, wie stark einzelne Rohstoffe in Wechselwirkungen miteinander stehen und dass die Konsequenzen aus deren Nutzung weitreichende ökologische, klimatische wie soziale Folgen nach sich ziehen. Aus dieser enormen globalen Tragweite ergibt sich dringender internationaler Handlungsbedarf, weshalb sich der zweite Teil des Beitrags mit

Empfehlungen und Lösungsansätzen bezüglich eines bewussteren und nachhaltigeren Umgangs mit den begrenzten Ressourcen beschäftigt.

Besonders spürbar sind Knappheiten und Nutzungskonflikte beim Zugang zu Land und Wasser, den Grundlagen für die Nahrungsmittelversorgung. Der Druck auf Landnutzung und Wasserversorgung nimmt weltweit zu, solange die Verstädterung anhält und die global entstehende Mittelklasse die fleischbasierte Ernährung des Westens annimmt. In den letzten zehn Jahren haben die Nahrungsmittelpreise weltweit angezogen, sie stiegen in Deutschland seit 2011 gemessen an der Inflationsrate mehr als zweimal so hoch an wie die Durchschnittspreise (Handelsblatt 2014).

Diesbezüglich ist der Ressourcen-Nexus, und hier die Wechselwirkung zwischen Landwirtschaft und Wasser, besonders wichtig. Doch nach Schätzungen der Water Resources Group (einer öffentlich-privaten Partnerschaft) dürfte die weltweite Nachfrage im Jahr 2030 um etwa 40 % über dem Wasserangebot liegen (2012, S. 9). Insbesondere in Asien sind zunehmende Wassernutzungskonflikte zu erwarten: zum einen, weil die dort überwiegend praktizierte Bewässerungslandwirtschaft längst an ihre Leistungsgrenzen gestoßen ist, und zum anderen, weil China eigene Staudammvorhaben realisiert, die das Wasserangebot in allen Nachbarstaaten zumindest gravierend beeinflussen, wahrscheinlich auch beeinträchtigen. Der indische Analyst Brahma Chellaney befürchtet ebenso politische Erpressungen bis hin zu Wasserkriegen wie der US National Intelligence Council (NIC 2012; Chellaney 2013). Dies hat wiederum Auswirkungen auf die Möglichkeit, Wasser für die Energienutzung, für den Bergbau und für die Industrie zu verwenden. Aus Vorsorgegründen müsste zumindest erheblich in Land- und Wasserwirtschaft investiert werden, doch ein Bericht des Londoner Think-Tanks Chatham House sieht exakt hier große Investitionslücken (Lee et al. 2012).

Eine neue Dimension liegt in der Größenordnung dieser Trends. Die globale Nachfrage nach Land, Energie, Nahrungsmitteln, Wasser und mineralischen Rohstoffen hat historische Höchstmarken erreicht. Während bis zu Beginn der Industriellen Revolution mehr Stoffe durch die Natur als vom Menschen bewegt wurden, sind durch die Industrieländer und spätestens mit dem Erscheinen der neuen großen Schwellenländer in den 1990er-Jahren die Vorzeichen umgekehrt: Der Mensch ist zu einer geologischen Urgewalt geworden. Er nimmt mehr als die Hälfte der Fotosynthese der Natur in Anspruch, verändert sichtbar jede Landschaft sowie die Wasserläufe auf der Erde, und er greift in sensible ökologische Regelungsmechanismen ein (Rockström et al. 2009; Steffen et al. 2011). All dies sind Folgen einer weitgehend ungebremsten Inanspruchnahme von Rohstoffen sowie ihrer Nutzung.

In den kommenden 10 bis 20 Jahren sind weitere Nachfragesteigerungen nach natürlichen Ressourcen zu erwarten; die Preise werden auf hohem Niveau enormen Schwankungen unterworfen sein und Knappheiten zur Folge haben. Bereits die Preissteigerungen seit dem Jahr 2000 haben die vorhergegangenen Preissenkungen seit dem Ende des Zweiten Weltkrieges ausgeglichen und umgekehrt. Die künftigen Knappheiten werden für Staaten, Unternehmen und für die Bevölkerung spürbar sein. „Ressourcennationalismus" wird bereits heute vom Weltwirtschaftsforum (WEF) als eines der weltweit größten Risiken betrachtet (WEF 2012). Insofern sind schwerwiegende Störungen der internationalen Märkte zunehmend wahrscheinlich. Die Risiken bewaffneter Auseinandersetzungen sowohl zwischen Staaten als auch auf lokaler Ebene steigen, vor allem in den Krisengebieten in Asien, Afrika und Lateinamerika. Die zu erwartenden Klimaveränderungen sind dabei ein zusätzlicher unter mehreren Stressfaktoren (Mildner 2011; Lee et al. 2012; Transatlantic Academy 2012).

Eine Nahrungswirtschaft von morgen muss sich mit der Größenordnung dieser Trends und mit dem Wirkungsgeflecht der Inanspruchnahme von Land, Energie, Nahrungsmitteln, Wasser und mineralischen Rohstoffen auseinandersetzen. Um den weltweiten Hunger erfolgreich zu bekämpfen, müsste nach Schätzungen der Food and Agriculture Organization of the United Nations (FAO) die Nahrungsmittelproduktion bis zum Jahr 2050 um mindestens 70 % erhöht werden – wenngleich dabei berücksichtigt werden muss, dass der Welthunger derzeit vorwiegend auf Verteilungsungerechtigkeiten und nicht auf mangelnder Produktion beruht. Zugleich ist zu konstatieren, dass die landwirtschaftlichen Produktivitätssteigerungen längst nicht mehr in früheren Größenordnungen liegen, Landnutzung zunehmenden Konflikten ausgesetzt ist und die Klimaänderungen zu zusätzlichem Anpassungsstress führen werden (Nachtergaele et al. 2011; Nkonya et al. 2011).

Der Ressourcen-Nexus

Der herkömmliche Blick auf einzelne Rohstoffe ist verengt. Natürliche Ressourcen sind durch dynamische Wechselwirkungen untrennbar miteinander verbunden (Hoff 2011; Transatlantic Academy 2012). Das Wirkungsgeflecht zwischen verschiedenen Nutzungsformen natürlicher Ressourcen ist schematisch in Abb. 7.1 dargestellt.

Um dies zu veranschaulichen: China benötigt zusätzlichen Strom zur Bewältigung seiner wachsenden Güterproduktion, die zu erheblichen Teilen in die westliche Welt geht. Ein großer Prozentsatz der neuen Stromproduktion soll durch Wasserkraft erzeugt werden. Für die großen Staudammprojekte werden Tonnen an Materialien einschließlich kritischer Metalle zur Regeltechnik benötigt, für die Produktion der Baustoffe wiederum Energie. Und: Die Nachbarstaaten in Asien beobachten mit Argwohn die Veränderung ihrer Flussoberläufe und die Tatsache, dass China sich bislang internationalen Wasserabkommen verschließt (Heinrich-Böll-Stiftung 2013, S. 24 ff.).

Verallgemeinernd lässt sich sagen, dass Handlungen von Unternehmen, Regierungen oder Haushalten, die auf die Nutzung einer Ressource ausgerichtet sind,

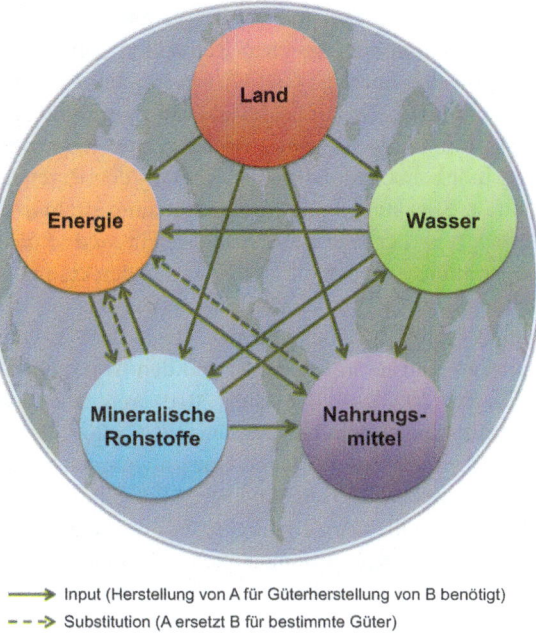

Abb. 7.1 Der globale Ressourcen-Nexus. (Quelle: Transatlantic Academy 2012)

immer auch Konsequenzen für andere Ressourcen haben, die oft unbeabsichtigt sind. Dieses Wirkungsgeflecht kann lokal überschaubar sein, sich jedoch auch in entfernten Gegenden auswirken. Wenn man so will: Der Flügelschlag einer Dürre in China oder in den USA hat Auswirkungen auf Nahrungsmittelmärkte weltweit. Sintflutartige Regenfälle in Australien beeinflussen die Märkte für Kohle und Stahl, und damit auch die Kosten für neue Windkraftanlagen und Strommasten. Insbesondere die Märkte für fossile Brennstoffe werden volatiler und unvorhersehbarer. Auch der Preis für Phosphor, einer der wichtigsten mineralischen Rohstoffe für die Düngemittelproduktion, ist hohen Unsicherheiten unterworfen.

Solche Fernwirkungen müssen also keineswegs global sein, sie treten oft dort in Form lokaler Knappheiten auf, wo die Nachfrage hoch ist und wo Nutzungssysteme und ihr soziales Umfeld fragil sind. Die ärmeren Bevölkerungsschichten, kleine Unternehmen und viele Gesellschaften und Länder in Afrika, Südasien und Südostasien sind davon besonders betroffen. Ägypten, die Philippinen und Mexiko sind beispielsweise in hohem Maße von Nahrungsmittelimporten abhängig.

Zum Wirkungsgeflecht zwischen den Nutzungsformen unterschiedlicher Ressourcen treten ökologische und soziale Folgen hinzu: Der Internationale Ressourcenrat des Umweltprogramms der Vereinten Nationen (UNEP 2010) schätzt, dass die Nutzung von agrarischen Rohstoffen entlang ihres Verarbeitungsweges ähnlich umweltintensiv ist wie die von fossilen Energieträgern und Massenmetallen. In einem international viel beachteten Beitrag schätzen Wissenschaftler um Johan Rockström, dass die planetarischen Umweltgrenzen, die durch maximale Belastungsmöglichkeiten definierbar sind, in den Bereichen Klimawandel, biologische Vielfalt, Stickstoff- und Phosphornutzung, stratosphärische Ozonausdünnung und Versauerung der Ozeane bereits erreicht sind (Rockström et al. 2009). Die Nahrungsmittelerzeugung dürfte insofern in den kommenden Jahren unter erschwerten Bedingungen stattfinden. Wetterextreme, wie sie sich in den vergangenen Jahren zum Beispiel als Trockenheit in Texas (2011), Überflutung in Pakistan (2010), Hurrikan Katrina in Louisiana und den Anrainerstaaten (2005) oder Hitzewellen in Europa (2003) und Russland (2010) ereignet haben, dürften zunehmen und neue Stressmultiplikatoren hervorrufen (IPCC 2007, 2013).

Auch die sozialen Folgen eines ungebremsten Rohstoffabbaus sind in vielen Ländern prekär. Zu Bergbau unter Missachtung von Sozialstandards, mit Kinderarbeit, unter illegalen Bedingungen oder unter den Vorzeichen von Bürgerkriegen, in denen Rohstoffeinnahmen eine Finanzierungsquelle darstellen, kommen Korruption und eine allgemeine Missachtung von Beteiligungsrechten der lokalen Bevölkerung. So werden zum Beispiel die Standards des International Council for Mining and Metals (ICMM) in einigen Ländern und von einigen Unternehmen systematisch unterlaufen. Der *Resource Governance Index* des Revenue Watch Institute (2013) zeigt, dass insbesondere in Afrika und Asien mangelnde Transparenz, fehlende Steuermoral, Korruption und schlechte Regierungsführung Hand in Hand gehen. Öffentliche Subventionen verschärfen die potenziellen Krisen: Die internationalen Subventionen für Biokraftstoffe belaufen sich nach Schätzungen auf circa 20 Mrd. US\$ in Anbau und Nutzung (IEA et al. 2010). Die sozialen und ökologischen Folgen sind auch in asiatischen Schwellenländern wie Indien und China zu sehen, wo einzelne Regionen reichhaltige Vorkommen an Rohstoffen besitzen und sich einem hohen Druck der Zentralregierung ausgesetzt sehen, diese kostengünstig zur Verfügung zu stellen, obwohl dort teils seit Jahrhunderten Land- und Waldwirtschaft betrieben werden.

Das Prinzip Verantwortung in der Rohstoffnutzung

Beide Problemkreise der Rohstoffnutzung – die ökologischen wie die sozialen Folgen – werden trotz besserer Kenntnisse nicht geringer. Einerseits existieren Foren und Plattformen wie die *Natural Resource Charter* (NRC 2014) oder das *Model Mining Development Agreement* (MMDA 2014), in denen Prinzipien und rechtlichpolitische Ratschläge für gute bergbauliche Praxis ausgetauscht werden – viele Bergbauunternehmen sind sich ihrer Verantwortung durchaus bewusst. Andererseits befinden sich neue Vorkommen zunehmend in sensiblen Ökosystemen, außerhalb vorhandener Rechtsprechung oder in fragilen Ländern wie Afghanistan, Irak, Sudan, Tschad beziehungsweise in autoritär regierten Staaten wie im Iran, in Zentralasien oder in Teilen Lateinamerikas. Die Umsetzung von Mindestnormen und die Realisierung von Entwicklungschancen sind dort ungleich schwieriger als in etablierten Bergbauländern. Neue Bergbauunternehmen unter der Kontrolle solcher Staaten sind schwer in einschlägige Prozesse wie die *Extractive Industries Transparency Initiative,* die sich um Transparenz im Bergbau bemüht, zu integrieren (EITI 2014).

Daraus folgt eine doppelte Verantwortung der westlichen Industriestaaten (Bleischwitz und Pfeil 2009; Reder und Pfeifer 2012):

- Zum einen eine allgemeine Verantwortung aufgrund der hohen Inanspruchnahme von natürlichen Ressourcen im weltweiten Vergleich. Die durchschnittliche Inanspruchnahme von Ressourcen pro Kopf liegt in Deutschland nach dem Indikator „Globaler Materialaufwand", der die Vorleistungen aus dem Ausland und deren ökologische Rucksäcke mit erfasst, bei etwa 73 t pro Jahr und mehr als doppelt so hoch wie im Weltdurchschnitt (Bringezu et al. 2011). Davon sind etwa 90 % nichterneuerbare Ressourcen wie fossile Energieträger, Metalle und Baumineralien. Die Europäische Union (EU) mag zwar ein großer Anbieter landwirtschaftlicher Erzeugnisse sein, aber diese sind (a) auf umweltschädliche Weise subventioniert und (b) nimmt sie netto deutlich mehr Land in Anspruch als der Weltdurchschnitt: Die durchschnittliche Inanspruchnahme von Anbaufläche eines EU-Bürgers liegt circa ein Drittel über dem Weltdurchschnitt, weitgehend verursacht durch die Futtermittelimporte für die Fleischproduktion (ebd.).
- Zum anderen eine spezifische Verantwortung derjenigen, die für die Steuerung von Stoffströmen zumindest eine Teilverantwortung tragen, also durch die Beteiligungen westlicher Unternehmen auch eine Verantwortung der verarbeitenden Industrie, der Verbraucher und der Akteure im Bereich Recycling und Entsorgung. Der hohe Anteil der Nahrungsmittelabfälle ist hier besonders verantwortungslos. Eine Lebenszyklus-Sicht muss jedoch immer mit bedacht werden: Es sind nicht alleine die Verbraucher, die Abfälle verursachen. Letztlich müssen auch die Klimaveränderungen in einer integrierten Sichtweise betrachtet werden, weil die energiebedingten Treibhausgasemissionen an vielen Stationen des Nutzungsweges fossiler Energieträger entstehen und weil die landwirtschaftlichen Emissionen vergleichbar mit denen im Verkehrsbereich sind. Insofern müssen sich im Sinne des in der Umweltpolitik bekannten Verursacherprinzips viele Akteure koordinieren.

Die Frage nach Umrissen einer künftig fairen Rohstoffwirtschaft kann bei diesem „Prinzip Verantwortung" (Jonas 1979) ansetzen. Dabei ist jedoch ein grundlegendes Problem zu berücksichtigen: Die Rohstoffvorkommen sind ungleich verteilt. Die erdgeschichtlichen Prozesse der Herausbildung fossiler Energieträger und mineralischer Rohstoffe haben einige Gebiete begünstigt und andere nicht – dies sind geologische Tatsachen. Insofern kann jede ethisch motivierte und wirtschaftspolitisch ambitionierte Neuverteilung nur vorhandene ungleiche Ausstattungen reduzieren und deren Folgen erträglich machen. Zur Verantwortung gehört insofern ebenso, dass internationaler Handel mit Rohstoffen und rohstoffintensiven Produkten offen bleibt, um allen Menschen und allen Regionen die gleichen Zugangschancen zu ermöglichen.

In Afrika kommen Potenziale und deren Hemmnisse in besonderer Weise zusammen: Einerseits sind die Chancen des Kontinents aufgrund fruchtbarer Böden und reichhaltiger Vorkommen besonders hoch, andererseits sind die politischen Begebenheiten und fehlende Rechtssicherheit der Bauern gegenüber internationalen Investoren besonders prekär. Der 2010 erstelle *Food Security Risk Index* (FSRI) zeigt diesbezüglich die hohe Verwundbarkeit der Länder südlich der Sahara auf (Maplecroft 2010).

Da der Raubbau an Ressourcen ein allgemeines Symptom ist, läge ein interessanter Ansatz darin, den Gesamtbestand der geologischen und anthropogenen Ressourcen einschließlich der nutzbaren Böden und Grundwasservorkommen als „gemeinsames Erbe der Menschheit" *(common heritage of mankind)* anzusehen. Mit anthropogenen Ressourcen ist der in Produkten und Infrastrukturen gespeicherte Materialbestand gemeint, der potenziell wiederverwendbar ist. Für Metalle trifft dies im Grundsatz bereits heute zu, auch wenn die weltweiten Recyclingraten oft erschreckend niedrig liegen. So könnten insbesondere Städte nachhaltiger und in entstehenden Nischen Biodiversität und Landwirtschaft wieder angesiedelt werden.

Bisherige Erfahrungen mit dem Ansatz *common heritage of mankind* konnten bereits in den Bereichen Antarktis, Meeresboden, Weltraum, Weltmeere (Seerechtsabkommen) und Weltkulturerbe gemacht werden. Diese Erfahrungen sind raumbezogen und könnten daher in einem ersten Schritt integrierte Landnutzung dort erleichtern, wo wichtige Ökosysteme und zugleich Nahrungsmittelanbau nachhaltig gemanagt werden sollen. Zudem könnte der Ansatz ein grenzübergreifendes regionales Management erleichtern, etwa im Bereich der rohstoffreichen und landwirtschaftlich fruchtbaren Großen Seen in Afrika. Eine konzeptionelle Weiterentwicklung müsste dabei faire Eigentumsrechte und Nutzungsentgelte für Abbauregionen und die lokale Bevölkerung vorsehen.

Ein entsprechender internationaler Rechtsrahmen könnte in einer Art Verhaltenskodex, einem *Code of Conduct,* auch dezentral entstehen, unter Beteiligung von regionalen Regierungen, Wirtschaft und Nichtregierungsorganisationen. Er würde es erleichtern, Ziele und Prioritäten für die Grundbedürfnisbefriedigung, internationale Gerechtigkeit und Nachhaltigkeit zu formulieren. Mittelfristig müsste als Ziel sogar vorstellbar sein, Nutzungsprinzipien und Reduktionsziele im Interesse aller Menschen zu formulieren und Souveränitäten, wo erforderlich, einzuschränken. Aus wirtschaftspolitischer Sicht hieße dies, der an sich zweckfreien Marktwirtschaft normative Ziele zuzuordnen und einen Rechtsrahmen zu schaffen, in dem die Allokation von Gütern öffentlichen Belangen Rechnung trägt. In einer etwas weiter gefassten Perspektive reflektiert dies die Debatten über Fähigkeiten und Freiheit (Sen 2000) und eine internationale Ordnung für Gerechtigkeit (Pogge 2011).

Auf dem Weg dahin sollte es möglich sein, die in Deutschland und in der EU bestehende Produktverantwortung um eine internationale Ressourcen- und Materialverantwortung zu erweitern und zu ergänzen. Damit ist gemeint, dass Stoffströme entlang ihrer internationalen Nutzungssysteme besser koordiniert und nachhaltig gemanagt werden sollten. Dabei kann eine Schließung (agro-)industrieller Kreisläufe beispielsweise durch die Rückführung von Phosphor aus Abwasserströmen, die Nutzung von Biomasseabfällen für die Biogasherstellung, die Kaskadennutzung von Holz und anderer Biomasse und dergleichen mehr angestrebt werden. Der Verfahrenstechniker Michael Braungart etwa zeigte anhand des von ihm zusammen mit William McDonough entwickelten *cradle-to-cradle*-Konzeptes, dass sich zyklische Ressourcennutzung durchaus rechnen kann (Braungart und McDonough 2002). Für Unternehmen würden dadurch neue Märkte für Stoffstrominnovationen entstehen, die teils innerhalb bisheriger Produktlinien und teils horizontal entlang von Stoffnutzungen erschlossen werden könnten.

Mögliche Eckpunkte künftiger Nutzungspfade

Bei allen Herausforderungen sollte nicht vergessen werden, dass zwei ökonomische Motive handlungsleitend werden können:

1. Das Interesse der gewerblichen Industrie weltweit an Erhöhungen der Ressourceneffizienz, das heißt an Prozessinnovationen, die die Energie-, Wasser- und Materialkosten reduzieren, und an Neuerungen, durch die ressourceneffiziente Produkte, Dienstleistungen und Infrastrukturen angeboten werden können. Trotz aller Unsicherheiten über volatile Preise und risikobehaftete Trends liegen hier die Märkte der Zukunft.

2. Das Interesse der rohstoffexportierenden Entwicklungsländer an Nahrungsmittelsicherheit und einem zukunftsfähigen Bergbau, das heißt an eigenem Anbau, langfristig sicheren Investitionen und einer Nutzung der Erlöse für den Aufbau von nachhaltigen Gesellschaften. Was läge also näher, als Markttransparenz zu erhöhen, Spekulation und Korruption einzudämmen, international abgestimmt schrittweise umweltschädliche Subventionen zu senken, Extraktionssteuern einzuführen sowie Lohn- und Einkommenssteuern zu senken? Dies würde zugleich die menschliche Arbeit fördern und Preissignale für eine rationelle Nutzung und einen langfristig sinkenden Verbrauch geben. Landwirte würden im besten Sinne des Wortes für die nachhaltige Bewirtschaftung von Land entlohnt.

Die EU und Deutschland haben sich auf die Ziele eines sinkenden Verbrauchs von Primärmaterialien, einer deutlichen Reduktion der energiebedingten CO_2-Emissionen und einer Erhöhung der Ressourceneffizienz mit einem hohen Anteil erneuerbarer Energieträger verständigt (EU 2011). Die Leitmärkte der Zukunft können so hier und heute demonstriert werden. Zugleich sollten Deutschland und die EU ihre internationalen Aktivitäten ausdehnen und den Exportländern faire Rohstoffpartnerschaften anbieten, die das volle Know-how in Landnutzung, Metall-Recycling, Wasser- und Umweltmanagement und im Aufbau einer zukunftsfähigen Landwirtschaft sowie Industrie in einer offenen Gesellschaft umfasst. Eine Reduktion der Wasserrucksäcke, das heißt des Wasserverbrauchs bei der Herstellung von Importprodukten, und eine sinkende Netto-Inanspruchnahme von Land sollten ebenso dazugehören. Dabei sollte keine Scheu vor Motiven wie „gesunder Ernährung", „Ressourcenschonung", „Suffizienz" und „gemeinsam nutzen und gerecht teilen" gepflegt werden: Kultureller und sozioökonomischer Wandel gehen Hand in Hand.

Literatur

Bleischwitz, R., & Pfeil, F. (Hrsg.). (2009). Globale Rohstoffpolitik – Herausforderungen für Sicherheit, Entwicklung und Umwelt (Reihe EINE WELT Bd. 23). Baden.

Braungart, M., & McDonough, W. (2002). *Cradle to cradle. Remaking the way we make things*. New York.

Breisinger, C., Ecker, O., & Al-Riffai, P. (2011). *Economics of the Arab Awakening: From revolution to transformation and food security*. IFPRI Policy Brief 18.05.2011. Washington, DC.

Bringezu, S., O'Brian, M., & Schütz, H. (2011). Beyond biofuels: Assessing global land use for domestic consumption of biomass. A conceptual and empirical contribution to sustainable management of global resources. *Land Use Policy, 29*, 224–232.

Cashman, G., & Robinson, L. C. (2007). *An introduction to the causes of war. Patterns of interstate conflict from World War I to Iraq.* Plymouth.

Chellaney, B. (2013). *Water. Asia's new battleground.* Washington DC.

EITI [Extractive Industries Transparency Initiative]. (2014). What is the EITI? Homepage of the Initiative. http://eiti.org/eiti. Zugegriffen: 23. Feb. 2014.

EU [Europäische Union]. (2011). *Mitteilungen der Kommission an das Europäische Parlament, den Rat, den Europäischen Wirtschafts- und Sozialausschuss und den Ausschuss der Regionen. Fahrplan für ein ressourcenschonendes Europa.* Brüssel.

Handelsblatt (2014). Weltweit steigende Nachfrage. Friedrich erwartet höhere Lebensmittelpreise. 16.01.2014. http://www.handelsblatt.com/politik/deutschland/weltweit-steigende-nachfrage-friedrich-erwartet-hoehere-lebensmittelpreise/9339386.html. Zugegriffen: 19. Feb. 2014.

Heinrich-Böll-Stiftung (Hrsg.). (2012). International resource politics. New challenges demanding new governance approaches for a green economy. Report of the Heinrich-Böll-Stiftung 26. http://www.boell.de/ecology/resources/resource-governance-ecology-publication- international-resource-politics-14873.html. Zugegriffen: 22. Jan. 2014.

Heinrich-Böll-Stiftung (Hrsg.). (2013). *perspectives. Politische Analysen und Kommentare. Asien. Kupfer, Kohle und Konflikte. Ressourcen und Ressourcenabbau in Asien.* Berlin.

Hoff, H. (2011). Understanding the Nexus. Background Paper for the Bonn 2011 Conference: The water, energy and food security Nexus. Stockholm Environment Institute. Stockholm.

IEA [International Energy Agency], OPEC [Organization of the Petroleum exporting countries], OECD [Organization for economic cooperation and development], & World Bank (Hrsg.). (2010). Analysis of the scope of energy subsidies and suggestions for the G-20 Initiative. http://www.oecd.org/env/45575666.pdf. Zugegriffen: 23. Feb. 2014.

IEEP [Institute for European Environmental Policy]. (2010). *Anticipated indirect land use change associated with expanded use of biofuels in the EU – An analysis of member state performance.* London.

IPCC [Intergovernmental Panel on Climate Change]. (2007). Climate change: Summary for Policymakers. In M. L. Parry, O. F. Canziani, J. P. Palutikof, P. J. van der Linden & C. E. Hanson (Hrsg.), *Climate change 2007: Impacts, adaptation and vulnerability. Contribution of working group II to the fourth assessment report of the Intergovernmental panel on climate change.* (S. 7–22). Cambridge.

IPCC (2013). Climate change 2013. The physical science basis. T. F. Stocker, D. Qin, G.-K. Plattner, M. Tignor, S. K. Allen, J. Boschung, A. Nauels, Y. Xia, V. Bex & P. M. Midgley (Hrsg.). *Working group I contribution to the fifth assessment report of the intergovernmental panel on climate change.* Cambridge.

Jonas, H. (1979). *Das Prinzip Verantwortung: Versuch einer Ethik für die technologische Zivilisation.* Frankfurt a. M.

Lee, B., Preston, F., Kooroshy, J., Bailey, R., & Lahn, G. (2012). *Resources futures (A Chatham House Report).* London.

Maplecroft. (Hrsg.). (2010). Maplecroft Food Security Index and interactive global map. http://maplecroft.com/about/news/Food_Security_Pressrelease.pdf. Zugegriffen: 19. Feb. 2014.

Meadows, D. H., Meadows, D. L., Randers, J., & Behrens, W. W. (1972). *Die Grenzen des Wachstums. Bericht des Club of Rome zur Lage der Menschheit.* Stuttgart.

Mildner, S.-A. (Hrsg.). (2011). *Konfliktrisiko Rohstoffe? Herausforderungen und Chancen im Umgang mit knappen Ressourcen* (Potential conflicts from resources? Challenges and chances out of scarce resources). Stiftung Wissenschaft und Politik. SWP-Studie 05/2011. Berlin.

MMDA [Model Mining Development Agreement Project]. (2014). MMDA Background. Homepage of the project. http://www.mmdaproject.org/?page_id=1373. Zugegriffen: 19. Feb. 2014.

Nachtergaele, F., Bruinsma, J., Valbo-Jorgensen, J., & Bartley, D. (2011). Anticipated trends in the use of global land and water resources. Edited by FAO [Food and Agriculture Organization]: SOLAW Background Thematic Report – TR01. Rome. http://www.fao.org/fileadmin/templates/solaw/files/thematic_reports/TR_01_web.pdf. Zugegriffen: 19. Feb. 2014.

Nkonya, E., Gerber, N., Baumgartner, P., von Braun, J., de Pinto, A., Graw, V., Kato, E., Kloos, J., & Walter, T. (2011). The economics of desertification, land degradation, and drought. Toward an integrated global assessment. IFPRI Discussion Paper 01086. http://www.ifpri.org/sites/default/files/publications/ifpridp01086.pdf. Zugegriffen: 19. Feb. 2014.

NRC [Natural Resource Charter]. (2014). What is the charter? http://naturalresourcecharter.org/precepts. Zugegriffen: 19. Feb. 2014.

NIC [National Intelligence Council]. (2012). *Global water security: Intelligence Community Assessment*. Washington DC.

Oberschall, A., & Seidman, M. (2005). Food coercion in revolution and civil war: Who wins and how they do it. *Comparative Studies in Society and History, 47*(2), 372–402.

Pogge, T. (2011). *Weltarmut und Menschenrechte. Kosmopolitische Verantwortung und Reformen*. Berlin.

Reder, M., & Pfeifer, H. (Hrsg.). (2012). *Kampf um Ressourcen. Weltordnung zwischen Konkurrenz und Kooperation*. (Globale Solidarität – Schritte zu einer neuen Weltkultur, Bd. 22). Stuttgart.

Revenue Watch Institute. (Hrsg.). (2013). *The 2013 Resource Governance Index. A measure of transparency and accountability in the oil, gas and mining sector*. New York.

Rockström, J., Steffen, W., Noone, K., Persson, Å., Chapin, F. S. III., Lambin, E. F., Lenton, T. M., Scheffer, M., Folke, C., Schellnhuber, H. J., Nykvist, B., de Wit, C. A., Hughes, T., van der Leeuw, S., Rodhe, H., Sörlin, S., Snyder, P. K., Costanza, R., Svedin, U., Falkenmark, M., Karlberg, L., Corell, R. W., Fabry, V. J., Hansen, J., Walker, B., Liverman, D., Richardson, K., Crutzen, P., & Foley, J. A. (2009). A safe operating space for humanity. *Nature, 461,* 472–475.

Sen, A. (2000). *Ökonomie für den Menschen. Wege zu Gerechtigkeit und Solidarität in der Marktwirtschaft*. München.

Steffen, W., Persson, Å., Deutsch, L., Zalasiewicz, J., Williams, M., Richardson, K., Crumley, C., Crutzen, P., Folke, C., Gordon, L., Molina, M., Ramanathan, V., Rockström, J., Scheffer, M., Schellnhuber, H. J., & Svedin, U. (2011). The Anthropocene: From global change to planetary stewardship. *AMBIO, 40,* 739–761.

Sternberg, T. (2012). Chinese drought, bread and the Arab Spring. *Applied Geography, 34,* 519–524.

Transatlantic Academy. (Hrsg.). (2012). The global resource nexus. The struggle for land, energy, food, and minerals. P. Andrews-Speed, R. Bleischwitz, T. Boersma, C. Johnson,

G. Kemp & S. D. van Deever. http://www.transatlanticacademy.org/sites/default/files/publications/TA%202012%20report_web_version.pdf. Zugegriffen: 22. Jan. 2014.

UNEP [United Nations Environment Programme]. (Hrsg.). (2010). Assessing the environmental impacts of consumption and production: Priority products and materials. A report of the working group on the environmental impacts of products and materials to the International Panel for Sustainable Resource Management. E. Hertwich, E. van der Voet, S. Suh, A. Tukker, M. Huijbregts, P. Kazmierczyk, M. Lenzen, J. McNeely & Y. Moriguchi. http://www.rona.unep.org/documents/partnerships/SCP/Assessment_of_Env._Impact_of_SCP_on_Priority_Products.pdf. Zugegriffen: 19. Jan. 2014.

Water Resources Group. (Hrsg.). (2012). The Water Resources Group. Background, impact and the way forward. http://www3.weforum.org/docs/WEF/WRG_Background_Impact_and_Way_Forward.pdf. Zugegriffen: 23. Jan. 2014.

WEF [World Economic Forum]. (2012). Cann, O.: News release: The geopolitical outlook: future shocks. http://www.weforum.org/news/geopolitical-outlook-future-shocks. Zugegriffen: 23. Feb. 2014.

Prof. Dr. Raimund Bleischwitz ist BHP Billiton Chair for Sustainable Global Resources an der University College London (UCL) in Großbritannien und baut dort gemeinsam mit Paul Ekins das Institute for Sustainable Resources auf. Er ist habilitierter Ökonom mit den Arbeitsschwerpunkten Ressourceneffizienz, Ressourcennexus, Ressourcenpolitik und war bis Sommer 2013 lange Jahre am Wuppertal Institut für Klima, Umwelt, Energie GmbH tätig. Er war außerdem Fellow an der Transatlantic Academy und an der Johns Hopkins University (beide in Washington DC, USA) sowie am Institute for Global Environmental Strategies in Tokio, Japan.

Advocacy: Für wen sind wir Ernährungsexperten da? – Eine Problematisierung

Christoph Klotter

Die Diskussion um eine ethische Ernährung umfasst zahlreiche Komponenten: von Verteilungsgerechtigkeit über Massentierhaltung bis hin zu ökologischen Problematiken. Ein zentraler Komplex wird dabei fast immer ausgeklammert: Wie ethisch ist es überhaupt, den Menschen ihre Ernährung vorschreiben zu wollen? Und vor allem: Wie ethisch sind die zugrunde liegenden Absichten? Mit welchem Recht greifen Ernährungsexperten in einen der letzten unregulierten Bereiche des Alltags ein und wessen Wohl steht dabei tatsächlich im Fokus? Widerspricht diese Form der Bevormundung nicht dem Bild einer Gesellschaft, die sich aus eigenverantwortlichen, mündigen Bürgern zusammensetzt?

Im folgenden Beitrag soll versucht werden, diese Problematik näher zu beleuchten und darzulegen, dass Ernährungsexperten möglicherweise nicht in erster Linie das Wohl ihrer Klienten vor Augen haben, sondern dieses in einem Spannungsverhältnis aus ökonomischen, politischen und sozialen Erwartungen sogar zum Teil untergeht. Diese kritische Entwicklung unterliegt dem Druck einer Gesellschaft, die ihre Normen und Werte zunehmend auf die Bereiche Gesundheit und Körper überträgt, für dessen Design das Individuum selbst verantwortlich sein soll. Als dem Beitrag zugrunde liegendes Beispiel wurde daher Übergewicht[1] als

---

[1] Übergewicht wird in diesem Text als übergeordneter Begriff verwendet, Adipositas nur dann, wenn explizit die krankhafte Form von Übergewicht mit einem Körpermasseindex (BMI) über 30 kg/m^2 angesprochen wird.

C. Klotter (✉)
Fachbereich Oecotrophologie, Hochschule Fulda,
Fulda, Deutschland
E-Mail: christoph.klotter@he.hs-fulda.de

© Springer Fachmedien Wiesbaden 2015
G. Hirschfelder et al. (Hrsg.), *Was der Mensch essen darf,*
DOI 10.1007/978-3-658-01465-0_8

Form eines aus gesellschaftlicher Sicht überwiegend als misslungen betrachteten Körperbildes gewählt. In der Konsequenz unterliegen übergewichtige Menschen gegenwärtig einer besonders strengen medialen und sozialen Sanktionierung.

Ein Beispiel

Im folgenden fiktiven Beispiel soll veranschaulicht werden, dass Ernährungsberatung (wie jede Form von Beratung) nicht in einem Machtvakuum angesiedelt ist (Foucault 1978), sondern von unterschiedlichen Interessenlagen durchdrungen sein kann. Wenn eine ethische Anforderung an jede Form von Beratung ist, dass die Beraterin die Interessen der zu beratenden Person vertreten muss, dann ist die Umsetzung dieser Anforderung nur dann tendenziell möglich, wenn die unterschiedlichen Interessenlagen kritisch reflektiert werden. Zu eliminieren sind die unterschiedlichen Interessenlagen nicht. Sie sind real vorhanden. Diese werden nun überspitzt im Sinne der Idealtypenbildung nach Max Weber skizziert (1968, S. 190 ff.).

Eine deutsche Krankenversicherung hat eine Mitarbeiterin, Frau E., die Ernährungsberatung durchführt. Zu ihrer Sprechstunde kommt Frau A., 31 Jahre alt, verheiratet, zwei kleine Kinder, die einen Body-Mass-Index (BMI) von 29 hat, aber keine damit einhergehenden Folgeerkrankungen. „Noch nicht", denkt Frau E., als sie den Bericht des Hausarztes von Frau A. liest. Auch ihr Bewegungsapparat weist keine Beeinträchtigungen auf. Im Sommer schwitzt sie aber leicht, und beim Treppensteigen kommt sie außer Atem. Wenn sie nicht vor dem Spiegel steht, fühlt sich Frau A. sehr wohl und attraktiv. Schwimmbad, Sauna und Strand meidet sie. Was sie massiv ärgert, ist, wie ihre Umwelt teilweise auf sie reagiert: mit abfälligen Bemerkungen hinter ihrem Rücken, mit verächtlichem Gesichtsausdruck, mit dem Satz einer Kassiererin in ihrem Supermarkt, als Frau A. ihre Lebensmittel auf das Transportband legt: „Muss es denn so viel sein?" Diesen Supermarkt hat sie nicht mehr betreten, obwohl er der nächste zu ihrer Wohnung ist. Sie fühlt sich so vital und lebenslustig, dass sie die Empfehlung ihres Arztes, sie möge doch bitte abnehmen, nicht versteht und sich eher von ihm abgelehnt fühlt. Wie viele Ärzte haben das zu ihr schon gesagt: vor den Schwangerschaften, während der Schwangerschaften und danach! Sie kann es nicht mehr hören.

Als Frau A. der Ernährungsberaterin Frau E. gegenübersitzt, rafft sie ihren ganzen Mut zusammen und sagt mitten im Besprechen des für sie noch zu erstellenden Ernährungsprotokolls: „Eigentlich will ich gar nicht abnehmen. Mir geht es gut. Meine Kinder und mein Mann lieben mich so, wie ich bin." Frau E. ist verwirrt und antwortet in ihren Augen besonnen: „Das kann ich gut verstehen. Es geht ihnen ja im Moment gut, und sie kriegen alles hin, aber dass dies so bleibt, ist eher unwahrscheinlich. Je älter Sie werden, umso eher bekommen Sie Diabetes und andere unangenehme, mit Übergewicht verbundene Krankheiten. Wenn Sie jetzt etwas tun, dann kann ihnen vieles erspart bleiben." Wäre Frau E. in diesem Augenblick nicht in ihrer Rolle als Ernährungsberaterin gewesen, hätte sie möglicherweise einen anderen Ton angeschlagen: „Schauen Sie doch mal in den Spiegel. Sie sind schwabbelig. Was meinen Sie, wie lange Ihr Mann das noch mit ihnen aushält? In ein paar Jahren steigen wegen Ihres zu erwartenden metabolischen Syndroms meine Abgaben für die Krankenversicherung. Auch die Arbeitgeberanteile an der Krankenversicherung steigen. Damit ist der Wirtschaftsstandort Deutschland gefährdet. Nur weil Sie sich nicht zu beherrschen wissen und alles in sich hineinfressen, wie es Ihnen so passt. Das mache ich doch auch nicht. Meinen Sie, mir fällt es leicht, auf so vieles verzichten zu müssen? Ich muss mich doch ständig zusammennehmen. Spaß macht das nicht, aber ich will doch nicht so fett wie Sie werden."

Frau A. merkt, dass sich Frau E. innerlich aufregt, und schlägt genüsslich zurück. Das kann sie gut. Schließlich ist sie wissenschaftliche Mitarbeiterin am Universitätsklinikum: „Sicherlich kennen Sie die Studien, insbesondere von Katherine M. Flegal (2013), die sehr gut belegen, dass ein BMI zwischen 25 und 30 mit dem niedrigsten Mortalitätsrisiko korreliert. Nehmen Sie es mir nicht übel: Wir sind ungefähr gleich alt. Sie sind, wenn ich das so sagen darf, untergewichtig. Die gruppenstatistische Wahrscheinlichkeit, dass ich Sie überlebe, ist ziemlich hoch. Aber selbst, wenn das nicht so wäre, wenn, wie früher angenommen, ab einem BMI von 25 Gesundheitsbeeinträchtigungen entstünden, dann wäre ich, wie die OECD berechnet hat, ein Wohl für die Gesellschaft, weil ich kürzer leben und die Rentenkassen in geringerem Umfang in Anspruch nehmen würde" (OECD 2010).

Frau E. ist sprachlos, schweigt und ringt dann um Worte: „Leider höre ich bei Ihnen deutlich heraus, dass Sie im Moment nicht motiviert sind, abzunehmen. Dafür mögen Sie gute Gründe haben. Ich denke, dass es für Sie im Moment nichts bringen würde, eine Ernährungsberatung in Anspruch zu nehmen." Frau A., sehr zufrieden mit sich, lächelt: „Ich denke, Sie haben recht. Ich melde mich, wenn ich es mir anders überlegt habe. Und danke für die Beratung." Auch wenn Frau A. in ihren Augen einen rhetorischen Sieg errungen hat, ist sie nicht sicher, ob Frau E. vielleicht doch nicht ganz unrecht hat. Schließlich fällt ihr das Treppensteigen immer schwerer und die Knie tun ab und zu weh – ein bisschen.

Für wen arbeitet Frau E., wenn sie mit Frau A. spricht?

Das fiktive Beispiel zeigt, dass es unklar ist, für wen Frau E. arbeitet. Ist sie wie eine Rechtsanwältin nur für die Interessen ihrer Klientin da, dann muss sie diese vorbehaltlos schützen; bei Frau A. also dazu beitragen, zu klären, ob sie überhaupt abnehmen will. Zudem müsste sie als Rechtsanwältin einen Prozess gegen eine Gesellschaft führen, die Übergewicht massiv diskriminiert. Frau E. macht dies aber nicht. Sie hat sozusagen viele Klienten:

- Eine Klientin wäre durchaus auch Frau A., deren Gesundheit sie präventiv schützen will.
- Ein anderer Klient wäre ihr Arbeitgeber: ihre Krankenversicherung, die versucht, die Anzahl schwerer Krankheitsfälle zu reduzieren. Hat eine kleine Krankenkasse zu viele schwere Krankheitsfälle, so kann sie sich auf dem Markt nicht halten. Schließlich können 5 % der Versicherten 50 % der Gesamtausgaben verursachen (Schönermark et al. 2010, S. 72).
- Ein weiterer Klient kann die Gesellschaft sein. Talcott Parsons (1951) führte aus, dass unsere Gesellschaft quasi aus Überlebensgründen daran interessiert ist, dass jeder Mensch möglichst wenig krank ist und nicht allzu früh stirbt, damit er die von ihm verursachten Kosten wieder einspielt: *„From a variety of points of view, the birth and rearing of a child constitute a ‚cost' to the society, through pregnancy, child care, socialization, formal training and many other channels. Premature death, before the individual has had the opportunity to play out his full quota of social roles, means that only partial ‚return' for this cost has been received"* (ebd., S. 430). Naheliegenderweise erscheint im Lichte des Ansatzes von Parsons eine behandlungsbedürftige Erkrankung als ein für die Gesellschaft unerwünschter Zustand, droht sie doch die Wahrscheinlichkeit zu senken, dass ein Mitglied der Gesellschaft seine Kosten wieder einspielt. Parsons führt weiter aus, dass Krankheit nicht nur somatisch fundiert ist, sondern auch psychosomatisch oder motivational. Wer etwa nicht arbeiten will, kann so beim Arzt angeben, depressiv zu sein, und wird anschließend krankgeschrieben. Damit die Gesellschaft nicht die Kontrolle über Krankheiten und kranke Menschen verliert, muss sie nach Parsons die Rolle des Kranken definieren: Der Kranke ist vorübergehend von den Erwartungen befreit, die an ihn als Nichtkranken gerichtet sind. Er ist verpflichtet, ärztliche Hilfe anzunehmen und den Anweisungen des Arztes zu folgen. Er muss bereit sein, wieder gesund zu werden. Die Gesellschaft muss wiederum alles dafür tun, dass der sekundäre Krankheitsgewinn nicht allzu groß wird. Die Vorteile durch das Kranksein dürfen nicht größer sein als der Wunsch, wieder gesund zu werden. Kranksein muss demnach mit erheblichen Unannehmlichkeiten verbunden sein (ebd.).
- Als ein Klient im weiteren Sinne ist die historische Epoche zu begreifen (im weitesten Sinne auch eine ganze Zivilisation), in der wir leben beziehungsweise die bereits zurückliegt, unser gesellschaftliches Zusammenleben aber immer noch maßgeblich prägt. Mit Letzterer ist hier der aufgeklärte Absolutismus ge-

meint. Was ist das? Der preußische Staat Friedrichs II. (1712–1786) wird als aufgeklärter Absolutismus begriffen, weil er einerseits freie Religionswahl und philosophische Aufklärung wie die von Immanuel Kant zuließ, andererseits aber die staatliche Willkür, wie sie zum Beispiel noch unter Ludwig XIV. geherrscht hatte, einschränkte. Im aufgeklärten Absolutismus wurde beispielsweise die Leibeigenschaft aufgehoben. Aufgeklärter Absolutismus meint aber auch, dass der Staat die Bevölkerung im Wesentlichen unter dem Gesichtspunkt des staatlichen Nutzens betrachtete und die Würde und Integrität des Individuums weniger im Blick standen. Die Bevölkerung hatte dem Wohle des Staates zu dienen und diesen zu stärken (Birtsch 1987, S. 31 ff.). Kant bringt es bei seiner Diskussion, was denn nun Aufklärung sei, auf den Punkt: Es stehe jedem Menschen frei, zu denken, was er will, aber als Bürger habe er seine ihm auferlegten Pflichten zu erfüllen. Da gebe es keine Wahl. Und diesen Pflichten kann er nur nachgehen, wenn er hinreichend gesund ist. Also gehört es auch zu den Pflichten jedes Einzelnen, für den Staat gesund zu bleiben (Kant zit. nach Zehbe 1994, S. 57). Der Geist des aufgeklärten Absolutismus erklärt heute Nikotin und Übergewicht zu den Feinden individueller und gesellschaftlicher Gesundheit. Dieser Geist sorgt sich hingegen nicht um die Schlafdauer, um die Arbeitsdauer, auch nicht intensiv um das Problem der Arbeitslosigkeit. All die genannten Faktoren können Gesundheit beeinträchtigen und Leben verkürzen. Umgekehrt ist die Sexualität nicht zu vernachlässigen, die über die Maßen gesundheitsförderlich zu sein scheint (Jannini et al. 2009). Aber keine Krankenversicherung denkt daran, denjenigen Bonuspunkte zuzusprechen, die hinreichend gut belegen können, dreimal in der Woche 30 min lang Sex zu haben. Ganz offenkundig ist das Programm des aufgeklärten Absolutismus löchrig. Diese Löchrigkeit hat System, denn er ahndet nur das, was historisch Sinn macht. Der vom Geist des aufgeklärten Absolutismus durchdrungene Kampf gegen das Übergewicht stützt sich auf die abendländische Geschichte. Er greift sich das Übergewicht als Angriffsziel heraus, weil Übergewicht all das repräsentiert, was das Abendland, um sich selbst zu konstituieren, ablehnt: Maßlosigkeit und Sünde, Müßiggang und Laster. Er pickt sich potenzielle Gesundheitsprobleme wie Schlaflosigkeit oder maßloses Arbeiten deshalb nicht heraus, weil viel Arbeiten und wenig Schlafen nahezu perfekt zu dieser Ethik passen.

Welche Konsequenzen zieht Frau A.?

Wenn Frau E. die Gesundheit ihrer Klientin Frau A. langfristig verbessern will, dann würde sie im Wesentlichen nur für Frau A. arbeiten. Schließlich geht es um ihr Wohlbefinden, auf dass sie möglichst lange beschwerdefrei lebe. Aber das ist

– natürlich auch im Interesse ihrer Krankenversicherung – eine glückliche Fügung. Diese verstärkt sich, wenn im Sinne Talcott Parsons Frau A. wohl in der Lage sein wird, die Kosten zurückzuzahlen, die sie ihrer Gesellschaft verursacht hat. Friedrich II. würde zufrieden lächeln, könnte er mit ansehen, wie Frau A. ihren BMI auf 26 reduziert.

Dieser Fall findet jedoch nicht statt, wenn Frau A. nicht daran denkt, ihren BMI zu reduzieren, wenn Frau A. eigene Vorstellungen von ihrem Gewicht hat, wenn Frau A. in Frau E. nicht ihre Rechtsanwältin erblickt, sondern eine Gesundheitspolizistin unserer Gesellschaft, die damit beschäftigt ist, das nahezu Intimste, das Frau A. besitzt, nämlich ihren Körper, im Interesse gesellschaftlicher Belange zu kontrollieren und mithin zu enteignen. Dann könnte Frau A. sauer werden und das herausbilden, was in der Psychologie Reaktanz genannt wird: Widerstand, in diesem Fall gegen gesellschaftliche Anforderungen. Sie wird sagen: „Mein Körper gehört mir!" Das Stückchen Kuchen schmeckt ihr dann noch wesentlich besser. Dessen Verzehr wird einer kleinen Rebellion gleichkommen, die als Ritual täglich triumphierend wiederholt wird. Frau A. spürt, dass die Formel des selbstverantwortlichen Umgangs mit dem eigenen Körper nichts anderes bedeutet, als das zu tun, was die Gesellschaft erwartet. Dass Frau A. diese kleine Revolte startet, ärgert wiederum Frau E. Sie wird sich in der Öffentlichkeit darüber beschweren, dass Frau A. noch immer zu fett und süß isst und keine Einsicht zeigt.

Können die Richtlinien von WHO und DGE Frau E. helfen?

Die eben genannten Konfliktlinien werden nicht dadurch entschärft, dass sich Frau E. auf die Empfehlungen übergeordneter Organisationen, wie die Ottawa-Charta zur Gesundheitsförderung der World Health Organization (WHO) oder der Deutschen Gesellschaft für Ernährung (DGE) beruft. Deren Zielsetzungen sind so unscharf gehalten, dass Frau E. darin unterstützt wird, vielen Klienten gleichzeitig zu dienen.

Da ist zwar in der Ottawa-Charta zu lesen: *„Health promotion action aims at making these conditions favourable through advocacy for health"* (WHO 1986). Aber es wird nur allgemein von Anwaltschaft für Gesundheit gesprochen. Dass unterschiedliche Akteure unterschiedliche Interessen haben können, dass das Verhältnis von Individuum und Gesellschaft konflikthaft sein könnte, davon ist nichts zu lesen.

Dieses Problem findet sich auch im Leitbild der DGE: „Ziele und Aufgaben der DGE sind es, ernährungswissenschaftliche Erkenntnisse zu vermitteln und die Gesundheit der Bevölkerung in Deutschland durch gezielte, wissenschaftlich fundierte und unabhängige Ernährungsaufklärung und Qualitätssicherung zu fördern" (DGE 2012). Das mögliche Spannungsverhältnis zwischen gesellschaftlichen Anforderungen und dazu widersprüchlichen Bedürfnissen der Bevölkerung wird auch hier nicht sichtbar, sondern implizit mit einer Klammer zwischen Ernährungsexperten und Bevölkerung verbunden.

Sowohl die Ottawa-Charta als auch die DGE klammern zudem etwas aus: dass Gesellschaften einen gewissen Zwang auf die Individuen ausüben müssen, damit sie zum Beispiel arbeiten, damit sie keine Gesetze brechen. Bezüglich der Ernährung verhält es sich ähnlich wie bei der Arbeit. In Deutschland wird niemand gesetzlich dazu gezwungen zu arbeiten, es gibt keine Arbeitslager; vielmehr bekommen selbst die, die nicht arbeiten, staatliche Unterstützung. Bezogen auf Arbeit und Ernährung drohen bei Nichteinhaltung gesellschaftlicher Erwartungen keine Gefängnisstrafen, sondern soziale Ausgrenzung und Entzug gesellschaftlicher Anerkennung.

In diesem Zusammenhang muss aber die Frage notwendigerweise gestellt werden, ob eine Gesellschaft bezüglich der Arbeit und des Essens gleichermaßen Druck aufbauen darf. Arbeit ist eine gesellschaftliche Verpflichtung. Ohne kollektive Arbeit kann eine Gesellschaft nicht überleben. Da ist gesellschaftlicher Zwang – in angemessenem Umfang – notwendig. Das Essen wäre eher der Privatsphäre zuzurechnen, massive Eingriffe des Staates sowie eine Überpräsenz des Themas in Medien und Öffentlichkeit fördern eher die oben erwähnte Reaktanz. Zudem ist wissenschaftlich sehr schwierig zu belegen, welche Ernährung nun die richtige ist – vor allem die individuell richtige. Schließlich unterscheiden sich die Menschen hinsichtlich ihrer Gene, Konstitution, Lebensbedingungen und weiterer Einflussfaktoren. Allerdings ist gegenwärtig die Entwicklung zu verzeichnen, dass Arbeit und Essen mit ähnlichen Methoden bewertet werden.

Orientierung an der Psychologie?

Im traditionellen Selbstverständnis von Psychotherapie ist der Therapeut stets auf der Seite seines Klienten – ähnlich einem Rechtsanwalt. Der Verhaltenstherapeut, der hilft, unerwünschtes Verhalten zu modifizieren, kann bei Frau A. allerdings nichts tun, weil für sie selbst ihr Essverhalten ja nicht unerwünscht ist. Die Psychoanalyse, deren Therapieziel es neben der Behandlung psychischer sowie psychosomatischer Erkrankungen unter anderem ist, die Arbeits- und Liebesfähigkeit des Patienten zu erhalten oder zu steigern, hätte bei Frau A. ebenfalls keinen Handlungsbedarf. Schließlich klagt sie weder über Arbeitsschwierigkeiten noch über Beziehungsprobleme. Ein Gesprächspsychotherapeut versucht empathisch, den subjektiven Sinnhorizont des Klienten zu verstehen und gibt keine Ratschläge, nur Anregungen. Also auch hier ist Fehlanzeige zu vermelden: Der Gesprächspsychotherapeut würde niemals darauf drängen, dass Frau A. Gewicht reduziert. Macht es also die Psychotherapie richtig und die Ernährungsberaterin in diesem Beispiel falsch, weil sie nicht nur Frau A. als Klientin sieht, sondern auch ihre Krankenversicherung und die Gesellschaft? Aber so einfach erschließt sich diese Problematik nicht. Die Krankenversicherung, die die Kosten der psychotherapeutischen Behandlung übernimmt, hat selbstverständlich auch ein Eigeninteresse. Sie hofft, bei der Wiederherstellung der psychischen Gesundheit eines Versicherten langfristig Kosten zu dämpfen, indem zum Beispiel der Versicherte keiner stationären Behandlung bedarf. Auch wenn der Psychotherapeut also kein Übergewicht bei Frau A. behandelt, so ist es doch zumindest naheliegend, dass – wenn sich ihre psychische Gesundheit verbessert – sie ein wertvolles Mitglied dieser Gesellschaft sein kann, das 50 Jahre lang arbeitet und möglichst wenig krank wird. So arbeitet auch die Psychotherapie indirekt für die Krankenversicherung und die Gesellschaft und ist nicht zu idealisieren. Dennoch ist zu betonen, dass die Psychotherapie im Gegensatz zu Frau E. gesellschaftlichen Druck nicht unmittelbar auf Frau A. ausüben würde. In diesem Sinne kann die grundsätzliche Haltung der Psychotherapie durchaus als Orientierung für die Ernährungsberatung dienen.

Gesetz – Norm – Anerkennung

Schlankheit, eine gesunde Lebensführung und die Entscheidung für die richtige Ernährung sind in unserer Gesellschaft moralisiert (Barlösius 2011) und bilden normative Erwartungen, deren Nichteinhaltung negativ sanktioniert wird. Das vorgestellte fiktive Beispiel veranschaulicht dies. Die Ernährungsberaterin, Frau E., hat einerseits Verständnis für Frau A. Andererseits ist sie von gesellschaftlichen normativen Erwartungen durchdrungen, die, wenngleich unterschiedlich, in allen menschlichen Kulturen existieren. Zu diesen hat die Philosophin Maria-Sibylla Lotter (2012) einen theoretischen Rahmen entwickelt, der mir für die hier behandelte Thematik von grundlegender Bedeutung zu sein scheint:

„So wie sich die Bedeutung von ‚Staat' in Abgrenzung zur Fiktion eines nichtstaatlichen Naturzustands bestimmen lässt, so kann auch ein imaginärer (wenn auch sehr rudimentärer) Begriff der Person in Abgrenzung von einem menschlichen Naturzustand entworfen werden" (Lotter 2012, S. 18). Der fiktive Naturzustand käme ohne Normen und Ideale aus, würde keine moralischen Gefühle wie Scham und Schuld kennen (ebd., S. 20). Im Staat als solchem sei dies jedoch anders: „Wenn eine Person normative Erwartungen enttäuscht, dann wird angenommen, dass sie

einen Fehler gemacht hat und nicht diejenigen, die sich eine unzutreffende Erwartung hinsichtlich ihres mutmaßlichen Verhaltens gebildet hatten" (ebd.).
Also der Einzelne fehlt und nicht die Gesellschaft. Nicht die Festlegung von Schlankheitsanforderungen ist zu bedenken, sondern alleine diejenigen sind zu bezichtigen, die den Anforderungen nicht gerecht werden und sich schämen und schuldig fühlen. Ein genialer Schachzug: Die Normierer und die Normierungen geraten aus dem Blick – wie die Kamera, die filmt. Im Film ist die Kamera nicht zu sehen. Die gleichsam gefilmten Objekte, hier die Dicken, werden aber aufgrund ihrer Normabweichung nicht etwa ins Gefängnis gesteckt:

> Seit Kant verstehen die Philosophen jedoch unter dem Geltungsanspruch der Moral etwas anderes als das, was die Lebenskunst oder Klugheit empfiehlt. Moralische Einsichten, so formuliert Habermas dieses Moralverständnis, „sagen uns, was wir tun sollen" […]. Diese Schwierigkeit, begrifflich auszudrücken, worin eigentlich das Moment des Normativen besteht, hängt mit dem Umstand zusammen, dass Normen zwar die Willkür der Personen einschränken, nach unserem Alltagsverständnis aber nicht im Sinne eines Zwanges, gegen den die Personen nichts tun können. (Lotter 2012, S. 35)

Die Menschen sollen schlank sein und sich gesundheitsgerecht verhalten, aber sie werden dazu juristisch nicht gezwungen. Trotzdem dürfen diejenigen, die die Norm nicht einhalten, gesellschaftlich stigmatisiert werden, möglicherweise sogar stärker, als wenn ein Zwang ausgeübt werden würde. Lotter führt weiter aus: „Die Normengeltung [hängt] vielmehr auf mysteriöse Weise davon ab, dass die Personen selbst motiviert sind, sich entsprechend einschränken zu lassen" (ebd., S. 36). Die Übergewichtigen akzeptieren die Schlankheitsnorm und wollen sie eigentlich auch erreichen, zumindest die Mehrheit der Übergewichtigen. Das Einhalten von Normen ist so kein Automatismus, sondern subjektiv vermittelt. Die Frage ist, wie dies erfolgt. Dazu muss etwas weiter ausgeholt werden:
In der Neuzeit setzte sich die Idee eines auferlegten Gesetzes durch, das weder von Gott kommt noch transparent oder vernünftig sein muss, sondern vielmehr mit Macht verbunden ist. „Die moralischen Gesetze sind also nicht deshalb verpflichtend, weil man einsieht, dass sie vernünftig und gut sind. Verpflichtung ist vielmehr Nötigung: Der Einzelne ist genötigt, diesen Gesetzen Folge zu leisten, weil ihre Missachtung Sanktionen nach sich zieht." (ebd., S. 38) Die Menschen akzeptieren die Gewaltandrohung, weil sie letztlich für einen nützlich ist, um „einen rechtlosen Zustand illegitimer Gewalt zu beenden, in dem der private Krieg aller und die Selbstjustiz das gemeinsame Wohl und die Selbsterhaltung bedrohen" (ebd., S. 40).

Eine Gesellschaft funktioniere aus dieser Perspektive mittels Macht. Kant habe dieser juristischen Macht eine vernunftgeleitete Moral gegenübergestellt:

> Wenn man von Kant und den modernen Staatstheorien ausgeht, dann „gelten" Normen auf zweierlei Weisen, auf eine juristische und auf eine rein moralische. Die einen stützen sich auf Angst und Eigeninteresse, die anderen auf Vernunft. Wir haben es hier mit einem kulturell tief verankerten Bild vom Menschen zu tun, der auf der Vorderseite als Vernunftwesen auftritt, auf der Rückseite aber als ein asoziales Tier, das durch Angst konditioniert werden muss. Demnach wäre die Moral zwar etwas höchst Achtenswertes, aber auch etwas, womit man in der Realität eher nicht rechnen sollte. (ebd., S. 50 f.)

Lotter hebt zwei Punkte hervor, die sie auch kritisiert: Erstens ist diese Moral tendenziell individuell. Es ist mein Entwurf von Moral und potenziell von niemand anderem. Mit Kant beginnen Romantik und Anarchismus. Zweitens, und das streicht Lotter besonders hervor, trägt diese Moral nicht, sie ist löchrig wie ein Schweizer Käse, nur rudimentär handlungsleitend.

Wir haben hehre moralische Ziele, die wir nicht umsetzen können. Diese Lücke macht unsere Gesellschaft beispielsweise am Übergewicht fest, nicht etwa an sexueller Freizügigkeit oder daran, nicht zur Kirche zu gehen. Eine infolge dieser Entwicklung zu überprüfende These wäre, ob eine lange Zeit vorherrschende prüde Sexualmoral durch das massive Reglementieren des Essens ersetzt wurde: Man muss heute viel Sex haben und wenig essen. Beides sind tendenziell Zwangssysteme. Dennoch ist hervorzuheben: Wir wollen das auch. Kein moralischer Zwang ohne Wollen. Anders ist es beim Juristischen: Ich möchte falsch parken, denke aber an den Strafzettel und unterlasse es. Beim Essen reagiert nach Lotters Argumentation das kantische Subjekt – ein zutiefst gespaltenes Menschenbild: auf der einen Seite vernunftgeleitet, auf der anderen Seite das asoziale Tier, das kontrolliert werden muss. Beim Sex soll heutzutage das Tier siegen, beim Essen die Vernunft und der freie Wille. Widersacher der Vernunft und des freien Willens ist der viel beschworene innere Schweinehund – das Tier im Menschen, ein Dämon.

Weder Fremdgehen noch Verstöße gegen die Essensordnung werden juristisch geahndet. Das Fremdgehen und die *Bulimia nervosa* bleiben dann folgenlos, wenn sie nicht entdeckt werden. Übergewicht hingegen ist sichtbar, ein Kainsmal. Übergewicht eignet sich vorzüglich dafür, das Scheitern des Vernunftwesens Mensch zu veranschaulichen und genau damit darauf hinzuweisen, dass der Mensch vernunftgesteuert sein sollte, ausgestattet mit einem freien Willen (Lotter 2012).

Es wird in Politik und Medien immer wieder diskutiert, Übergewicht quasi juristisch zu sanktionieren – sei es, dass mit Übergewicht oder Adipositas vergesellschaftete Erkrankungen nicht mehr medizinisch behandelt werden, sei es, dass es dafür Maluspunkte bei der Krankenversicherung geben soll (Focus 2012;

SZ 2013). Aber würde dies greifen, dann wäre das Übergewicht durch die gesetzliche Sanktionierung der Ebene der Vernunft und Willensfreiheit enthoben. Übergewicht wird offenbar gebraucht, um Vernunft und freien Willen zu beschwören, sein Scheitern ebenso, weswegen stärkere Kontrolle des Menschen als asozialem Tier unumgänglich erscheint. Übergewicht steht paradigmatisch für das gespaltene Menschenbild Kants. Es ist damit Kulturträger schlechthin.

Das in den letzten hundert Jahren eskalierende Schlankheitsideal (Klotter 1990) bildet eine stärkere Kontrolle des Essverhaltens ab, weil offensichtlich der Mensch nicht nur vernunftgesteuert ist, sondern ein asoziales Tier, das stärker an die Leine gelegt werden muss. Es handelt sich hierbei um einen Teufelskreis, der aus dem gespaltenen Menschenbild Kants entsteht: Die sogenannte Übergewichts-Epidemie belegt in den Augen unserer Gesellschaft, dass Vernunft im Menschen nicht siegt. Das Tier Mensch muss stärker kontrolliert werden. Das Schlankheitsideal eskaliert. Den Menschen fällt es noch schwerer, die Schlankheitsnorm einzuhalten, weswegen die Kontrolle erhöht wird und die Norm weiter steigt. Nun haben wir eine Erklärung für die wahnwitzige Übersteigerung des Schlankheitsideals, warum massiv Magersüchtige als Models die Laufstege erobert haben.

Entscheidend ist, dass unsere Gesellschaft weder durch das Rechtssystem noch durch die kantische Moral zusammengehalten wird. Der Straßenverkehrsordnung stehen wir kritisch und distanziert gegenüber und versuchen häufig, sie potenziell zu übertreten, wenn es geht. An die vernunftdurchdrungene Moral halten wir uns nur partiell. Sie ist, wie Lotter schreibt, löchrig. Was ist dann die Matrix unseres Zusammenlebens? „Keine Gemeinschaft könnte allein auf der Grundlage eines kantischen Rechts- und Moralverständnisses existieren" (Lotter 2012, S. 52). Aber was ist dann der Kitt einer menschlichen Gesellschaft? Lotters Antwort: Dies ist der Wunsch, ein geachtetes Mitglied einer Gemeinschaft zu sein, deren Werte ich teile und deren Normen ich erfüllen will. Wenn ich in einer Gesellschaft, die Schlankheit hoch schätzt, nicht schlank bin, dann verletze ich meine Selbstachtung und gemeinsame Werte. „Dem entspricht die Redeweise, mit der man sich in verschiedenen Kulturen wechselseitig an seine Pflichten erinnert: ,Sei ein Mann!' ,Benimm dich wie ein Fulbe!' ,Vergiss nicht, wer Du bist!' Die Selbstachtung einer Person zeigt sich eben darin, dass sie sich bemüht, die mit diesem Rollenideal verbundenen Eigenschaften – das heißt Verhaltenserwartungen – zu realisieren" (ebd., S. 58). Und:

> Erst unter der Voraussetzung, dass eine Person irgendein normatives Selbstverständnis ausbildet, kann sich jedoch die Art von Freiheit entwickeln, die für moralische Personen grundlegend ist [...]: die Fähigkeit, eigene Wünsche im Lichte der eigenen Ideale und normativen Maßstäbe zu prüfen und eventuell zurückzustellen. Die Identifikation mit Idealen ist eine notwendige psychologische Bedingung, um freiwillig auf etwas Verlockendes verzichten zu können. (ebd., S. 60)

Genau das scheinen Übergewichtige und die angeblich ungesunden Esser nicht zu machen: Entweder haben sie keine üblichen normativen Maßstäbe und Ideale oder sie können sie nicht umsetzen oder beides. Deshalb erscheinen sie als Outlaws, als Aussätzige, als anomische Menschen, die zu unserer Gesellschaft nicht dazugehören. Dass sie eventuell andere Ideale und Maßstäbe haben, ist gar nicht vorstellbar. Die Dicken lösen Empörung aus, weil sie sich scheinbar asozial verhalten (Zimmer und Klotter 2011). Die Regeln, die andere einhalten müssen, sind ihnen dem Anschein nach egal.

Dieses kantische Subjekt, das tut, was es will, ist womöglich eher ein Ich-Ideal, das aus narzisstischer Energie gespeist wird und von Hybris durchtränkt ist. Der wohlbeleibte Mensch symbolisiert das Scheitern dieses Ich-Ideals paradigmatisch. Daher wird er verfolgt. Die Moderne wird regiert von Unerbittlichkeit und Gnadenlosigkeit.

Zusammenfassung

Advocacy: Für wen treten Ernährungsexperten ein? – Das war die Ausgangsfrage dieses Beitrages, eine Frage, die üblicherweise nicht gestellt wird. Am fiktiven Beispiel der Ernährungsberatung von Frau E. mit Frau A. wurde ersichtlich, dass die Ernährungsberaterin viele Klienten hat: ihre Krankenversicherung, unsere Gesellschaft, unsere Kultur und vielleicht auch Frau A. Frau E. erscheint Frau A. nicht nur als Gesundheitspolizistin, sie ist es auch im Sinne Talcott Parsons (1951). Sie muss dafür Sorge tragen, dass Frau A. die Kosten einspielt, die sie der Gesellschaft verursacht hat. Jedoch sollte Frau E. im Lichte der profunden Daten Katherine M. Flegals (2013) gar nicht als Gesundheitspolizistin agieren, da Übergewicht bis zu einem gewissen Grade mit dem niedrigsten Mortalitätsrisiko korreliert. Unabhängig davon muss die ethische Frage gestellt werden, ob eine Gesellschaft so massiv in ein so intimes Gebiet wie das Essen kontrollierend eindringen darf und soll und welche negativen Effekte dies zeitigt. Jenseits wissenschaftlicher Rechtfertigung agiert Frau E. als Gesundheitspolizistin, weil sie damit (auf unglückliche Weise) zivilisatorische und kulturelle Werte wie Mäßigung verteidigt und propagiert. Zudem verhandelt unsere Gesellschaft über das Übergewicht das zutiefst widersprüchliche Menschenbild Kants. Übergewicht wird benutzt, um unsere kulturelle Identität aufrechtzuerhalten. Jedoch erstickt unsere Kultur gleichsam in einem sich verschärfenden Teufelskreislauf zwischen dem Nichterreichen und dem Verschärfen von Normen. Nicht zu vergessen ist, dass das Schlechtreden des Gesundheitsstatus von Frau A. und das Schlechtreden des Ernährungsverhaltens der gesamten

Bevölkerung dazu dienen können, zu verdrängen, dass wir im Grunde in einem Schlaraffenland leben. Damit wäre unser schlechtes Gewissen entlastet, das entsteht, wenn wir auf die Millionen Menschen sehen, die leiden oder gar an Hunger sterben. Frau E. wäre dann Advokat unserer gesamten westlichen Welt.

Der Ernährungsberaterin Frau E. wäre geholfen, wenn sie die normativen Erwartungen unserer Gesellschaft und die zivilisatorischen Werte wie Mäßigung kritisch reflektieren könnte, wenn sie wüsste, für wen sie bewusst oder unbewusst Advokat ist und für sich klären würde, wie sie zu gesellschaftlichen Erwartungen wie dem Schlankheitsideal steht.

Literatur

Barlösius, E. (2011). *Soziologie des Essens. Eine sozial- und kulturwissenschaftliche Einführung in die Ernährungsforschung* (2. Aufl.). Weinheim.

Birtsch, G. (1987). Friedrich der Große und die Aufklärung. In O. Hauser (Hrsg.), *Friedrich der Große in seiner Zeit* (S. 31–46). Köln.

DGE [Deutsche Gesellschaft für Ernährung]. (2012). *Leitbild der DGE.* http://www.dge.de/modules.php?name=Content&pa=showpage&pid=6. Zugegriffen: 23. Nov. 2013.

Flegal, K. M., Kit, B. K., Orpana, H., & Graubard, B. I. (2013). Association of all-cause mortality with overweight and obesity using standard body mass index categories. A systematic review and meta-analysis. *The Journal of the American Medical Association, 309*(1), 71–82.

Focus. (2012). Szarek, D. *So teuer kommen dicke Menschen das Gesundheitssystem.* 23.10.2012. http://www.focus.de/finanzen/versicherungen/krankenversicherung/krankheitskosten-in-deutschland-so-teuer-kommen-dicke-menschen-das-gesundheitssystem_aid_844652.html. Zugegriffen: 27. Nov. 2013.

Foucault, M. (1978). *Dispositive der Macht.* Berlin.

Jannini, E. A., Fisher, W. A., Bitzer, J., & McMahon, C. G. (2009). Is sex just fun? How sexual activity improves health. *Journal of Sexual Medicine, 6*(10), 2640–2648.

Klotter, C. (1990). *Adipositas als wissenschaftliches und politisches Problem.* Heidelberg.

Lotter, M.-S. (2012). *Scham, Schuld, Verantwortung. Über die kulturellen Grundlagen der Moral.* Frankfurt a. M.

OECD [Organisation for Economic Cooperation and Development]. (2010). *Obesity and the economics of prevention – fit not fat.* http://www.keepeek.com/Digital-Asset-Management/oecd/social-issues-migration-health/obesity-and-the-economics-of-prevention_9789264084865-en#page1. Zugegriffen: 8. April 2014.

Parsons, T. (1951). *The social system.* London.

Schönermark, M., Beindorff, N., Thaden, U., & Kielhorn, A. (2010). Hoch- und Intensivnutzer im Gesundheitswesen – Eine strategische Herausforderung für die Versorgung in der gesetzlichen Krankenversicherung. *Gesundheitswesen, 2010,* 72–153.

SZ [Süddeutsche Zeitung]. (2013). *Strafen für dicke Sportmuffel?* 04.10.2013. http://www.sueddeutsche.de/gesundheit/uebergewichtige-in-grossbritannien-strafen-fuer-dicke-sportmuffel-1.1564863. Zugegriffen: 27. Nov. 2013.

Weber, M. (1968). *Gesammelte Aufsätze zur Wissenschaftslehre*. Tübingen.

WHO [World Health Organization] Ottawa-Charta. (1986). *Ottawa-Charta zur Gesundheitsförderung*. http://www.euro.who.int/de/publications/policy-documents/ottawa-charter-for-health-promotion, 1986. Zugegriffen: 25. Nov. 2013.

Zehbe, J. (1994). *Was ist Aufklärung? Aufsatz zur Geschichte und Philosophie* (4. Aufl.). Göttingen.

Zimmer, S., & Klotter, C. (2011). Die protestantische Ethik als „Geist" der Gesundheitsförderung? *IAKE Mitteilungen, 18*, 2–10.

Prof. Dr. Christoph Klotter ist seit 2003 Professor für Ernährungspsychologie und Gesundheitsförderung im Fachbereich Oecotrophologie an der Hochschule Fulda. Er studierte Psychologie, Philosophie und Mathematik in Kiel und Berlin; 1989 erlangte er seine Promotion, 1999 seine Habilitation an der Technischen Universität Berlin. Daneben absolvierte er eine Ausbildung zum Psychologischen Psychotherapeuten. Zu seinen Themenschwerpunkten gehören: Ernährungsbildung, Gesundheitsförderung und Essverhalten.

Franz-Theo Gottwald

Tiere nützen, Tiere schützen?

Das landwirtschaftlich genutzte Tier wird in den modernen Industrienationen nicht als empfindungsfähiges Lebewesen angesehen, das man hegt und pflegt, weil es wertvolle Lebensmittel für den Menschen liefert. Das sogenannte „Nutztier" wird vielmehr agrarökonomisch auf eine monetäre Größe reduziert, die es zu optimieren gilt. Das Ziel: massenhafte Produktion möglichst schnell wachsender Tiere, die möglichst wenig Futter benötigen und auch sonst bedürfnislos im Sinne eines perfekten Produktionsfaktors sind. Diese industrielle Nutztierhaltung ist Ausdruck einer Gesellschaft, die keinen Sinn für den Wert von Lebensmitteln hat und die deshalb Leben über Artgrenzen hinweg nach Kosten kategorisiert, als wäre nicht längst wissenschaftlich klar belegt, was Tiere für ein artgemäßes Leben brauchen (Gottwald und Boergen 2013, S. 11).

Es scheint, als vermögen weder die tierethischen Debatten der letzten Jahrzehnte noch der immer stärker professionalisierte Tierschutz noch rechtliche Bestimmungen das Leid der Milliarden Nutztiere zu lindern. Im Gegenteil – immer bedeutsamer aus tierethischer Sicht erscheinen die Eingriffe in die physische Unversehrtheit der Tiere: Biotechnologische Reproduktionsmethoden, genetische

F.-T. Gottwald (✉)
Institut für Agrar- und Gartenbauwissenschaften, Fachgebiet Ressourcenökonomie,
Humboldt-Universität zu Berlin,
München, Deutschland
E-Mail: info@schweisfurth.de

© Springer Fachmedien Wiesbaden 2015
G. Hirschfelder et al. (Hrsg.), *Was der Mensch essen darf,*
DOI 10.1007/978-3-658-01465-0_9

Manipulationen und die Klonierung von Zuchttieren sind aus der modernen Nutztierzucht und -haltung kaum noch wegzudenken.

Die kritischen Zwischenrufe der Ethik, die nicht nur die Legitimität und Eingriffstiefe dieser Praktiken und Systeme zu bewerten versuchen, sondern auch die Frage nach der Legitimität der Tiernutzung per se stellen, werden wohl vernommen, allein: Konsequenzen scheuen Industrie, Politik und Verbraucher gleichermaßen.

Der Tierschutz, der im Gegensatz zur Tierethik lediglich versucht, die Bedingungen erträglicher zu gestalten, scheint gelähmt angesichts der bloßen Zahl landwirtschaftlich genutzter Tiere weltweit: An die 30 Mrd. Tiere werden jedes Jahr durch den Menschen „vernutzt" – Meeresfrüchte und Fische nicht eingerechnet.[1]

Und dann ist da noch die Politik, die nicht nur auf europäischer, sondern auch auf nationaler Ebene keinen Ausweg aus dem Dilemma zwischen „Tiere schützen" und „Tiere nützen" zu finden vermag. Zu groß sind die wirtschaftlichen Interessen, die mit diesem Sektor verbunden sind, zu stark ist die Lobby der Tiernützer und zu vehement die Weigerung der Konsumenten, das eigene Verhalten zumindest zu überdenken.

Dieser beharrliche Widerstand, wissenschaftliche Ergebnisse aus der Biologie und der Nutztierethologie, aber auch aus den Humanwissenschaften und der angewandten Philosophie wahrzunehmen, anzuerkennen und dementsprechend zu handeln, ist beachtlich. Denn es ist zumindest in Westeuropa gesellschaftlicher Konsens, dass Tiere nicht leiden sollten, schon gar nicht aus trivialen Gründen wie geschmacklichen Präferenzen. Nur liegen zwischen diesem moralischen Anspruch und der alltäglichen Realität in deutschen Supermärkten Welten. Die Kluft zwischen diesen beiden Welten zu überwinden muss eines der Hauptziele der gesellschaftlich-ethischen Debatte sein. Wie gewaltig diese Diskrepanz ist, zeigt ein Blick in die Argumentationsräume von Tierethik und Tierschutz.

Welfarism contra Abolitionismus

Die Erkenntnis der ethischen Notwendigkeit, Tiere zu schützen, ist bei Weitem kein Phänomen der Moderne. Bereits in der Antike setzte man sich mit der Stellung des Tieres innerhalb der göttlichen Ordnung auseinander. Aristoteles (384–322 v. Chr.) etwa schenkte den Tieren nicht nur im Rahmen seiner Seelenlehre Beach-

---

[1] Für einen umfassenden Überblick über die vielfältigen ökologischen, gesundheitsbezogenen und sozialen Probleme der weltweiten Tierproduktion siehe den „Fleischatlas 2014" (Heinrich-Böll-Stiftung et al. 2014).

tung. Innerhalb seines umfangreichen Werkes „Tierkunde" („Historia animalum") untersuchte Aristoteles Tiere und Menschen ganz gezielt auf ihre Verschiedenheit. Es ist bemerkenswert, dass Aristoteles zwar Menschen und Tiere als andersartig darstellt, diese Unterschiede jedoch (zunächst) nicht als Grundlage für eine hierarchische Klassifizierung heranzieht. Vielmehr argumentiert er, dass Menschen zwar bestimmte Fähigkeiten hätten, über die Tiere nicht verfügen, dass jedoch umgekehrt auch Tiere über Anlagen verfügten, die der Mensch weder besitzt noch erlernen kann. So sagt er über Tiere: „Nur im Grade unterscheiden sie sich von dem Menschen und der Mensch von den anderen Geschöpfen – manches ist beim Menschen, manches bei den Tieren besser entwickelt –, während für anderes wenigstens Entsprechungen vorliegen" (Aristoteles 1957, S. 588).

Diese Argumentationslinie würde nach heutigem ethischen Verständnis in der Beachtung des Gleichheitsgebotes münden: Dort, wo Mensch und Tier sich ähneln oder gleiche Bedürfnisse haben, sind sie gleich zu behandeln, etwa in Bezug auf das Schmerzempfinden oder die Vermeidung aversiver Reize. Wenn Mensch und Tier sich jedoch unterscheiden, sind sie dementsprechend auch unterschiedlich zu behandeln. Ebenso wenig also, wie ein Mensch diskriminiert werden darf, weil er nicht wie ein Vogel fliegen kann oder weil er nicht die Schnelligkeit eines Geparts besitzt, darf ein Tier schlecht behandelt werden, nur weil es kein (nachweisbares) Bewusstsein über die Endlichkeit des eigenen Daseins besitzt. So oder ähnlich lautet die konsequente Schlussfolgerung aus der Anerkennung von Andersartigkeit, wie wir sie auch aus anderen gesellschaftlichen Bereichen kennen, etwa dem Diskriminierungsverbot hinsichtlich des Geschlechts, der Hautfarbe, der körperlichen Beschaffenheit oder der Religionszugehörigkeit.

Doch Aristoteles zieht andere Schlüsse: Für ihn sind Tiere ähnlich der biblischen Auslegung dazu da, dem Menschen zu dienen. Die Basis dieser Kategorisierung in höhere und niedere Lebewesen bildet seine Seelenlehre, innerhalb derer er Tieren zwar die Fähigkeit zur Ernährung, Wahrnehmung und Fortbewegung zuspricht, die intellektuelle Befähigung zur Vernunft allerdings nur dem Menschen zuerkennt. Dergestalt ist auch seine epistemische Stufenlehre aufgebaut: Während allen Lebewesen die Fähigkeit zur Wahrnehmung zugesprochen wird, werden Erfahrung und Erinnerung nur höheren Lebewesen zuteil, Wissen schließlich bleibt nur dem Menschen vorbehalten.

Dieses Weltbild, das das Tier dem Menschen klar unterstellt, wurde auch von den Scholastikern in die christlich-katholische Glaubenslehre übernommen, wo es zunehmend an Einfluss gewann. Es wurde so Basis und Bestandteil der heute weit verbreiteten Alltagsmoral: Es ist moralisch vertretbar, Tiere zu nützen und zu töten; nur muss dies innerhalb eines normativen Rahmens geschehen, der definiert, was ethisch vertretbar ist und was nicht. Dieser Argumentationslogik folgend ist es auch legitim, Tiere für Nahrungszwecke zu nutzen oder gar zu töten, aber dies muss unter Minimierung von Leid geschehen. Deshalb ist gesetzlich festgelegt, wie (manche) Tiere gehalten und versorgt, auf welche Weise und wie lange sie transportiert und wie sie geschlachtet werden dürfen. Diese gesetzliche Ausgestaltung sollte sich idealerweise an wissenschaftlichen Erkenntnissen orientieren, die Auskunft darüber geben, was Tiere für ein stress- und schmerzfreies, artgemäßes Leben benötigen.

Die gesellschaftlich fest verankerte Vorstellung einer abgestuften Hierarchie der Lebewesen findet Ausdruck in einer Ausgestaltung des Tierschutzes, der Tiere innerhalb ihrer Nutzung schützt. Die Vertreter dieser Auffassung werden auch als *Welfarists* bezeichnet. Sie halten eine generelle Nutzung von Tieren für vertretbar, sofern die Bedürfnisse und das Wohlbefinden der Tiere berücksichtigt werden.

Im Gegensatz dazu halten die *Abolitionists* eine Nutzung von Tieren für ethisch nicht akzeptabel, völlig unabhängig davon, ob die Tiere tatsächlich leiden oder nicht. Vertreter des Abolitionismus, dessen Ursprung eigentlich in der Abschaffung der Sklaverei liegt, sind der Ansicht, dass jedes Bestreben, das auf eine Reduktion des Leids abzielt, letztlich das eigentliche Ziel, nämlich die Schaffung einer herrschaftsfreien Gesellschaft ohne Ausbeutung der Tiere, völlig verdrängt. Der *Welfarism,* der dem Tierschutzgedanken zugrunde liegt, wird hier als nachlässige Wohlfühlethik wahrgenommen, der das tatsächlich anzustrebende Anliegen, nämlich die Schaffung einer veganen Gesellschaft ohne Ausbeutung von Tieren, konterkariert. Der abolitionistische Ansatz – obwohl der Sache nach konsequent – gilt auch heute noch selbst unter Tierschützern als radikal. Dabei gab es antike Philosophen, die, anders als Aristoteles, die Nutzung von Tieren sehr viel kritischer sahen. Pythagoras (570–510 v. Chr.) etwa, der als einer der ersten eine vegetarische Lebensweise des Menschen forderte, oder Plutarch (45–125 n. Chr.), der in seinen naturphilosophischen Schriften die Tötung von Tieren zu Nahrungszwecken ablehnte. Doch haben diese Vertreter keinen einheitlichen und in sich schlüssigen moraltheoretischen Zugang entwickelt (Baranzke et al. 2000).

Bis heute hat im Wesentlichen der amerikanische Tierrechtler und Professor der Philosophie Gary L. Francione den Abolitionismus geprägt. Er hat eine stringente Ethik entworfen, die den Veganismus als einzig ethisch vertretbare Lebensweise begründet. Francione sieht die Wurzel der moralischen Schizophrenie im Umgang mit Tieren in ihrem Status als Besitz und Ressource, die dem Menschen zur Verfügung steht. Dadurch wird der moralische Anspruch, dass Tiere einen inhärenten Wert besitzen und unnötiges Leid vermieden werden soll, ad absurdum geführt. Denn, so Francione, alles Leid, das Tiere faktisch täglich erfahren, lässt sich rechtfertigen, wenn es dem Menschen von Nutzen ist. Deshalb plädiert er für einen Status des Tieres als Rechtssubjekt, dem zwar nicht die gleichen Rechte zustehen wie Menschen, das aber nicht länger als Besitz des Menschen gelten darf, der für einseitige Zwecke missbraucht werden kann (Francione 2004).

Ausdruck des welfaristischen Tierschutzgedankens hingegen sind etwa die (Mit-)Leidsethiken. Beim Pathozentrismus (synonym: Sentientismus), der von dem britischen Utilitaristen Jeremy Bentham (1748–1832) wesentlich geprägt wurde, steht die Empfindungsfähigkeit im Vordergrund: Tiere sind moralisch zu berücksichtigen, weil sie die Fähigkeit besitzen, (Leid) zu empfinden. Benthams Ausspruch macht die Gleichheit der Empfindungsfähigkeit von Mensch und Tier zum Thema ethischer Auseinandersetzung, nicht deren Verschiedenheit: „Die Frage ist nicht: Können sie denken? Können sie sprechen? Sondern: Können sie leiden?" (Bentham 1789, S. 236)

Auf dem Pathozentrismus gründen sowohl utilitaristische Theorien wie die von Bentham oder dem australischen Philosophen Peter Singer als auch deontologische Ansätze. Wichtigster Vertreter ist hier der amerikanische Philosoph und Tierrechtsvertreter Tom Regan, der die Bedürfnisse und Rechte von „Lebenssubjekten" untersucht. Zu diesen zählen auch nichtmenschliche Tiere. Ihre moralische Berücksichtigung muss auf Grundlage der Zuschreibung gewisser Rechte stattfinden, selbst wenn sie selbst nicht in der Lage sind, moralisches Handeln kognitiv zu bewerten oder per se nicht moralisch Handelnder *(moral agent)* sein können. Denn, so die Argumentation, sie sind allemal Empfänger moralischer Handlungen *(moral patients),* ähnlich wie Kleinkinder oder Menschen mit geistigem Handicap (Regan 2004).

Arthur Schopenhauer (1788–1860) begründete eine Mitleidsethik, in deren Zentrum nicht das Leid, sondern das Mitleid steht. Zentrale These dieser Mitleidsethik ist, dass Grausamkeit und fehlendes Mitleid gegenüber Tieren des Menschen unwürdig seien. Für Arthur Schopenhauer ist Mitleid das „Fundament der Moral" (Woschnak 2012, S. 62). Mitleid – und hierbei unterscheidet sich Arthur Schopenhauer von fast allen anderen Philosophen seiner Zeit – bezieht sich auf alles Lebende und damit auch auf Tiere. Tatsächlich aber geht Arthur Schopenhauer noch über das Mitleid als Kategorie korrekten moralischen Verhaltens hinaus, wenn er sagt:

> Die vermeinte Rechtlosigkeit der Thiere, der Wahn, daß unser Handeln gegen sie ohne moralische Bedenken sei, oder, wie es in der Sprache jener [europäischen] Moral heißt, daß es gegen Thiere keine Pflichten gebe, ist eine geradezu empörende Barbarei des Occidents [...]. (Schopenhauer 1988, S. 596)

> Die Welt ist kein Machwerk und die Tiere kein Fabrikat zu unserem Gebrauch. (Schopenhauer 2010, S. 148 f.)

> Nicht Erbarmen, sondern Gerechtigkeit ist man dem Thiere schuldig – und bleibt sie meistens schuldig. (Schopenhauer 1862, S. 399)

Der Theologe, Arzt und Philosoph Albert Schweitzer (1875–1965) ließ sich von Schopenhauers Willen zum Leben inspirieren. Für seine „Ehrfurcht vor dem Leben" war jedoch nicht das Mitleid, sondern alles Lebende zentral: „Ich bin Leben, das leben will, inmitten von Leben, das leben will" (Schweitzer 2008, S. 111). Für Schweitzer kennt die Moral keine Artengrenze, der Mensch ist zu ethischem Verhalten gegenüber der gesamten Schöpfung verpflichtet:

> Nur eine umfassende Ethik, die uns auferlegt, unsere tätige Aufmerksamkeit allen Lebewesen zuzuwenden, setzt uns wahrhaft in ein inneres Verhältnis zum Universum und dem Willen, der sich in ihm manifestiert. […] Durch die Ehrfurcht vor dem Leben werden wir auf eine elementare, tiefe und lebendige Weise fromm. (ebd., S. 112)

Die Notwendigkeit ethischer Maßstäbe im Umgang mit der natürlichen Mitwelt für das menschliche Dasein begründet hier mehr oder weniger den Unterschied zwischen Mensch und Tier. Der Mensch, als einzig vernunftbegabtes Wesen, ist ob dieser Gabe moralisch dazu verpflichtet, die Würde anderer Lebewesen zu achten.

In der Argumentation ebenso wie in den daraus resultierenden Konsequenzen macht es einen nicht unerheblichen Unterschied, ob man Tiere um ihrer selbst willen oder um des Menschen willen schützt. Das wird klar, wenn man die Anfänge der Tierschutzbewegung und die ersten Normen zum Tierschutz betrachtet.

Tierschutzgesetzgebung – gestern und heute

Die Tierschutzbewegung und die darauf fußende Tierschutzgesetzgebung und -politik entstanden nicht unmittelbar aus einer ethischen Verpflichtung gegenüber dem Tier als empfindungsfähigem Wesen. Die ersten Schutzklauseln, die sich zum Tierschutz in Europa finden, gründen weniger auf dem Wunsch nach Gleichbehandlung und der Anerkennung von Bedürfnissen oder gar Rechten als vielmehr auf ökonomischem Eigeninteresse. Adäquat versorgte Tiere, die keiner Gewalt ausgesetzt waren, haben letztendlich bessere Leistungen erzielt.

Die ersten Tierschutzbewegungen in den Vereinigten Staaten, England und Deutschland und die Gründung erster Tierschutzvereine lassen sich zu Beginn des 19. Jahrhunderts einordnen. Sie entsprangen originär den Bewegungen gegen Sklaverei und für mehr Kinderschutz.

Das erste Tierschutzgesetz wurde 1822 in England erlassen. Im sogenannten *Martin's Act* wurde das Quälen von Pferden, Schafen und anderem landwirtschaftlich genutztem Vieh unter Strafe gestellt. Das Gesetz geht zurück auf die Initiative des Parlamentariers Richard Martin, der auch zu den Gründungsmitgliedern der ersten Tierschutzorganisation zählte, der Royal Society for the Prevention of Cruelty to Animals (RSPCA).

Der *Protection of Animals Act* von 1835 verbot schließlich auch Hunde- und Hahnenkämpfe, daneben wurden Hetzjagden auf Bullen, Bären und Dachse untersagt. 1876 schloss sich der Erlass des *Cruelty to Animals Act* an, der die Regelung von Tierversuchen zu wissenschaftlichen Zwecken zum Inhalt hatte.

Zu dieser Zeit, nämlich 1871, findet sich im deutschen Reichsstrafgesetzbuch (RStGB) erstmals auch ein Paragraph gegen Tierquälerei: § 360 Absatz 13 RStGB stellt Tierquälerei unter Strafe – allerdings nicht aus Gründen des Tierschutzes, sondern wegen Erregung öffentlichen Ärgers.

Die Leidensfähigkeit von Tieren nahm erstmals das Reichstierschutzgesetz von 1933 als Maßstab für rechtliche Normierung. Es stellt damit zwar einen Durchbruch in der Geschichte der Tierschutzgesetzgebung dar, Hintergrund dieser Entwicklung waren jedoch nicht ethische Überlegungen, sondern antisemitische Propaganda. So wurde etwa das betäubungslose Schächten, wie es im Judentum religiös geboten ist, unter Strafe gestellt. Nach dem Reichstierschutzgesetz mussten warmblütige Tiere vor dem Ausbluten betäubt werden. Daneben stellte § 145 b RStGB das unnötige Quälen und die rohe Behandlung von Tieren unter Strafe. Trotz des antisemitischen Hintergrunds waren etliche Formulierungen des Reichstierschutzgesetzes Grundlage für die folgende Tierschutzgesetzgebung in der BRD, DDR und in Österreich.

Erst 1972 wurde schließlich das deutsche Tierschutzgesetz (TierSchG) verabschiedet. Es entstand „aus der Verantwortung des Menschen für das Tier als Mitgeschöpf" (§ 1 Satz 1 TierSchG) und gliedert sich in insgesamt 13 Abschnitte. Ethisch relevant ist hier insbesondere der Grundsatz des Paragraphen: „Niemand darf einem Tier ohne vernünftigen Grund Schmerzen, Leiden oder Schäden zufügen" (§ 1 Satz 2 TierSchG).

Sowohl physiologisch eindeutig messbare Schmerzen und Schäden sind hier gemeint als auch der im konkreten Einzelfall zu bestimmende Begriff Leiden. Kritiker fordern an dieser Stelle eine Erweiterung des Paragraphen um den Begriff der Tierwürde. Damit sollen jene Instrumentalisierungen von Tieren erfasst werden, die eben nicht zwangsläufig Schmerzen oder Leiden verursachen, aber dennoch einen Eingriff beziehungsweise eine Herabsetzung oder Entwertung des individuellen Tieres bedeuten. Bisher hat nur die Schweiz eine kreatürliche Würde in ihrer Verfassung verankert.

Weitaus spannender und auch spannungsgeladener ist der unbestimmte Rechtsbegriff des „vernünftigen Grundes". Was ist ein vernünftiger Grund, der die Zufügung von Schmerz oder Leid rechtfertigt? Die Unbestimmtheit dieses vernünftigen Grundes und seine bisherige Auslegung haben das „Tierschutzgesetz" gewissermaßen zu einem „Tiernutzgesetz" umfunktioniert. Ist die möglichst billige und massenhafte industrielle Tierzucht und -haltung mit all ihren erheblichen und erwiesenermaßen schmerz- und stressbehafteten Einschränkungen für das Tierwohl allein dadurch zu rechtfertigen, dass die Menschen eben große Mengen billiger Produkte tierischer Herkunft konsumieren möchten? Oder anders gefragt: Ist der Fleischhunger des Menschen ein hinreichender und vernünftiger Grund für das Zufügen von Leid und das Töten eines anderen Lebewesens? Wohl kaum. Dennoch wurde weder die Formulierung noch die Gesamtproblematik bisher ernsthaft angezweifelt. Wem schließlich soll die Verantwortlichkeit zugerechnet werden? Dem Gesetzgeber oder den vollstreckenden Behörden? Den Züchtern, die Tiere derart auf Hochleistung hin selektieren und manipulieren, dass ihnen ein schmerzfreies Leben selbst bei bestmöglicher Haltung kaum möglich ist? Oder den Haltern, die an allen Ecken und Enden tricksen und sparen, um die Gewinnmarge zu erhöhen? Dem Verbraucher, der die Produkte kauft?

Tatsächlich wird innerhalb der landwirtschaftlichen Nutztierhaltung derzeit nur die Tötung männlicher Küken bei der Legehennenproduktion unter dem Gesichtspunkt des vernünftigen Grundes hinterfragt – bislang ohne ernstzunehmende Konsequenzen. In der Vergangenheit gab außerdem die massenhafte Vernichtung von Rindern während der BSE-Krise Anlass zur Prüfung des vernünftigen Grundes, auch in Bezug auf die Verhältnismäßigkeit der Maßnahme.

Doch all dies sind Einzelfälle. Dabei wäre es durchaus ethisch geboten, die Lust auf Fleisch und andere Produkte tierischen Ursprungs dahin gehend zu hinterfragen, ob die Nutzung und Tötung von Tieren für die Befriedigung einer geschmacklichen Präferenz und ohne ernährungsphysiologische Notwendigkeit überhaupt zu rechtfertigen ist.

Neben dem Tierschutzgesetz existieren verschiedene Einzelverordnungen. Im Jahr 2001 etwa trat die Tierschutz-Nutztierhaltungsverordnung (TierSchNutztV) in Kraft, die 2006 neu gefasst wurde. Sie entstand zum Schutz landwirtschaftlicher Nutztiere und anderer zur Erzeugung tierischer Produkte gehaltener Tiere und regelt neben allgemeinen Bestimmungen die Haltung von Kälbern, Legehennen, Masthühnern, Schweinen und Pelztieren. Für andere Tierarten, etwa Kaninchen und Ziegen, wird seit Langem ein entsprechendes Regelwerk gefordert – bislang ohne Ergebnis.

Auch werden nach jahrelangen Übergangsfristen viele Bestimmungen der EU-Tierhaltungsverordnung von den Produzenten nicht eingehalten. Seit dem 1. Januar 2013 etwa dürfen trächtige Sauen nicht mehr in Kastenständen gehalten werden, sondern müssen in Gruppenhaltung untergebracht werden. Die Sauen müssen die Möglichkeit haben, sich hinzulegen, weiterhin müssen die Landwirte Spielzeug anbieten, damit die Tiere sich aufgrund der reizarmen Umgebung nicht selbst verstümmeln. Doch die neuen Regelungen haben längst nicht überall Eingang in die Praxis gefunden. Selbst der Zentralverband der Deutschen Schweineproduktion e. V. geht davon aus, dass nur 75 % der Betriebe die Neuregelungen auch tatsächlich umsetzen. Deutschland droht deshalb sogar ein EU-Vertragsverletzungsverfahren (Kwasniewski 2013).

Enormen Auftrieb für die Tierschutzbewegung gab die Aufnahme des Tierschutzes ins Deutsche Grundgesetz (GG). 2002 wurde nach jahrzehntelangem Tauziehen der verschiedenen Anspruchsgruppen der Tierschutz als Staatsziel ins Grundgesetz aufgenommen. In Artikel 20a GG wurde das Tier als schützenswert eingefügt. Nur drei Wörter umfasst der Zusatz, die sogenannte „Drei-Wort-Lösung": „Der Staat schützt auch in Verantwortung für die künftigen Generationen die natürlichen Lebensgrundlagen *und die Tiere* im Rahmen der verfassungsmäßigen Ordnung durch die Gesetzgebung und nach Maßgabe von Gesetz und Recht durch die vollziehende Gewalt und die Rechtsprechung."

Die Aufnahme der Tiere in die verfassungsmäßige Ordnung der Bundesrepublik wurde von Vertretern des Tierschutzes als längst überfälliger Schritt begrüßt. Auch wenn die Instrumentalisierung von Tieren als Nahrungsmittel oder Forschungsobjekte noch immer millionenfache tägliche Praxis ist, war dieser Schritt notwendig. Denn die Staatszielbestimmung Tierschutz kann tatsächlich auch in gerichtlichen Entscheidungen erhebliche Wirkung entfalten. Vor der Erhebung des Tierschutzes in den Verfassungsrang spielte er bei kollidierenden Grundrechtsentscheidungen nur eine marginale Rolle. Güter mit Verfassungsrang, etwa die im Grundgesetz garantierte Religions- und Berufsfreiheit, wurden stets als relevanter eingestuft. Zwar leitet sich aus Artikel 20a GG kein Vorrang des Tierschutzes ab, zumindest aber muss in betreffenden Entscheidungen dem Tierschutz Gewicht beigemessen werden. Mit Eingang in das Grundgesetz ist der Tierschutz gleichwertiger Bestandteil einer Güterabwägung. Legislative, Exekutive und Judikative sind außerdem an die Staatszielbestimmung Tierschutz gebunden.

Ein nächster Schritt auf der Agenda der Tierschutzvertreter ist seit Langem die Durchsetzung eines Verbandsklagerechtes.[2] Denn die Verpflichtung aller Staatsorgane zu einem effektiven Schutz der Tiere beinhaltet laut der amtlichen Begründung den Schutz vor nicht artgemäßer Haltung, das Vermeiden von Leid sowie den Schutz vor der Zerstörung ihrer Lebensräume. Die klassische, ordnungsrechtliche Ahndung von tierschutzrelevanten Vergehen ist demnach nicht ausreichend; vielmehr geht es um eine rechtliche Ausgestaltung des ethischen Tierschutzes, die Tierleid von vornherein zu vermeiden versucht. Bestandteil eines wirksamen Tierschutzrechtes müssen also Normen sein, die eine artgemäße Haltung vorschreiben und so Tierleid verhindern. Zweitens braucht es effektive Kontrollmechanismen, und drittens, so die Forderung, muss es die tierschutzrechtliche Verbandsklage geben. Durch sie soll garantiert werden, dass etwa Vorhaben und Genehmigungen

---

[2] Der Deutsche Tierschutzbund etwa fordert seit Langem ein Verbandsklagerecht für Tierschutzorganisationen (Deutscher Tierschutzbund 2014).

auch dann einer gerichtlichen Überprüfung unterliegen können, wenn ausschließlich die Verletzung tierschutzrelevanter Normen verhandelt wird. Im Hinblick auf die Rechtssicherheit wäre ein Verbandsklagerecht zuträglich, weil die zahlreichen unbestimmten Rechtsbegriffe im Tierschutzrecht einer rascheren gerichtlichen Überprüfung und Konkretisierung unterliegen würden.

Nicht zuletzt müsste es im Sinne des Gleichbehandlungsgrundsatzes ein Verbandsklagerecht im Tierschutz geben, analog zu den Klagemöglichkeiten durch das Bundesnaturschutzgesetz im Umweltrecht (§ 58 ff. BNatSchG).

Verbesserungen für den Tierschutz haben sich viele insbesondere von der Novelle des Tierschutzgesetzes im Jahr 2012 erhofft. Im August 2012 befasste sich der Bundesrat mit dem Entwurf der Bundesregierung zur Änderung des Tierschutzgesetzes. Doch bereits der Entwurf sah keine einschneidenden Änderungen vor. Geplant waren unter anderem

- die Umsetzung der EU-Versuchstierrichtlinie;
- die Formulierung eines Qualzuchtverbotes, das explizite Regeln für Privatzüchter und ein Ausstellungsverbot für Tiere mit Qualzuchtmerkmalen beinhaltet;
- ein Verbot des Schenkelbrandes, also die Abschaffung der Ausnahmeregelung zur Kennzeichnung von Fohlen mit einem Brandzeichen, um die Zugehörigkeit zum Zuchtverband sichtbar zu machen;
- ein Verbot der betäubungslosen Ferkelkastration bis zum Jahr 2017;
- die Möglichkeit eines Verbotes bestimmter Wildtiere in Zirkusbetrieben.

Der Entwurf passierte schließlich den Bundesrat in abgeschwächter Form, sodass es sich bei der Novelle mittlerweile um kaum mehr als eine notwendige Anpassung an EU-Recht handelt. Das Verbot von Qualzuchten gilt ausgerechnet nicht für die landwirtschaftlich genutzten Tiere. Der Schenkelbrand etwa bleibt in Deutschland weiterhin erlaubt. Das ursprünglich ab 2017 vorgesehene Verbot der betäubungslosen Ferkelkastration wurde mit dem Gesetzesbeschluss auf 2019 verschoben. Dafür wurde Sodomie im neuen Tierschutzgesetz ausdrücklich verboten. Bisher konnten nur sexuelle Handlungen am Tier geahndet werden, die dem Tier unnötige Schmerzen zufügten.

Tiergerecht und fair?

Tatsächlich kann die Novellierung des deutschen Tierschutzgesetzes weder aus Sicht der Tierethik noch des Tierschutzes als Erfolg gelten. Die Überarbeitung orientiert sich nur an den ohnehin aufgrund von EU-Vorschriften notwendigen

Änderungen und ignoriert weiterhin verhaltensethologische, physiologische und gesundheitsbezogene Erkenntnisse der Wissenschaft. Auch die gesellschaftliche tierethische Diskussion, die in den vergangenen Jahren durch eine Fülle an öffentlichkeitswirksamen Publikationen, wie Jonathan Safran Foers „Tiere essen" (2010), in Gang gekommen ist, wird vollkommen ausgeblendet.

Dass nun ausgerechnet sexuelle Handlungen an Tieren wieder strafbar sind, unabhängig davon, ob sie tatsächlich Schmerz und Leid verursachen (und nur darum geht es, denn eine moralische Bewertung schließlich kann im Rahmen eines Tierschutzgesetzes überhaupt keine Rolle spielen), macht nachdenklich. Erstens, weil diese Frage schon lange in Fachkreisen diskutiert wird, insbesondere in Zusammenhang mit der Aufnahme des Würdebegriffs in das Tierschutzgesetz. Denn, so die Begründung, würde das Tierschutzgesetz explizit den Würdebegriff benennen, würden sexuelle Handlungen am Tier gewissermaßen automatisch darunter fallen. Beim Würdebegriff geht es nämlich nicht um physische Schmerzen oder Leid, sondern eine Unantastbarkeit des Wesenskerns eines Lebewesens und das Verbot einer Instrumentalisierung von Leben.

Zweitens zwingt die Entscheidung zum Nachdenken, weil sie eine deutliche Kluft offenbart: Der Novelle nach ist es rechtlich legitim, Millionen von Ferkeln ohne Betäubung zu kastrieren, es ist aber verboten, sexuell motivierte Handlungen an Tieren vorzunehmen, die zum einen weitaus weniger schmerzhaft sein können und zum anderen nur sehr wenige Einzeltiere betreffen würden. Zwar lässt sich ein Unrecht nicht durch ein anderes rechtfertigen, die Frage muss jedoch erlaubt sein, weshalb hier eine derartige Gewichtung vorgenommen wurde.

So offenbart sich anhand der Novellierung des deutschen Tierschutzgesetzes einmal mehr, dass sich die deutsche Legislative eben nicht an ihre verfassungsrechtliche Verpflichtung zum Schutz der Tiere erinnern mag, wenn hiermit große gesellschaftliche Strukturänderungen verbunden sind. Es zeigt sich ferner, dass die Tierschutzgesetzgebung in Deutschland noch immer vom Menschen her begründet wird, nicht von wissenschaftlichen Erkenntnissen der Biologie, den Bedürfnissen oder dem Wohl der Tiere her. Dabei liegen längst konkrete praxisrelevante Kriterien der Tiergerechtheit vor, an denen eine moderne Gesellschaft ihre Tierhaltung messen lassen muss.

Und das nicht erst seit heute: Bereits 1966 veröffentlichte die britische Tierschützerin Ruth Harrison (1920–2000) ihr Werk „Animal Machines". Sie schob mit ihrer Beschreibung der agrarindustriellen Nutztierhaltung nicht nur eine Debatte um die Tiergerechtheit dieser modernen Systeme an, sondern inspirierte die britische Regierung zu einer (neuen) Tierschutzgesetzgebung. Die Auseinandersetzung mündete in der Formulierung der „Fünf Freiheiten"[3], die einem landwirtschaftlich genutzten Tier gewährt werden sollten:

1. Freiheit von Hunger, Durst und Fehlernährung
2. Freiheit von Unbehagen
3. Freiheit von Angst und Leiden
4. Freiheit von Schmerz, Verletzung und Krankheit
5. Freiheit zum Ausleben normalen Verhaltens

Bis heute erfüllt die moderne Nutztierhaltung nicht einmal eine dieser Mindestanforderungen. Selbst die Freiheit von Hunger und Durst ist nicht gewährleistet; man denke nur an die noch immer viel zu langen Transportzeiten oder die restriktive Fütterung trächtiger Sauen.

Die Freiheit von Unbehagen, Angst und Leiden ist ebenfalls nicht umgesetzt in der agrarwirtschaftlichen Realität, ebenso wenig die Freiheit von Schmerz, Verletzung und Krankheit, wie das Beispiel der Hochleistungszucht und Managementpraktiken wie die betäubungslose Kastration, das Enthornen und das Schnabelkürzen zeigen.

Die Ausübung von artgemäßen Verhaltensweisen wird durch die räumliche Einschränkung, die homogene Gruppenzusammensetzung und das Fehlen entsprechender Angebote in industriellen Haltungssystemen nicht gewährleistet.

Nun könnte man entgegnen, dass auch in der Natur eine solche Garantie nicht gegeben ist und es dort für die Tiere weitaus weniger komfortabel zugeht als in menschlicher Obhut (Busch 2005, S. 421). Das Argument trägt jedoch insofern nicht, als dass ab dem Moment der durch den Menschen herbeigeführten Entstehung tierischen Lebens dieses Leben dem Verantwortungsbereich des Menschen untersteht.

Auch das Argument, dass Landwirte ihre Tiere ohnehin gut behandeln, weil sie sonst Einbußen hinsichtlich deren Leistung hinnehmen müssten, trägt nicht. Selbstverständlich ist ein gesundes Tier auch im Interesse des verantwortlichen Landwirts. Schließlich kann ein physiologisch unversehrtes Tier entsprechend gute

---

[3] Die „Fünf Freiheiten" gehen auf eine Formulierung des sogenannten *Brambell Committee* der damaligen britischen Regierung zurück. 1965 heißt es im Brambell-Bericht, landwirtschaftlich genutzte Tiere müssten die Freiheit gewährt bekommen, aufzustehen, sich hinzulegen, sich herumzudrehen, Fell- bzw. Gefiederpflege auszuführen und ihre Extremitäten auszustrecken. Das *Farm Animal Welfare Council (FAWC)*, namentlich Professor John Webster, formulierte später die „Fünf Freiheiten" in der heute vorliegenden Form. Sie wurden auch von der Europäischen Union in ihrem Aktionsplan Tierschutz 2006–2010 als Eckpfeiler der EU-Tierschutzpolitik übernommen.

Leistungen erbringen und Einschränkungen des Wohlergehens machen sich oftmals auch in einer eingeschränkten Performance bemerkbar. Doch diese Formel trifft in der modernen Nutztierhaltung nur noch bedingt zu. Denn viele der tierschutzrelevanten Probleme der Tierhaltung entstehen bereits durch die einseitig selektierende Hochleistungszucht, die gravierende Auswirkungen auf Körperbau, physische Kondition und Verhalten hat. Diese Hochleistungstiere produzieren selbst dann noch enorme Eier-, Milch- und Fleischmengen, wenn ihr Wohlbefinden stark eingeschränkt ist.

Ein Beispiel: Eine moderne Hybrid-Legehenne legt an die 300 Eier pro Jahr. Sie ist nur für diese eine Aufgabe gezüchtet, gewissermaßen maßgeschneidert. Diese Hennen legen Eier, bis sie buchstäblich tot umfallen. Die nicht artgemäße Haltung, federpickende Artgenossen, Stress – die Hennen bringen dennoch Höchstleistungen, aller Unbill zum Trotz.

Dass die Zucht auf Hochleistungen bei den Nutztieren zu signifikanten Nebenwirkungen für das Verhalten und das Wohl der Tiere führt, bestreitet heute kaum noch jemand. Tatsächlich nämlich sind viele Verhaltensstörungen wie Federpicken beim Huhn oder Schwanzbeißen beim Schwein nicht nur auf die nicht tiergerechten Haltungsbedingungen zurückzuführen, sondern eben auch auf die einseitig leistungsfokussierte Zucht (Hoerning 2008). Den auftretenden Verhaltensauffälligkeiten wird wiederum mit schwerwiegenden – zum Teil bereits vorbeugenden – Eingriffen begegnet: Schnabelkürzung beim Geflügel, Schwanzkupieren beim Schwein. Ein Teufelskreis.

Eine wirksame Tierschutzgesetzgebung müsste bereits hier ansetzen und solche Zuchtvorhaben unterbinden, die das Wohlbefinden von Tieren nachweislich einschränken oder beeinträchtigen.

Doch das System bleibt bestehen. Entgegen jahrzehntelanger tierethischer Diskurse, wissenschaftlicher Erkenntnisse und intuitiven Unbehagens – das Tier bleibt dem Menschen untertan. Und was im Umgang mit ihm ethisch vertretbar ist und was nicht, dieser Diskussion wollen sich weder Industrie noch Politik und schon gar nicht das Gros der Verbraucher stellen. Verändert werden nur die Tiere, die durch biotechnologische Eingriffe noch besser an die Haltungsbedingungen angepasst werden sollen.

Diese Ausblendung des Wertes von Leben und des Wertes von Lebensmitteln – insbesondere tierischer Herkunft – hat fatale Folgen für die Gesellschaft und die Agrar- und Ernährungskultur. Sie hat aber auch ganz reale marktökonomische Folgen, nämlich dass tiergerecht, fair und ökologisch produzierte Ware als zu teuer wahrgenommen wird, während die eigentlich viel zu billig und zu Lasten aller produzierten Industrieerzeugnisse als globaler Preismaßstab gelten (Gottwald und Boergen 2013, S. 12). Deshalb braucht es dringend eine Auseinandersetzung mit ernährungsethischen Fragen im Allgemeinen und tierethischen Fragestellungen im Besonderen. Kollektive und individuelle Werthaltungen müssen unter Rückgriff auf ethisch verbindliche, allgemein gültige Maßstäbe dahin gehend überprüft werden, ob sie einer modernen Gesellschaft mit hohen moralischen Ansprüchen überhaupt genügen können.

Literatur

Aristoteles. (1957). *Tierkunde.* Übersetzt von P. Gohlke. Paderborn.

Baranzke, H., Gottwald, F.-Th., & Ingensiep, H. W. (2000). *Leben – Töten – Essen. Anthropologische Dimensionen.* Stuttgart.

Bentham, J. (1789). *An introduction to the principles of morals and legislation (2. Aufl., 1823)* London.

Busch, R. J. (2005). Ethische Verantwortung in der Tierzucht. *Züchtungskunde, 77*(6), 420–425.

Deutscher Tierschutzbund. (2014). Gebt den Tieren Recht! Verbandsklage für seriöse Tierschutzorganisationen. http://www.tierschutzbund.de/kampagne_verbandsklage.html. Zugegriffen: 30. April 2014.

Foer, J. S. (2010). *Tiere essen.* Frankfurt a. M.

Francione, G. L. (2004). *Animals – property or persons? Rutgers Law School Faculty Papers. Working Paper 21.* Newark.

Gottwald, F.-Th., & Boergen, I. (2013). Food Ethics – Eine Disziplin im Wandel. In F.-Th. Gottwald & I. Boergen (Hrsg.), *Essen & Moral. Beiträge zur Ethik der Ernährung* (S. 11–20). Marburg.

Harrison, R. (1966). *Animal machines. The new factory farming industry.* New York.

Heinrich-Böll-Stiftung, Bund für Umwelt und Naturschutz Deutschland & Le Monde Diplomatique. (Hrsg.). Fleischatlas 2014. http://www.boell.de/de/2014/01/07/fleischatlas-2014. Zugegriffen: 30. April 2014.

Hörning, B. (2008). *Auswirkungen der Zucht auf das Verhalten von Nutztieren.* Kassel.

Kwasniewski, N. (2013). Wie Schweinezüchter den Tierschutz missachten. Spiegel Online vom 12.02.2013. http://www.spiegel.de/wirtschaft/service/wie-deutschlands-schweine-zuechter-den-tierschutz-missachten-a-882681.html. Zugegriffen: 12. Feb. 2013.

Regan, T. (2004). *The case for animal rights.* Berkeley.

Schopenhauer, A. (1862). *Parerga und Paralipomena: Kleine philosophische Schriften.* 2., verb. und verm. Aufl. aus dem handschriftlichen Nachlasse des Verfassers hrsg. von Dr. Julius Frauenstädt. Berlin.

Schopenhauer, A. (1988). Preisschrift über die Grundlage der Moral. In L. Lütkehaus (Hrsg.), *Arthur Schopenhauers Werke in fünf Bänden* (Bd. 3, S. 459–631). Zürich.

Schopenhauer, A. (2010). *Senilia. Gedanken im Alter. Schopenhauers Handschriftlicher Nachlass (begonnen 1852).* München.

Schweitzer, A. (2008). *Die Ehrfurcht vor dem Leben. Grundtexte aus fünf Jahrzehnten.* München.

Woschnak, M. (2012). Die philosophische Begründung des Tierschutzes: Bentham – Kant – Schopenhauer. In E. Riether & M. N. Weiss (Hrsg.), *Tier – Mensch – Ethik* (S. 59–72). Berlin.

Prof. Dr. Franz-Theo Gottwald ist seit 1988 Vorstand der Schweisfurth-Stiftung München. Als Honorarprofessor für agrar- und ernährungsethische Fragen forscht und lehrt er an der Humboldt-Universität zu Berlin. Er berät Ministerien in der Gestaltung von Politikfeldern, die mit Umwelt, Land- und Lebensmittelwirtschaft oder Verbraucherschutz zu tun haben, sowie Unternehmen in Fragen des Nachhaltigkeitsmanagements.

Was wir essen dürfen oder: Wie molekular ist Ethik?

10

Thomas A. Vilgis

Was dürfen wir noch essen?

Derzeit werden in Deutschland in Zusammenhang mit dem Verzehr von Geflügel häufig allein die Hühnerbrüste nachgefragt, der Rest des Huhns wird nur noch selten für die Zubereitung von Speisen verwendet. Dies stellt ein globales Problem dar (s. Tanzmann im vorliegenden Band) und gilt als unethisch. In diesem Text soll der Frage nachgegangen werden, wieso eine derartige Verschiebung der Verzehrgewohnheiten stattgefunden hat, und es wird die These aufgestellt, dass dies mit den Ängsten der Verbraucher zu tun hat, die durch Experten, Chemismus und geringe Eigenkompetenzen ausgelöst werden. Im Anschluss wird aufgezeigt, dass diese Ängste aus Sicht des Verfassers unbegründet sind, denn Lebensmittel, gleich welcher Herkunft, ähneln sich auf molekularer Ebene und können daher vom Körper gleichermaßen verwertet werden. Der Lösungsansatz, wieder das ganze Huhn zu verwerten und damit nachhaltig und genussvoll zu handeln, wird dem Leser durch Rezeptvorschläge schmackhaft gemacht.

Um „schlechtes" Essen zu rechtfertigen, wird häufig Bertolt Brechts Zitat aus der Dreigroschenoper „erst kommt das Fressen, dann die Moral" (Brecht 1994, S. 167) herangezogen. Doch was ist „schlecht", was ist „gut"? Was dürfen wir also essen? – Alles. Das wäre definitiv die richtige Antwort, würden wir noch in Zeiten leben, als Nahrung und Lebensmittel Mangelware waren und Hunger den Tagesablauf bestimmte. Witterung, Katastrophen oder Kriege bestimmten letztlich, was

T. A. Vilgis (✉)
Max-Planck-Institut für Polymerforschung, Mainz, Deutschland
E-Mail: thomas.vilgis@mpip-mainz.mpg.de

© Springer Fachmedien Wiesbaden 2015
G. Hirschfelder et al. (Hrsg.), *Was der Mensch essen darf,*
DOI 10.1007/978-3-658-01465-0_10

es und ob es etwas zu essen gab (Schenk 1965). Essen diente lange Zeit vorrangig der Lebenserhaltung, erst in den letzten 50 Jahren gab es bei Nahrungsmitteln kein generelles Beschaffungsproblem mehr in Deutschland und Europa (Protzner 1987; Winkler 1987). Jeder kann sich im Prinzip alle Lebensmittel beschaffen. Lebensmittel sind in vielen Teilen der Welt eine Handelsware, die nie einen niedrigeren Preis hatte als in der heutigen Zeit. Essen gibt es im Überfluss, so viel, dass große Mengen achtlos weggeworfen werden (Kreutzberger und Thurn 2011).

Dieses Essen im Überfluss ist auch die Folge einer hohen Industrialisierung und Globalisierung der Produktionsprozesse. Ein Grund dafür liegt in der intensiv geführten Landwirtschaft, aber auch in den technischen Möglichkeiten, neue Lebensmittel aus Bestandteilen von anderen Lebensmitteln zu rekonstruieren. Ob aus „Fleischabfällen" oder aus „prozessbedingten Resten" wie Proteinen, Stärke oder Fetten, mittels lebensmitteltechnologischer Verfahren lassen sich heute daraus wieder neue Lebensmittel zusammensetzen (Jang und Yin 2002).

Erst dadurch aber, dass Essen in allen Formen und im Überfluss in der westlichen Welt vorhanden ist, kann es sich die Gesellschaft leisten, Fragen über das Essen zu stellen, Ernährung zum Gegenstand von Beratungen zu machen, Diäten zu erfinden und flächendeckend Übergewicht zu bekämpfen (Wuketits 2010). Politisch korrektes Essverhalten scheint wichtiger denn je, wie zum Beispiel an der zunehmenden Akzeptanz von Vegetarismus und Veganismus zu erkennen ist. Ethische Fragen stehen im Vordergrund, sei es bei der Tierhaltung (FAZ 2013) oder der detaillierten Berechnung der CO_2-Bilanz eines Apfels (Blanke 2004; Spiegel Online 2007). Während Organisationen wie Slow Food vor allem traditionelle Landwirtschaftsmethoden fördern und propagieren (Spiegel Online 2006; Endres 2012, S. 67 f.), nimmt die vegane Bewegung Fahrt auf. Beide Ideen sehen sich voll und ganz im Trend einer guten und gesunden, vor allem aber nachhaltigen und ethisch korrekten Ernährung. Erfreulicherweise kommt in beiden Trends der Genuss nicht zu kurz. Veganes Essen kann daher ebenso genussreich und geschmacksintensiv sein wie ein *slow* erzeugtes Schweinenackensteak von einer alten Tierrasse.

Töten – aber nicht essen

Fleischgenuss als Folge eines Tötungsprozesses zu erkennen, erscheint heutzutage bereits als ein elementares Problem (s. Rose im vorliegenden Band). Fleisch ist für viele Konsumenten eine anonyme Ware, die in Folie verpackt in Massen im Supermarkt zur Verfügung steht (s. Stein im vorliegenden Band). Die Stücke erfüllen nicht selten die Kriterien mager, kalorienarm oder gesund. So finden sich seit geraumer Zeit häufig nur „Edelteile" wie Lenden, Koteletts oder magere Stücke aus der Oberschale im Angebot, bindegewebsreiche Stücke zum Schmoren hingegen kaum – geschweige denn Innereien, Ochsenschwänze oder Bäckchen. Vom ganzen Tier wird offenbar nur ein Bruchteil seines Wertes genutzt und im günstigsten Fall mit Genuss verzehrt.

Besonders beim Huhn liegt eine makellose Brust in der Gunst der modernen Fleischesser sehr weit oben. Hühnerbrüste weisen sich durch hochwertiges Eiweiß aus, haben kaum Cholesterin, sind fettarm und gelten damit für den sportlichen Verbraucher als ideal. Zumal das Huhn in keiner Kultur oder Religion als besonders (heilig) hervorgehoben wird. Das Huhn ist auch kein Säugetier, es gilt also eher als minderwertiges Lebewesen.

Gleichzeitig gilt die Massentierhaltung in der Geflügelproduktion als besonders problematisch (Kayser et al. 2012). Die Bilder von Hühnerfarmen, industrialisierten Massenschlachtungen und Großproduktionen sind bekannt, denn darüber wird viel berichtet und dementsprechend lehnen viele Menschen diese Produktionsweise ab. Die Akzeptanz dieser Tierhaltung scheint also gering (ebd.). Glaubt man den Medien, herrscht an diesem Punkt eine klare Einigkeit, auch wenn ein Großteil der Verbraucher wenig bereit ist, die tatsächlichen Preise für Produkte einer nicht subventionierten und ökologisch verträglichen Landwirtschaft zu bezahlen. Aber diese Punkte sind nur das Vordergründige des Problems. Ethik und Nachhaltigkeit sind viel elementarer als die Verdammung einer riesigen Lebensmittelindustrie und die Bekämpfung der Ist-Zustände. Ethik und Nachhaltigkeit lassen sich auch nicht mit einem kontinuierlichen Wettern gegen wirtschaftliche Produktionsmethoden oder der Verteufelung von Betrieben erreichen. Schon gar nicht mit einem „früher war alles besser" (Miersch et al. 2010).

Die Ängste der Verbraucher

Bei den Themen Essen, Nachhaltigkeit und Ethik schwingt häufig viel Irrationalität mit. Der scheinbare Kreislauf zwischen Massentierhaltung und Lebensmittelskandalen lässt sich kaum durchbrechen. Kurz nach den Berichten über Dioxin in Eiern waren Bio-Eier rasch ausverkauft, wie sich auf vielen lokalen Wochenmärkten sowie in Supermärkten und Hofläden beobachten ließ (Frankfurter Rundschau 2011). Dass ein paar Jahre zuvor ein „Dioxin-Skandal" Bio-Eier selbst in großem Maßstab betroffen hatte, war längst vergessen. Das Handeln vieler Verbraucher erscheint wenig rational und steht vielfach nicht im Einklang mit Ethik und Nachhaltigkeit. Die Gründe sind vielfältig; sie reichen von unzulänglichem Wissen über Lebensmittel und der kritischen Betrachtung neuer Techniken in der Lebensmittelindustrie bis hin zu ideologischen Gesichtspunkten.

Nahrung erzeugt Angst, da häufig unzulängliche und falsche Zusammenhänge dargestellt werden, wie im Folgenden gezeigt werden soll. Essen macht angeblich krank: zu viel, zu schlecht, zu künstlich. Alte Kulturgüter wie Butter, Schmalz und Rindertalg werden zu lebensgefährlichen Fetten, das aus ernährungsphysiologischer Sicht beste Proteinnahrungsmittel, das Ei, zum Herz-Kreislauf-Risiko und rotes Fleisch zum Krebsauslöser erklärt. Innereien sind mit allerlei Unrat belastet. Begriffe wie „Cholesterin", „ungesättigte Fettsäuren", „Glutamat", „Dioxin" werden in bunter Mischung mit wachsender Frequenz durch die Medien getrieben, wodurch die Ängste weiter zunehmen. Alle kennen sie, aber niemand weiß, was sich hinter diesen Begriffen wirklich verbirgt. Wissen wird zum Unwissen. Von rotem Fleisch wird abgeraten, weißes Fleisch empfohlen (Spiegel Online 2012). Ob derartige Warnungen vor Lebensmitteln gerechtfertigt sind, ist wissenschaftlich nicht gesichert, trotzdem treten in regelmäßigen Abständen Zeitungsmeldungen auf, die diese Aussagen scheinbar untermauern (Koeth et al. 2013). Gleichzeitig werden viele dieser Meldungen Jahre später revidiert, die Angst jedoch bleibt. Die Folgen sind fatal, denn seit geraumer Zeit werden „nicht edle" Teile wie Innereien als minderwertiges Fleisch oder gar Schlachtabfall deklariert, was äußerst fragwürdig ist. Essbare und für den Körper wertvolle Nährstoffe werden dadurch nicht mehr zugeführt. Millionen von Tieren werden ausschließlich wegen der Edelteile geschlachtet – die Geflügelfarmen wachsen.

Haben also gut gemeinte Ratschläge und die damit verbundene Verbreitung von Ängsten auch bewirkt, dass die Gesellschaft nicht mehr bereit ist, bestimmte Lebensmittel zu essen? So provokant diese Argumentationskette klingt – von der Hand zu weisen ist sie nicht. Zwar sind diese Faktoren nicht allein für die eben beschriebene Entwicklung verantwortlich, sie gehen aber mit der These einher, dass wir zwar viel über Lebensmittel wissen, aber dieses Wissen nicht mit den richtigen Konsequenzen verknüpfen beziehungsweise Zusammenhänge gar nicht mehr erkennen oder herstellen können. Wieso sonst sollten zahlreiche Konsumenten Leber oder Innereien für wenig Geld ablehnen und sich dafür die darin enthaltenen Nährstoffe für viel Geld über Nahrungsergänzungsmittel einverleiben (und dabei vergessen, dass zu der Leber die längst reife Flasche Burgunder wunderbar passt)?[1]

Trotz der Akzeptanz der für die meisten Verbraucher intransparenten Zusammensetzung von Supplementen wie Vitaminen oder Spurenelementen stehen viele Menschen neuen Techniken in Verbindung mit Lebensmitteln im Allgemeinen sehr kritisch gegenüber, während technologische Fortschritte in anderen Bereichen ger-

---

[1] Laut der Nationalen Verzehrsstudie II greift fast ein Viertel der deutschen Bevölkerung zu Nahrungsergänzungsmitteln. Paradox ist, dass gerade besonders gesundheitsbewusste Personen Supplemente konsumieren, deren Bedarf an Nährstoffen zumeist ohnehin durch ihre Ernährung gesättigt ist (MRI 2008, S. 120 f.).

ne akzeptiert und kaum von Kritik begleitet werden (Walsh et al. 2004). Als Beispiele seien leistungsstarke, mit modernster Technik ausgestattete Geländewagen in den Städten genannt, die dort im Grunde kein Mensch benötigt. Kaum jemand käme auf die Idee, sich einen alten Opel Kadett oder Ford Taunus aus den 1970er-Jahren zurückzuwünschen. In vielen Bereichen dient Hightech als akzeptierte „Blackbox". Es muss keinesfalls verstanden werden, was in einem Tablet-PC oder Smartphone wirklich passiert, die Funktion steht im Vordergrund.

Bei Lebensmitteln scheint eine unkritische Akzeptanz nicht (mehr) gegeben. Begriffe wie „Maltodextrin", „Glutamat", „Enzym" oder „Emulgator" in Verbindung mit Lebensmitteln lösen jedoch vielfach Ängste aus, obwohl bei Lebensmitteln weder von Nebenwirkungen gesprochen werden kann noch von unmittelbaren Gefahren. Im Gegensatz zu Autos, die statistisch betrachtet Leib und Leben mehr bedrohen als jedes Lebensmittel und jährlich nach wie vor mit mehr als 3000 Toten zu Buche schlagen (ADAC 2013). Darüber hinaus kostet eine Geländelimousine weit mehr, als jeder Einzelne an nachhaltig erzeugten Bio-Freilandhühnern in seinem Leben verzehren kann.

Wissen ist Macht, Kultur und Genuss

Eine Diskussion über Ethik und Nachhaltigkeit erfordert daher einen tieferen Blick in die molekulare Zusammensetzung von Lebensmitteln: für ein besseres Verständnis und nachvollziehbare Transparenz.

Man kann essen und satt werden und man kann essen und genießen. Der Genuss ist der beste Mehrwert des Essens, der häufig vergessen wird, wenn es um puristische Fragen der Ernährung geht. Genuss ist auch der Schlüssel zur Neugier und zu Wissen. Wissen bedeutet unter anderem das Nutzen vielfältiger Methoden zur vollständigen Verwertung jedes Lebensmittels. Weil Menschen jedoch aufgrund ihrer genetischen Disposition unterschiedlich auf verschiedene Lebensmittel reagieren können, sind Sätze wie „Lebensmittel A, B und C sind schädlich" schwer einzuordnen. Als individuell relevante Kriterien für die Eigenschaften von Nahrung verbleiben daher lediglich:

• Ist das essbar?
• Schmeckt (mir) das?
• Was mache ich daraus?
• Bin ich satt und zufrieden?

Mehr gibt es vom Menschen auf der Ebene der Lebensmittel und in Bezug auf die von der Evolution entwickelten Sinne nicht zu fragen. Diese vier einfachen Regeln gelten, seit Menschen sammeln, jagen und seit der Nutzung des Feuers kochen können, und sind Gegenstand von Evolution und Kultur (Hublin und Richards 2009; Wuketits 2010).

Aber auch auf molekularer Ebene sind sie relevant (Vilgis 2013). Alle Nahrungsmittel, egal ob pflanzlich oder tierisch, sind aus vier grundlegenden Bestandteilen aufgebaut: Proteinen, Kohlenhydraten, Fetten und Wasser. Die Molekülgruppen, sprich Makronährstoffe, und deren Verhältnis zueinander definieren Struktur, Textur und die Frage, wie sich das Lebensmittel essen und zubereiten lässt. Diese Zusammensetzung definiert letztlich auch die Verteilung von wasser- und fettlöslichen Vitaminen, Spurenelementen, Mineralstoffen und Sekundärstoffen, die für den Geschmack (salzig, süß, sauer, bitter, umami) verantwortlich sind. Diese sprechen alle Sinne an: Wir sehen, fühlen, schmecken, hören und riechen das Essen. Sie definieren in dieser Form also Genuss.

Ist die Nahrung erst im Mund, der Bolus gebildet und geschluckt, kommt ihr eigentlicher Nutzen zum Tragen. Unweigerlich zerlegen Säuren, Enzyme und Bakterien die Nahrung in ihre Bestandteile. Alles Verwertbare wird seiner biochemischen und physiologischen Bestimmung zugeführt: Es geht ums Überleben, um das Aufrechterhalten der Körperfunktionen. Diese elementaren Aspekte sind angesichts des Überflusses zur Selbstverständlichkeit geworden. Ausgeklügelte biochemische Systeme des Stoffwechsels analysieren das Angebot nach reinen biomolekularen und zellphysiologischen Gesichtspunkten. Das Angebotene wird systematisch seiner jeweiligen Bestimmung zugeführt. Während dieser Prozesse ist es unerheblich, welchen Ursprungs die Nahrung ist, unter welchen Aspekten sie angebaut wurde, ob konventionell oder nach anthroposophischen Regeln, ob nach Demeter-Richtlinien oder in intensiver Landwirtschaft oder ob sie religiösen Speisevorschriften wie *koscher* oder *halal* entspricht.

Ein tieferes molekulares Verständnis macht also Essen und vor allem Genießen leichter und spannender. Bedenken machen Neugier Platz, wodurch ein ganz anderer Zugang zu Lebensmitteln erlaubt wird, die seit Langem nicht mehr gegessen werden. Ethikdiskussionen lassen sich sogar ein Stück weit entmystifizieren – wie auch zu viele der Warnungen vor der Schädlichkeit von heute diesem und morgen jenem Lebensmittel. Wird dieses molekulare Verständnis noch gepaart mit Kochtechniken, so lässt sich aus vorhandenen und bekannten Lebensmitteln viel mehr Nahrung und Genuss herausholen, die Küche wird dadurch automatisch vielfältiger und nachhaltiger, da weniger weggeworfen werden muss. Biochemische Fakten lassen sich also durchaus mit Ethik und Nachhaltigkeit verknüpfen.

Im konkreten Fall: Das Huhn

Diese Ideen lassen sich am Beispiel Geflügel konkretisieren (Vilgis 2010). Dazu wird beim Huhn nicht nur auf die Brust geblickt, sondern mit molekularem und kulinarischem Verstand auch und vor allem auf die inneren Werte. Ausgewachsenes, freilaufendes Bio-Geflügel ist zwar teurer, dafür bietet es aber eine ganze Reihe von Köstlichkeiten und für mehrere Tage ein gutes und nachhaltiges Gefühl der Sättigung. Sofern das geschlachtete Tier komplett eingekauft wird, lassen sich die verschiedenen Mahlzeiten oder Konservierungsmethoden mit den verschiedenen Teilen des Geflügels verbinden (s. Kasten).

Tipps zur Verwertung der verschiedenen Bestandteile eines Huhns

Innereien:

- Kleingeschnittene Innereien wie Leber, Herz, Lunge oder Nieren lassen sich für Vorspeisen, etwa zu Salat, verarbeiten. Fortgeschrittene Köche können sie zu einer Geflügelcreme verarbeiten.
- Leicht angebraten mit Sahne und Zwiebeln aufgekocht, fein püriert, lässt sich daraus eine sahneartige Creme herstellen, die als Beigabe zu Gemüsetellern, Dip für Rohkost oder mit einem Sahnebläser ins Glas gesprüht als Vorspeise mit getoastetem Vollkornbrot in einem Teil eines Menüs zur Geltung kommt.
- In Stücke geschnittene Innereien lassen sich in Dörrautomaten trocknen. Unter dem Wasserentzug bleiben sie lange haltbar und sind ideale „Geschmacksverstärker" für Saucen aller Art.

Hühnerbrüste:

- Beim ausgewachsenen Bio-Huhn wiegt jedes der beiden Brustfilets 300 g und mehr. Daraus lassen sich mit vielfältiger Gemüsebegleitung zwei Mahlzeiten bereiten.
- Meist ist im deutschen Schnitt sogar noch der Flügelansatz vorhanden, der beim Braten eher stört. Dieser lässt sich separat verwenden.

Haut:

- Die Haut lässt sich mit einem Topf beschwert anbraten und zu einem Chip verarbeiten. Sie kann angebraten auch in einem Mörser pulverisiert werden, man erhält ein schmackhaftes Hühnerröstgewürz für Gemüse, zum Bestreuen von Suppen oder Risotto.

Hühnerbeine:

- Die beiden Schenkel, die sich in Ober- und Unterteil trennen lassen, reichen für ein Ragout.

Flügel mit Fleischanteil:
- Die Flügel lassen sich im Ofen grillen und ergeben einen kleinen Fleisch-anteil in einem ansonsten gemüselastigen Menü.

***Sot-l'y-laisse* (Pfaffenschnittchen):**
- Sind in vielfältiger Weise vorspeisentauglich oder lassen sich zusammen mit den Abschnitten aus der Brust zu einem kleinen Gericht verarbeiten, das mit Gemüse zu einer vollwertigen Mahlzeit aufgepeppt werden kann.

Karkasse:
- Aus einer Karkasse mit dem noch anhaftenden Fleisch lassen sich Hüh-nerbrühe und Hühnerfonds gewinnen, die in sterilen Schraubgläsern sehr lange haltbar sind.

Hühner-Separatorenfleisch:
- Das von der Karkasse nach dem Brühekochen leicht vom Knochen ablös-bare Fleisch bildet zusammen mit fein gehackten Kräutern gewolft oder mit Frischkäse „gestreckt" und verknetet eine gute Grundlage für Frika-dellen, Raviolifüllungen oder Maultaschen.

Hühnerfett:
- Das Fett, das sich auf der Brühe absetzt, kann nach dem Erkalten von Fond oder Brühe abgehoben werden. Es besteht aus vielen einfach unge-sättigten Fettsäuren (weswegen es bei Zimmertemperatur flüssig bis wachsig bleibt), weist einen intensiven Hühnergeschmack auf und kann, ähnlich wie Gänseschmalz, zum Einrühren in Gemüseragouts oder zum leichten Anbraten von Kartoffeln usw. verwendet werden. Auch zum Aromatisieren von Wurzelgemüse ist es geeignet.

All diese Möglichkeiten beruhen auf dem Wissen, dass Fleisch aus Proteinen be-steht, deren Nährwert auch nach dem Kochen nicht verloren geht. Auch nicht de-ren physikalische Eigenschaften, es bindet zum Beispiel Frikadellen. Die Aussage „das Fleisch ist ausgekocht" bezieht sich lediglich auf den Wasser- und Aromen-verlust; schließlich sind die meisten der vielen Aroma- und Geschmacksstoffe in die Brühe übergegangen oder haben sich dort erst gebildet. Auch Hühnerfett ist nicht schädlich, im Gegenteil: Es schmeckt und bindet Aromen. Innereien sind eine köstliche Abwechslung; auch sie bestehen hauptsächlich aus Proteinen, wenn auch eine andere, aber nach wie vor biologisch wertvolle Aminosäurenzusammen-setzung im Gewebe zu finden ist.

Die eben genannten Beispiele gehören immer noch zu unserer Esskultur, auch wenn die meisten davon im Vergessen begriffen sind. In einigen anderen Ländern werden mehr Teile vom Tier verwertet, auch heute noch. Ein Blick etwa nach Spanien zeigt eine Vielzahl von Gerichten, die als Hauptzutat Kämme von Hähnen aufweisen. Hühnerfüße von Fleischrassen sind wiederum eine Delikatesse in weiten Teilen Asiens. Dass sich daraus kulinarische Köstlichkeiten zaubern und in die hiesige Küchenkultur integrieren lassen, zeigen derzeit einige Spitzenköche. Viele Esser mögen sich wundern, aber letztlich besteht der Hahnenkamm auch nur aus den bekannten Nahrungsbestandteilen wie Proteinen und Fetten. Das außergewöhnliche Gewebe des Hahnenkamms lässt mehrere Zubereitungen zu: beispielsweise zu einem samtigen Gebilde schmoren oder nach dem Schmoren und leichten Antrocknen zu einer knusprig-luftigen Form frittieren. Feste Regeln lassen sich daraus nicht erstellen, wie selten beim Thema Essen. Geschmack und Genuss sind und bleiben individuell und kulturell geprägt.

Minderwertige Fleischabfälle existieren nicht – ein Plädoyer für die Gesamtverwertung des Tieres

Eine möglichst maximale Gesamtverwertung des Tieres, das ja mit seinem Leben für unsere Ernährung zahlte, ziemt sich schon allein aus dem Akt des Tötens heraus. Neu sind diese Vorstellungen nicht; sie weisen zurück in eine Zeit, in der nicht jeden Tag und zu jeder Zeit ein Huhn gekauft werden konnte. Daher ist jedes Gerede von „Fleischabfällen" deplatziert. Dass Tiere zu einer toten Handelsware verkommen sind, verweist noch auf einen ganz anderen Aspekt: „Minderwertige Fleischabfälle", ein in der Tagespresse gern verwendeter Begriff, gibt es nicht – sofern der Verbraucher weiß, welche Köstlichkeiten damit zubereitet werden können. Industriell werden Tiere gesamtverwertet: als Würste, Formschinken und Pasteten. Die „Fleischabfälle" werden anonymisiert, dadurch vom Verbraucher nicht mehr als solche wahrgenommen und unbewusst gegessen. Allerdings ist diese Form der Resteverwertung von „Schlachtabfällen" oder „minderwertigen Teilen" nicht verwerflich. Sie entspricht ethischen Grundsätzen, auch wenn dies in erster Linie wirtschaftliche Gründe hat. Aber auch zu Hause beim Endverbraucher erweist sich eine Gesamtverwertung im oben angesprochenen Sinne als wirtschaftlicher Faktor. Dadurch muss weniger eingekauft werden und sie ist in vielen Fällen finanziell günstiger als jedes *Convenience*-Produkt.
Letztlich stellt sich auch die Frage, inwieweit es sich die (Industrie-)Gesellschaft leisten will, Essensreste oder Lebensmittel wegzuwerfen, oder aber daraus zum Beispiel proteinreiche Lebensmittel mit biologischen Methoden zu entwickeln versucht (Ramírez-Suárez und Xiong 2003). Ist es also ethisch vertretbar,

zum Beispiel aus Proteinen von Pflanzen, die sozusagen als „Abfallprodukt" bei der Extraktion von anderen Stoffen übrig bleiben, Lebensmittel zu rekonstruieren? Ethik hat, auch wenn dieser Gesichtspunkt selten gesehen wird, durchaus chemische, physikalische und somit molekulare Aspekte. Sobald wir Essen im Mund, spätestens im Magen haben, sind viele Fragen vollkommen irrelevant, denn es geht um die Aufrechterhaltung der Körperfunktionen oder, noch banaler, die Lebenserhaltung. Mehr nicht.

Die Antwort auf die Frage „Was dürfen wir noch essen?" ist aus dieser Sicht daher ganz einfach: Nach wie vor alles. Alles, was wir zubereiten können, alles, was uns Genuss bereitet.

Literatur

ADAC [Allgemeiner Deutscher Automobil-Club e.V.]. (2013). Zahlen, Fakten, Wissen. Aktuelles aus dem Verkehr. Ausgabe 2013.München. http://www.adac.de/_mmm/pdf/statistik_zahlen_fakten_wissen_0413_46600.pdf. Zugegriffen: 21. Nov. 2013.

Blanke, M. (2004). Energiebilanz und CO_2-Fußabdruck in der Nahrungskette. Der klimafreundliche Apfel von nebenan. *InnoFrutta. Magazin für modernen Obstbau, 12*(1), 4–7. http://raps.bayer.de/upload/Innofrutta_1_12__4808.pdf. Zugegriffen: 21. Nov. 2013.

Brecht, B. (1994). *Die Dreigroschenoper.* Frankfurt a. M.

Endres, E.-M. (2012). *Genussrevolte. Von der Diät zu einer neuen Esskultur.* Wiesbaden.

FAZ [Frankfurter Allgemeine Zeitung]. (2013). Grossarth, J. Wende ohne Bauern. 19. Feb. 2013. http://www.faz.net/aktuell/politik/inland/landwirtschaft-wende-ohne-bauern-12086184.html. Zugegriffen: 21. Nov. 2013.

Frankfurter Rundschau. (2011). Maier, J.: Bio-Boom überfordert die Hennen. 19.01.2011. http://www.fr-online.de/der-dioxin-skandal/dioxin-skandal-bio-boom-ueberfordert-die-hennen,5635102,5968544.html. Zugegriffen: 21. Nov. 2013.

Hublin, J.-J., & Richards, M. P. (Hrsg.). (2009). *The evolution of human diets.* Vienna.

Jang, S.-J., & Yin, L.-J. (2002). Application of transglutaminase in seafood and meat processings. *Journal of Fisheries Science, 28*(3), 151–162.

Kayser, M., Schlieker, K., & Spiller, A. (2012). Die Wahrnehmung des Begriffs „Massentierhaltung" aus Sicht der Gesellschaft. Berichte über Landwirtschaft. *Zeitschrift für Agrarpolitik und Landwirtschaft, 90*(3), 417–428.

Koeth, R. A., Wang, Z., Levison, B. S., Buffa, J. A., Org, E., Sheehy, B. T., Britt, E. B., Fu, X., Wu, Y., Li, L., Smith, J. D., DiDonato, J. A., Chen, J., Li, H., Wu, G. D., Lewis, J. D., Warrier, M., Brown, J. M., Krauss, R. M., Tang, W. H., Bushman, F. D., Lusis, A. J., & Hazen, S. L. (2013). Intestinal microbiota metabolism of l-carnitine, a nutrient in red meat, promotes atherosclerosis. *Nature Medicine, 19*(5), 576–585.

Kreutzberger, S., & Thurn, V. (2011). *Die Essensvernichter. Warum die Hälfte aller Lebensmittel im Müll landet und wer dafür verantwortlich ist.* Köln.

Miersch, M., Broder, H. M., Joffe, J., & Maxeiner, D. (2010). *Früher war alles besser: Ein rücksichtsloser Rückblick.* München.

MRI [Max-Rubner-Institut, Bundesforschungsinstitut für Ernährung und Lebensmittel]. (Hrsg.). (2008). *Ergebnisbericht Teil 2 – Nationale Verzehrsstudie II.* Karlsruhe.

Protzner, W. (Hrsg.). (1987). *Vom Hungerwinter zum Kulinarischen Schlaraffenland. Aspekte einer Kulturgeschichte des Essens in der Bundesrepublik Deutschland.* Wiesbaden.

Ramírez-Suárez, J. C., & Xiong, Y. L. (2003). Effect of transglutaminase-induced cross-linking on gelation of myofibrillar/soy protein mixtures. *Meat Science, 65*(2), 899–907.

Schenk, E.-G. (1965). *Das menschliche Elend im 20. Jahrhundert. Eine Pathologie der Kriegs-, Hunger- und politischen Katastrophen Europas.* Herford.

Spiegel Online. (2007). Rauner, M., Uelecke, J., Umweltbilanz: Bio-Äpfel vom Ende der Welt – eine Ökosauerei? 11.06.2007. http://www.spiegel.de/wissenschaft/mensch/umweltbilanz-bio-aepfel-vom-ende-der-welt-eine-oekosauerei-a-487097.html. Zugegriffen: 21. Nov. 2013.

Spiegel Online. (2012). Weber, N., Herzinfarkt und Krebs: US-Mediziner warnen vor rotem Fleisch. 06.06.2012. http://www.spiegel.de/gesundheit/ernaehrung/medizin-wann-vitamintabletten-schaden-a-836108.html. Zugegriffen: 21. Nov. 2013.

Spiegel, O. (2006). Bölsche, J. Die Schlacht der Schnecken. 02.01.2006. http://www.spiegel.de/spiegel/print/d-45168929.html. Zugegriffen: 21. Nov. 2013.

Vilgis, T. (2010). *Das Molekül-Menü. Molekulares Wissen für kreative Köche.* Stuttgart.

Vilgis, T. (2013). Komplexität auf dem Teller – Ein neuer Blick auf das „kulinarische Dreieck" von Lévy-Strauss. *Journal Culinaire, 16,* 109–122.

Walsh, G., Wiedmann, K.-P., Kilian, T., & Seifert, C. (2004). Die Analyse der Akzeptanz von Smartphones: Eine empirische Analyse. *Jahrbuch der Absatz- und Verbrauchsforschung, 4,* 385–410.

Winkler, H. (1987). Vom Gourmand zum Gourmet. In W. Protzner (Hrsg.), *Vom Hungerwinter zum Kulinarischen Schlaraffenland. Aspekte einer Kulturgeschichte des Essens in der Bundesrepublik Deutschland* (S. 31–48). Wiesbaden.

Wuketits, F. M. (2010). *Wie der Mensch wurde, was er isst. Die Evolution menschlicher Nahrung.* Stuttgart.

Prof. Dr. Thomas A. Vilgis ist seit 1996 Professor für Theoretische Physik an der Universität Mainz; zudem leitet er eine Arbeitsgruppe zur statistischen Physik weicher Materie sowie eine experimentelle Gruppe zur *soft matter food science* am Max-Planck-Institut für Polymerforschung in Mainz. Er diplomierte und promovierte in Physik in Ulm, habilitierte sich in Mainz und arbeitete in Cambridge, London und Straßburg. Vilgis publizierte über 300 referierte wissenschaftliche Arbeiten in der Fachliteratur. Er ist Mitherausgeber der Zeitschrift „Journal Culinaire – Kultur und Wissenschaft des Essens", Autor zahlreicher Bücher zur Naturwissenschaft des Kochens sowie der Physik und Chemie der Lebensmittel.

Teil III
Das Huhn im Fokus

Ökobilanzen als Entscheidungshilfe für umweltbewusste Ernährung? – Umweltwirkungen von Hühnerfleisch

11

Maria Müller-Lindenlauf

Ökobilanzstudien in Zeiten ökologischer Herausforderungen

Die aktuellen ökologischen Herausforderungen – insbesondere Klimawandel, Verlust von biologischer Vielfalt, Gesundheitsschäden durch Umweltgifte und die Verknappung der Süßwasserreserven – stellen Probleme höchster Dringlichkeit dar, wie die Organisation für wirtschaftliche Zusammenarbeit und Entwicklung (OECD) 2012 zum wiederholten Male mahnte. Die Experten der Organisation halten fest, dass jetzt „ganzheitliche Maßnahmen ergriffen werden müssen, um die hohen Kosten und schwerwiegenden Konsequenzen zu vermeiden, mit denen bei Untätigkeit zu rechnen ist" (OECD 2012, S. 2). Was unter „schwerwiegenden" Konsequenzen zu verstehen ist, beschreibt in Bezug auf den Klimawandel der Weltklimarat (IPCC) wie folgt: Bereits bei einer Klimaerwärmung von nur 2 °C würden bis zu 30 % der Arten verstärkt vom Aussterben bedroht, hunderte Millionen Menschen würden zusätzlich unter Wasserknappheit leiden, viele Millionen Menschen von Überflutungen betroffen sein sowie viele Menschen durch Hitzewellen und Wirbelstürme ums Leben kommen (IPCC 2007a, 2012). Die Minimierung unseres individuellen Beitrags zur Klimaerwärmung erscheint angesichts solch drastischer Folgen als ethisches Gebot. Ähnliches gilt für andere Umweltwirkungen. Doch welche wirtschaftlichen, politischen und privaten Entscheidungen können im Einzelfall dazu beitragen, Schäden für Mensch und Natur zu vermeiden? Um darüber

M. Müller-Lindenlauf (✉)
Fakultät Agrarwirtschaft, Volkswirtschaft und Management,
Hochschule für Wirtschaft und Umwelt Nürtingen-Geislingen (HfWU)
Nürtingen, Deutschland
E-Mail: maria.mueller-lindenlauf@hfwu.de

© Springer Fachmedien Wiesbaden 2015
G. Hirschfelder et al. (Hrsg.), *Was der Mensch essen darf,*
DOI 10.1007/978-3-658-01465-0_11

zu entscheiden, ist es erforderlich, die ökologischen Folgen bestimmter Handlungen für Mensch und Natur zu kennen.

Die Ökobilanz (LCA, von englisch: *life cycle assessment*) ist ein Instrument, mit dem auf wissenschaftlicher Grundlage die Folgen der Produktion und des Konsums einzelner Produkte für die Umwelt abgebildet werden (Klöpffer und Grahl 2009). Als produktbezogenes ökologisches Bewertungsinstrument kann die Ökobilanz als Entscheidungshilfe für einen umweltschonenden Konsum dienen. Derzeit gibt es verschiedene Initiativen, die – in Anlehnung an die Methode der Ökobilanz – Umweltwirkungen auf Produkten ausweisen, ohne jedoch bereits vollständige Ökobilanzen abzubilden. Beispiele sind das CO_2-Fußabdruck-Siegel von „Carbon Trust" in Großbritannien (Carbon Trust 2013) oder der „ökologische Fußabdruck" auf Produkten der Marke „Zurück zum Ursprung" des Discounters „Hofer" in Österreich (Zurück zum Ursprung 2013).[1] Unabhängig von der Verfügbarkeit von Siegeln geben Unternehmen die Berechnung von Ökobilanzen in Auftrag, um damit ökologische Optimierungspotenziale zu identifizieren und ökologisches Engagement zu zeigen. Auch von politischen Entscheidungsträgern werden Ökobilanzstudien in Auftrag gegeben, um die Umweltfolgen von Produktions- und Konsummustern zu erkennen und die Politik in Richtung einer höheren Umweltfreundlichkeit von Produktion und Konsum umzugestalten.

In diesem Artikel wird der Frage nachgegangen, inwieweit Ökobilanzergebnisse im Bereich der Lebensmittelwirtschaft als (ethische) Entscheidungshilfe für Verbraucher, Unternehmer und Politiker tatsächlich geeignet sind. Dazu wird die Methode der Ökobilanz kurz beschrieben, dann beispielhaft auf das Produkt Hühnerfleisch angewendet und anschließend kritisch diskutiert. Die dargestellten Ergebnisse und Überlegungen basieren überwiegend auf Erkenntnissen aus der Arbeit des Instituts für Energie- und Umweltforschung Heidelberg (IFEU), das seit über 20 Jahren im Bereich der ökologischen Bewertung von Lebensmitteln tätig ist.

Einführung in die Methodik der Ökobilanz

Eine Ökobilanz ist eine umfassende systematische Analyse der Umweltwirkungen eines Produktes oder einer Dienstleistung entlang des gesamten Lebensweges, also von der Bereitstellung der Rohstoffe über die Verarbeitung, Distribution und Nutzung bis hin zur Entsorgung von Abfällen (Klöpffer und Grahl 2009). Die Öko-

---

[1] Zur Methodik des „ökologischen Fußabdrucks" für Produkte der Marke „Hofer": vgl. Niggli 2010; Markut et al. 2010.

bilanzmethodik ist in den Normen 14040 und 14044 der Internationalen Organisation für Normung (ISO 2006) standardisiert. Charakteristisch für die Ökobilanz im Vergleich zu anderen Instrumenten der ökologischen Bewertung ist:

- die möglichst umfassende Bewertung aller relevanten Umweltwirkungen (im Unterschied zum Beispiel zum CO_2-Fußabdruck, der nur eine Umweltwirkung – nämlich den Beitrag zum Treibhauseffekt – betrachtet);
- die Betrachtung des gesamten Lebensweges eines Produktes oder Prozesses „von der Wiege bis zur Bahre" oder anders gesagt: von der Rohstofferzeugung über die Verarbeitung bis zur Nutzung durch den Endkunden und die Entsorgung der Abfälle;
- der Produktbezug: Die Umweltwirkungen werden in Relation zu einem Produkt beurteilt, nicht in Bezug auf zum Beispiel einen Betrieb, eine Technik oder eine Politikmaßnahme.

Kernelement der Ökobilanz ist die sogenannte Sachbilanz, in der alle Stoff- und Energieströme im betrachteten Produktionssystem erfasst werden, insbesondere auch alle Emissionen in die Umwelt. Dazu werden Angaben der beteiligten Unternehmen, einschlägige Literatur und spezielle Ökobilanzdatenbanken herangezogen (z. B. ecoinvent, GEMIS). Dieser Schritt erfordert offensichtlich eine genaue Kenntnis der Produktionsprozesse auf allen Ebenen der Wertschöpfungskette und ist mit erheblichem Aufwand verbunden, da in der Regel nicht alle benötigten Daten unmittelbar vorliegen.

Basierend auf der Auflistung der In- und Outputs des Produktionssystems werden Wirkungsindikatoren bestimmt. Diese fassen verschiedene Sachbilanzparameter zusammen und beschreiben jeweils eine bestimmte Umweltwirkung des betrachteten Systems. Ein Beispiel hierfür ist die Treibhausgasbilanz, die in sogenannten CO_2-Äquivalenten ausgedrückt wird: Alle klimarelevanten Emissionen werden entsprechend ihrer Klimawirksamkeit in CO_2-Äquivalente umgerechnet, wobei Lachgas circa 300-mal und Methan circa 25-mal so klimawirksam ist wie CO_2 (IPCC 2007b). Üblicherweise in einer Ökobilanz bestimmte Wirkungsindikatoren sind:

- der Primärenergiebedarf,
- die Treibhausgasbilanz,
- eutrophierende Emissionen (Stichwort: umkippende Gewässer),
- versauernde Emissionen (Stichwort: saurer Regen),
- Ozonabbau (Stichwort: Ozonloch) und
- Photosmog (Stichwort: Sommersmog).

Neben diesen Indikatoren befinden sich Methoden für weitere Umweltwirkungs-indikatoren in der Entwicklung, zum Beispiel Indikatoren für Öko- und Human-toxizität, den Bedarf an mineralischen und fossilen Ressourcen oder die Verknap-pung der Süßwasserverfügbarkeit (EU-JRC-IES 2010). Die Entwicklung von Methoden zur Quantifizierung von Wirkungsindikatoren spiegelt die Historie der Umweltschutzdiskussion wieder: Während für Kategorien, die in den 1980er- und 1990er-Jahren im Fokus der Debatten standen (Waldsterben, saurer Regen, umkip-pende Gewässer), etablierte Methoden vorliegen, sind die Bewertungsmethoden für neuere Themen (Rohstoffreserven, Verknappung der Süßwasserverfügbarkeit, Flächenbedarf) noch nicht ausgereift. Eine Ausnahme ist das Thema Human- und Ökotoxizität, das wesentlich durch den Einsatz von Pflanzenschutzmitteln in der Landwirtschaft bestimmt wird. Obwohl das Thema Toxizität bereits seit Jahrzehn-ten in der Umweltforschung diskutiert wird, ist die Abbildung dieser Wirkungska-tegorie in der Ökobilanz aufgrund der großen Komplexität immer noch unbefriedi-gend: Die Vielzahl von Wirkungsweisen und Expositionspfaden machen eine Zu-sammenfassung toxischer Wirkungen in einem einzelnen Indikator sehr schwierig.

Der letzte und zentrale Schritt der Ökobilanz ist die Interpretation der Ergeb-nisse. Dabei sind Unsicherheiten in der Datengrundlage aufzuzeigen und die wich-tigsten Einflussgrößen auf das Ergebnis zu beschreiben.

Ökobilanz von Hühnerfleisch

Im Folgenden werden beispielhafte Ergebnisse aus Ökobilanzen von Hühnerfleisch dargestellt und mit denen anderer Fleischarten beziehungsweise Tofu verglichen.

Untersuchungsrahmen und Datengrundlagen

Die dargestellten Ergebnisse beziehen sich auf Produkte aus deutscher Produktion und Produktionsverfahren, wie sie in etwa um das Jahr 2010 üblich waren. Be-rücksichtigt wurde jeweils der gesamte Lebensweg von der Futtermittelproduk-tion über die Mast und Schlachtung bis zur Distribution an den Endkunden. Dabei wurden auch alle Transport- und Abfallströme berücksichtigt (Abb. 11.1). Nicht berücksichtigt wurde die Zubereitung im Haushalt des Kunden. Datengrundlage der Ökobilanzen waren Informationen aus Produktionsbetrieben, Literaturquellen sowie Datenbanken (z. B. ecoinvent, GEMIS, IFEU-interne Ökobilanzdatenbank).

Die Darstellung der Ergebnisse erfolgt zum Teil in Absolutwerten und zum Teil in sogenannten Einwohner-Tageswerten. Ein Einwohner-Tageswert entspricht der im Durchschnitt am Tag von einem Bundesbürger in der jeweiligen Wirkungska-

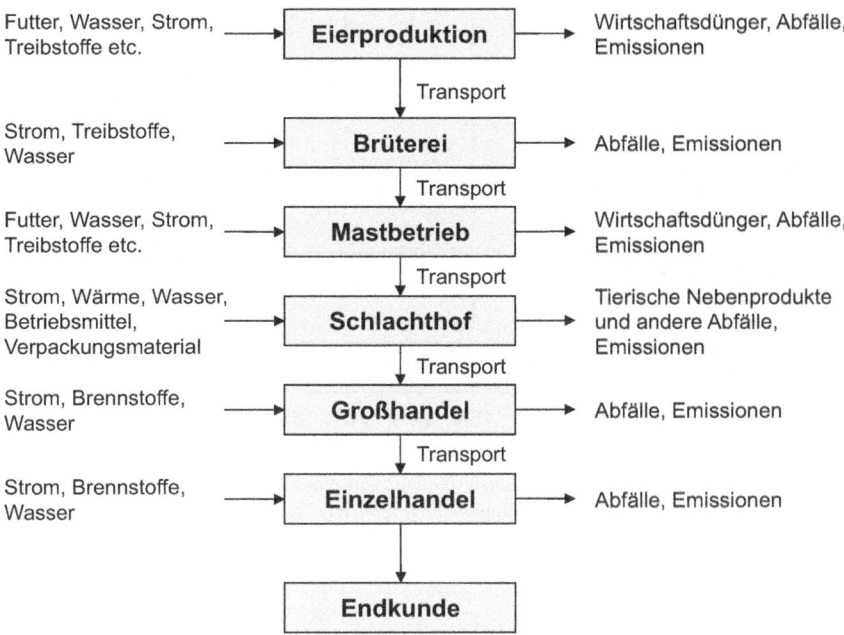

Abb. 11.1 Produktlebensweg Hühnerfleisch (Quelle: eigene Darstellung)

tegorie verursachten Umweltlast. Die Darstellung der Einwohner-Tageswerte ermöglicht eine Einschätzung des spezifischen Beitrags des betrachteten Produktes zur Gesamtumweltbelastung.

Beispielhafte Ergebnisse

Überblick

Der Konsum einer Portion Hühnerfleisch (200 g) verursacht typischerweise Treibhausgasemissionen in Höhe von etwa 2 % der mittleren täglichen Emissionen eines Bundesbürgers. Die Bandbreite der Emissionen ist jedoch erheblich. Je nach Produkt können Emissionen zwischen 1 und 14 % der mittleren täglichen Treibhausgasemissionen auftreten (Abb. 11.2). In den Umweltwirkungskategorien Versauerung, Eutrophierung und Ozonabbau liegt der spezifische Beitrag einer Portion Hühnerfleisch zur Gesamtumweltlast typischerweise bei 7 beziehungsweise 12 % und kann im schlechtesten Fall fast 40 % der mittleren täglichen Umweltlast betragen. Versauerung, Eutrophierung und Ozonabbau sind in diesem Fall vor allem auf Stickstoffemissionen zurückzuführen. Der spezifische Beitrag zum Primärenergie-

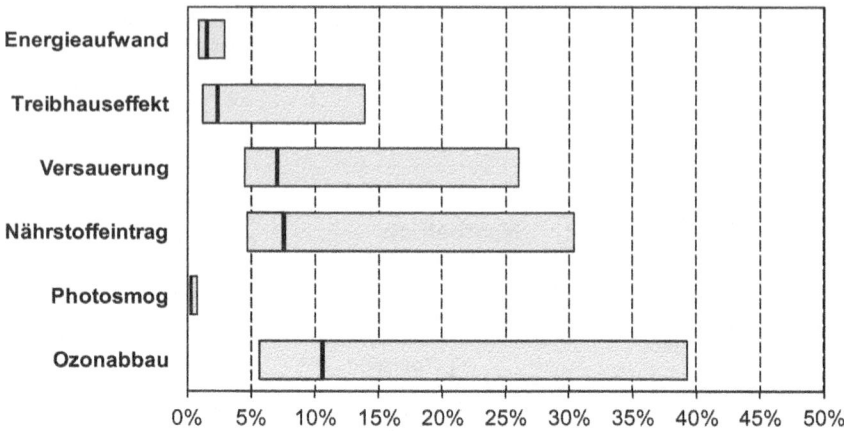

Abb. 11.2 Ökobilanz von Hühnerfleisch: Umweltwirkung einer Portion (200 g) Brust oder Schenkel in Prozent der Einwohner-Tageswerte der BRD 2010 (horizontale Balken: Bandbreite, schwarze Querbalken: typisches industrielles Produktionsverfahren; Quelle: eigene Berechnungen des IFEU 2012)

aufwand ist mit 1 bis 3 % des Einwohner-Tageswertes gering. Der spezifische Beitrag zum Photosmog liegt bei unter 1 %.

Die hohen Bandbreiten der Umweltwirkungen lassen vermuten, dass durch eine Optimierung der Produktion die Umweltlasten bei gleichem Konsum deutlich reduziert oder dass zumindest stark vom Standardfall nach oben abweichende Umweltlasten vermieden werden können. Zur Ableitung von Optimierungspotenzialen ist es erforderlich, den Beitrag einzelner Lebenswegabschnitte zur Gesamtbilanz genauer zu analysieren.

Im Hinblick auf die Wichtigkeit der verschiedenen hier betrachteten Umweltwirkungen (OECD 2012) sollte eine ökologische Optimierung der Hühnerfleisch-Produktion primär die Senkung der Treibhausgasemissionen anstreben und darüber hinaus auch Stickstoffausträge im Blick behalten.

Wichtigste Einflussgrößen

In Abb. 11.3 ist die Treibhausgasbilanz von Hühnerfleisch (Balken 2 aus Abb. 11.2) differenziert dargestellt. Dabei werden zum einen verschiedene Szenarien unterschieden, und zum anderen wird der Beitrag verschiedener Lebenswegabschnitte zur Gesamtbilanz ausgewiesen. Es zeigt sich: Die wichtigste Einflussgröße ist die Fütterung mit einem Anteil von etwa 55 % (Bandbreite: 35–70 %) an der gesamten Treibhausgasemission der Produktionskette. Am zweitwichtigsten

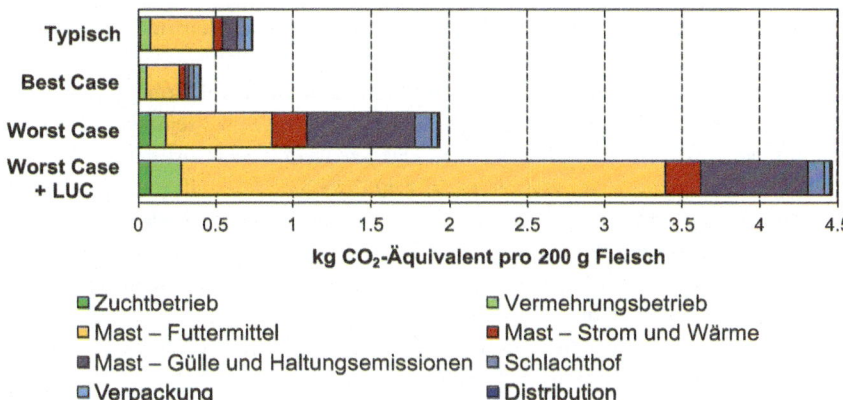

Abb. 11.3 Treibhausgasbilanz von Hühnerfleisch (aus Deutschland): Kilogramm-CO_2-Äquivalente je Portion (200 g) für einen typischen Lebensweg, einen optimalen Lebensweg *(Best Case)* und einen ungünstigsten Lebensweg *(Worst Case)* mit und ohne Emissionen aus Landnutzungsänderungen (LUC) (Quelle: eigene Berechnungen des IFEU 2012)

sind die Emissionen aus der Haltung und der Gülle mit einem Anteil von etwa 13 % (Bandbreite: 7–35 %). Der Anteil von Schlachtung und Verpackung beträgt jeweils maximal 10 %, und die Distribution hat einen Anteil von unter 2 %. Die Distribution hat damit einen deutlich geringeren Anteil an der Treibhausgasbilanz, als häufig vermutet wird.

Die Treibhausgasemissionen durch die Fütterung hängen davon ab, wie viel Futtermittel je Kilogramm Fleisch benötigt (Futterverwertungseffizienz), welche Futtermittel eingesetzt und wie diese Futtermittel erzeugt werden. Die industrielle Hühnerfleisch-Produktion, wie sie heute in Deutschland üblich ist, weist eine hohe Futterverwertungseffizienz auf: Pro Kilogramm Lebendgewicht bei der Schlachtung werden nur circa 1,8 kg Futtermittel eingesetzt. Da allerdings bei den heute in Deutschland üblichen Konsumgewohnheiten nur etwa die Hälfte der Lebendmasse des Huhns effektiv verzehrt wird, werden je Kilogramm Fleisch fast 4 kg Futtermittel benötigt. Um eine hohe Futterverwertung zu erreichen, werden hochwertige Futtermittel eingesetzt, vor allem Getreide und Soja, aber auch tierisches Eiweiß und synthetische Aminosäuren. Der *Best Case* wird durch eine optimale Futterverwertung bei gleichzeitig bester Futtermittelqualität und effizientem sowie umweltverträglichem Anbau der Futtermittel erreicht. Die besten Werte für die Futtermittelerzeugung sind in der Regel nur bei Anbau auf besonders begünstigten Standorten möglich. Die Herkunft sowie die Produktionsbedingungen der Futtermittel sind dem Mastbetrieb in der Regel nicht bekannt, da die Futtermittel über

Futtermittelmischwerke bezogen und global gehandelt werden und Ökobilanz-
daten nicht Teil der Warendokumente sind.

Besonders hohe treibhausrelevante Emissionen durch die Fütterung treten dann
auf, wenn für die Erzeugung der Futtermittel natürliche Ökosysteme gerodet werden, um neue Ackerflächen zu gewinnen. Das Szenario *Worst Case* + LUC (Landnutzungsänderungen; LUC von englisch: *land use change*) stellt die CO_2-Bilanz
für Hühnerfleisch für den Fall dar, dass für die Erzeugung des verfütterten Sojas
Regenwaldflächen gerodet wurden. Über das Ausmaß von Landnutzungsänderungen für die Landwirtschaft besteht derzeit kein wissenschaftlicher Konsens. Es ist
aber davon auszugehen, dass bei steigender Nachfrage nach Fleisch und durch die
damit verbundene steigende Nachfrage nach Futterflächen der Druck auf natürliche Ökosysteme erhöht wird und das Risiko von Rodungen steigt.

Die große Bandbreite der Gülle- und Haltungsemissionen basiert auf erheblich
schwankenden Lachgas- und Methanemissionen aus Gülle und Ställen. Die Höhe
der Emissionen ist abhängig von Temperatur, Feuchte, Beschaffenheit der Flächen
im Stall, Hygiene, Futtermittelzusammensetzung und dergleichen. Einige, aber
nicht alle dieser Parameter können vom Landwirt beziehungsweise Mastbetrieb
beeinflusst werden.

Ebenso wie es hier für die Treibhausgasbilanz beispielhaft dargestellt wurde,
lässt sich auch für alle anderen Umweltwirkungen eine Analyse der wichtigsten
Einflussgrößen durchführen: Auf die übrigen Umweltwirkungskategorien, an
denen die Produktion von Hühnerfleisch ebenfalls einen hohen spezifischen Beitrag hat – nämlich Versauerung, eutrophierende Emissionen und Ozonabbau – haben ebenfalls die Futtermittelbereitstellung und die Emissionen aus der Haltung
und der Gülle den stärksten Einfluss (nicht dargestellt).

Vergleich zu anderem Fleisch und Tofu

Ökobilanzen werden häufig verwendet, um verschiedene Produkte mit ähnlichem
Nutzen zu vergleichen. Andere Fleischarten und Fleischersatzprodukte können mit
Hühnerfleisch verglichen werden – trotz der unbestreitbaren kulinarischen und
ernährungsphysiologischen Unterschiede. Abbildung 11.4 zeigt den Beitrag zum
Treibhauseffekt und zur Überdüngung natürlicher Ökosysteme (Eutrophierung),
der jeweils mit der Produktion einer Portion Hühnerbrust, Schweineschnitzel, Rindersteak oder Tofu verbunden ist.

Es zeigt sich: In der Kategorie Treibhauseffekt sind die Unterschiede zwischen
Schweine- und Hühnerfleisch gering, während Rindfleisch typischerweise etwa
fünfmal so viele Emissionen verursacht und Tofu etwa die Hälfte der Emissionen.
Zur Eutrophierung trägt die Produktion von Tofu praktisch gar nicht bei. Auch
für die übrigen Umweltwirkungen (nicht dargestellt) zeigt sich ein recht ähnliches

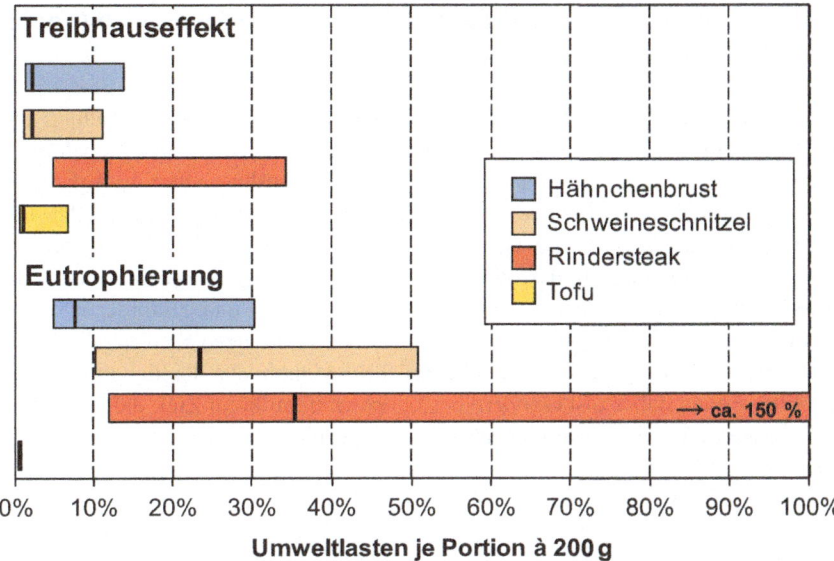

Abb. 11.4 Treibhausgasbilanz und Eutrophierungspotenzial von Hühnerfleisch, Schweine-fleisch, Rindfleisch und Tofu im Vergleich (horizontale Balken: Bandbreite, schwarze Quer-balken: typischer Wert; Quelle: eigene Berechnungen des IFEU 2012)

Bild: Durchgängig ist Rindfleisch mit den höchsten und Tofu mit den gerings-ten Umweltlasten verbunden, während die Umweltwirkungen von Geflügel- und Schweinefleisch im Mittelfeld liegen (nicht dargestellt). Aus diesen Ergebnissen lässt sich aus ökologischer Sicht ein deutlicher Vorteil einer vegetarischen Er-nährung gegenüber dem Konsum von Fleisch folgern. Sofern Fleisch konsumiert wird, ist Hühner- und Schweinefleisch in den hier betrachteten Umweltwirkungen wiederum umweltfreundlicher als Rindfleisch. Bei der Interpretation dieser Ergeb-nisse sind die Grenzen der Ökobilanzmethodik zu bedenken, die im folgenden Ab-schnitt vertieft betrachtet werden.

Kritische Diskussion der Ökobilanzmethodik

Die Beschreibung der Ökobilanzmethodik zu Beginn des Beitrags und die bei-spielhafte Anwendung für Hühnerfleisch im vorangegangenen Abschnitt lassen bereits einige Stärken und Schwächen dieser Methode erkennen, die im Folgenden näher beschrieben werden.

Welche Erkenntnisse liefert eine Ökobilanz und was wird (noch) nicht betrachtet?

Die landwirtschaftliche Erzeugung weist aufgrund ihrer engen Verbindung mit der Natur eine Reihe von Umweltwirkungen auf, die in Ökobilanzen noch nicht oder nicht vollständig erfasst werden: Hierzu zählen insbesondere der Erhalt der Bodenfruchtbarkeit, die ökotoxischen Wirkungen von Pflanzenschutzmittelausträgen und auch die Wasserverknappung durch Bewässerung. Allen diesen Umweltwirkungen ist gemeinsam, dass sie stark vom Ort der Produktion abhängen (z. B. Wasserverfügbarkeit, Bodenzustand, Vorkommen seltener und gefährdeter Arten). Zu ihrer Bewertung werden neben den Prozessbeschreibungen auch standortbezogene Daten benötigt, was den Datenbedarf für die Ökobilanz deutlich erhöht. Die Ökobilanz kann daher insbesondere bei Lebensmitteln ihrem Ziel, die relevanten Umweltwirkungen umfassend abzubilden, (noch) nicht gerecht werden. Methodische Weiterentwicklungen sind jedoch in Arbeit (EU-JRC-IES 2010).

Des Weiteren ist zu beachten, dass das Ziel der Ökobilanz der Vergleich von Produkten ist und beispielsweise nicht die beste Nutzung der verfügbaren Ressourcen. Das schlechte Abschneiden von Rindfleisch in der Ökobilanz berücksichtigt nicht die Tatsache, dass Rinder im Unterschied zu Schweinen und Hühnern mit Gras ernährt und daher an Standorten gehalten werden können, die für die Produktion von Futtermitteln für Schweine oder Hühner nicht geeignet sind.

Wie belastbar sind Ökobilanzergebnisse?

Die Verwendung unterschiedlicher Datengrundlagen und methodischer Annahmen zur Beschreibung ähnlicher oder sogar identischer Prozesse in verschiedenen Ökobilanzen führt dazu, dass absolute Ökobilanzergebnisse aus verschiedenen Quellen nur eingeschränkt vergleichbar sind. Die Ergebnisse vergleichender Ökobilanzen sind aber in der Regel richtungssicher. Das heißt im Fall von Hühnerfleisch: Andere Studien mögen abweichende Absolutwerte für die Emissionen aus der deutschen Hühnerfleisch-Erzeugung ausweisen, aber im Hinblick auf die identifizierten zentralen Einflussgrößen und die Relation zu Schweinefleisch, Rindfleisch und Tofu kommen Ökobilanzstudien aus anderen Instituten zu vergleichbaren Ergebnissen (z. B. de Vries und de Boer 2010; Wiedemann et al. 2012).

Eignung der Ökobilanzmethode als Entscheidungshilfe

Im Folgenden wird dargelegt, welche Schlussfolgerungen sich aus den vorangegangenen Überlegungen für die Eignung der Ökobilanzmethode als (ethische) Entscheidungshilfe in der Praxis ergeben.

Entscheidungshilfe für Unternehmen

Eine Ökobilanz, die auf Unternehmensdaten basiert, erlaubt dem Unternehmen,
das Ausmaß der Umweltwirkungen seiner Produkte zu erkennen, die wichtigsten
Einflussgrößen auf die Umweltbilanz zu identifizieren und Optimierungspotenziale abzuleiten. Auf dieser Informationsbasis können dann Maßnahmen zur Verringerung der Umweltlasten getroffen werden. Dabei ist es dem Unternehmen auch
zuzumuten, sich mit den Grenzen der Ökobilanzstudie auseinanderzusetzen und
diese in seinen Entscheidungen zu berücksichtigen. Die Ökobilanz kann insofern
grundsätzlich als geeignetes Instrument angesehen werden, um Unternehmen bei
der Entwicklung umweltfreundlicher Produkte und Prozesse zu unterstützen.

Da die relativen Kosten für die Bereitstellung der benötigten Daten umso geringer sind, je größer die Produktchargen und die Produktwerte sind, werden Ökobilanzen für Lebensmittel vor allem von Unternehmen der Lebensmittelverarbeitung
und des Handels in Auftrag gegeben. Diese Unternehmen haben aber häufig nur
ungenaue Kenntnisse über die vorgelagerten Schritte der Produktionskette. Die
Abbildung der landwirtschaftlichen Produktion erfolgt daher in der Regel über
Richtwerte. Dies ist jedoch kritisch, da – wie am Beispiel Hühnerfleisch deutlich
wurde – gerade im Bereich der Futtermittelbereitstellung und der Tierhaltung die
größten Einsparpotenziale liegen. Doch auch wenn die Rohstoffherkunft nur eingeschränkt dem Einflussbereich des verarbeitenden Betriebes oder Handels unterliegt, könnten doch nach und nach Strategien entwickelt werden, um eine umweltgerechte landwirtschaftliche Produktion bei den Zulieferern zu befördern. Wie eine
solche umweltgerechte Produktion aussehen sollte, kann wiederum mithilfe von
Ökobilanzen beschrieben werden.

Entscheidungshilfe für Politiker

Wie am Beispiel Hühnerfleisch gezeigt, ist die Methode der Ökobilanz nicht nur
auf einzelbetriebliche Daten anwendbar, sondern kann auch für Produktgruppen
(wie z. B. verschiedene Fleischarten) angewendet werden. Es zeigen sich dann

zwar große Bandbreiten in den Ergebnissen, aber dennoch werden zentrale Einflussgrößen und relative Unterschiede zwischen Produkten und Verfahren deutlich (wie obenzwischen Tofu und Fleisch sowie zwischen verschiedenen Fleischarten). Diese Unterschiede können zwar nicht für jedes Einzelprodukt gesichert ausgesagt werden, wohl aber für die Summe der Produkte der jeweiligen Kategorie. Auf dieser Basis können politische Instrumente zur Förderung der ökologischen Nachhaltigkeit entwickelt werden.

Entscheidungshilfe für Verbraucher

Die Ergebnisse von Produkt-Ökobilanzen könnten als Produktlabel den Verbrauchern zur Verfügung gestellt und damit unmittelbar beim Einkauf berücksichtigt werden. Dies könnte eine Entscheidungshilfe für solche Verbraucher darstellen, die sich aus ethischen Motiven für besonders umweltfreundliche Produkte entscheiden möchten. Es ist jedoch zu erwarten, dass aufgrund der Komplexität der Ergebnisse (verschiedene Umweltwirkungen, eingeschränkte Vergleichbarkeit mit anderen Produkten,[2] in Siegeln kaum darstellbare Rahmenbedingungen, begrenzte Güte der Datengrundlage) ein Label mit quantitativen Ökobilanzergebnissen eher unverständlich wäre oder sogar zu Fehlanreizen führen könnte. Dem kann durch eine weitere Standardisierung der Ökobilanzmethodik, die Integration weiterer Umweltwirkungskategorien sowie die Entwicklung besonders anschaulicher Label entgegengewirkt werden. Dafür ist zum Beispiel der ökologische Fußabdruck der Marke „Zurück zum Ursprung" trotz seiner methodischen Mängel[3] ein interessanter Ansatz (Markut et al. 2010; Niggli 2010).

Unabhängig von Siegeln stellen Ökobilanzen Erkenntnisse über die mit bestimmten Lebensmitteln und Konsummustern verbundenen ökologischen Lasten zur Verfügung, über die sich auch Verbraucher informieren können. Solche Informationen sind bereits über zahlreiche öffentlich zugängliche Publikationen verfügbar. Hilfreich ist es jedoch, diese Informationen durch öffentliche Institutionen und unabhängige Organisationen verständlich und verlässlich aufzubereiten. Dabei sollten insbesondere die wesentlichen Stellgrößen einer umweltfreundlichen Ernährung herausgearbeitet werden, denn geringe Unterschiede in der Ökobilanz sind häufig nicht signifikant. Anstelle der Betrachtung absoluter Ökobilanzergebnisse für einzelne Produkte leistet das Erkennen relativer Unterschiede zwischen verschiedenen Produktarten und Konsummustern einen höheren Beitrag zum Um-

---

[2] Aufgrund nicht hinreichend standardisierter Methodik und Datengrundlage.

[3] Der „ökologische Fußabdruck" auf Produkten der Marke „Zurück zum Ursprung" der Firma „Hofer" in Österreich folgt nicht der Ökobilanzmethodik nach ISO 14040 und 14044.

weltschutz bei gleichzeitig geringerem Erkenntnisaufwand. Die Ökobilanz ist also weniger geeignet, einen Verbraucher bei der Beantwortung der Frage zu unterstützen, ob er aus ökologischer Verantwortung heraus lieber eine Hähnchenbrust der Marke A oder B kaufen sollte, als vielmehr dabei, ob er sich für Hühnerfleisch, Schweineschnitzel, Tofu oder ein anderes Gericht entscheiden sollte. Wie umweltfreundlich die jeweiligen Produktionsbedingungen sind, ist für den Verbraucher beim derzeitigen Stand der Methoden- und Label-Entwicklung in den meisten Fällen nicht erkennbar.

Potenzial der Ökobilanzmethode

Ökobilanzergebnisse beschreiben die ökologischen Folgen der Produktion beziehungsweise des Konsums eines Produktes auf wissenschaftlicher Basis und sind insofern grundsätzlich gut geeignet als Grundlage für Entscheidungen, die sich an ökologischen Folgen und ethischen Aspekten orientieren. Wie am Beispiel Hühnerfleisch gezeigt wurde, sind Ökobilanzergebnisse jedoch komplex und bilden insbesondere im Bereich der Landwirtschaft die Umweltwirkungen der Produktion beim derzeitigen Stand der Entwicklung nur unvollständig und zum Teil ungenau ab. Ökobilanzergebnisse bedürfen daher einer abwägenden und fundierten Interpretation. Produktlabels, die quantitative Umweltwirkungen ausweisen, können dies kaum leisten. Während Unternehmern oder politischen Entscheidungsträgern die differenzierte Auseinandersetzung mit Ökobilanzergebnissen zumutbar erscheint, bedarf es für die Verbraucher, die täglich eine Vielzahl von Konsumentscheidungen treffen, einer unabhängigen Aufbereitung und Vermittlung der Ergebnisse. Die aus Ökobilanzen gewonnen Erkenntnisse über besonders umweltbelastende Produkte und Prozesse können dann entscheidend dazu beitragen, zukunftsfähige und umweltethisch verantwortbare Produktionsprozesse zu entwickeln und Ernährungsweisen zu unterstützen. Basierend auf den hier dargestellten Ergebnissen empfiehlt sich für eine nachhaltige Ernährung insbesondere eine Reduktion des Fleischkonsums.

Literatur

Carbon Trust (2013). Certification. http://www.carbontrustcertification.com. Zugegriffen: 8. März 2013.
EU-JRC-IES [European Commission – Joint Research Centre – Institute for Environment and Sustainability]. (2010). *International Reference Life Cycle Data System (ILCD) Handbook: General guide for Life Cycle Assessment – Detailed guidance* (1. Aufl.). Luxemburg.

IPCC [Intergovernmental Panel on Climate Change]. (2007a). Climate change: summary for policymakers. In M. L. Parry, O. F. Canziani, J. P. Palutikof, P. J. van der Linden & C. E. Hanson (Hrsg.), *Climate change 2007: Impacts, adaptation and vulnerability. Contribution of working group II to the fourth assessment report of the Intergovernmental Panel on Climate Change* (S. 7–22). Cambridge.

IPCC. (2007b) *Climate change 2007: The physical science basis. Contribution of working group I to the fourth assessment report of the intergovernmental panel on climate change.* Cambridge.

IPCC. (2012). Summary for policymakers. In C. B. Field, V. Barros, T. F. Stocker, D. Qin, D. J. Dokken, K. L. Ebi, M. D. Mastrandrea, K. J. Mach, G.-K. Plattner, S. K. Allen, M. Tignor & P. M. Midgley (Hrsg.), *Managing the risks of extreme events and disasters to advance climate change adaptation. A special report of working groups I and II of the Intergovernmental panel on climate change* (S. 1–19). Cambridge.

ISO [Deutsches Institut für Normung e.V.]. (2006). *ISO 14040:2006/ISO14044:2006. Umweltmanagement – Ökobilanz – Grundsätze und Rahmenbedingungen, Anforderungen und Anleitungen.* Berlin.

Klöpffer, W., & Grahl, B. (2009). *Ökobilanz (LCA) – Ein Leitfaden für Ausbildung und Beruf.* Weinheim.

Markut, T., Schader, C., Pfiffner, L., Drapelao, T., & Lindenthal, T. (2010). *Methode zur Biodiversitätsbewertung auf Landwirtschaftsbetrieben.* Wien.

Niggli, U. (2010). Ökologische Nachhaltigkeitsbewertung: CO_2, Wasser und Biodiversität. Vorstellung des Projektes zum ökologischen Fußabdruck für Produkte der Marke „Zurück zum Ursprung". http://www.fibl.org/de/oesterreich/schwerpunkte-at/nachhaltigkeitsbewertung.html#c9745. Zugegriffen: 4. Mai 2014.

OECD [Organisation für Wirtschaftliche Zusammenarbeit und Entwicklung]. (2012). OECD Umweltausblick bis 2050: Die Konsequenzen des Nichthandelns. Zusammenfassung. o. O.

Öko-Institut e.V. Freiburg. (2007). *Globales Emissions-Modell Integrierter Systeme (GEMIS). GEMIS-Datenbasis Version 4.42.* Freiburg.

Vries, M. de & Boer, I. de (2010). Comparing environmental impacts of livestock products: A review of life cycle assessments. *Livestock science, 128*(1–3), 1–11.

Wiedemann, S., McGahan E., & Poad, G. (2012). Using life cycle assessment to quantify the environmental impact of chicken meat production. Australian Government, Rural Industry Research and Development Cooperation (RIRDC), Publication No.12/029. Canberra.

Zurück zum Ursprung. (2013). http://www.zurueckzumursprung.at/fussabdruck/. Zugegriffen: 4. Mai 2014.

Dr. Maria Müller-Lindenlauf arbeitete von 2010 bis 2014 am Institut für Energie- und Umweltforschung (IFEU) in Heidelberg. Nach ihrem Studium der Agrarwissenschaften in Bonn (2000–2005) war sie zunächst als wissenschaftliche Mitarbeiterin am Institut für Organischen Landbau der Universität Bonn und am Statistischen Bundesamt tätig; 2009 erlangte sie ihre Promotion. Ihr Schwerpunkt am IFEU lag auf Forschung und Beratung zur ökologischen Nachhaltigkeit von Lebensmitteln und Ernährungsweise sowie nachwachsenden Rohstoffen. Seit 2014 lehrt sie an der Hochschule für Wirtschaft und Umwelt Nürtingen-Geislingen (HfWU) Agrarökologie, Ökologischen Landbau sowie Natur- und Umweltschutz.

Handlanger der Industrie oder berufener Schützer des Tieres? – Der Tierarzt und seine Rolle in der Geflügelproduktion

Ulrike Thoms

„Die Identitätskrise der Nutztierpraxis" und „Therapieplan für den ‚Patient Tierärzteschaft'" – dies sind Überschriften aktueller standespolitischer Publikationen im Deutschen Tierärzteblatt (Mrozek 2000; Blaha und Wenderdel 2004). Zweifelsohne durchläuft die Tiermedizin derzeit einen durchgreifenden Wandel, der sich in strukturellen Veränderungen niederschlägt. Vorrangig macht sich dabei eine wachsende Ablehnung der Absolventen bemerkbar, in der Nutzviehpraxis tätig zu werden, sodass hier über einen zunehmenden Arbeitskräftemangel geklagt wird.

Ein wesentliches und viel diskutiertes Problem stellt die zunehmende Feminisierung des Tierarztberufes dar (Kostelnik 2010). Noch 1980 waren von den 9.441 Tierärzten nur 13 % Frauen, seit der Jahrtausendwende sind es rund 45 %. Von den Studienanfängern waren um 1980 nur rund 10 % weiblich, heute sind es 85 %. Dies ist gerade für das hier interessierende Feld ein Krisenzeichen, weil ein Drittel der weiblichen Tierärzte den studierten Beruf gar nicht ausübt. Zudem stellen Frauen nur 35 % der in der Nutzviehpraxis oder in der Lebensmittelkontrolle Tätigen (Brühann 1985, S. 414 f.; Deutsches Tierärzteblatt 2012, S. 507).

Geht man mit der soziologischen Forschung davon aus, dass Frauen tendenziell eher bereit sind als Männer, eine schlechte Bezahlung in Kauf zu nehmen oder Berufe mit geringem Sozialprestige auszuüben, verweist diese Entwicklung auf den Prestigeverlust des Tierarztes. Damit ist ein Verlust an Autorität verbunden, was für das Thema dieses Bandes zentral ist. Denn Tierärzte spielen eine zentrale Rolle in der Lebensmittelkontrolle; ist ihre Autorität infrage gestellt, kann das für

U. Thoms (✉)
Berlin, Deutschland
E-Mail: thomsulrike@gmail.com

© Springer Fachmedien Wiesbaden 2015
G. Hirschfelder et al. (Hrsg.), *Was der Mensch essen darf,*
DOI 10.1007/978-3-658-01465-0_12

die Durchsetzbarkeit ethischer Grundprinzipien nicht folgenlos bleiben. Auf der anderen Seite fragt sich, ob die Feminisierung selbst nicht für einen Bedeutungszuwachs der Ethik spricht, wird Frauen doch generell eine größere Emotionalität und entsprechend auch mehr Mitgefühl mit Tieren nachgesagt. Zudem sind sie unter den Vegetariern bekanntlich deutlich stärker vertreten als die Männer, ist Fleischverzehr männlich, Verzicht auf Fleisch dagegen weiblich konnotiert (Cordts et al. 2013, S. 1). Ohne dass diese Entwicklung hier in aller Tiefe diskutiert werden kann, soll die Feminisierung der Tiermedizin in ihrer Wahrnehmung als Krisenzeichen im Folgenden als Ausgangspunkt grundsätzlicher Überlegungen zur Ethik in der Tiermedizin und Geflügelproduktion dienen.

Um den Zwiespalt des modernen Tierarztes, zugleich Dienstleister für die Agrarindustrie, Fürsprecher für den Tierschutz und Garant der Lebensmittelsicherheit sein zu müssen, besser verstehen zu können, wird zunächst kurz die Geschichte des Berufes und seine Rolle für die Lebensmittelproduktion rekapituliert, bevor sich der Beitrag der historischen Entwicklung der modernen Geflügelproduktion und der Rolle des Tierarztes darin zuwendet. Ziel ist es, die gegenwärtige Entwicklung als historisch gewachsen nachvollziehbar zu machen. Auf der Basis einer Einsicht in historische Pfadabhängigkeiten sollen die gegenwärtigen Zielkonflikte des Tierarztes herausgearbeitet werden, um sie über die Diskussion für notwendige Veränderungen zugänglich zu machen.

Wandel des Berufsbildes Tierarzt

Das Geflügel, das als Beispiel für die Dimensionen einer Ethik der Ernährung im Zentrum dieses Bandes steht, nimmt im Hinblick auf die tierärztliche Versorgung und Tätigkeit eine Sonderrolle ein. Ganz allgemein wird der Tierarzt in der landläufigen Vorstellung mit Pferd, Hund und Katze, seltener dagegen mit der Kuh, kaum mit dem Schwein, aber so gut wie gar nicht mit Geflügel in Zusammenhang gebracht.[1] Dabei ist das allgemeine Interesse für den Tierarzt durchaus hoch, wie populäre Fernsehserien zeigen, die um Tierärzte kreisen. Die britische, auf einen Roman von James Herriot zurückgehende Serie „Der Doktor und das liebe Vieh" aus den 1970er-Jahren, die in gewisser Weise ein Muster der Gesamtgattung vorgab, stellt die tierärztliche Praxis der 1930er-Jahre durchaus realistisch dar. Während sie den Tierarzt hemdsärmelig und in Gummistiefeln im Viehstall zeigt, leben die Helden moderner Serien wie das „Heim für Tiere" oder „Tierarzt Dr. Engel"

---

[1] Siehe nur das Feld der Begriffe um das Wort „Tierarzt", in dem zwar Kuh, Pferd, Schwein und Hund erwähnt werden, das Geflügel jedoch nicht auftaucht (Wortschatz Universität Leipzig 2014).

zwar in idyllischer ländlicher Gegend, doch Kuh-, Schweine- oder gar Hühnerställe betreten sie nicht. Sie kurieren vielmehr primär Hunde und Katzen, manchmal auch Warane oder gar Schimpansen, wenn sie nicht gerade die Probleme ihrer Mitmenschen lösen. Die Serie „Tierärztin Dr. Mertens" kehrt sich sogar ganz von der ländlichen Umgebung ab; sie spielt in einem Zoo, wo die Heldin daher ausschließlich mit Exoten beschäftigt ist.

Dieser Befund spiegelt, dass die Wirklichkeit der Fleischproduktion aus dem gesellschaftlichen Bewusstsein ebenso verdrängt wird (s. Rose im vorliegenden Band) wie die Rolle, die der Tierarzt in dieser Produktion spielt. Gefördert wird dies durch die hochgradige Arbeitsteilung einer Industrie, die weitab vom städtischen Alltag stattfindet, während dem Verbraucher Fleisch als fertig zerlegtes und abgepacktes Markenprodukt geliefert wird, das seine Herkunft von einem einstmals lebenden Tier nicht einmal mehr erahnen lässt (s. Stein im vorliegenden Band).

Tatsächlich ist die Verbindung der Tiermedizin mit der Geflügelwirtschaft relativ neu. Dies gilt auch für die Trennung von Human- und Tiermedizin. Denn die Humanmediziner waren lange auch für Tiere zuständig, sodass das Berufsbild des Humanmediziners das Berufsbild des Tierarztes stark beeinflusste. Die tierärztliche Berufsordnung für das Königreich Sachsen aus dem Jahr 1909 etwa ersetzte den Begriff „Arzt" nur durch „Tierarzt", war ansonsten aber wortidentisch (Osburg 2010, S. 193 ff.). Reste dieser Verbindungen sind nicht zuletzt noch im Arzneimittelrecht sichtbar, das für Veterinär- und Humanmediziner gleichermaßen gilt. Noch der berühmte Pathologe Rudolf Virchow (1821–1902) war überzeugt, es könne keine Trennung von Human- und Veterinärmedizin geben, da die Erkenntnisse beider Disziplinen die Grundlage der gesamten Medizin bildeten (Brühann 1985, S. 16). Und tatsächlich war die Bindung der wissenschaftlichen Humanmedizin zur Tiermedizin ja schon über die Tiere, die sie für ihre Experimente einsetzte, eng. Ohne Versuchstiere hätten Louis Pasteur (1822–1895) wie Christian Eijkmann (1858–1930) ihre Entdeckungen nicht machen, ihre Thesen nicht beweisen können, wäre die moderne Mikrobiologie, wäre die Ernährungsphysiologie und wäre die Vitaminlehre nicht denkbar gewesen (Boyd 2001, S. 635).

Als sich die Tiermedizin seit dem Ende des 18. Jahrhunderts zu emanzipieren begann, konzentrierte sie sich aus militärstrategischen Gründen zunächst vor allem auf Pferde, die Agrarökonomie dagegen besonders auf die Kuh, die schon der als Begründer der Agrarwissenschaften geltende Albrecht Daniel Thaer (1752–1828) als eine Maschine zur Produktion bezeichnete (Thaer 1805, S. 63). Der Kampf gegen Tierkrankheiten war primär durch ökonomische und militärische Gründe motiviert, er diente vorrangig dem Schutz der Nahrungsgrundlage der Menschen. Mensch und Tier lebten eng zusammen; sofern sie als Reit- und Arbeitstiere genutzt wurden, bildeten sie eine Arbeitsgemeinschaft mit den Menschen und erfreuten sich entsprechender Wertschätzung.

Als dann ab 1760 tiermedizinische Ausbildungsstätten gegründet wurden, dienten sie vor allem zur Ausbildung von Praktikern, deren Bezahlung und sozialer Status lange niedrig blieben. Da die praktische Tätigkeit im Vordergrund stand, wurden Schmiede bei der Auswahl von Ausbildungskandidaten bevorzugt, während die Vorlesungen auf eine Stunde täglich beschränkt blieben. Sie umfassten Themen wie Hufbeschlag, physische Merkmale der Pferde, Pathologie und Therapie der Pferde, Rinder, Schafe und Schweine (Deutrich 1990, S. 26). Mit dem Anschluss der tierärztlichen Fakultäten an die medizinischen Fakultäten im Jahr 1785 änderten sich allerdings grundlegende Voraussetzungen, konnten die Studenten nun doch auch promovieren (Brühann 1985, S. 16).

In die Lebensmittelproduktion wurde der Tierarzt erst seit Mitte des 19. Jahrhunderts einbezogen, als lebensmittelrechtliche Bestimmungen, die prinzipiell bis weit ins Mittelalter zurückreichten, in zunehmendem Umfang seine Mitwirkung bei der Kontrolle der Lebensmittel vorsahen. Zu nennen sind hier etwa das preußische Schlachthausgesetz von 1868, das Rinderpestgesetz von 1869/71, das Nahrungsmittelgesetz von 1871, insbesondere aber das Viehseuchengesetz von 1880, bei dem der Tierarzt bei Verdacht entsprechende Maßnahmen vorzuschlagen und einzuleiten hatte, sowie das Fleischbeschaugesetz von 1900. Diese Regelungen zielten vor allem auf den Schutz von Tier und Mensch vor gefährlichen Infektionen und der Ausbreitung von Seuchen. Auch das 1933 erlassene Tierschutzgesetz sah für den Tierarzt eine Schlüsselstellung vor, wobei dieses Gesetz allerdings schon vorrangig auf Begleittiere ausgerichtet war (Schimanski 2009; Bartels et al. 2010; Blaha und Richter 2011; Jaeger 2011; Dwinger und Lambooji 2012).

Die Entwicklung der deutschen Geflügelwirtschaft

Die Rolle des Geflügels war dagegen lange Zeit peripher – Geflügel war nicht wichtig, unterlag nicht der Fleischbeschau und wurde in der Regel nicht einmal bei den Studieninhalten erwähnt. Das dürfte auch damit zusammenhängen, dass das Huhn kein dem Menschen nahestehendes Säugetier, sondern ein relativ kleines, kurzlebiges und preiswert zu erwerbendes Herdentier ist (Siegmann 2005, S. 82 f.). Entsprechend gering war die Rolle der Hühnerhaltung auf Bauernhöfen, wo sie nebenher lief und zumeist Aufgabe der Frauen und Kinder war, die so einen eigenen Verdienst hatten (Albers 2005). In der Ökonomie des Bauernhofes spielte das Huhn daher keine Rolle und sein Verlust wurde nicht als schmerzhaft wahrgenommen, zumal Hühner wegen ihrer kurzen Generationsfolge leicht zu ersetzen waren. Daher waren die Geflügelherden eher klein, selten umfassten sie mehr als einige wenige Tiere. Hinzu kam, dass Geflügel als Speise der Reichen und Wohlhabenden bezeichnet wurde, die angeblich gern gebratenes Geflügel verzehrten. Die arbeitende Bevölkerung hatte andere Geschmacksgewohnheiten, sie bevorzugte kräftige Aromen und sah im Hühnerfleisch eine fade Krankenspeise (Krünitz 1782, S. 241; Thoms 2005, S. 526 ff.). Die Geflügelwirtschaft war für die Landwirtschaft randständig, und während die Rolle des Tierarztes bei Erkrankungen des Großviehs immer stärker wurde, verlor er in der Geflügelzucht an Boden. Bis zur Mitte des 19. Jahrhunderts war der Tierarzt der wissenschaftliche Berater in der Landestierzucht und auf Gestüten, wo er die Selektion nach Körperform und Konstitution vornahm. Die Zucht von Geflügel geriet dagegen – wohl auch aufgrund mangelnden Interesses der Tierärzte – immer stärker in die Hand von Liebhabern, die sich vorrangig für Ziervögel mit buntem Federkleid interessierten. Die im Nationalsozialismus entscheidend geförderte Wirtschaftsgeflügelzucht dagegen wurde von Diplomlandwirten vorangetrieben, die sich als Praktiker verstanden.

Daher wurde Geflügel erst relativ spät zu einem anerkannten Feld der Veterinärmedizin. Die tierärztliche Hochschule Hannover war schon 1778 gegründet worden. Doch erst im Jahr 1834 begann man dort, sich mit Geflügelkrankheiten zu beschäftigen. Eine erste Publikation zum Thema ließ aber noch bis 1902 auf sich warten. Dann allerdings beschleunigte sich die Entwicklung: 1912, als auf internationaler Ebene bereits eine Fachgesellschaft, die World Poultry Association, gegründet wurde, erfolgte im Deutschen Reich die erste Promotion über Geflügelkrankheiten. 1929 entstand das erste Institut für Geflügelkrankheiten an der Medizinischen Hochschule Hannover, wo anlässlich der Pullorumseuche ein Geflügelgesundheitsdienst zur Beratung der Landwirte eingerichtet wurde. In Deutschland fand zu dieser Zeit die Geflügelhaltung noch traditionell in kleinen Beständen im Nebenerwerb auf Bauernhöfen statt. Dies sollte sich im Nationalsozialismus ändern. Nun wurde die Geflügelzucht energisch gefördert, auch wurde 1936 ein Gesetz zur Förderung der Tierzucht erlassen. Im gleichen Jahr fand der Weltgeflügelkongress der 1912 gegründeten World Poultry Association in Leipzig statt. Diese Ansätze wurden durch den Zweiten Weltkrieg unterbrochen. Doch danach wurden sie mit erhöhter Intensität wieder aufgenommen (Lochmann 1978, S. 144 ff.). So wurde 1952 die Deutsche Vereinigung für Geflügelwissenschaft e. V. als deutsche Sektion der World Poultry Science Association gegründet, 1960 ein eigener Lehrstuhl für Geflügelkrankheiten an der Hochschule Hannover errichtet und das Fachgebiet Geflügelkrankheiten 1967 zum verbindlichen Prüfungsfach gemacht (Lochmann 1978, S. 191; von den Driesch und Peters 2003).

Lange Zeit wurde Geflügel aber nicht so sehr als Fleisch-, sondern vorrangig als Eierlieferant betrachtet. Hier deutete sich seit dem Ausgang des 19. Jahrhunderts eine dynamische Entwicklung an: Rein statistisch verzehrte noch um 1870 jeder Deutsche gerade einmal ein Ei pro Woche. Bis 1900 hatte sich diese Zahl verdoppelt und behielt danach die steigende Tendenz bei. Soweit amtliche Statistiken zeigen, stieg der Verzehr von Hühnerfleisch, der lange knapp unter 2 kg pro Kopf und Jahr gelegen hatte, seit 1920 an. Im Zweiten Weltkrieg fiel er auf das historische Tief von 1,2 kg, um erst gegen Ende der 1950er-Jahre wieder die Marke von 2 kg pro Kopf und Jahr zu erreichen. Seitdem nahm er allerdings einen ungeheuren Aufschwung, in dessen Verlauf sich der Verbrauch bis 1979 vervielfachte. Heute liegt er bei über 19 kg pro Kopf und damit bei rund 20 % des gesamten Fleischverzehrs, der nach wie vor vom Schweinefleisch dominiert wird (BVDF 2013).

Diese Entwicklung ist vor allem auf die Übernahme amerikanischer Produktionsmethoden und die Entwicklung der Agrarindustrie zurückzuführen, die in Deutschland zuerst und am entschiedensten in der Geflügelproduktion stattfand und von nichtagrarischen Betrieben und Unternehmen vorangetrieben wurde (Boyd 2001; Horowitz 2004). Die Intensivierung der Haltung basierte auf der Spezialisierung der Hühnerhaltung und der Trennung von Fleisch- und Eierzeugung. Fortan wurden Hybridhennen speziell auf ihre Nutzung als Eier- oder Fleischlieferanten gezüchtet. Ihre Ernährung wurde mithilfe eines ausgeklügelten Fütterungsplans auf ihre speziellen Bedürfnisse abgestimmt, das Futter so optimiert, dass der Verbrauch möglichst gering, die Umsetzungsrate in Fleisch hoch war. Käfig- und Stallhaltung traten an die Stelle des Freigeheges auf dem Bauernhof. Damit entwickelte sich die Geflügelhaltung zu einem energieintensiven Betrieb, denn Beleuchtung und Inkubatoren verbrauchten viel Strom. Betrug die Legeleistung von Hennen 1930 noch rund 90 Eier, liegt sie heute bei rund 300 Eiern pro Jahr und Huhn (Siegmann 2005, S. 12). Dabei gelang es zwischen 1960 und 2001, den Futteraufwand für ein schlachtreifes Masthuhn durch gezielte Forschung von 5 auf unter 3 kg zu senken, die Mastdauer von 80 auf 35 Tage zu verkürzen und die Zahl der Einstellungen pro Jahr von vier auf acht zu verdoppeln (von den Driesch und Peters 2003, S. 10). Die so erzielte Rationalisierung führte vor allem dazu, dass sich die Preise für Geflügel von 1950 bis 1979 nur unbedeutend erhöhten, während sich die Rindfleischpreise mehr als vervierfachten (Brühann 1985, S. 427).

Entscheidend für die Industrialisierung der Geflügelproduktion war ferner die vertikale Integration aller Glieder der arbeitsteiligen Produktionskette. Die Erzeugung von Küken und Futter, die Mast der Tiere sowie die Haltung von Eierhennen fanden jeweils getrennt in spezialisierten Betrieben statt, die zunehmend in Lohnmast beziehungsweise im Vertragssystem arbeiteten und ihre Produktion an Konzerne ablieferten. In diesem Fall unterlag die medizinische Versorgung dann der

Aufsicht des integrierenden Konzerns, der die Geflügelhalter pro geliefertes Tier bezahlte. Die Herstellung und Lieferung von Futter, die Zucht, die Brut, die Futtermittelproduktion, die Herstellung von Tierarzneimitteln, die veterinärmedizinische und fütterungstechnische Betreuung auf höchstem Niveau sowie der Transport waren vielfach in einer Hand zusammengefasst, wobei Menge, Qualität und Preise vertraglich geregelt wurden.[2] Für die Erzeuger hatte dieses System große Vorteile, da sie mit gesicherten Abnahmen und Festpreisen rechnen konnten. Es machte die Geflügelproduktion allerdings auch für Investoren ohne Erfahrung oder Ausbildung in der Landwirtschaft attraktiv (Windhorst 1979).

Der Tierarzt im Zielkonflikt zwischen Tierwohl und Wirtschaftlichkeit

Wie tief greifend dieser Wandel in der Praxis war, zeigt ein Vergleich verschiedener Jahrgänge der Fachzeitschrift „Deutsche Wirtschaftsgeflügelzucht". Im ersten Nachkriegsjahrgang dieser Zeitschrift herrschte überwiegend Optimismus. Während die Orientierung auf Leistung dominierte, gab es eine gewisse Skepsis gegenüber den neuen Haltungsmethoden und insbesondere gegenüber dem umfangreichen Einsatz von Arzneimitteln zur Leistungssteigerung. Dies änderte sich in den 1960er-Jahren deutlich, nicht zuletzt aufgrund zahlreicher Informationsreisen in die USA. Diese wurden von verschiedenen Institutionen organisiert, welche dann auch für die Veröffentlichung von Berichten sorgten (Alberti und Dornberger 1952; Bleicken 1966; Windhorst 1979, S. 253). Zunehmend richtete sich der Blick auch in Richtung der Niederlande mit ihrer weit entwickelten Agrarindustrie. Ein wesentliches Moment war dabei die Angst, den Anschluss an die allgemeine Entwicklung zu verpassen oder gar bereits verpasst zu haben (Eickel 1960, S. 51 ff.). Der Tierarzt spielte hierbei allerdings keine zentrale Rolle. Er tauchte als Schlagwort in den Registern wie in den Artikeln erst in den 1970er-Jahren auf, die immer noch vom Aspekt der Absatz- und Produktionssteigerung bestimmt waren.

Dabei waren seit 1931 bei den Tiergesundheitsämtern spezielle Tiergesundheitsdienste eingerichtet worden, deren Aufgabe vorrangig in der Bekämpfung seuchenartiger Erkrankungen bestand. In der Folge verschob sich der Fokus allerdings. Denn durch die Veränderungen des gesamten Sektors waren es „nicht mehr klinisch erkennbare Krankheiten, die den Diagnostiker fordern, sondern

---

[2] Das bekannteste und heute marktbeherrschende Unternehmen in diesem Bereich ist die Firma Lohmann. Zur Person Lohmanns und der Entwicklung der Firma siehe das Sonderheft „50 Jahre Lohmann-Cuxhaven" (Specht et al. 1982, S. 1 ff.) sowie Scholtyssek 1980.

kaum auffallende Störungen, die lediglich durch geringgradige Erniedrigungen der Produktionszahlen bereits zu erheblichen Einbußen der Rentabilität beitragen können, und die rechtzeitig erkannt werden müssen" (Siegmann 2005, S. 61). Daher kamen den Fachtierärzten für Geflügel nicht nur ärztliche Aufgaben zu, sondern sie waren auch ein Faktor zur Produktionssteigerung, da für die Betreuung großer Geflügelbestände „neben der Kenntnis der Geflügelkrankheiten die Kenntnis des Managements, der Fütterung und der Haltungsformen mindestens ebenso wichtig ist" (Fritzsche 1980, S. 1217 f.).

In der Folgezeit stellten die Großbetriebe, also die vertikal organisierten Spezialbetriebe wie die Firma Lohmann, aber auch die pharmazeutische Industrie, in großem Umfang Fachtierärzte an, die Richtlinien für die wirtschaftliche Geflügelproduktion erarbeiteten und Beratung und Betreuung anboten. Die Befolgung dieser Richtlinien war für die unter Vertrag stehenden Produktionsbetriebe ebenso verpflichtend wie der Bezug der entsprechenden Futtermittel. Diese Form der Beratung und Anleitung machte die Tätigkeit der Geflügelgesundheitsdienste weitgehend entbehrlich, sodass sie in manchen Bundesländern sogar ihre Tätigkeit einstellten (von den Driesch und Peters 2003).

Damit wurde der von Wirtschaftsunternehmen angestellte Tierarzt ein zentraler Faktor in der Geflügelproduktion. Er war nicht mehr in erster Linie Arzt, der die Gesundheit seines erkrankten Patienten mit geeigneten diagnostischen Methoden überwachte und gegebenenfalls therapeutisch tätig wurde. Vielmehr war er Bestands- und Gesundheitsmanager geworden, dessen Handeln vorrangig auf die Ertragssteigerung oder die Kostensenkung ausgerichtet war. Konsequenterweise wurde er selbst ebenfalls künftig als Kostenfaktor berücksichtigt: Hatten Wirtschaftlichkeitsberechnungen für Geflügelbetriebe aus den 1960er-Jahren nur die Kosten für die Beschaffung der Küken sowie Futter und Unterbringung veranschlagt, tauchten in ihnen seit den 1970er-Jahren auch die Ausgaben für den Tierarzt auf, die im Übrigen mit den Hygieneausgaben zusammengefasst und damit in die gleiche Kategorie eingeordnet wurden (Burckhardt 1960, S. 33 ff.; Sachs 1970, S. 50 ff.).

Damit war der Tierarzt Teil des Produktionssystems geworden und hatte die Unabhängigkeit des freien Standes verloren. Als Beschäftigter von Futtermittelbetrieben oder der Pharmaindustrie stand er in klaren Abhängigkeitsverhältnissen; es ging um Ertragssteigerung um jeden Preis, welche die Geflügelhalter einforderten. Die Behandlung kranker Tiere wich dementsprechend der Seuchenprophylaxe und der Metaphylaxe, die mit den heute viel diskutierten Antibiotika durchgeführt wurden. Nach anfänglichem Zögern setzten die Geflügelbetriebe die ihnen durch die industrienahen tierärztlichen Berater schmackhaft gemachten Antibiotika und andere Pharmaka umfänglich zur Leistungssteigerung ein. Ohne diese Problematik zu thematisieren, gerieten die Tierärzte damit in einen unauflöslichen Zielkonflikt mit ihrer Berufsordnung von 1965, die den Tierarzt zum berufenen Schützer der Tiere bestimmt. Sie fordert von ihm zuvorderst, „Leiden und Krankheiten der Tiere zu verhüten, zu lindern und zu heilen, zur Erhaltung und Entwicklung eines leistungsfähigen Tierbestandes beizutragen, den Menschen vor Gefahren und Schädigungen durch Tierkrankheiten sowie Lebensmittel und Erzeugnisse tierischer Herkunft zu schützen und auf eine Steigerung der Güte von Lebensmitteln tierischer Herkunft hinzuwirken" (Bundes-Tierärzteordnung 1965, § 1 Satz 1).

Mit dem Abbau der tierärztlichen Gesundheitsdienste für Geflügel gab es praktisch keine neutralen Informationsmöglichkeiten mehr. Hinzu kam, dass die Veterinärdienste der Kommunen, Länder und Gemeinden chronisch unterbesetzt waren und sind. Klagen über Vollzugsdefizite waren daher an der Tagesordnung und sind es noch heute. Das Bundesministerium für Ernährung, Landwirtschaft und Forsten war traditionell an den Interessen seiner Klientel orientiert und rechtfertigte die Rationalisierung um jeden Preis mit dem Hinweis auf die schwierige Situation der Geflügelwirtschaft, die vor allem durch die amerikanische und holländische Konkurrenz unter enormen Preisdruck geriet. „Wachsen oder Weichen" lautete hier die Devise. Leserbriefe in landwirtschaftlichen Wochenblättern belegen jedenfalls, dass Landwirte vor diesem Hintergrund „dankbar für das moderne Zeugs", die Antibiotika und andere Futterzusatzstoffe waren, die ihr Leben scheinbar erleichterten (Haerkötter 1965). Im Übrigen waren manche Futtermittel seit Mitte der 1960er-Jahre gar nicht mehr ohne Zusatz von Antibiotika erhältlich. Die damit verbundenen Probleme wurden von einer in sich geschlossenen, über ihre Produktionsbedingungen sich ausschweigenden Geflügelwirtschaft und den landwirtschaftlichen Interessenvertretern systematisch verschleiert. Dies gilt für das Problem der Arzneimittelrückstände in Nahrungsmitteln ebenso wie für die Entstehung von Resistenzen durch den Einsatz von Antibiotika in der Landwirtschaft, die schon seit den 1950er-Jahren bekannt waren. Doch erst 1974 wurden regelmäßige Rückstandskontrollen Bestandteil der amtlichen Fleischbeschau (Thoms 2012, S. 199).

Gewöhnt daran, im Ministerium auf Verständnis und Unterstützung zu stoßen, stellten sich Landwirte und Geflügelproduzenten als Opfer einer Entwicklung dar, auf die sie keinen Einfluss hätten. Die Geflügelproduzenten dagegen, die als ursprünglich Branchenfremde in die hochindustrialisierte Geflügelwirtschaft eingestiegen waren, orientierten sich einzig am Kriterium ökonomischer Faktoren. Ihnen fehlte jene Verbundenheit mit Landwirtschaft und Tieren, die vielleicht ethische Zweifel hätte aufkommen lassen oder einen pfleglichen Umgang mit Tieren wie Boden hätte befördern können.[3] Tierarzneifuttermittel galten auch deswegen als weitgehend alternativlos, weil das moderne Hochleistungsgeflügel deutlich anfälliger für Infektionen war und ist.

Dieser Argumentation verschloss sich das Bundesgesundheitsamt nicht. Es beurteilte insbesondere den umfangreichen und oft unbedachten Einsatz von Antibiotika seit den 1970er-Jahren durchaus kritisch, machte bei seinen Versuchen zur Eindämmung dieser Praxis allerdings weitreichende Zugeständnisse, weil es die internationale Konkurrenz als unausweichlich ansah (Brühann 1971, S. 167 ff.). Zudem teilte es den von Landwirten und Industrie kräftig geschürten und unterstützten Glauben, der seiner Berufsordnung verpflichtete Tierarzt sei Garant eines verantwortungsvollen Einsatzes von Medikamenten und leistungssteigernden Substanzen, aber auch artgerechter Haltungsmethoden. Kaum zu überschätzen ist der ungeheure, wenn auch subversive Druck der pharmazeutischen Industrie. Sie hatte in der Nachkriegszeit die Produktion der modernen Arzneimittel aufgenommen, weil sie sich davon große Profite versprach. De facto war der Markt aber bald überschwemmt mit Antibiotika, sodass die anfangs enorm hohen Preise verfielen, was prinzipiell Anwendung von Antibiotika an Tieren begünstigte. Er war mit verursacht durch die enorme Ausweitung der produzierten und verkauften Mengen, die als einziges Mittel galt, um den Preisverfall zu kompensieren.[4]

Die Tierärzteschaft selbst hatte keinen Grund, diese Einschätzung abzulehnen. Zudem stammt ein bedeutender Anteil von ihnen bis heute selbst aus landwirtschaftlichen Betrieben, und zwar vor allem diejenigen Tierärzte, die in die Nutztierpraxis gingen und gehen. Warum also sollten sie die dort allgemein geübte Praxis kritisieren? Warum sollten andererseits die in der Industrie angestellten Veterinäre, die an der Züchtung leistungsstärkerer Rassen oder an der Entwicklung neuer Arznei- oder Futtermittel oder an deren Verkauf beteiligt waren, die Produkte, die aus ihrer eigenen Arbeit hervorgingen, kritisch beurteilen?

Hinzu kommt ferner, dass die Tierärzte zwar als *gate keeper* für die Arzneimittelverschreibung galten; doch im Unterschied zu Humanmedizinern, die Rezepte ausstellen, welche in Apotheken eingelöst werden, sodass ihr wirtschaftliches Interesse ausgeschlossen ist, haben Tierärzte ein Dispensierrecht. Mit anderen

---

[3] Das Argument der Verbundenheit mit dem Boden und der Tradition der landwirtschaftlichen Identität diskutiert Frank Uekötter als Faktor für umweltfreundliches oder -schädliches Verhalten von Landwirten ihrem Grund und Boden gegenüber (Uekötter 2008, S. 54 ff./142 ff.)

[4] Schon 1955 hatte der deutsche Antibiotikaspezialist Bayer erstmals die Preise für Antibiotika herabgesetzt. 1964 reduzierte die Firma die Preise erneut, diesmal um 15–20 % (Jahresbericht Pharma 1964, S. 12 f. sowie Verkauf Pharma. Geschäftsbericht Pharmaverkauf 1955, S. 4. Beide in: Historisches Archiv der Bayer AG. 166/15: Pharma Diverse Berichte über das Pharmageschäft. Leverkusen).

Worten: Es sind die Tierärzte selbst, die die Mittel verschreiben, sie an die Landwirte verkaufen und den Kauf kontrollieren. Als Begründung dafür werden praktische Aspekte angeführt, wie die Notwendigkeit, eine Therapie bei gefährlichen
Erkrankungen direkt zu beginnen sowie die Entfernung ländlicher Betriebe zur
nächsten Apotheke. Es ist offenkundig, dass in diesem System eine auf Gewalten-
teilung beruhende, effektive Kontrolle nicht funktionieren kann. Zu groß ist das
wirtschaftliche Interesse der Tierärzte an einem hohen Arzneimittelverbrauch, der
im Durchschnitt rund 14 % der Einnahmen von Tierarztpraxen ausmacht (Statistisches Bundesamt 2008, S. 173). Bis heute fürchten die Tierärzte nichts mehr als
eine Aufhebung des Dispensierrechts, die aber bislang gescheitert ist. Vielmehr
existiert bis heute ein grauer Markt für Tierarzneimittel, auf dem Rezepte nur eine
Formalität sind, während interessierte Landwirte die Möglichkeit haben, sich nahezu jedes Medikament gegen Bargeld zu beschaffen und nach Gusto anzuwenden.
Dazu verhelfen ihnen sogenannte „Autobahntierärzte", die im Wesentlichen nur
noch damit beschäftigt sind, die Arzneimittel vornehmlich auf Autobahnplätzen
gegen klingende Münze zu tauschen, ohne die Viehbestände, die damit behandelt
werden sollen, je gesehen zu haben (Die Zeit 2001, S. 195 ff.; Thoms 2012).

Faktisch setzt sich mit der Intensivierung der Geflügelhaltung ein Circulus
vitiosus in Gang: Produktionszuwächse werden mit steigender Anfälligkeit und
Krankheiten wie Knochenbrüchigkeit, Federpicken, Kannibalismus, Fehlentwicklungen und Deformationen an Skelett und Muskulatur, Stoffwechselkrank-
heiten, Immundefiziten und männlicher Infertilität erkauft, weil alle Energie in das
überproportional gezüchtete Brustfleisch geht. All dies muss kompensiert werden
durch die weitere Intensivierung der medizinischen Behandlung, durch penible
Hygiene im Stall. Diese erfordert scheinbar auch die weitere Mechanisierung und
Rationalisierung der Arbeiten im Geflügelstall sowie einen massiven präventiven
Einsatz von Medikamenten, die neue hygienische Probleme, aber auch Verhaltens-
probleme schaffen.

Erste kritische Stimmen und langsames Umdenken

Kritik an der intensivierten Haltung regte sich erst seit den 1970er-Jahren. So
machte die Wochenzeitschrift „Der Spiegel" im Juni 1971 erstmals mit dem Titel
„Drogen im Futter, Gift auf den Tisch" auf. Darin wurden der Ge- und Missbrauch
von Arzneimitteln in der Fleischproduktion und die Beteiligung der Tierärzte dargestellt (Der Spiegel 1971). Doch bis in die 1980er-Jahre hinein reagierte die Geflügelwirtschaft selbst lediglich mit Abwehrreflexen, die auf eine Verniedlichung
des Problems hinausliefen. Diese waren insofern irreführend, als sie Arzneimittel

als Rückstände betrachteten, die langfristigen Folgen der Antibiotika auf Resistenzentwicklung aber nicht berücksichtigten. Daran beteiligten sich auch Wissenschaftler der Bundesforschungsanstalten für Ernährung und Lebensmittel (BfEL) mit einschlägigen Publikationen (Diehl 1983). Ähnlich abwehrend reagierte die Geflügelwirtschaft auf Tierschützer, die die Käfighaltung kritisierten (DGS 1980). Die Geflügelerzeuger verwiesen – mit einem gewissen Recht – auf den besseren Gesundheitsstatus des Geflügels, der sich unter anderem auch in sinkenden Anteilen von Tieren bemerkbar machte, die während der Zuchtperiode eingingen (Aho 2001). Sie bewerteten die Entwicklung, die den Aufwand reduziert und gleichzeitig den Output erhöht hatte, vor allem als Erfolgsgeschichte.

Entsprechend reagierten sie auf die Kritik an den Haltungsmethoden mit einem spontanen Abwehrreflex. Tierschützer und insbesondere Kritiker der Käfighaltung wurden schlichtweg als weltfremd dargestellt und mit dem Hinweis auf die steigende Fleischnachfrage einer wachsenden Weltbevölkerung abgefertigt. Hier ist zu konstatieren, was Frank Uekötter schon für die Reaktion der Landwirte auf die Kritik der Umweltschützer herausgearbeitet hat: Bald bürgerten sich Verhaltensstereotype ein, in denen die jeweilige Gegenseite als Feind behandelt und ihre Äußerungen stereotyp abgefertigt wurden. Verhängnisvoll wirkte sich zudem der „Trend zu einer Agrarforschung [aus], die nur noch legitimierend absegnete, was ökonomisch notwendig war" (Uekötter 2008, S. 384). Hierbei gilt es zu berücksichtigen, dass die privatwirtschaftliche Forschung seit den 1960er-Jahren erheblich expandierte, wogegen das staatliche Veterinärwesen traditionell unter chronischem Personalmangel leidet.

Nachdem einmal die Entscheidung zur Entwicklung einer großindustriell verfassten Geflügelwirtschaft gefallen war, wurde diese Opfer von Pfadabhängigkeiten und der Dominanz der Industrie. Die Industrie war es, die die Forschung betrieb, beriet und ihre Tierärzte und Fütterungsexperten schickte. Sie war es auch, die den Geflügelproduzenten über die Vertragshaltung von vornherein genaue Vorschriften zu Haltung und Fütterung machte. Dieses System entfaltete eine ungeheure Eigenlogik, etablierte Praktiken und Wissensangebote von Experten und Ratgebern, die in einem undurchschaubaren Netz von Beziehungen miteinander verknüpft waren. Für den einzelnen Produzenten war es zunehmend schwieriger, dieses Netz zu durchschauen, seinen eigenen Anschauungen zu folgen oder sich ganz aus dem System zu lösen.

Dazu hat auch die Tatsache beigetragen, dass die Geflügelbranche traditionell verschwiegen ist; nicht anders verhält es sich mit der Pharmaindustrie (Windhorst 1979, S. 257). Erst seit 1985, als der erste „Arzneimittel-Report" erschien, erhalten Ärzte und Behörden ein valideres Bild vom Arzneimittelmarkt und seiner Entwicklung. Im Bereich der Tierarzneimittel dauerte dies wegen ausgeprägter

Schweigekartelle, des Widerstreits von Verbraucher- und Produzenteninteressen sowie des Kompetenzwirrwarrs auf der Ebene der verschiedenen staatlichen Behörden noch länger, bis das tatsächliche Ausmaß der Antibiotika-Verordnungen in harten Zahlen fassbar wurde (BVL 2011). Auch Agrar- und Ökowende haben hier zunächst keinen Effekt gezeigt. Geflügelmäster, Tierärzte und Fleischwirtschaft tauchten schlicht ab, als die Diskussion in den Medien tobte. In schönster Interessengemeinschaft haben sie dann das schließlich 2005 erlassene Verbot des Einsatzes von Leistungsförderern unterlaufen, indem sie deren Verwendung umdeklarierten: Aus Leistungsförderern wurden nun Medikamente, aus Fütterungsprophylaxe wurde Therapie.

Erst durch die Berichterstattung über die zunehmende Ausbreitung multiresistenter Keime bei fehlenden Alternativmedikamenten für die Therapie und Meldungen, die schätzen, dass jährlich 15.000 Menschen an MRSA(Methicillin-resistenter *Staphylococcus aureus*)-Infektionen sterben, was dem Vierfachen der Verkehrstoten entspricht, wurde diese Bedrohung öffentlich präsent. Dass es zu Übertragungen von MRSA von Schlachtvieh auf den Menschen kommt, kann angesichts der Datenlage nicht mehr bezweifelt werden; auch sind schwere, durch diesen Ansteckungsweg hervorgerufene Infektionen inzwischen zweifelsfrei nachgewiesen (Frick 2010, S. 84; Baars und Popp 2012). Offen ist nach wie vor allerdings der quantitative Anteil der direkten Tier-zu-Mensch-Infektionen an den MRSA-Infektionen. Doch nachdem jahrzehntelang selbst das Vorkommen von MRSA in Ställen heruntergespielt, ihr Vorkommen in der Umwelt wie der mögliche Zusammenhang mit der Verwendung von Antibiotika geleugnet wurde, scheint es allerdings wenig zweckmäßig, die vorhandenen Befunde wieder und wieder zu überprüfen, statt durchgreifende Maßnahmen gegen die Ausbreitung der Erreger einzuleiten. Das Beispiel der Niederlande wie Skandinaviens, wo die Belastung deutlich geringer ist, zeigt zur Genüge, wie wirkungsvoll systematische Maßnahmen in der Prophylaxe sind.

Unter dem Eindruck der wachsenden Bedrohung hat nun aber auch bei der deutschen Tierärzteschaft ein Prozess des Umdenkens begonnen, der auch mit den Maßnahmen gegen den Nachwuchsmangel zusammenhängt (BTK 2003). Er wurde massiv befördert durch die 2012 erschienene Publikation einer Erhebung des Landesamts für Natur-, Umwelt- und Verbraucherschutz Nordrhein-Westfalen (LANUV NRW), die nachwies, dass von den untersuchten 180 Betrieben 140 ständig und 24 Betriebe zeitweise Antibiotika gaben. Nur 16 Betriebe, von denen fünf ökologisch wirtschaften, setzten sie nicht ein. Je größer die Betriebe waren, desto mehr Antibiotika wurden eingesetzt, zumeist nur für kurze Zeit, was eindeutig gegen geltendes Recht verstößt. Denn die Zulassungsbedingungen für Antibiotika verbieten solch kurzfristige Anwendungen, weil mit ihnen die Gefahr von Resistenzentstehung verbunden ist (LANUV NRW 2012). Dieser Bericht wurde ergänzt durch eine Aktion des Bundes für Umwelt und Naturschutz Deutschland (BUND), der im Frühjahr 2012 insgesamt 20 Geflügelfleischproben auf das Vorkommen resistenter Keime untersuchen ließ. Der Befund war eindeutig: Resistente Keime fanden sich in jeder Probe (BUND 2012). Inzwischen sind weitere Erhebungen publiziert worden, die es immer schwieriger machen, Ausmaß und Auswirkungen der Antibiotikaverwendung abzustreiten und sie als missbräuchlichen Ausnahmefall der tierärztlichen Praxis einiger weniger skrupelloser Profiteure darzustellen. Vielmehr ist klar geworden, dass sie die Regel ist und rein zahlenmäßig die Verwendung von Antibiotika in der Humanmedizin erheblich übersteigt.

Zukünftiges Wahrnehmen ethischer Verantwortung

Die massenhafte Verwendung von Antibiotika ist nur ein Teilproblem der Geflügelproduktion, doch verweist sie auf die Probleme der tierärztlichen Verstrickungen in das agrarindustrielle Produktionsregime. Die Tierärzte waren in der Vergangenheit fester Bestandteil dieses Systems; sie waren es, die zum Ziel der Ertragssteigerung Arzneimittel verschrieben oder sich an Zucht und Fütterungsforschung beteiligten. Gleichzeitig waren sie aber auch Advokaten der Tiergesundheit und des Tierschutzes, *gate keeper* für den Arzneimitteleinsatz sowie Lebensmittelkontrolleure. Obwohl eigentlich ein freier beruflicher Stand, waren und sind praktizierende Tierärzte wirtschaftlich von ihren Kunden, den Landwirten und Geflügelproduzenten, abhängig. Wie sollen sie sich gegen deren Wünsche wehren, wie sollen sie ihre Expertise gegen die Verwendung von Antibiotika einsetzen, ohne in den Augen der Produzenten die Rentabilität der landwirtschaftlichen Betriebe zu gefährden und daher die Besitzer als Kunden zu verlieren? Und wenn diese sich Antibiotika ohnehin über dunkle Kanäle und den grauen Markt beschafften: Warum sollten sie dann nicht selbst dieses Geschäft machen (Blaha und Wenderdel 2004, S. 23)? Mit anderen Worten: Tierärzte stehen von verschiedenen Seiten unter Druck. Erst kürzlich hat ausgerechnet die Tierschutzorganisation Animals' Angels darauf hingewiesen, dass Amtstierärzte oft wenig Unterstützung von ihren Behörden bekommen und bei ihrer Amtsausübung mitunter massiv unter Druck gesetzt oder gar bedroht werden (Blanke 2002, S. 607 ff.). Da Nutztierärzte oftmals selbst aus landwirtschaftlichen Haushalten stammen (Kostelnik 2012, S. 12), kennen sie die Zwangslagen der Produzenten häufig sehr gut. Obwohl sie den Beruf zumeist aus Tierliebe ergriffen haben, sollen sie aus Gründen des Verbraucherschutzes ganze Herden keulen lassen, obwohl ihnen der Sinn dieser Maßnahme aus Gründen des Tierschutzes wie aus betrieblichen Gründen nicht einleuchtet und auch wissenschaftlich der Sinn solcher Aktionen nicht vollkommen gesichert ist. Kurz: Sie befinden sich in mehrfachen Loyalitätskonflikten.

Hinzu kommt die öffentliche Diskussion um Lebensmittelskandale, die zum Teil auch der Schlampigkeit der Veterinärbeamten zugeschrieben werden. In der Wahrnehmung der sogenannten Öffentlichkeit ist der Tierarzt zuerst der Partner des Menschen in allen Fragen, in denen es um Begleit-, Kuschel- und Haustiere geht. Sie nimmt nicht zur Kenntnis, dass Tierärzte wichtige Funktionen in der Lebensmittelproduktion und -kontrolle einnehmen und dort gebraucht werden (Dünnebierg und Fries 2005; Der Spiegel 2006). Staatliche Behörden wiederum überfrachten ihre eigenen Kontrolleure mit Arbeitsaufgaben und bieten ihnen oft keine guten Arbeitsbedingungen (Bundesfraktion Bündnis 90/Die Grünen 2009). Anstatt die Loyalitätskonflikte der Veterinärbeamten als ernsthaftes Problem einer wirksamen Lebensmittelkontrolle anzuerkennen, werden die Veterinäre mitunter auch von den eigenen Vorgesetzten unter Druck gesetzt oder ganz allein gelassen. Wie weit dies gehen kann, zeigt in besonders drastischer Form der Fall der Tierärztin Margit Herbst, die 1990 öffentlich vor BSE-Fällen gewarnt hatte und deswegen 1994 von ihrer Behörde entlassen wurde. Damit war ihre berufliche Laufbahn zu Ende, obwohl sie – wie wir heute wissen – vollkommen recht hatte (Deisenroth 2001).

Angesichts dieser Situation wäre es falsch, die bisherigen Strategien eines Sprechens über die Tierärzte und ihre Verstrickungen fortzuführen. Gerade weil seit der Jahrtausendwende öffentlich über ihren Zwiespalt zwischen Tierschutz und Lebensmittel nachgedacht wird, werden Strategien der Skandalisierung wenig zielführend sein, weil sie Frontstellungen befördern und den Abriss der früheren Schweigemauer eher noch behindern. Man sollte dabei auch nicht übersehen, dass schon heute die Tierärzte die Konsequenzen der jahrzehntelangen Entwicklungen tragen müssen: Wie die Landwirte sind sie den gefährlichen multiresistenten Keimen, die die Tiere jetzt besiedeln, zuallererst ausgesetzt. Schon 2010 wiesen einschlägige Studien nach, dass – je nach Betriebsgröße – Landwirte zu rund 30 bis 100 % mit resistenten Keimen belastet sind, und auch bei Tierärzten wurde eine hohe Belastung konstatiert (Wulf et al. 2007; Baars und Popp 2012). Daher wird exponierten Personen geraten, bei planbaren Operationen „den Hausarzt oder das Klinikum rechtzeitig über die potentielle Exposition zu informieren und ein präoperatives MRSA-Screening in Betracht zu ziehen" (Frick 2010, S. 84). Inzwischen sind bei Landwirten tatsächlich schwere Infektionen mit MRSA-Keimen aus dem eigenen Stall bekannt geworden und haben die Gesundheitsbehörden in Alarmbereitschaft versetzt (Baars und Popp 2012), weil jeder neue Erreger, jede neue Infektion die Schlagkraft des vorhandenen Instrumentariums mindert. Das Wissen um diese Zusammenhänge stellt durchaus eine Belastung dar. Es vermehrt den

Druck der eingangs erläuterten Situation der Veterinärmediziner, die wegen des Nachwuchsmangels schon dem Stress erhöhter Arbeitsbelastung ausgesetzt sind. Hinzu kommt das wenig freundliche Bild des korrupten Lebensmittelkontrolleurs, mit dem sie die „kritische Öffentlichkeit" konfrontiert. Dies wiegt umso schwerer, als die gleiche Öffentlichkeit sich nachhaltig weigert, die oft unappetitlichen Realitäten des tierärztlichen Alltags auch nur wahrzunehmen, geschweige denn anzuerkennen. Vor diesem Hintergrund sollten wir tatsächlich aus der geschilderten Entwicklung lernen, dass es vor allem darauf ankommt, einen gesellschaftlichen Diskurs über die Bedingungen moderner Tierproduktion und die Rolle des Tierarztes in Gang zu setzen und damit die Mauern des Schweigens zu brechen. Nicht zu Unrecht hatten sich schon in den 1980er-Jahren die von Umweltschützern heftig angegriffenen Landwirte beklagt, dass man nicht mit, sondern über sie rede. Ähnliche Klagen werden jetzt von den Tierärzten erhoben.

Für die Tierärzte wird dies ein schwieriger und langwieriger Prozess werden. Allerdings lässt sich auch konstatieren: So viel Aufbruch war nie. Die Tierärztekammern haben mit der Neubestimmung von Positionen begonnen, sie öffnen sich gezielt der Öffentlichkeit und haben eine breite Diskussion um den Tierschutz in der Nutztierhaltung aufgenommen, wie nicht zuletzt das Sonderheft des Deutschen Tierärzteblattes aus dem Jahr 2011 zeigt. Im Rahmen eines vom Bundesministerium für Bildung und Forschung (BMBF) finanzierten Projektes hat eine wissenschaftlich begleitete Diskussion jener Konflikte begonnen, die sich aus der voranschreitenden Technologisierung des Nutztieres durch Leistungszucht und produktorientiertes Haltungsmanagement sowie aus den Spannungen zwischen ökonomischen Zwängen und Tierschutzanforderungen ergeben (Palm 2012). Diese Ansätze und ihre Vielfältigkeit lassen hoffen, auch wenn ein langwieriger Prozess zu erwarten steht. Gelingen kann diese Umorientierung allerdings nur dann, wenn die Tierärzte in Politik wie Gesellschaft einen Widerpart zur Auseinandersetzung über ihre Positionen und Forderungen sowie die Bereitschaft zum Überdenken lieb gewordener Stereotype und zur Änderung eingeschliffener Konsum- und Verhaltensmuster finden. Als Wächter über die Qualität der von uns täglich verzehrten tierischen Lebensmittel haben sie diese Aufmerksamkeit verdient.

Literatur

Aho, P. W. (2001). Introduction to the US chicken meat industry. In D. D. Bell & W. D. Weaver (Hrsg.), *Commercial chicken meat and egg production* (5. Aufl., S. 801–818). Dordrecht.

Albers, H. (2005). *Zwischen Hof, Haushalt und Familie. Bäuerinnen in Westfalen-Lippe 1920–1940*. Paderborn.

Alberti, F., & Dornberger, W. (1952). *Studienreise nach USA zum Studium der Geflügel-zucht. Bericht über das Ergebnis des Projektes Technische Hilfeleistung Nr. 07-85.* Frankfurt a. M.

Baars, S., & Popp, I. (2012). Schwere Erkrankung eines Landwirts durch Infektion mit MRSA-ST398. Eine Kasuistik aus dem aus dem Gewerbeärztlichen Dienst in Nieder-sachsen. http://www.gewerbeaufsicht.niedersachsen.de/download/80405/Infektion_mit_ Schweine-MRSA.pdf. Zugegriffen: 31. März 2014.

Bartels, A., Zuschlag, D., Ahrens, F., & Erhard, M. (2010). Wird Tierquälerei in Deutschland bestraft? Umsetzung des § 17 TierSchG in der deutschen Rechtssprechung. *Deutsches Tierärzteblatt, 1,* 18–22.

Blaha, T., & Wenderdel, C. (2004). Die Identitätskrise der Nutztierpraxis. *Deutsches Tier-ärzteblatt, 52,* 19–24.

Blaha, T., & Richter, T. (2011). Tierschutz in der Nutztierhaltung. Analyse des Status quo und Lösungsansätze. *Deutsches Tierärzteblatt, 59,* 1028–1038.

Blanke, C. (2002). Tierärzte unter Druck. Gedanken über die Situation der Tierärzte aus der Sicht des Vereins Animals' Angels. *Deutsches Tierärzteblatt, 50,* 607–609.

Bleicken, O. H. (1966). Organisation und Management großer Unternehmen der USA Milch- und Geflügel-Wirtschaft. Bericht über eine Studienreise in die USA, Herbst 1965. Hrsg. von der Butter und Eier-Zentrale Nordmark GmbH. Hamburg.

Boyd, W. (2001). Making meat. Science, technology, and American poultry production. *Technology and Culture, 42,* 631–664.

Brühann, W. (1971). Probleme der Arzneimittelanwendung am Tier. *Deutsches Tierärzte-blatt, 19,* 167–170.

Brühann, W. (1985). *Das öffentliche Veterinärwesen.* Berlin.

BTK [Bundestierärztekammer e.V.]. (2003). Beschluss des 23. Deutschen Tierärztetages, 11. April 2003 in Magdeburg. Tierarzneimittelrecht. http://www.bundestieraerztekammer. de/downloads/btk/resolutionen/ak3-beschluss.pdf. Zugegriffen: 22. Jan. 2014.

BUND [Bund für Umwelt und Naturschutz Deutschland]. (2012). Analyse von Fleisch-proben auf MRSA und ESBL-produzierende Keime – Fragen und Antworten. Berlin. http://www.bund.net/fileadmin/bundnet/pdfs/landwirtschaft/20120108_landwirtschaft_ fleischprobenanalyse_fragen_antworten.pdf. Zugegriffen: 20. Jan. 2014.

Bundesfraktion Bündnis 90/Die Grünen. (2009). Amtstierärzte und der Vollzug des Tier-schutzes – Ergebnisse eines Fachgesprächs der Bündnisfraktion Bündnis 90/Die Grünen. *Deutsches Tierärzteblatt, 3,* 326–328.

Burckhardt, J. (1960). Die Wirtschaftlichkeitskontrolle der Legehennenhaltung – ein wir-kungsvolles Beratungsmittel für Landwirte und Berater. *Deutsche Wirtschaftsgeflügel-zucht, 12,* 33–36.

BVDF [Bundesverband der Deutschen Fleischwarenindustrie]. (2013). Fleischverzehr je Kopf der Bevölkerung. http://www.bvdf.de/in_zahlen/tab_06/. Zugegriffen: 10. Nov. 2013.

BVL [Bundesamt für Verbraucherschutz und Lebensmittelsicherheit, Paul-Ehrlich-Gesell-schaft für Chemotherapie e. V. & Infektiologie Freiburg]. (Hrsg.). (2011). GERMAP 2010: Antibiotika-Resistenz und -verbrauch. Bericht über den Antibiotikaverbrauch und die Verbreitung von Antibiotikaresistenzen in der Human- und Veterinärmedizin in Deutschland. http://www.p-e-g.org/aktuelles/497. Zugegriffen: 22. Jan. 2014.

Cordts, A., Spiller, A., Nitzko, S., Grethe, H., & Duman, N. (2013). Fleischkonsum in Deutschland. Von unbekümmerten Fleischessern, Flexitariern und (Lebensabschnitts-)

Vegetariern. https://www.uni-hohenheim.de/uploads/media/Artikel_FleischWirt-schaft_07_2013.pdf. Zugegriffen: 31. März 2014.

Deisenroth, D. (2001). *Whistleblowing in Zeiten von BSE. Der Fall der Tierärztin Dr. Margrit Herbst.* Berlin.

Der Spiegel. (1971). Wenn sie nicht fressen, spritze ich sie selbst. *Der Spiegel, 26,* 46–62.

Der Spiegel. (2006). Demmer, U., Fröhlingsdorf, M., Ludwig, U., Neukirch, R., & Winter, S.: Pfusch und Betrug. *Der Spiegel, 37,* 36–38.

Deutrich, V. (Hrsg.), (1990). *Von der Königlichen Tierarzneischule zur Veterinärmedizinischen Fakultät der Humboldt-Universität zu Berlin. 200 Jahre veterinärmedizinische Ausbildung und Forschung in Berlin.* München.

Deutsches Tierärzteblatt. (2012). Statistik 2011: Tierärzteschaft in der Bundesrepublik Deutschland. Deutsches Tierärzteblatt, 2012. http://www.bundestieraerztekammer.de/downloads/btk/statistiken/dtb_Statistik2011.pdf. Zugegriffen: 22. Jan. 2014.

DGS [Deutsche Geflügelwirtschaft und Schweineproduktion]. (1980). Was tun bei Ärger mit den Tierschützern? *Deutsche Geflügelwirtschaft und Schweineproduktion DGS,* S. 215–216.

Diehl, J. F. (1983). Fabrikerzeugnisse, nein danke? Gedanken über Gift in der Nahrung. *Lohmann Information Januar/Februar 1983,* 1–14.

Die Zeit. (2001). Dilloo, R.: Die dunklen Seiten eines Traumberufs. Mastskandal und Rinderwahn haben die Veterinäre in Verruf gebracht. Ein Report aus Stall und Kleintierpraxis. 08.02.2001. http://www.zeit.de/2001/07/200107_tieraerztereport.xml. Zugegriffen: 20. März 2014.

Dünnebierg, K., & Fries, R. (2005). Die Wahrnehmung der Veterinärmedizin in den Printmedien. *Deutsche Tierärztliche Wochenschrift, 112,* 24–27.

Dwinger, R., & Lambooji, B. (2012). A summary of European legislation regarding animal welfare. *Berliner und Münchener Tierärztliche Wochenschrift, 125,* 297–304.

Eickel, H. (1960). In der Züchtung den Anschluss verpaßt? *Deutsche Wirtschaftsgeflügelzucht, 12,* 51–53.

Frick, J. E. (2010). *Prävalenz Methicillin-resistenter Staphylococcus aureus (MRSA) in bayerischen Schweinebeständen.* Veterinärmedizinische Dissertation. LMU München.

Fritzsche, K. (1980). Tierärztliche Dienste in Schweine- und Geflügelbeständen. *Deutsche Geflügelwirtschaft und Schweineproduktion, 32,* 1217–1218.

Haerkötter, G. (1965). Dankbar für „modernes Zeugs". *Deutsche Landwirtschaftliche Presse, 88,* 53–54.

Horowitz, R. (2004). Making the chicken of tomorrow: Reworking poultry as commodities and as creatures, 1945–1990. In P. Scranton & S. Schrepfer (Hrsg.), *Industrializing organisms: Introducing evolutionary history* (S. 215–236). New York.

Jaeger, F. (2011). Der Tierarzt als berufener Tierschützer. *Wie wird man diesem Anspruch wirklich gerecht? Deutsches Tierärzteblatt, 7,* 858–863.

Kostelnik, K. (2010). Der Mangel an tierärztlichem Nachwuchs in der Tiermedizin. Veterinärmedizinische Dissertation. FU Berlin. http://www.diss.fu-berlin.de/diss/receive/FU-DISS_thesis_000000021344. Zugegriffen: 22. Jan. 2014.

Krünitz, D. J. G. (1782). Art. „Huhn". In D. J. G. Krünitz (Hrsg.), *Oeconomische Encyclopädie oder allgemeines System der Land-, Haus- und Staats-Wirthschaft: in alphabetischer Ordnung. Bd. 26.* Berlin.

LANUV NRW [Landesamt für Natur, Umwelt und Verbraucherschutz Nordrhein-Westfalen]. (2012). Überarbeiteter Abschlussbericht. Evaluierung des Antibiotikaeinsatzes in der Hähnchenhaltung. Recklinghausen. http://www.umwelt.nrw.de/verbraucherschutz/pdf/antibiotika_masthaehnchen_studie.pdf. Zugegriffen: 22. Jan. 2014.

Lochmann, E.-H. (Hrsg.). (1978). *200 Jahre tierärztliche Hochschule Hannover. 1778–1978. Darstellung der geschichtlichen Entwicklung und der heutigen Bedeutung der Tierärztlichen Hochschule Hannover.* Hannover.

Mrozek, M. (2000). *Therapieplan für den „Patienten Tierärzteschaft".* Deutsches Tierärzteblatt, 48(10), 1050–1051.

Osburg, A. (2010). Vom spezialisierten Tierarzt zum Fachtierarzt. Der Weg im 20. Jahrhundert. In J. Schäffer (Hrsg.), *„ Tierheilkundige " in Geschichte und Gegenwart. 15. Jahrestagung der Fachgruppe Geschichte der Deutschen Veterinärmedizinischen Gesellschaft. 14. November 2009* (S. 193–105). Gießen.

Palm, J. (2012). Der Tierarzt im Spannungsfeld der Interessen. Fortschritt im tierärztlichen Berufsethos. *Deutsches Tierärzteblatt, 60,* 1402–1403.

Sachs, M. (1970). Kritik zur Vertrags-Legehennenhaltung. *Deutsche Geflügelwirtschaft, 22,* 50–52.

Schimanski, M. (2009). Im Dritten Reich darf es keine Tierquälerei mehr geben. Die Entstehung des Reichstierschutzgesetzes von 1944. *Deutsche tierärztliche Wochenschrift, 116,* 138–147.

Scholtyssek, S. (1980). Pioniere der deutschen Geflügelwirtschaft. *Deutsche Geflügelwirtschaft und Schweineproduktion, 32,* 1052–1954.

Siegmann, O. (Hrsg.). (2005). Kompendium der Geflügelkrankheiten (6. Aufl.). Hannover.

Specht, H., Missler, H., Mrosek, H., Weinhardt, H. P., Cordes, S., Schönewolf, D., & Hellmann, K. (1982). Sonderheft 50 Jahre Lohmann-Cuxhaven. *Lohmann-Information, 6,* 1–3.

Statistisches Bundesamt. (2008). Kostenstruktur bei Tierarztpraxen. Statistik 2003. *Deutsches Tierärzteblatt,* 172–173.

Thaer, A. D. (1805). *Vermischte landwirtschaftliche Schriften. Bd. 1.* Hannover.

Thoms, U. (2005). *Anstaltskost im Rationalisierungsprozess. Die Ernährung in Krankenhäusern und Gefängnissen im 18. und 19. Jahrhundert.* Stuttgart.

Thoms, U. (2012). Between promise and threat. Antibiotics in food in Germany 1950–1980. *NTM Zeitschrift für Geschichte der Wissenschaften, Technik und Medizin, 20,* 181–214.

Uekötter, F. (2008). *Die Wahrheit ist auf dem Feld. Eine Wissensgeschichte der deutschen Landwirtschaft.* Göttingen.

Von den Driesch, A., & Peters, J. (2003). *Geschichte der Tiermedizin. 5000 Jahre Tierheilkunde* (2. Aufl.). Stuttgart.

Windhorst, H.-W. (1979). Die sozialgeographische Analyse raum-zeitlicher Diffusionsprozesse auf der Basis der Adoptorkategorien von Innovationen. Die Ausbreitung der Käfighaltung von Hühnern in Südoldenburg. *Zeitschrift für Agrargeschichte und Agrarsoziologie, 27,* 244–266.

Wortschatz Universität Leipzig. (2014). Begriff „Tierarzt". http://wortschatz.uni-leipzig.de. Zugegriffen: 20. Jan. 2014.

Wulf, M. W. H., Sorum, M., van Nes, A., Skov, R., Melchers, W. J. G., Klasen, C. H. W., & Voss, A. (2007). Prevalence of methicillin-resistant Staphylococcus Aureus among Veterinarians. An international study. *Clinical Microbiology and Infections, 14,* 29–34.

Dr. Ulrike Thoms ist Sozial- und Wirtschaftshistorikerin. In den letzten Jahren war sie vor allem in der Medizingeschichte unterwegs. Die Ernährungsgeschichte und insbesondere deren wissenschaftsgeschichtliche Seite beschäftigen sie schon seit ihrer Dissertation, doch hat sie daneben auch zur Körpergeschichte gearbeitet. In den letzten Jahren gehörte ihr Interesse vor allem der Geschichte des Pharmamarketings.

Wenn der Garten zum Hof wird – Hühnerhaltung in der Stadt

13

Peter F. N. Hörz

Prolog – Agrarlust und Krise

Aufmerksame Beobachter der Medienlandschaft wissen es längst: Die Zukunft unserer Städte ist agrarisch. Davon künden die in jeder Bahnhofsbuchhandlung bereitliegenden Stapel der zweimonatlich im Landwirtschaftsverlag Münster erscheinenden Lebensstilzeitschrift „Landlust", welche mit nahezu einer Million garantiert verkaufter Exemplare pro Ausgabe zu den auflagenstärksten Zeitschriften in Deutschland zählt.[1] Davon kündet die Vielzahl der Gazetten, welche beflügelt vom kommerziellen Erfolg der seit Herbst 2005 erscheinenden „Landlust" in den letzten Jahren neu entstanden sind, die „Landidee", „Liebes Land" oder „Landpartie" heißen und allesamt vor allem eine Botschaft übermitteln: Selbstgepflanztes und Selbstgekochtes, Selbstgesammeltes und aus den Gaben der Natur Selbstgemachtes haben einen höheren Wert – und sei es nur das in Texten und Fotostrecken und in der Fantasie der Leserschaft Selbstgepflanzte, -gekochte, -gesammelte oder -gemachte. Eine wirtschaftlich potente, überwiegend wertkonservative Leserschaft im Visier, haben „Landlust" und ihre Nachahmer mit ihrer bunten Mischung aus Berichten aus der Welt der Landhausmode, Pflanzanleitungen für alte Tomaten-

---

[1] Nach Angaben des Verlags beträgt die „garantiert verkaufte Auflage" jeder Ausgabe des Magazins 850.000 Exemplare. Erreicht würden damit 3,75 Mio. Leserinnen und Leser (Landlust 2014, Grafik 2 und 5).

P. F. N. Hörz (✉)
Hochschule Esslingen, Esslingen, Deutschland
E-Mail: Peter.Hoerz@hs-esslingen.de

© Springer Fachmedien Wiesbaden 2015
G. Hirschfelder et al. (Hrsg.), *Was der Mensch essen darf,*
DOI 10.1007/978-3-658-01465-0_13

sorten und Rezepten zur Erzeugung von Dörrobst offenbar den Nerv einer Zeit getroffen, in der die eine ländliche Realität von der Landflucht, die andere von der städtischen Sehnsucht nach dem Landleben bestimmt ist.

An der Agrarisierung des urbanen Bewusstseins arbeiten aber nicht nur Magazine, die selbst gepflanzte Kürbisse und selbst gedörrte Birnenschnitze zum Bestandteil eines besseren Lebens erheben, sondern durchaus auch Blätter, die aus Wissenschaft und Forschung berichten: So legt etwa „science + tech career – Das Wissens- und Karrieremagazin für Studierende" in seiner Ausgabe vom April 2013 unter dem Titel „Cityfarming – Acker mit Aussicht" (science + tech career 2013, S. 6 ff.) in einer Mischung aus Bestandsaufnahme und Vision seine Vorstellungen vom Einzug der Agrikultur in die urbanen Räume dar. Dabei ist von Gewächshäusern auf den Dächern von Bürogebäuden die Rede und davon, dass Ackerbau und Tierhaltung in der Stadt – infolge der verkürzten Transportwege – nicht nur eine besondere Frische, sondern auch eine geringere Umweltbelastung sicherstellen würden (ebd., S. 7 f.). Das Magazin berichtet vom Forschungsprojekt „inFarming" des Fraunhofer-Institutes für Umwelt-, Sicherheits- und Energietechnik, dessen Zielsetzung darin besteht, vorhandene Gebäudestrukturen für den Anbau von Gemüse zu nutzen (ebd., S. 10). Und natürlich widmet die Zeitschrift auch der urbanen Selbstversorgung einen Seitenblick und berichtet am Beispiel des Prinzessinnengartens in Berlin-Kreuzberg[2] über soziales Gärtnern als großstädtische Alltagspraxis (ebd., S. 11).

Gerade diese Alltagspraxis scheint in den letzten Jahren in zahlreichen Großstädten der Welt im Aufwind zu sein. Dies ist nirgendwo deutlicher dokumentiert worden als in der im ersten Halbjahr 2012 im Wiener Architekturzentrum gezeigten Ausstellung „*Hands-on Urbanism* – Vom Recht auf Grün".[3] Die Ausstellung selbst wie auch der zugehörige Katalog schlagen weite historische sowie geografische und soziale Bögen von den Selbsthilfestrategien der nach dem Ersten Weltkrieg „am Staat vorbei" entstandenen Wiener Siedlerbewegung (Novy 2012) bis hin zu den „Laboratorien der urbanen Landwirtschaft" in Detroit oder Havanna (Bohn und Viljoen 2012). Deutlich wird dabei, dass die urbane Agrikultur in den historischen wie in den gegenwärtigen Beispielen, bei gut situierten Bio-Anhängern wie bei den vom Lebensmittelkonsum abgeschnittenen Hungrigen, stets in Verbindung mit Krisenerfahrungen steht. Krisen, die unmittelbar ökonomisch bestimmt sein können, aber auch Krisen, die ausgelöst werden durch Gefühle der

---

[2] Der Prinzessinnengarten begreift sich als „soziale und ökologische urbane Landwirtschaft" (Prinzessinnengarten 2013).

[3] Die Ausstellung wurde von 15.03. bis 25.06.2012 im Architekturzentrum Wien (2013) gezeigt.

„Entfremdung"[4], durch die Wahrnehmung der Zerstörung natürlicher Lebensgrundlagen und – nicht zuletzt – durch die Ängste, welche die globalisierte spätmoderne Agrar- und Nahrungsmittelindustrie auf Konsumentenseite auslöst. Nahrungsmittel und Güter des täglichen Bedarfs selbst zu erzeugen und sich selbst und
die eigene Familie in Richtung Subsistenzwirtschaft zu entwickeln, kann somit
als Reaktion auf Krisen im weitesten Sinne begriffen werden: als Antwort auf die
Finanzkrise und die Erkenntnis der Unsicherheit des eigenen beruflichen Karriere-
weges oder Arbeitsplatzes, als Antwort auf als „unwirtlich" empfundene städtische
Wirklichkeiten, als Reaktion auf die Komplexität und Undurchschaubarkeit der
spätmodernen Wirtschafts- und Gesellschaftsstrukturen, welchen die Unmittelbar-
keit des Agrarischen gegenübergestellt wird. Dies eint am Ende im Geiste die eher
wertkonservative Leserschaft von „Landlust", LOHAS-Anhänger[5], CSA-Aktivis-
ten[6], Stadtfarmer, *radical homemakers*[7] (Hayes 2010) und allerlei andere kultur-
kritische Geister unterschiedlichster ideologischer Provenienz, ganz gleich, wie
weit deren Denken im Einzelfall tatsächlich das Alltagshandeln bestimmt. Geeint
sind all diese Gruppen aber auch in der Suche nach Antworten auf die Frage, was
der Mensch essen darf, kann, soll oder will – was insofern wenig überrascht, als
sich die menschliche Nahrungsaufnahme im Anschluss an Marcel Mauss als soziales „Totalphänomen" begreifen lässt. Für Mauss sind dies Phänomene, in welchen
„[a]lles, was das eigentliche soziale Leben der Gesellschaften ausmacht", verwoben ist und „alle Arten von Institutionen gleichzeitig zum Ausdruck" kommen
(Mauss 1989, S. 12). Und dass dieses Totalphänomen in engen Beziehungen mit
den in den Medien ständig präsenten Krisen der Agrarwirtschaft, der Nahrungsmittelindustrie und der Ökosysteme steht, ist evident.

---

[4] Verstanden in dem von Horkheimer und Adorno (2003) gemeinten Sinn eines Verlustes
von unmittelbaren Erfahrungen.

[5] LOHAS steht für *Lifestyles of Health and Sustainability*. Damit gemeint ist ein Lebensstil,
der sich an Gesundheit und Nachhaltigkeit orientiert, gleichzeitig aber auch genussorientiert
und technikfreundlich ist und häufig von Personen mit überdurchschnittlichem Einkommen
ausgeübt wird. Seine Anhänger werden auch als Lohas bezeichnet.

[6] CSA steht für *Community supported agriculture*. Hierunter werden Partnerschaften zwischen Landwirtschaftstreibenden und lokalen Konsumenten verstanden. Die Zielsetzung
dieser Partnerschaften besteht in der Schaffung stabiler wirtschaftlicher Beziehungen zwischen Erzeugern und Verbrauchern, welche Ersteren eine kontinuierliche Abnahme der Produkte, Letzteren eine kontinuierliche Belieferung mit lokal erzeugten Agrarerzeugnissen und
eine größere Nähe zu Orten und Prozessen der Nahrungsproduktion gewährt (Henderson
und Van En 2007).

[7] Bewegung aus den USA, die eine radikale Rückkehr zu vorindustriellen Lebensformen
anstrebt und Selbstversorgung sowie eigene Landwirtschaftsformen praktiziert.

Urban farming, Selbstversorgung und Idyllvorstellungen vom ländlich-agrarischen Leben – dies impliziert zumindest theoretisch auch die Haltung von Tieren, denn einerseits sind die beschriebenen gesellschaftlichen Gruppen durchaus nicht durchgängig, vermutlich noch nicht einmal überdurchschnittlich vom Vegetarismus erfasst. Andererseits basieren die Konzepte nachhaltiger Landwirtschaft meist auf Vorstellungen von Stoffkreisläufen, welche die Haltung von Tieren mehr oder minder zwangsläufig mit einbeziehen.[8] In der Praxis indessen endet spätestens an diesem Punkt bei den meisten Selbermachern und Stadtbauern die konsequente Verwirklichung urban-agrarischer Lebensentwürfe, nicht nur, weil der Arbeitsaufwand beim Sprung von der rein gärtnerischen zur „richtig" bäuerlichen Wirtschaft exponentiell steigt, sondern vor allem auch deshalb, weil selbst die anspruchslosesten Nutztiere eine regelmäßige Präsenz ihrer Halter erfordern. Folgt man jedoch den offenbar gut unterrichteten Journalisten aus den Redaktionsabteilungen „Modernes Leben" und „Gesellschaft" großer deutscher Blätter, so zeichnen sich hier offenbar Neuerungen ab. Sowohl „Die Zeit" als auch der „Focus" und zahlreiche Lokalzeitungen wussten in den letzten Jahren davon zu berichten, dass immer mehr Hühner ihre Eier nicht mehr in gigantischen Legebatterien, sondern in kleinen Geflügelfarmen in unmittelbar städtischem Umfeld legten. In der Onlineausgabe der „Zeit" heißt es hierzu:

> Vor ein paar Jahren wohnten die richtig hippen New Yorker in Manhattan, dem Stadtteil mit den Wolkenkratzern und tiefen Häuserschluchten und den edlen Modegeschäften an der Fifth Avenue. […] Wer heute in ist, zieht nach Brooklyn. So wie Karen und Chris. Die beiden leben in Park Slope, einer der teuersten Wohngegenden der Stadt. Kaum ein Haus kostet hier unter einer Million Dollar. Sie kaufen im Biomarkt ein, wo die Äpfel garantiert frei von Pestiziden sind und das Fleisch nur von Bauernhöfen aus der Region kommt. Und sie haben Hühner. (Zeit Online 2010)

Darüber hinaus erfährt der Leser, dass Karen und Chris nicht die einzigen *urban farmers* der Stadt seien, dass die Hühner von Brooklyn in Hinterhöfen und auf begrünten Dächern leben, dass Kükenbrutanstalten angesichts der Dimension des

---

[8] Im Falle der von Rudolf Steiner begründeten biologisch-dynamischen Wirtschaftsweise ist die Haltung von Tieren grundsätzlich vorgesehen und zumindest dann Pflicht, wenn es sich im Einzelfall um einen Betrieb handelt, der das Warenzeichen „demeter" führen will. Dabei kommt der Tierhaltung nicht nur eine Bedeutung im Zusammenhang mit der Nahrungsmittelproduktion, sondern vor allem auch in der Konzeption eines als „natürlich" gedachten Stoffkreislaufs zu, da der verkompostierte Mist als Düngemittel Verwendung findet (Sattler und von Wistinghausen 1985). Bei anderen Ansätzen alternativer Landwirtschaft sind Tiere nicht zwangsläufig vorgesehen, werden jedoch aus ebendiesem Grund gleichwohl als wertvoll erachtet.

Trends bereits Lieferschwierigkeiten verzeichneten, und dass es längst nicht mehr
nur in New York City, sondern in zahlreichen US-amerikanischen Städten derlei
urbane Hühnerhöfe gäbe. Ähnlich berichtete „Focus", setzte aber noch die Information hinzu, dass es in zahlreichen US-Großstädten Bestrebungen gebe, die lokalen Rechtsvorschriften derart zu ändern, dass das urbane Federvieh auf dem Boden
der Legalität scharren kann, sei doch die Haltung von Nutztieren bislang vielerorts
nicht statthaft gewesen (Focus 2009). In deutschen Städten indessen ist die Haltung von Hühnern nach einschlägiger Rechtsprechung zwar nicht generell untersagt, wohl aber unterliegt die urbane Geflügelzucht gewissen Einschränkungen
und Geboten und sie führt nicht zuletzt immer wieder zu erheblichem Unfrieden in
den Nachbarschaften. Nach Auskunft eines in diesem Zusammenhang konsultier-
ten Baurechtsspezialisten, der in der Verwaltung einer württembergischen Großstadt tätig ist, führt die Tierhaltung im Allgemeinen „zuverlässig zu Problemen
in der Nachbarschaft". Hinsichtlich der Errichtung von Stallungen sind die unterschiedlichen örtlichen Bauvorschriften und die jeweiligen Flächenwidmungen von
Relevanz.

Angestoßen von der Presseberichterstattung und inspiriert von der oben erwähnten Ausstellung im Architekturzentrum Wien, habe ich im Laufe des Jahres
2012 zunächst das Internet nach Hinweisen auf Stadtbauern mit eigenem Feder-
viehbestand im deutschsprachigen Raum durchsucht, habe mit Behördenvertretern
aus deutschen Großstädten und mit Repräsentanten von Geflügelzuchtverbänden
telefoniert und dabei festgestellt, dass in den verschiedenen Medien zwar viel, in
den Hinterhöfen der Großstädte indessen bislang eher wenig gegackert wird. Doch,
so meine Überlegung vom Frühjahr 2012, wenn es im Internet Bauanleitungen für
Hühnerställe im eigenen Garten gibt,[9] wenn das Schweizer Radio eine Ratgeber-
sendung speziell für die Hühnerhaltung im städtischen Umfeld ausstrahlt (SRF
2013) und Zuchtverbandsrepräsentanten ein wachsendes Interesse an praktischen
Tipps für die Hühnerhaltung bestätigen, dann müsste es eigentlich auch Menschen
geben, die sich nicht nur theoretisch mit Hühnern in Gärten oder Hinterhöfen auseinandersetzen, sondern diese auch tatsächlich halten. Und wirklich: Einige städtische Hühner und ihre Halter konnten ausfindig gemacht werden. Mit jenen, die
dies zuließen, habe ich näheren Kontakt aufgenommen, bin mit allen Sinnen[10] an
den Schauplätzen der Hühnerhaltung gewesen, habe dort selbst das Geschehen

---

[9] Beispielsweise unter: http://www.bauanleitung.org/tiere/huehnerstall-bauanleitung/; http://
www.bauanleitung.org/tiere/huehnerstall-bauanleitung/; http://www.helpster.de/huehners-
tall-bauanleitung-fuer-einen-artgerechten-stall_49219. Zugegriffen: 05.09.2013.
[10] Zu einer Ethnografie mit geschärften Sinnen s. Bendix 2006.

beobachtet und mit den Haltern einmal oder wiederholt mehr oder minder lange Gespräche geführt. Einerseits um überhaupt erst das Phänomen zu begreifen, andererseits um den Versuch zu machen, die sozialen und kulturellen Kontexte, in welchen die urbane Hühnerhaltung steht, verstehen zu lernen. Anhand dreier Beispiele, die stellvertretend für insgesamt sieben Schauplätze und Einzelpersonen beziehungsweise Netzwerke von Personen stehen, soll im Folgenden das Phänomen „Hühnerhaltung in deutschen Städten" skizziert und aus dem Fachkontext der Kulturanthropologie heraus kommentiert werden. Die Besichtigungen und Gespräche fanden zwischen Mitte 2012 und Ende August 2013 in und um Stuttgart, in Heilbronn, Freiburg im Breisgau und Leipzig statt. Da sich zumindest einige der Tierhalter, die in diesem Beitrag erwähnt werden, am Rande oder knapp jenseits dessen bewegen, was Ortsbausatzungen, Bebauungspläne und andere den Raum ordnende Rechtsmittel für die jeweilige Örtlichkeit zulassen, sind die Namen aller Akteure verändert worden.

Ein Winternachmittag in der Holzhütte

Es ist Freitag, der 28. Dezember 2012.[11] Am späten Nachmittag sitze ich, umgeben von drei Männern und einer Frau, in einer hölzernen Hütte. Die Hütte, eine kleine Baracke, wie sie früher am Rande von Großbaustellen aufgestellt wurde, steht im Grünen, aber der Lärm einer mehrspurigen Bundesstraße erinnert daran, dass sich von hier aus der Stuttgarter Schlossplatz mit dem Auto in weniger als einer halben Stunde erreichen lässt. Auf dem Tisch stehen die leeren Mokkatassen vom Nachmittagskaffee. Alles an und in dieser Hütte stammt vom Sperrmüll oder von Trödelmärkten. Die Hütte selbst wurde vor Jahren aus der Konkursmasse eines Bauunternehmens günstig erworben, und der eiserne Ofen, mit dessen Hilfe der Raum auf wohnliche Temperatur gebracht wird, stammt aus einem Abbruchhaus. Das Ambiente strahlt kleinstbürgerliche Gemütlichkeit aus und wirkt wie der im Rahmen bescheidener Möglichkeiten verwirklichte Traum vom Chalet. Alle der am Tisch versammelten Personen sind im Ruhestand, und alle haben lange, zum Teil harte Erwerbsbiografien hinter sich.

Dean, der Eigentümer der Hütte und Pächter des Grundstücks, ist vor mehr als 30 Jahren aus der damaligen jugoslawischen Teilrepublik Serbien nach Baden-Württemberg gelangt und hat als Hilfspfleger in einem Krankenhaus gearbeitet. Johanna, Deans Frau, war lange in der Altenpflege tätig, und auch Thomas, der in

---

[11] Im Folgenden beziehe ich mich auf eigene Feldnotizen vom 16./17.08.2012 und vom 28./29.12.2012.

den 1970er-Jahren aus Westberlin nach Stuttgart zugewandert ist, war Kranken-
pfleger. Rainer indessen war lange Zeit als Maschinenschlosser beschäftigt, ehe er
über den Umweg zeitweiliger Erwerbslosigkeit und eine Tätigkeit als Hausmeister
in den Frühruhestand gegangen ist. Ihnen allen ist gemeinsam, dass sie in Mehr-
familien- oder Hochhäusern leben und dass sie alle schon seit Jahren gemeinde-
eigene Grundstücke gepachtet haben, die sie nach ihren Vorstellungen gestaltet
haben. Gärten, in denen im Sommer Tomaten, Gurken und Zucchini heranwachsen
und auf denen Christbäume für den Eigenbedarf gezogen werden. Gärten, in denen
Obstbäume und Brombeerhecken stehen, aber auch Gärten, die Raum bieten, um
Liegestühle in die Sommersonne zu stellen.

In den Gesprächen, die ich mit den in der Hütte anwesenden Personen im
Sommer 2012 geführt habe, haben diese gärtnerischen Aspekte viel Raum ein-
genommen und mitunter ist in diese Gespräche die Selbstdeutung nach dem vielfach erforschten Muster „Ausgleich" und „Wiederannäherung des entfremdeten
Städters an die Natur" bereits eingeflossen. Doch die genannten Personen nutzen
ihre Grundstücke nicht nur gärtnerisch, sondern auch als Grundlage für die Tierhaltung. Und dies nicht etwa nach dem klassischen Prinzip der wohlgeordneten
und durch Bebauungsplan legitimierten Kleintierzüchteranlage, sondern frei und
unabhängig und doch insofern gemeinschaftlich, als sich Dean, Thomas und Rainer zu einer Art informeller Allmendewirtschaft zusammengefunden haben, in
deren Kontext gemeinschaftlich Heu und Stroh beschafft und gelagert wird oder
Jungtiere – Hühner, Puten und Laufenten – gekauft werden. Vor allem aber schafft
diese Form des Wirtschaftens auch die Voraussetzung für wechselseitige Vertretun-
gen bei der Tierpflege bei Krankheit oder urlaubsbedingter Abwesenheit. Im Laufe
meiner wiederholten Besuche auf Deans Grundstück und in seiner Nachbarschaft
habe ich viel über Geflügelhaltung im Kleinen und unter einfachen, mithin im-
provisierten Bedingungen und über die gemeinsame, irgendwo im Spannungsfeld
zwischen Freizeit und Ökonomie anzusiedelnde Arbeits- und Wirtschaftsweise der
drei Kleinstbauern gelernt. Ich habe erlebt, wie im August 2012 drei Zicklein an-
geliefert wurden und wie diese auf dem Grünlandteil von Deans Grundstück wei-
deten. Und – dies ist der eigentliche Anlass meines Besuchs in Deans Hütte Ende
Dezember – ich habe nach der durch EU-Recht vorgeschriebenen fachgerechten
Schlachtung eines dieser Tiere durch einen Metzger den Hinterlauf einer Jungziege
mit nach Hause genommen und dessen Qualität durchaus zu schätzen gewusst …

Dabei hatten sich die über den Sommer mit den in der Hütte anwesenden Personen geführten Gespräche als nicht allzu ergiebig erwiesen, hatte ich doch bisher
vor allem Informationen über die Praxis der Tierhaltung erhalten und nur wenig
über die Motivation erfahren, die diese Tierhaltung erst bestimmt. Die Kaffeerun-
de zum Jahresende indessen erwies sich in dieser Hinsicht als aufschlussreich:

Vor dem Hintergrund der Medienberichterstattung über die Vergabe des Preises „Dinosaurier des Jahres" durch den Naturschutzbund Deutschland e. V. an die Bundesministerin für Ernährung, Landwirtschaft und Verbraucherschutz Ilse Aigner[12] wurde in der Hütte über das Jagdrecht, über Agrarpolitik im Allgemeinen und Massentierhaltung im Besonderen diskutiert. Dabei wurde wiederholt in großer Übereinstimmung der Schluss gezogen, dass man zwar die eigenen Tiere auch und in erster Linie als Nutztiere halte, die keines natürlichen Todes stürben, dass man diese Tiere aber so gut als möglich zu behandeln versuche, und zwar nicht zuletzt deshalb, weil die Qualität der tierischen Produkte – Eier und Fleisch – durch die Art und Weise der Behandlung der Tiere mit bestimmt werde. Da im Rahmen der Medienberichterstattung nicht zuletzt das passive Verhalten der Ministerin in Bezug auf die – nach menschlichem Ermessen besonders qualvolle – betäubungslose Kastration von Ferkeln kritisiert worden ist, lag auch der Schluss nahe, dass der Agrarlobby und Agrarpolitik weder die Kreatur als solche noch die Qualität der erzeugten Produkte am Herzen liegen könne. Dass in dieser Runde justament über dieses Thema diskutiert wurde, während draußen, in der natürlichen Kälte des Dezembertages, die vom Tier zum Fleisch gewordene, zerlegte und auf mehrere Behältnisse verteilte Jungziege darauf wartete, in verschiedene Haushalte mitgenommen und dem Verzehr zugeführt zu werden, zeigt, dass es hier nicht darum ging, die Kreatur zu verniedlichen.

Vielmehr scheint es darum zu gehen, aus der konventionellen Agrar- und Ernährungsökonomie auszusteigen – wenigstens ein Stück weit und im Rahmen der durch die eigene wirtschaftliche und soziale Situation gesetzten Möglichkeiten. Unprätentiös und ohne vertiefte Kenntnis alternativer Anbau- und Tierhaltungsverfahren, dafür aber auf einem durch Learning by Doing oder – wie im Falle von Dean – auf Erfahrungen und Kompetenzen aus der in Jugoslawien verbrachten Jugend aufbauenden Wissensbestand ziehen die Mitglieder dieser informellen Kooperative heran, was sie (am liebsten) essen möchten. Dabei kommt es, so Thomas, „gar nicht darauf an, dass ich das jetzt biologisch-dynamisch mache oder sonst irgendeine Bio-Norm erfülle, sondern es kommt darauf an, dass ich weiß, was ich

---

[12] Mit einigen Unterbrechungen vergibt der NABU – Naturschutzbund Deutschland e. V. seit 1993 mit dem „Dinosaurier des Jahres" jährlich eine Art Negativ-Preis für Personen, welche sich aus Sicht der Organisation durch eine besonders umweltschädliche bzw. dem Tier- und Naturschutzgedanken abträgliche Politik oder Handlungsweise auszeichnen. An Ilse Aigner wurde insbesondere „ihre passive Rolle bei der Umsetzung der aktuellen Reform der Gemeinsamen Fischereipolitik der EU", ihre vom Einfluss der Jagd-Lobby geprägte Handlungsweise bei der Novellierung des Bundesjagdgesetzes und ihre Haltung zu Massentierhaltung, Mais-Monokulturen und Pestizideinsatz kritisiert. Siehe hierzu die Webseite des NABU (2012).

tue, und dass ich nachher [beim Verzehr von selbst erzeugten Nahrungsmitteln] weiß, was ich getan habe, also dass ich weiß, was drin ist". Gründe für die Tierhaltung sind also offenbar vorwiegend der praktische Ausbruch aus dem Gefühl allgemeiner Ohnmacht und des Ausgeliefertseins an übergeordnete agrarwirtschaftliche Zusammenhänge und die Erzeugung zumindest eines Teils der eigenen Nahrung.

Kompost gegen den Weltuntergang – Hühner als Teil des Stoffkreislaufs

Veronika ist 82 Jahre alt, doch das Alter ist der schlanken und agilen Person durchaus nicht anzusehen.[13] Veronika ist – wie sie selbst sagt – „immer draußen" und meint damit einerseits das von ihr gepachtete „Grabeland", mit dessen Hilfe sie „Autarkie" in Sachen Gemüse- und Beerenobstversorgung anstrebt, andererseits das beachtliche Gartengrundstück, das zu ihrem eigenen Bungalow in einem Stuttgarter Wohngebiet gehört. Auf letzterem Grundstück steht auch der von Veronikas Neffen gebaute hölzerne Hühnerstall, der zum Zeitpunkt meiner mehrmaligen Besuche sechs Hausperlhühner beherbergte, in dem aber genügend Platzreserven für weitere zwei oder drei Tiere wären.

In ihrem Leben hat Veronika „alles ausprobiert", was sich ausprobieren lässt: In den späten 50er- und in den 60er-Jahren liebäugelte sie zunächst mit der radikalen Linken, weshalb ihre Mutter sie häufig als „Kommunistenweib" bezeichnet habe. Später war die drahtige Frau beeindruckt von den Achtundsechzigern und ihrem „freien" Lebensstil, wobei sie damit eher die nordkalifornischen Hippies als den „ideologisch verbiesterten" Sozialistischen Deutschen Studentenbund meint. Damals, so Veronika, sei in San Francisco schon so gelebt worden, wie man heute auch in Stuttgart leben müsse – frei, unabhängig und naturnah. Später dann, in den 80er-Jahren, interessierte sie sich für fernöstliche Spiritualität, für Rudolf Steiner und seine anthroposophische Kosmologie und beeindruckte Touristen an griechischen Stränden damit, dass sie Eurythmie praktizierte.

Mit Susie Tompkins, die gemeinsam mit ihrem damaligen Ehemann Douglas Ende der 60er-Jahre die Modemarke „Esprit" begründet hat, sei sie befreundet gewesen. Mit ihr und Douglas, den sie dafür bewundert, dass er „sein ganzes Vermögen in den Schutz des Regenwaldes investiert" habe,[14] habe sie über die ethi-

---

[13] Im Folgenden beziehe ich mich auf eigene Feldnotizen vom 28.06. und 08.07.2012.

[14] Laut Feuilleton der FAZ hat Douglas Tompkins 1990 seine Anteile an „Esprit" für einen Betrag zwischen 125 und 250 Mio. US-Dollar veräußert und im Laufe der Zeit 900.000 ha Land in Chile und Argentinien – Wälder, Berge, Gewässer und Vulkane inklusive – erwor-

sche Verantwortung von Unternehmen diskutieren können und darüber, was „jeder Einzelne dafür tun kann, dass die Erde für die kommenden Generationen erhalten bleibt". Und irgendwie scheint es, als begreife Veronika ihr Leben als „bäuerliche Rentnerin" auch als eine Aktivität, die dem Erhalt des Planeten dient. Alles, was die ehemalige Mitarbeiterin eines Textileinzelhandelsunternehmens sät, pflanzt und pflegt, ist eingebunden in eine Philosophie, in der die Begriffe „Werden" und „Vergehen" zentrale Rollen einnehmen. Mehrfach zitiert Veronika den „Apple"-Gründer Steve Jobs, der ihrer Ansicht nach die Welt mehr verändert habe als Karl Marx und den Tod als beste Erfindung des Lebens bezeichnet habe[15] – den Tod, der im menschlichen Leben wie in der biologischen Landwirtschaft Platz schaffe für etwas Neues. Noch öfter indessen bezieht sich Veronika auf Alwin Seifert, aus dessen Büchern „Gärtnern, Ackern ohne Gift" (Seifert 1971) und „Der Kompost im Garten ohne Gifte" (Seifert 1964) sie ungeachtet ihres Alters mitunter wörtliche Zitate liefert. An Seifert orientiert sich Veronika in ihrem landwirtschaftlichen Tun ständig, denn dieser Vordenker der alternativen Landwirtschaft habe begriffen, dass man die Erde nur durch eine intensive Kompostwirtschaft bewahren könne. Und so finden sich sowohl auf Veronikas „Grabeland" als auch in ihrem Hausgarten Kompostmieten, in welchen praktisch alles zu „wertvollstem Humus" verrottet, was an organischen Substanzen in Haus, Garten und Stall übrig bleibt. Und genau hier werden die sechs Perlhühner wirklich wichtig, denn „eigentlich" habe Veronika schon in den 80er-Jahren „endgültig" mit dem Fleischgenuss gebrochen und Eier brauche sie auch „nicht unbedingt". Weil aber – und hier rekurriert Veronika auf die biologisch-dynamische Wirtschaftsweise – Tiere jenen Mist liefern, der in verkompostierter Form das hochwertigste aller Düngemittel sei, würden im agrarischen Kontext Nutztiere benötigt. Auch dort, wo ein „in die Irre geleiteter" Städtebau die Tierhaltung nicht vorsehe und Nachbarn mit „preußischen" Ordnungsvorstellungen dies zu verunmöglichen trachteten.

Wie sie es aus Seiferts Schriften gelernt hat, verkompostiert Veronika tierische und pflanzliche Abfälle getrennt voneinander und wird nicht müde, die Vorzüge dieses Verfahrens zu preisen. In geradezu missionarischem Eifer verweist sie darauf, dass eine systematische Verkompostierung aller organischen Abfälle „gerade in den großen Städten" nicht nur zu einer „Gesundung" der Böden und der Landwirtschaft, sondern auch zu einer Genesung des globalen Ökosystems führen wür-

---

ben, um dieses teils unter Schutz zu stellen oder aufzuforsten bzw. extensiv landwirtschaftlich zu nutzen (FAZ 2008).

[15] Laut Spiegel Online sagte Steve Jobs in seiner berühmt gewordenen Rede an der Universität Stanford wörtlich: „Und das ist so, wie es sein sollte, denn der Tod ist höchstwahrscheinlich die beste Erfindung des Lebens. Er bewirkt den Wandel. Er entrümpelt das Alte, um Platz zu machen für das Neue." (Spiegel Online 2011).

de. Dies habe Seifert „schon vor Jahrzehnten" erkannt, doch sei diese Erkenntnis deshalb nicht global durchsetzungsfähig, „weil die Chemieindustrie mit Liebigs Irrlehre das große Geld machen möchte".[16] Mein vorsichtig ins Gespräch eingeflochtener Hinweis, dass Seifert sich nicht nur im Kontext der NS-Administration für den „landschaftsgerechten" Bau der Reichsautobahnen verantwortlich zeichnete, sondern von einigen Autoren auch als aktives Mitglied des „Grünen Flügels" der NSDAP bezeichnet wird (Staudenmaier 2011, S. 36), irritierte Veronika nur einen Moment lang. Sie erwiderte, dass die Erkenntnis der „Gesetze des Lebens" und der „Stoffkreisläufe" keine Frage politischer Positionen sei. Schließlich bleibe doch auch die „demeter"-Landwirtschaft ungeachtet dessen, dass Rudolf Heß ein Anhänger derselben gewesen sei, die auch heute noch erstrebenswerte Idealform der Agrarwirtschaft. Nur eine „Kreislaufwirtschaft" könne die Voraussetzung für die Produktion „wirklich gute[r] Nahrungsmittel" bei Schonung der natürlichen Lebensgrundlagen des Menschen schaffen.

„Einfach nur niedlich!" – Federvieh und Stadtentwicklung

Im Leipziger Stadtteil Plagwitz findet sich seit 2011 in einem von der Straße her nicht sofort sichtbaren urbanen „Zwischenraum" der Gemeinschaftsgarten „Annalinde" der Initiative für zeitgenössische Stadtentwicklung (IFZS), der den Anspruch erhebt, modellhaft für künftige urbane Lebensräume zu stehen.[17] In der Internetpräsenz der Initiative heißt es hierzu:

> In unserem Garten „Annalinde" betreiben wir soziale urbane Landwirtschaft nach den Maßstäben des ökologischen Landbaus. Die Pflanzen bauen wir in mobilen Hochbeeten aus recycelten Bäckerkisten oder Palettenboxen, in Reissäcken und Tetra-Paks an. Dabei wird auf chemische Düngemittel verzichtet und sortenechtes Saatgut verwendet. Da niemand ein eigenes Beet im Garten besitzt, arbeiten alle gemeinsam an diesem Projekt. So lernen wir mit Kindern, Jugendlichen und Erwachsenen, Nachbarn, und passionierten Gärtnern, wie man lokal Lebensmittel herstellt

---

[16] Mit dieser „Irrlehre" ist jene These des Chemikers Justus von Liebig gemeint, die eine Gleichwertigkeit organischer und mineralischer Düngemittel unterstellt (z. B. Liebig 1840, 1878). Der gemeinsame Nenner der verschiedenen Ansätze „biologischer" Wirtschaftsweisen besteht darin, dass diese Gleichwertigkeit bestritten, der Einsatz mineralischer Düngemittel als Ursache von Bodenerosion und „Versteppung" kritisiert und die Höherwertigkeit organischer Düngung proklamiert wird. Siehe hierzu beispielsweise Welten 1981, S. 17.

[17] Träger des Projektes war zum Zeitpunkt meiner Erhebungen der Verein Ökolöwe – Umweltbund Leipzig e. V. (2013). Mittlerweile wird der Gemeinschaftsgarten unabhängig auf der Basis einer gemeinnützigen GmbH betrieben und präsentiert sich mit einer neuen Internetseite (Annalinde 2014).

und einen Ort urbanen Lebens schafft. Die Arbeiten reichen vom Säen, Pflanzen und Ernten über das Verarbeiten und Konservieren des Gemüses im Café vor Ort, bis hin zur Auseinandersetzung mit partizipativer und ökologischer Stadtentwicklung. Durch den Austausch und das miteinander Arbeiten, lernen wir von den Erfahrungen und dem Wissen anderer, eignen uns alte Kulturtechniken wieder an, erfahren vieles über Biodiversität, Stadtökologie, nachhaltigen Konsum und zukunftsfähige Formen urbanen Lebens. (IFZS 2013)

Weil aber zu einer „richtigen" Landwirtschaft nicht nur Nutzpflanzen, sondern auch Tiere gehören und weil mit Eiern eine notwendige oder zumindest wünschenswerte Erweiterung der Variationsbandbreite der Nahrungsmittel möglich wird, verfügt „Annalinde" auch über ein als Prototyp für urbane Geflügelställe begriffenes „Hühnerhaus für Gemeinschaftsgärten" (Baier et al. 2013, S. 157) mit einem kleinen Auslauf, in dem sich zum Zeitpunkt meines Besuches Ende August 2013 neun Hühner und ein Hahn – Italiener, Zwerghennen und Araucanas – tummeln. Jonas, der mir das Konzept erklärt, ist ein junger Gartenbau-Ingenieur, der gemeinsam mit vier weiteren „Annalinde"-Gärtnern die Verantwortung für die Geflügelhaltung trägt. Hintergedanke des Gartens wie auch der Hühnerhaltung sei auf jeden Fall die Idee einer (weitgehenden) Selbstversorgung mit hochwertigen Lebensmitteln im urbanen Kontext. Dabei jedoch spielen die Hühner als Fleischlieferanten eine noch geringere Bedeutung als bei Veronika, die „notgedrungen" in den letzten zwei Jahren bereits einigen ihrer Hühner vom Hausmeister ihres früheren Arbeitgebers „den Hals umdrehen" ließ. Bei „Annalinde" ist man nach längeren Diskussionen übereingekommen, dass nur die Eier der Tiere der menschlichen Ernährung dienen sollen. Schließlich schlachte man ja auch nicht den eigenen Kanarienvogel …

Darüber hinaus kommt dem Federvieh hier offenbar vor allem eine ästhetische Bedeutung zu, denn für Jonas ist die Sitzbank vor dem Hühnerauslauf schon deshalb der „Chill-out-Platz", weil die „Tierchen" eine beruhigende Wirkung hätten. Und mehr noch: Im Blick auf die Besucher des Gartens, der als „kleine Farm" zu begreifen sei, seien die Hühner die „große Attraktion" – auch, aber nicht nur für die Kinder, die das Projekt besuchen. Die Hühner seien eben doch „spannender" als die ebenfalls auf dem Gelände gehaltenen Bienen und „einfach nur niedlich." Als reine Attraktion mit Maskottchenfunktion sollten die Hühner gleichwohl nicht missverstanden werden, sind diese doch eingebunden in durchaus konkrete konzeptionelle Vorstellungen von einer alternativen Stadtentwicklung, bei der die Begriffe „Nachhaltigkeit" und „Partizipation" eine zentrale Rolle spielen. Für diese Vorstellungen ist „Annalinde" gleichsam als Labor, als Experimentierfeld zu begreifen. Da dieses Experimentierfeld von Personen entwickelt und vorangetrieben worden ist, die unter 27 Jahre alt sind, erhält die IFZS Zuwendungen aus dem EU-

Förderprogramm „Jugend in Aktion", was den laborhaften Charakter des Projektes nochmals unterstreicht.

Dabei sind sich die Gärtnerinnen und Gärtner von „Annalinde" durchaus bewusst, dass sie eine Art Gegenkultur zum eigentlichen Lebensstil in zeitgenössischen Städten entwickelt haben. Denn, so Jonas, „die Projekte, die wir machen, sind eigentlich ja selten" und „gegen den Trend" gerichtet. Bei „Annalinde" und in einigen anderen Projekten „halten ein paar Freaks ihre eigenen Hühner", um sich selbst zu versorgen und der Stadtentwicklung den Weg in Richtung Subsistenzwirtschaft zu weisen. Jenseits solcher Projekte indessen setze sich das Prinzip der Massentierhaltung in immer größeren Dimensionen durch, ginge Kulturgut – etwa in Gestalt des Wissens über landwirtschaftliche Techniken und Zusammenhänge, Nutzpflanzen- und Nutztierarten – verloren. In Projekten wie „Annalinde" indessen werde dieses Kulturgut gepflegt; doch sei es natürlich gerade der Charakter solcher Projekte, dass sie Aufmerksamkeit erregten, weil sie mit ihren Anliegen gegen den Mainstream gerichtet seien. Im Garten, den Jonas „als Blaupause zu einem Selbstversorgergarten" versteht, sollen also Kulturtechniken gepflegt werden, „um die sich [jenseits dieses und vergleichbarer Projekte] keiner mehr kümmert". Integraler Bestandteil dieser Blaupause freilich sind die Hühner, die den „Hof" erst komplettieren, wobei die Sachkenntnisse über artgerechte Hühnerhaltung mit in die konzeptionellen Überlegungen eingeflossen sind. Denn, so Jonas, den „Annalinde"-Hühnern gehe es besser als allen „Bio"-Hühnern in gewerblichen Kontexten, denn auch diese würden nicht artgerecht gehalten. Hühner seien nämlich eigentlich Waldvögel, die in kleinen Gruppen lebten und sich im Schutz großer Bäume aufhielten, und „das gibt's bei ‚Bio' nicht", wohl aber bei „Annalinde", wo man sich Gedanken gemacht habe, an welcher Stelle Hühnerstall und Gehege eingerichtet worden seien. Solche grundsätzlichen konzeptionellen Überlegungen, gepaart mit den täglichen praktischen Arbeiten an und mit Pflanzen und Tieren, seien laut Jonas ganzheitliche körperliche und geistige Aufgabenstellungen, die Fertigkeiten fordern und fördern, was „einen zu einem anderen Menschen macht, als wenn du nur acht Stunden Geld verdienst und konsumierst". Dass es im Kern um eine in die eigenen Hände genommene und auch selbst kontrollierte Erzeugung von Lebensmitteln geht – Jonas' Worten zufolge wirtschaftet „Annalinde" „biologisch", wiewohl dies nicht zertifiziert sei und eine Zertifizierung nicht angestrebt werde –, gerät angesichts solcher substanzieller gesellschaftskritischer Statements schon fast in den Hintergrund. „Annalinde"-Anwärter Stefan,[18] der bei einem Teil des Gesprächs zugegen war, bekräftigt dies jedoch: „In Süditalien [wo Stefan Verwandte hat] ist alles, was auf den Tisch kommt, aus der eigenen Kultur [...]. Das sind bessere Eier als jedes Ei, das aus dem Bioladen kommt [...], mit richtig gelbem Eigelb. Dort [in Süditalien] ist das eine Arme-Leute-Logik [von der man aber lernen kann, das] Essen wieder neu [zu] bewerten."

Von dieser Neubewertung der Nahrungsmittel führt der Weg am Ende durchaus zu einer Idealvorstellung von einem anderen Leben in der Stadt, das allerdings – abweichend von den zuvor vorgestellten Akteuren – auch ein über die eigene Garten- und Geflügelhof-Idylle hinaus wirksames, die Stadt aktiv gestaltendes Leben im Sinne des *hands-on urbanism* sein soll. Oder mit Jonas' Worten gesagt: „Mir geht es darum, in Leipzig eine Gemeinschaft zu erbauen, die so etwas stemmt: Meine eigene Umwelt gestalten, Gemeinschaftsgärten zu entwickeln, in denen man sein eigenes Essen erzeugt und sich und die Stadt entwickelt."

Selber machen, selbst gestalten

Die oben skizzierten Beispiele einer Hühnerhaltung in der Stadt, die freilich nie zu trennen ist von den gärtnerisch gestalteten Räumen, in die sie eingebunden wird, repräsentieren unterschiedliche soziale Schichten, unterschiedliche Bildungsniveaus und Altersgruppen und verfügen über unterschiedlich ausgeprägte Qualifikationen hinsichtlich der geflügelzüchterischen und gärtnerischen Kompetenzen. Gemeinsam ist ihnen – und diese Gemeinsamkeit erfasst alle im Laufe eines Jahres mehr oder minder intensiv beforschten Hühnerhalter –, dass sie mit ihrem Handeln mehr oder minder weitgehende Strategien der Selbstversorgung praktizieren und damit zumindest ein Stück weit einer auf Konsum basierenden Ernährungsweise zu entkommen trachten. Mal, wie im Fall des Garten-Nachbarschafts-Netzwerkes rund um Deans Grundstück, vergleichsweise wenig theoriegeleitet und vor allem auf Erfahrungswissen gegründet, mal, wie bei Veronika, auf dem Fundament biologisch-dynamischer Bewirtschaftungskonzepte errichtet und mal, wie bei den Betreibern von „Annalinde", mit theoretisch fundierten Erwartungen an die Entwicklung einer alternativen Stadt verbunden, schaffen die Geflügel haltenden Akteure agrarische Mikrostrukturen in ihren städtischen Umfeldern und nehmen somit Ein-

---

[18] Der Begriff des „Anwärters" beschreibt den Status nur unzureichend, denn das Projekt ist seinem Selbstverständnis nach relativ „offen" für die Mitarbeit im Garten. Für die engere Projektarbeit indessen – etwa im angeschlossenen Garten-Café – sind freilich Einweisungen erforderlich. Insofern ließe sich Stefans Präsenz zu diesem Zeitpunkt eher als ein wechselseitiges Kennenlernen bei der Arbeit begreifen.

fluss auf deren Gestalt. Mit ihrem Bestreben, sich teilweise, überwiegend oder möglichst vollständig selbst mit natürlichen Lebensmitteln zu versorgen, folgen sie in der Praxis einem – wie eingangs dargestellt – offenbar weit verbreiten Ideal. Zumindest bei Veronika und bei den Betreibern von „Annalinde", deren Handeln auf je unterschiedliche Weise in umfassende theoretische Konzepte eingebunden ist, drängt sich die Nähe zu den von Shannon Hayes beschriebenen *radical home-makers* auf (Hayes 2010), wenngleich auch weder Veronika noch die „Annalin-de"-Leute – im Gegensatz zu Shannon Hayes selbst und zahlreichen der von ihr beschriebenen Konsumaussteigern – der Stadt den Rücken kehren möchten. Eine ausgeprägte Sehnsucht, selbst aufs Land zu ziehen, kann bei allen der von mir beforschten Akteuren nicht unterstellt werden. Wohl aber darf konstatiert werden, dass es darum geht, die Stadt über den Weg in die (teilweise) Selbstversorgung agrarisch aufzurüsten, wobei dies freilich – bewusst gewollt oder nicht – ein Stück weit ihren typischen Charakter als nicht agrarischen Raum verändert.

Solche Entwicklungen sind nicht unbedingt grundsätzlich neu, weil „Städtische Naturrituale" (Köstlin 1993) sowie „Agrarromantik und Großstadtfeindschaft" (Bergmann 1970) ja gerade Merkmale der modernen Großstadt sind. Auch die mehr oder minder aggressive Umgestaltung städtischer Räume mit dem Ziel der agrarischen Selbstorganisation, Selbsthilfe und der Bildung neuer Gemeinschaften, die zu einer Stadtentwicklung von unten führen, ist kein neues Phänomen, wie die Frühgeschichte der Schrebergärten und insbesondere die nach dem Ersten Weltkrieg entstandene Wiener Siedlerbewegung (Novy 2012) zeigen. Was das Netzwerk rund um Dean praktiziert, was Veronika, die „Annalinde"-Leute, andere Hühnerhalter und mit ihnen zahlreiche städtische Gärtner tun, die – oft in Grauzonen zwischen Legalität und Illegalität – allerlei Anpflanzungen in den Städten vornehmen, lässt sich somit in eine Reihe stellen mit früheren Ansätzen der Krisenbewältigung durch Selbsttätigkeit. Der Umstand, dass bei den urbanen Anpflanzungen Nutzpflanzen dominieren, verweist wie auch die städtische Hüh-nerhaltung darauf, dass es dabei um mehr geht als um eine unverbindliche tempo-räre Aufhübschung städtischer Räume und dass es sich bei *urban gardening* oder *urban farming* um mehr handelt als um eine ästhetische Bewältigung städtischer Unwirtlichkeit.

Das „Gärtnerische", so schreibt die Projektkünstlerin, Hochschullehrerin und Autorin Elke Krasny in ihrer Einleitung zum Ausstellungskatalog von „*Hands-on Urbanism*", sei „Seismograf der Krisenbewältigung, der Widerstandsfähigkeit [und] Robustheit" (Krasny 2012, S. 36). Dies lässt sich uneingeschränkt auch für die kulturelle Praxis der Hühnerhaltung in der Stadt sagen. Und mehr noch: So simpel die Haltung des Nutztieres Huhn auch sein mag, mit der Hühnerhaltung und all den mit ihr verbundenen An- und Herausforderungen – Präsenz, alltägliche

Arbeiten, fällige Auseinandersetzungen mit Nachbarn – werden Widerstandsfähigkeit, Robustheit und wie noch hinzuzusetzen ist: Gestaltungswille und Handlungs-
macht in potenzierter Form zum Ausdruck gebracht, weil die Haltung von Tieren
am Ende einen noch höheren Anspruch artikuliert. Als das bislang nicht Selbstverständliche fordert sie bislang gültige Selbstverständlichkeiten heraus. Denn, wie
Jonas von „Annalinde" deutlich gemacht hat: Die Hühner machen den Garten erst
zum Hof!

Literatur

Annalinde [Annanlinde gGmbH]. (2014). Über Annalinde. http://annalinde-leipzig.de/ue-
    ber/. Zugegriffen: 4. Mai 2014.
Architekturzentrum Wien. (2013). Ausstellung „Hands-on Urbanism – Vom Recht auf
    Grün". 15.3.–25.6.2012. http://www.azw.at/event.php?event_id=1202. Zugegriffen: 5.
    Sept. 2013.
Baier, A., Müller, C., & Werner, K. (2013). *Stadt der Commonisten. Neue urbane Räume des
    Do it yourself.* Bielefeld.
Bendix, R. (2006). Was über das Auge hinausgeht: Zur Rolle der Sinne in der ethnographi-
    schen Forschung. *Schweizerisches Archiv für Volkskunde, 102,* 71–84.
Bergmann, K. (1970). *Agrarromantik und Großstadtfeindschaft. Studien zu Großstadtfeind-
    schaft und „Landflucht"-Bekämpfung in Deutschland seit dem Ende des 19. Jahrhun-
    derts.* Münster.
Bohn, K., & Viljoen, A. (2012). Laboratorien der urbanen Landwirtschaft: Von Havanna bis
    Milwaukee. In E. Krasny (Hrsg.), *Hands-on Urbanism 1850–2012* (S. 226–235). Wien.
FAZ [Frankfurter Allgemeine Zeitung]. (2008). Koch, E.: Der Schutzmann. Der Naturschüt-
    zer Douglas Tompkins. 14.06.2008. http://www.faz.net/aktuell/feuilleton/der-naturschu-
    etzer-douglas-tompkins-der-schutzmann-1544365.html. Zugegriffen: 5. Sept. 2013.
Focus. (2009). Großstadt-Gegacker: USA entdecken Hinterhof-Zucht. 17.08.2009. http://
    www.focus.de/panorama/boulevard/gesellschaft-grossstadt-gegacker-usa-entdecken-
    hinterhof-zucht_aid_426782.html. Zugegriffen: 5. Sept. 2013.
Hayes, S. (2010). *Radical homemakers. Reclaiming domesticity from a consumer culture.*
    Richmondville.
Henderson, E., & Van En, R. (2007). *Sharing the harvest. A citizen's guide to community
    supported agriculture. White River Junction.* Vermont.
Horkheimer, M., & Adorno, T. W. (2003). *Dialektik der Aufklärung. Philosophische Frag-
    mente* (14. Aufl.). Frankfurt a. M.
IFZS [Initiative für zeitgenössische Stadtentwicklung]. (2013). Garten „Annalinde". http://
    ifzs.de/annalinde. Zugegriffen: 5. Sept. 2013.
Köstlin, K. (1993). Städtische Naturrituale. Ausbrüche, Fluchten, Zitate. In M. Kienzle
    (Hrsg.), *Natur-Schauspiele. Vom Umgang der Natur mit der Stadt* (S. 196–218). Stuttgart.
Krasny, E. (2012). Hands-on Urbanism 1850–2012. Vom Recht auf Grün. In E. Krasny
    (Hrsg.), *Hands-on Urbanism 1850–2012* (S. 8–37). Wien.
Landlust. (2014). Mediadaten 2014. PDF-Dokument. http://media.landlust.de/mediadaten/
    pdf/index.html. Zugegriffen: 15. Okt. 2013.

Liebig, J. von (1840). *Die organische Chemie in ihrer Anwendung auf Agricultur und Physiologie*. Braunschweig.

Liebig, J. von (1878). Sechsunddreißigster Brief. In J. Liebig (Hrsg.), *Chemische Briefe* (6. Aufl.). Hildesheim.

Mauss, M. (1989). Die Gabe. Form und Funktion in archaischen Gesellschaften. In M. Mauss (Hrsg.), *Soziologie und Anthropologie Bd. 2* (S. 9–144). Frankfurt a. M.

NABU [Naturschutzbund Deutschland e.V.]. (2012). Ilse Aigner ist „Dinosaurier des Jahres 2012". Die Ministerin erhält den Negativpreis des NABU für ihre umweltschädliche Agrarpolitik. http://www.nabu.de/aktionenundprojekte/dinodesjahres/15410.html. Zugegriffen: 20. Juli 2013.

Novy, K. (2012). Selbsthilfe als Reformbewegung – Der Kampf der Wiener Siedler nach dem 1. Weltkrieg. In E. Krasny (Hrsg.), *Hands-on Urbanism 1850–2012* (S. 127–160). Wien.

Ökolöwe – Umweltbund Leipzig e.V. (2013). Urbane Landwirtschaft. www.oekoloewe.de/ulw. Zugegriffen: 5. Sept. 2013.

Prinzessinnengarten. (2013). Was ist der Prinzessinnengarten? http://prinzessinnengarten.net/wir/. Zugegriffen: 5. Sept. 2013.

Sattler, F., & von Wistinghausen, E. (1985). *Der landwirtschaftliche Betrieb – biologisch-dynamisch*. Stuttgart.

SRF [Schweizer Radio und Fernsehen]. (2013). http://www.srf.ch/sendungen/ratgeber/huehner-halten-fuer-anfaenger. Zugegriffen: 5. Sept. 2013.

science + tech career. (Hrsg.). (2013). Acker mit Aussicht. *Das Wissens- und Karrieremagazin für Studierende 2/1*, 6–11.

Seifert, A. (1964). *Der Kompost im Garten ohne Gifte. Fibel für kleine und große Gärtner, Bauern und Landwirte*. München.

Seifert, A. (1971). *Gärtnern, Ackern ohne Gift*. München.

Spiegel Online. (2011). Pitzke, M.: Steve Jobs. Tod eines Weltverbesserers. 06.10.2011. http://www.spiegel.de/netzwelt/web/steve-jobs-tod-eines-weltverbesserers-a-790187.html. Zugegriffen: 5. Sept. 2013.

Staudenmaier, P. (2011). Fascist ecology: The „green wing" of the Nazi party and its historical antecedents. In J. Biehl & P. Staudenmaier (Hrsg.), *Ecofascism revisited. Lessons from the German Experience* (2. Aufl., S. 13–42). Porsgrunn.

Welten, F. (1981). *Biologischer Gartenbau Ratgeber. Aus der Praxis – für die Praxis*. Oberwil.

Zeit Online. (2010). Seifert, L.: Hühner im Hinterhof: Die Stadtfarmer kommen. 02.04.2010. http://www.zeit.de/gesellschaft/zeitgeschehen/2010-04/new-york-huehner-ernaehrung. Zugegriffen: 5. Sept. 2013.

Dr. Peter F. N. Hörz lehrt Pädagogische Anthropologie, Soziologie und Erziehungswissenschaft an der Hochschule Esslingen/Neckar. Er studierte Empirische Kulturwissenschaft/Volkskunde und Erziehungswissenschaft an den Universitäten Tübingen und Wien und promovierte 2001 in Wien. In seiner Forschung bilden jüdische Kultur, Arbeitskulturen, Mobilität/Verkehr und Geschlecht/Sexualität inhaltliche Schwerpunkte.

Voll Huhn, voll teilstückig – Strategien und Praktiken am Schnittpunkt *Food*- und *Packaging*-Design

Eva Kristin Stein

Essen und Design – Versuch einer kurzen Einführung

Design widmet sich als Disziplin der Gestaltung von Alltagskultur und Konsumprodukten, traditionell in den Anwendungsbereichen Technologie, Bildung, Essen, Wohnen, Kleidung, Mobilität und Kommunikation. Nahrung zu sich zu nehmen, ist das wichtigste Grundbedürfnis des Menschen und Nahrungsmittel stellen damit die häufigsten Konsumprodukte dar. Essen variiert in Preisniveau, Qualität, Zubereitungsstufe und der Umgebung des Verzehrens. Der Zweck der Nahrungsaufnahme divergiert von der puren Bedürfnisbefriedigung bis zum Mittel äußerster Distinktion. Wie jedes Produkt stehen Nahrungsmittel in der polaren Spannung von industriellem Massenkonsum und individualisierter Genussperformance. Während sich der Massenmarkt aus der Konsumentenrezeption legitimiert, werden kulinarische Geschmacksurteile durch Experten diskutiert (vgl. zu den Anerkennungslogiken Becker 2011, S. 7 ff.). Im Kontext von Essen bedeutet dies, dass der Anspruch breiter Bevölkerungsschichten auf täglichen Nahrungskonsum auf fachkundige Debatten um Kochkunst, Mahlzeit und Tischkultur trifft.

Während Gegenstände der Tischkultur zu den klassischen Gebrauchsgütern innerhalb der Design-Disziplin zählen, sind mit den verfahrenstechnischen Entwicklungen der Nahrungsmittelindustrie in den letzten Jahrzehnten erweiterte Arbeitsbereiche rund um Essen als Verbrauchsgut für Designer entstanden. Jenseits einer Gestaltung des Verzehr-Rituals selbst, beispielsweise mittels Dekora-

E. K. Stein (✉)
Berlin, Deutschland
E-Mail: post@ekstein.de

© Springer Fachmedien Wiesbaden 2015
G. Hirschfelder et al. (Hrsg.), *Was der Mensch essen darf,*
DOI 10.1007/978-3-658-01465-0_14

tion und Geschirr, ist dabei der Einfluss auf das Speiseprodukt gewachsen. Denn mit dem Wandel von einer vornehmlich gemeinsamen familiären Esskultur zum *On-the-go*-Snack sind Speisen von einem überwiegenden *Do-it-yourself*- zu einem gestaltbaren Industrieprodukt geworden. Rohstoff- wurde zum Produkteinkauf und Nahrungsmittel werden dadurch verstärkt als Fertiggerichte, Halbfertiggerichte[1] sowie als *Remixing* von Halbfertiggerichten im Supermarkt angeboten.

Daraus erwachsen zwei Problematiken, die ich nachfolgend beleuchten möchte: Zum einen funktionieren *Food*-Produkte derzeit nur im Konzept der Einwegverpackung, deren enorme Müllmengen als Konsumkomfort gerechtfertigt werden. Zum anderen fördert eine Kaufentscheidung, die aufgrund von illustrierten Darstellungen kultureller Speise-Mythen getroffen wird, eine Entgrenzung zum Herstellungsprozess. Die verwendeten industriellen Produktionsprozesse sowie die kodifiziert deklarierten Rohstoffe sind für den Konsumenten nicht mehr nachvollziehbar und können unbeobachtet zwecks Effizienzsteigerung ausgetauscht werden. Jenseits einer moralischen Wertung möchte ich deshalb Funktionen des vorherrschenden Systems der Nahrungsmittelproduktion aufzeigen und Lösungen für mögliche Selbstermächtigungen und künftige Produktions- und Distributionssysteme erläutern.

Essen wird gestaltet

Aspekte aus soziologischen Beschreibungen kultureller Praktiken des Essens, wie beispielsweise die Abhandlungen von Georg Simmel „Soziologie der Mahlzeit" (1910), Norbert Elias „Über den Prozeß der Zivilisation" (1939) und Pierre Bourdieu „Die feinen Unterschiede" (1979), zeigen deutlich, dass Essen jenseits eines Grundbedürfnisses zur Nahrungsaufnahme individuelle Werte ausdrückt und gesellschaftliche Zuordnungen abbildet. Dennoch besitzt Essen als Speise immer auch nahrhafte und nährstoffreiche Materialität, die als konsumierbares Produkt in verschiedenen Bearbeitungsstufen vorkommt: Zubereitbares, Zubereitetes und Zuzubereitendes.

Traditionell ist jede Speise ein Produkt: Pommes frites, Sandwich oder Nudeln sind seit mehreren Jahrhunderten bekannt. Nicht nur das Konzept ihrer Form wurde entwickelt, auch Rezepturen, Zutaten, die Werkzeuge zur Zubereitung und zum Verzehr wurden gestaltet. Regional entwickelten sich so unterschiedliche Arten der Verbreitungen und Materialzusammensetzung, die immer auch einem internationalen Austausch exklusiver Konsumenten unterlagen. Zu einem marktfähigen Produkt entwickelten sich die Nahrungsmittel nur langsam. Dies war vor allem

---

[1] Aus industrieller Produktionssicht wäre hier das Wort „Halbzeuge" zu gebrauchen, das speziell Industrieprodukte kennzeichnet, die als halbfertige Produkte in die Distribution eintreten – frei zur persönlichen Anpassung/Variation.

ihren unterschiedlichen Konservierungsverfahren, Lagerungseigenschaften und möglichen Distributionsräumen geschuldet.

Verpackung als mobiles Distributionsmittel

Ein Vertrieb von Nahrungsmitteln ist ohne Verpackungen für Lagerung, Transport und Hygiene nicht möglich. Im System Supermarkt und bei *Take-away-Food*-Ketten (wie McDonalds, Kamps oder Joey's Pizza) entwickelten sich in den vergangenen Jahrzehnten außerdem souveräne Einwegnutzung sowie deklarierende Produkt- und Markenkommunikation zu den systemtragenden Attributen. Verpackung variiert dort in Portionsgröße und Funktionalität: Ist das Produkt zum schnellen Verzehr bestimmt, zum kurzzeitigen Transport oder zur mittelfristigen Lagerung? Soll es als Delikatesse, Brotbelag, Mahlzeit, Familienpackung, *On-the-go*-Snack, Imbiss, Knabberei oder Rohstoff dienen? Ist es beispielsweise ein gebündelter Mehrportionen- oder Mehrfach-Entnahme-Pack? Produkte an Imbissen oder Frischetheken unterscheiden sich in ihrer Ästhetik von mittellang haltbaren Produkten wie Milch, Joghurt, Brotbelag und Langzeitlagerprodukten wie Lebensmitteln in Gläsern, Dosen und Tiefkühlware.

In Handel und Transport dominiert heute die Einwegverpackung aus bedruckter Pappe, günstigen Kunststoffbehältern und Folien. Konsum und *Convenience*[2] des Produktes beeinflussen sich gegenseitig und prägen den Gebrauch und die Ästhetik des Verzehrs (Schlüter 2013). Eine schnelle und souveräne Entnahme ist beispielsweise für die mobile Nahrungsaufnahme von Vorteil: Trinkjoghurts kommen ohne Löffel aus, sollten jedoch wiederverschließbar sein. Fertigprodukte garantieren ein sicheres Gelingen, einfaches Zubereiten oder tischfertiges Servieren. Gleichzeitig zieht mit ihnen das *Corporate Branding* der Nahrungsmittelproduzenten und damit die Wiedererkennung und Etablierung einer Marke zwecks Kundenbindung auf den Ess- und Bürotischen ein und wird zum Zweitnutzen der Verpackung. Beim Direktverzehr wird Verpackung zum Werbeträger für die nähere Umgebung. Indem sich Menschen mit einem erworbenen Produkt durch öffentliche Räume bewegen, erzeugen sie Signale, Anreize und am Ende eine Herkunftsgeschichte im hinterlassenen Müll. Markenunabhängige Bäckereien oder Imbissbuden sind darin nicht eindeutig erkennbar, da ihnen nur die schlichten Standards der Verpackungsindustrie zur Verfügung stehen. Dadurch kommt ihnen aber eine eigene und unverkennbare kollektive Ästhetik zu, die zum Beispiel durch die weit verbreiteten

---

[2] In der Nahrungsmittelindustrie herkömmlich verwendeter Begriff zur Bezeichnung von verbraucherfreundlicher Darreichungsform.

Papiertaschen für Döner, Pizza-Kartons, transparente Bierflaschen für Szenelimonaden oder transparente Becher für frisches Obst und selbst gemachte Salate repräsentiert wird.

Müll als Resultat

Der Einwegnutzen und die Kundenfreundlichkeit von Lebensmitteln stoßen heute an die Grenzen materieller Ressourcen. Verpackungen spielten bisher eine herausragende Rolle für die demokratische und bezahlbare Verbreitung von hygienisch weitgehend einwandfreiem Essen. Doch mit dieser kulturellen Errungenschaft geht das Problem des Verpackungsmülls einher, dessen Folgen trotz betriebswirtschaftlicher Gewinne gesamtgesellschaftlich getragen werden. In seiner Funktion bisweilen zum Absurden verkommen (Die Presse 2013), ruft die Entwicklung des Verpackens in seiner Zuspitzung manchmal dennoch Empörung hervor, wie das Beispiel einer österreichischen Supermarktkette zeigt, die geschälte Bananen in einer mit Frischhaltefolie verschlossenen Plastikschale zu verkaufen versuchte (Wiener Zeitung 2012).

Kurze mediale Kritikwellen bringen das staatlich und betriebswirtschaftlich regulierte System der Verpackungsindustrie jedoch nicht ins Wanken. Normen und Gesetze entlasten den Bürger als Verbraucher maximal und lassen Hersteller in Deutschland für die durch Verpackung gewährleistete Produktqualität haften. Eine Abfüllung von Produkten in mitgebrachte Transportgefäße des Konsumenten wird derzeit aufgrund der Hygienevorschriften juristisch problematisch. Zudem beruht die Rentabilitätsausschöpfung der verwendeten Investitionsgüter auf einer betriebswirtschaftlichen Laufzeitkalkulation der Packmaschinen von bis zu 20 Jahren und fußt dabei auf Produktionsleistungen der Maschinenbauindustrie.[3] Solche Abhängigkeiten zu unterbinden und das System einer strukturellen Änderung zu unterziehen ist nur möglich, wenn das gesamte Distributionssystem neu gedacht, politisch getragen und rechtlich durchgesetzt wird.

In solch einem System sollte der souverän agierende mobile Mensch jedoch nicht ignoriert werden. Die Schilderungen der Designerin Susanne Hausstein zeigen das Problem, das während ihres Studienversuchs, Müll zu vermeiden, an der

---

[3] Vgl. hierzu dvi (2010). Der Artikel fasst den Branchenreport zusammen und betont die positive Entwicklung der Verpackungsbranche, die ihren Umsatz von 1996 bis 2009 um rund 40 % gesteigert und gleichzeitig Personal reduziert hat. Außerdem ergänzt der Branchenreport, dass ein Viertel der weltweit vorhandenen Verpackungsmaschinen in Deutschland hergestellt werden, d. h., viele deutsche Maschinenbauunternehmen sind von der Verpackungsindustrie abhängig.

Universität der Künste Berlin aufkam: Viele Verpackungen sind zu objekthaften Resultaten alltäglicher Handlungen geworden (Bauer 2012).

> 10:00 Uhr: Auf dem Weg zur Arbeit kaufe ich eine Quarktasche am U-Bahnhof. Natürlich nehme ich sie gleich auf die Hand, denn das Bäckertütchen möchte ich gerne einsparen. So ganz unproblematisch ist das nicht. Die mit Puderzucker überzogene Quarktasche bestäubt mich beim Laufen von oben bis unten. Das ist mir sonst nie aufgefallen, denn sie staubt in die Papiertasche hinein. (Hausstein 2011)

Gegenkonzepte zur klassischen Verpackungsindustrie sind in Form von Wochenmärkten, Biokisten oder Ähnlichem zwar vorhanden, setzen aber den informellen und zeitlichen Einsatz des Verbrauchers voraus. Ganze Shop-Konzepte ohne Verpackung oder mit Mehrwegverpackungen wurden in England mit der Ladenkette „unpackaged" und in den USA mit „in.gredients" eingeführt (unpackaged 2013 und in.gredients 2013).[4] Mehrwegsysteme sind zwar vereinzelt bereits vorhanden und tragen zur Kundenbindung bei, wem allerdings die Annahme von Pfandgläsern und -flaschen durch den Automaten verweigert wird, der mag das lauernde Problem erahnen: Wenn schon bei Joghurtgläsern und Bierflaschen *Corporate-Stock*-Politiken der Supermarktketten die Abgabe erschweren und bisweilen dazu führen, dass das Glas frustriert in den nächstbesten Mülleimer geworfen wird, wie sollen dann individualisierte Mehrwegsysteme funktionieren? In Deutschland zeigt der Siegeszug der Einwegpfandflasche seit 2003, zu welchen Konsequenzen staatlich legitimierte Systeme führen können. Der Konsument wählt das bequemere Modell, doch diese Flasche hat nichts mehr mit dem klassischen Mehrwegprinzip zu tun: Schreddern statt Zirkulieren macht die chemischen Ketten des PET-Plastiks kurz (Kranert und Cord-Landwehr 2010, S. 26). Als Material für neue Flaschen kann es beim Wiedereinschmelzen nur in einer geringen Anteilsmenge dem frischen Material hinzugegeben werden oder wird beispielsweise direkt zur Produktion von Fleece-Kleidung nach Asien exportiert. Während die Systeme des Recyclings in Bezug auf die Anforderungen der Einwegverpackung legitimiert werden, wird der entstehende Müll zum Gewinnfaktor einer wachsenden Abfallwirtschaft (Dahlmann 2013). Die Illusion, Verpackungen unendlich oft und ohne qualitativen Verlust einschmelzen zu können, dominiert dabei die Legitimierungsdebatte des Müll-Dispositivs. Design-Wettbewerbe für Abfalltrennsysteme verschleiern währenddessen die Notwendigkeit einer nachhaltigen Überarbeitung des gesamten Systems von Produktion und Distribution abseits von Müllverbrennungsanlagen. Denn Verpackungsmaterialien sind bisher keineswegs zyklisch zu verwerten. Ver-

---

[4] In Deutschland soll der Supermarkt „Orginal unverpackt" 2014 in Berlin an den Start gehen. Laufendes zum Start-up unter: http://original-unverpackt.de. Zugegriffen: 25.03.2014.

unreinigungen durch den Inhalt und dessen Duftstoffe, Farbpartikel im Material
sowie kleinteilige, sortendifferente Materialzerstückelungen machen Recycling
unmöglich und erzielen lediglich eine Nutzbarmachung in Downcycling-Com-
pounds und Energieproduktion durch Verbrennung.

Inhalt als Varianz: Design und Verpackung

Im Folgenden sollen die Komponenten Design und Verpackung am Beispiel des
Huhns beleuchtet werden. Was passiert, wenn es zum Fleischprodukt wird und als
komplexe und variable Komposition aus Verpackung und Inhalt dem Konsumenten dargeboten wird? Welche Ästhetik von Essen und welches Abbild von Fleisch
manifestieren sich damit in unserem Alltag, den Supermarktregalen und unserer
Vorstellung?

Das Rohe

Das frische und rohe Nahrungsmittel Huhn kommt dem scharrenden und gackern-
den Huhn am nächsten, da es am wenigsten verarbeitet ist. Es wird auf dem Markt
oder an der Fleischtheke in beschichtetes Papier eingeschlagen oder alternativ in
einer Kühltheke des Supermarktes in einer Plastikschale und mit Frischhaltefolie
umwickelt dargeboten. Eine grafische Gestaltung der Verpackung spielt hierbei
noch keine zentrale Rolle. Sie ist entweder nicht vorhanden oder besteht maximal
aus einem Wiederholungsrapport des Fleischerei-Logos auf dem Papier und einem
Aufkleber mit kurzen Eckdaten zu Produkt und Grammzahl (Abb. 14.1a). Das ge-
kühlte Huhn hat in diesem Vertriebszustand nur eine kurze Haltbarkeit von ein bis
zwei Tagen und muss zeitnah verarbeitet oder eingefroren werden.

Gefrorenes, rohes Huhn wird vorwiegend in bedruckten Beuteln vertrieben.
Angaben zu Herkunft und Gewicht sind meist etikettartig aufgedruckt. Die Grafik
ist dezent und weckt mithilfe von Illustrationen Assoziationen zu Wiese und Bauernhof sowie teilweise zur späteren Speise „Grillhuhn" (Abb. 14.1b). Dieses Huhn
ist konstant tiefgekühlt einige Monate lagerfähig.

Zerlegte Stücke vom Huhn werden nach Körperregionen wie Flügel, Brust
oder Schenkel sortiert und meist auf das glatte Gewicht von 400 g abgewogen. Im
Supermarkt finden sich diese Sammlungen gekühlt in einer Plastikschale liegend
und mit bedruckter Plastikfolie versiegelt. Das *Branding* des Fleischvertriebs ist
auf die Folie aufgedruckt und Klebeetiketten geben Auskunft zu Herkunft und Gewicht. Das Fleisch ist auch hier nur bis zu drei Tage gekühlt haltbar.

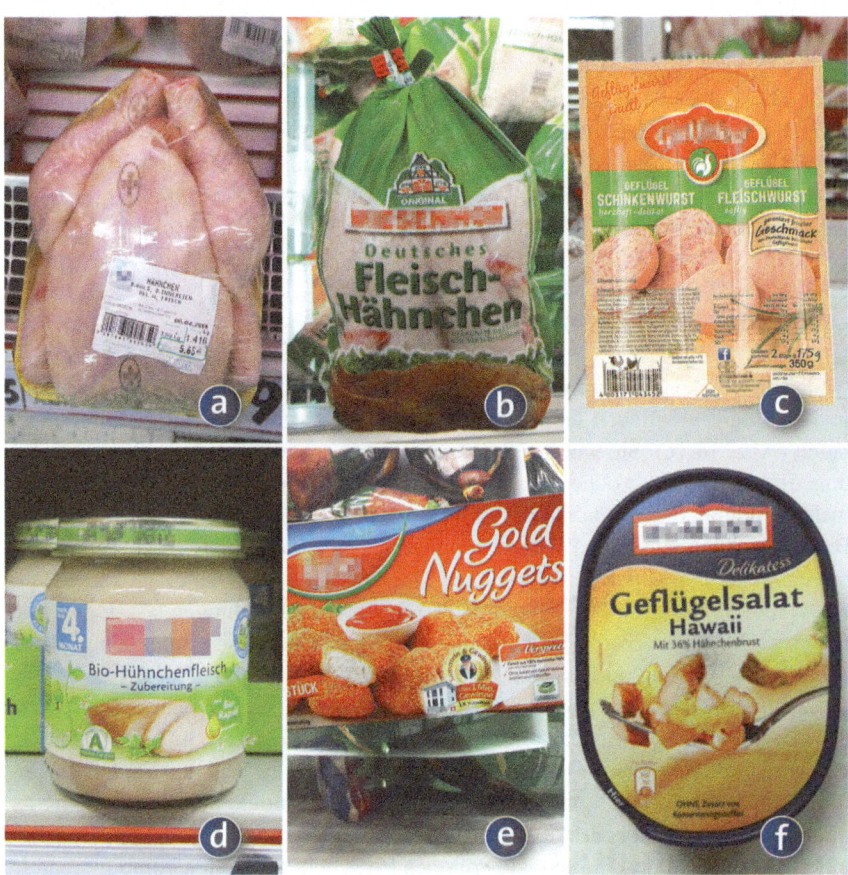

Abb.14.1 Verpackungen von Hühnerfleisch in verschiedenen Verarbeitungsformen: **a** frisches rohes Huhn, **b** tiefgefrorenes rohes Huhn, **c** Geflügelschinken- und -fleischwurst, **d** Babybrei mit Bio-Hühnerfleisch, **e** Chicken Nuggets, **f** Geflügelsalat

Vorbearbeitete Stücke wie Hähnchenbrust, die zum Beispiel mariniert oder frisch paniert sind, werden ähnlich abgepackt, jedoch haben sie meist einen relativ gro-ßen Aufkleber auf der Deckfolie, der vielfarbig bedruckt ist und die Imagination von einem leckeren Stück Fleisch zum Braten und Grillen verbreitet. Bis zu diesem Produkt wird die Zubereitung des Fleisches durch Garen vonseiten des Konsu-menten vollzogen. Alternativ gibt es auch Tiefkühlprodukte, meist in Bündelungen von 400 bis 1.000 g.

Das Vorgegarte

Viele Hersteller bieten Konsumenten bereits gegarte, gewürzte und verzehrfertige Fleischteile an. Hierzu gehören beispielsweise fertig gebratene Hähnchen-Flügel *(Chicken Wings),* Filetstreifen oder Schenkel zu jeweils 200 bis 400 g. Sie müssen gekühlt gelagert werden und sind wenige Wochen haltbar. Die Produktgrafik hat das appetitliche Produkt im Fokus.

Die geformte Fleischmasse

Undefinierte Fleischmassen wie Brät und Hack werden zu Wurstwaren verarbeitet und in unterschiedlichen Gewichtsmengen, meist zwischen 60 und 480 g, angeboten (Abb. 14.1c). Sie werden zu Brot gereicht und lassen sich in Plastikschalen ungeöffnet mehrere Wochen im Kühlschrank lagern, in Dosen oder Gläsern sogar mehrere Jahre. Die Produktgrafik zeigt oft eine auf Brotzeiten Bezug nehmende Bildwelt. Außerhalb dieses Wurstwarenmarktes haben undefinierte Fleischmassen nur einen kleinen Absatzmarkt, und zwar zum einen als Pasteten, zum anderen als Babybrei (Abb. 14.1d) oder Würzfleisch. Die Produktabbildungen lassen Assoziationen zu Hähnchenbrust oder Ähnlichem zu. Meist sind diese Produkte in Gläsern oder Dosen verpackt und über viele Monate ungekühlt haltbar.

Definierte Formfleischteile wie *Chicken Nuggets* sind keiner Körperregion des Huhns mehr zuordenbar. Sie sind in circa 20 g schwere Stücke portioniert. Im Supermarkt werden sie meist in Abpackungen von zwölf Stück in einem Karton oder Beutel verkauft. Auf der Packung wird das Produkt als krosser, panierter Snack abgebildet (Abb. 14.1e). Formfleischteile sind zudem gut mit anderen vorgefertigten Tiefkühlprodukten wie Pommes frites oder Kroketten kombinierbar. In einer weiterführenden Ausgestaltung werden sie in Freiformen zu *Fun-Food.* Die Produktdarstellung findet hierbei völlig außerhalb einer klassischen Fleischwelt statt, beispielsweise in Form von Dinosauriern oder Smileys. Diese Produkte sind tiefgekühlt etliche Monate lagerfähig.

Fleisch-Mixprodukte

Fleischhaltige Brotaufstriche werden oft in Form von Feinkostsalaten angeboten (Abb. 14.1f). Hier tritt die Komposition in den Vordergrund und das Fleisch wird zur scheinbar hochwertigen Zutat. Solche Produkte werden in wiederverschließbaren Behältnissen zur Mehrfachentnahme angeboten und die Produktabbildung

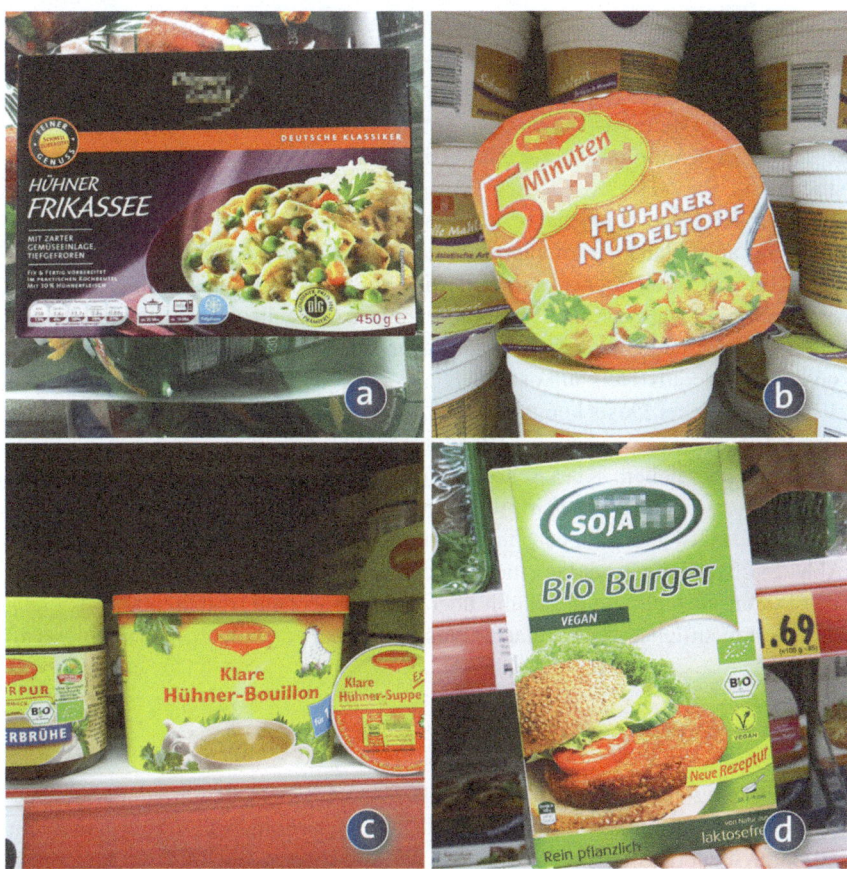

Abb. 14.2 Verpackungen von Hühnerfleisch in Fleisch-Mixprodukten: **a** Hühnerfrikassee, **b** Suppensnack, **c** Hühnerbrühe-Instantgranulat, Hühner-Bouillon und Hühner-Suppe. – Fleischersatzprodukte sind oft nur Nachahmungen bekannter Fleischprodukte, was sogar für den als Beispiel gezeigten veganen Bio-Burger (**d**) gilt

versucht einen meist exklusiven Salateindruck zu erzeugen. Portionen von 200 bis 400 g sind dabei die Regel. Die Haltbarkeit ist auf zwei bis drei Wochen beschränkt.

Bei Fleisch-Mixprodukten wie Fertiggerichten wird die Produktdarstellung enorm wichtig. Deren Inszenierung ist die Hauptaufgabe der Verpackungsgrafik. Sie soll ein leckeres Endgericht mit saftigen Fleischstücken kommunizieren (Abb. 14.2a). Fertiggerichte gibt es in unterschiedlichsten Darreichungsformen mit jeweils variierender Haltbarkeit. Diese Produktgruppe ist in sehr vielen Ausformungen vorhanden, ihre Größenangabe erfolgt meist in Portionen: von Tiefkühlbeutelware (Nasi Goreng, Nudelpfannen usw.), über Aluminiumpfannen für den Backofen (wie Hühnerfrikassee oder Aufläufe) bis zu gekühlten Mikrowellengerichten, Doseneintöpfen, aber auch gekühlten Frische-Produkten (wie Pasta und Saucen).

Fleisch-Mixsnacks leben ebenso von einer euphemistischen Produktdarstellung, sind aber kleiner portioniert als Fleisch-Mixprodukte und eher als Suppen in Ein-Teller-Portionen oder sandwichartige Verbundstoffe abgepackt. Das Fleisch wird auch hier nur zerkleinert im Endprodukt dargestellt, als kompakter, mundgroßer Happen. Solche Produkte sind mehrere Monate aufbewahrbar, entweder konserviert oder als Tiefkühlkost.

In sehr geringer Dosis kommt Huhn in Fleisch-Mixaufgüssen vor. Die gängige Darreichungsform ist dabei, das Produkt in einem Gefäß zu erwärmen oder mit Wasser zu übergießen. Klassische Produkte sind Fertigsuppen oder auch asiatische Aufguss-Nudeln. Snackartige Aufgüsse, wie Nudeleintöpfe mit Hühnerzutat oder Instant-Hühnersuppen, nutzen ihre Verpackung meist als Aufgussgefäß (Abb. 14.2b). Diese Produkte sind getrocknete Granulate, mit wenig Gewicht im Distributionszustand, die ungekühlt über mehrere Monate haltbar sind. Auch hier wird der appetitlichen Produktdarstellung eine herausragende Rolle beigemessen.

Fleisch-Aromen

Als hochwertige Flüssigkeit mit Hühnergeschmack gibt es den Fond, der als Fertigprodukt zur Grundlage für Soßen und Sude beziehungsweise zum Schmoren und Garen dient (Abb. 14.2c). Fonds sind fettfreie Brühen, die, oft unter dem Label von bekannten Fernsehköchen beworben, in Gläsern verkauft werden und mehrere Monate haltbar sind.

Mittlerweile existieren auch Gelees neben dem klassischen, fett- und salzreichen Hühnerbrühe-Granulat oder der Urform: dem Brühwürfel. Während das Gelee eine eingedickte Schmelze ist, die ein Produkt zwischen Pulver und Fond darstellt, bildet das Instantgranulat eine preiswerte Alternative für ein schnelles Aroma. Alle Produkte sind lange haltbar. Speziell die Gelees sollen mit einer Anlehnung an Fonds und frische Zutaten in der Produktgrafik überzeugen.

Hühneraroma kommt zum Beispiel bei der Aromatisierung von Chips zum Einsatz. Hier ist kein Zusammenhang mit Fleisch mehr erkennbar, sondern das Aroma wird völlig beliebig zugesetzt.

Ist am Ende alles Huhn?

Je weiter das Huhn sich von seiner kompletten Verwertung in der heimischen Küche entfernt, desto mehr dominiert ein abstraktes Bild von dem, was Huhn sein könnte. Das Fleisch tritt in den Hintergrund und die Form der Speise in den Vordergrund. Die rohe Fleischhaftigkeit und der Bezug zum Tier werden in diesem Zusammenhang von Konsumenten der Fleisch-Halbfertigprodukte sogar immer häufiger als eklig und abstoßend empfunden. Je weiter die Zubereitungsstufe im Produkt voranschreitet, desto wichtiger wird die Visualisierung der Speisewelt und des gegarten Fleischstückes auf der Verpackung und desto abstrakter kommt Huhn als Zutat vor. Bei Fleisch(fertig)gerichten ist die Diskrepanz von Visualisierung und Wirklichkeit dabei mit am größten in der gesamten Nahrungsmittelproduktion und entfernt sich auch hier wieder proportional zur Zubereitungsstufe. Dies mag auch damit zusammenhängen, dass der Akt des Tötens, der dem Fleischgenuss vorausgeht, möglichst ausgeblendet werden soll und eine abstrakte Visualisierung den Verbraucher vom Komplex „Tier – Töten – Fleisch" ablenkt (s. Rose in diesem Band).

Es ist festzustellen, dass sich bestimmte Nahrungsmittel und Gerichte in unserem Kulturkreis dominanter durchsetzten als andere. Der Vertrieb von zerteiltem und spezifisch sortiertem Fleisch hat dabei erst mit der industrialisierten Massentierhaltung und Fleischproduktion eingesetzt, die Vollverwertung des Tieres unterliegt seither nicht mehr individuellen Verwertungspraxen, sondern industrieller Gewinnmaximierung. Innerhalb dieser Entwicklung wurde eine Debatte um den Rohstoff Fleisch, seine Erzeugungs-, Produkt- und Distributionsformen politisch nie geführt, sondern ökonomische Absatzmärkte wurden staatlich legitimiert und durch das Argument der Konsuminteressen gerechtfertigt. Zur Steigerung des Absatzes trägt der „Fleischmythos" bei, der sich aus der animalischen Kraftaneignung durch Blut speist, das beispielsweise als Garindex bei der Zubereitung von Beefsteaks genutzt wird. Mittels Kaufkraft ist Fleischqualität zwar durch die Solvenz des Käufers bestimmt (Barthes 1964, S. 36 ff.), die allgemeine Erschwinglichkeit von Fleisch durch den einfachen Bürger dient allerdings als Indikator für gesellschaftlichen Wohlstand. Der Mythos von Fleisch als in der Natur implizierter Leistungsstärke und damit Kraftermächtigung durch Konsum kaschiert die existierenden, zutiefst künstlichen Produktionspraktiken. Einfachere Fleischzubereitung gegenüber Rind und Huhn als vitalere und leichtere Variante, der zudem besondere Fähigkeiten – wie Kräftigung bei Krankheit mittels Hühnerbrühe – zugesprochen werden, machen den Hühnerfleischkonsum auch als Snack zwischendurch attraktiv und sichern den stetigen Fleischabsatz.

„Fleischmassen"-Produktion ohne Tiere?

Gründe für eine weitgehend fleischfreie Ernährung gibt es zur Genüge (s. Dirscherl und Gottwald in diesem Band), eine vollständige Umsetzung gelingt allerdings nur wenigen Verbrauchern. Kulturelle Prägungen und Alltagsrituale des Konsumenten (s. Trummer in diesem Band) treffen auf Konsumerwartungen seitens des Herstellers, politische Begehrlichkeiten und Branchenlobbyismus. Wenn Fleischprodukte jedoch speziell gestaltet werden, um möglichst wenig an ihre tierische Herkunft zu erinnern, und die Materialität auf kulturellen Stärke-Mythen und tradierten Mustern von hochwertigen Gerichten beruht: Wieso werden zur Fleischproduktion überhaupt noch Tiere benutzt? Ist eine „Fleischmassen"-Produktion ohne Tiere denkbar? Eine daraus folgende Design-Frage wäre: Wie bekomme ich „Fleisch" als Mythos von seiner leiblichen Referenz „Tier" beziehungsweise „Huhn" gelöst? Ist eine Simulation dritten Grades im Sinne Jean Baudrillards beim Thema Fleisch möglich und, wenn ja, wie kann dieser Transformationsprozess moderiert werden?

Jay David Bolter und Richard Grusin entwickelten in Anlehnung an Marshall McLuhans *„The medium ist the message"* die „Remediation"-These (Bolter und Grusin 2000, S. 44 ff.). Medien hätten demzufolge eine hypermediale kulturelle Verankerung und seien hinsichtlich ihrer Weiterentwicklung, Zurückverfolgung und Gegenwart immer auf Erinnerungen und Anknüpfungspunkte angewiesen, um eine kulturelle Transformation herbeizuführen. Eine Akzeptanz von kulturell Transformiertem unterliegt deshalb zumeist vergangenen, kulturell etablierten Handlungslogiken und bestimmt damit auch ihre zukünftige Form.[5]

Verschleierung des tierischen Ursprungs von Fleischprodukten

Fleischkonsum hat sich in unserer Kultur implizit verselbstständigt. Wir sind es gewohnt, mit Fleisch zu kochen, mit Wurst unser Brot zu belegen und hochwertigen Fleischkonsum mit Luxus zu assoziieren. Das Ideal dahinter entstammt einer vergangenen Zeit, in der Fleisch rar war. Die Produktionsrealität von Fleisch hat sich seither massiv geändert. Während die Kommunikationsideale weiterhin auf der Utopie des Kleinbauerntums beruhen, herrscht in der Realität eine industrielle

---

[5] Ein Beispiel für diese kulturellen Traditionen ist die Anordnung der Buchstaben auf der Tastatur. Die Schreibmaschinentastatur wurde aus einer Logik des Anschlags heraus entwickelt, um ein Verhaken der Anschläge zu vermeiden. Bei heutigen Smartphones und Tablets spielt dies keine Rolle mehr, aber der Fakt, dass es unsere kulturelle Gewohnheit ist, Tasten in dieser Anordnung zum Schreiben zu benutzen, führt zu einer fortwährenden Erneuerung dieser Gewohnheit in transformierten Anwendungen.

Massenproduktion. Das Paradoxon ist, dass auf dem Massenmarkt distribuierte Fleischprodukte meist ihren tierischen Ursprung verschleiern, um auf den Käufer attraktiv zu wirken. Ein Huhn wird immer seltener in seinem rohen Zustand verkauft, sondern in bereits teilweise zubereiteten Speisen, die keinen Zusammenhang mit dem Tier mehr zulassen (siehe Abschnitt „Inhalt als Varianz"). Zusammenfassend heißt dies, dass Fleischprodukte im besten (verkaufsfördernden) Fall eine nostalgisch-utopische Produktgrafik enthalten, deren Inhalt jedoch stark abstrahiert und an die Produktions- und Distributionsbedingungen angepasst wurde.

Vegane Produkte – weg vom Fleischersatz

Auf dem Nahrungsmittelmarkt nehmen vegane Produkte zwar stetig zu, bilden bisher aber noch eine Nische. Viele Fleischersatzprodukte stellen oft nur Nachahmungen von kulturell bekannten Fleischprodukten und -speisen dar (Abb. 14.2d). Darin erfüllen sie bereits die Anforderungen eines schnellen, billigen Fleischgenusses, der auf traditionellen Speisen und Fleischkonsummustern basiert: gehackt, paniert, frittiert, bissfertig! Formfleisch und Fleischmassen bildeten bisher den Inhalt solcher Produkte: egal, ob als Halbfertigprodukte im Supermarkt, Fast-Food-Restaurant, in der Kantine, Mensa oder am Imbiss. Bei der Produktion von aromatisierten und texturierten Massen, Surimi, Analogkäse und Fleischmassenspritzguss geht es schon lange nicht mehr um den authentischen Fleischgenuss, sondern um Produktionseffizienz. Diese Effizienz, deren Grenzen bei der Fleischproduktion bald erreicht sein dürften, könnte durch einen Umstieg auf rein pflanzliche Rohstoffe sprunghaft gesteigert werden. Jenseits eines ökonomischen Kalküls der Künstlichkeit und Imitation wäre das totale Surrogat ein stofflicher Konstruktionsprozess, der sich durch eine Kalkulation der gesamtgesellschaftlichen Effektivität auszeichnen könnte, indem Ressourcen- und Energieeinsatz sowie Gesundheitsgefahren und Abfallstoffe (wie CO_2) deutlich reduzierbar wären. Die Akzeptanz des Durchschnittskonsumenten zu gewinnen bleibt dabei eine Aufgabe, die es zu moderieren gilt und bei der Designer die Herausforderung übernehmen können, den Fleischmythos in attraktive pflanzliche Nahrungsmittel zu hypermedialisieren. Die Konsistenz und geschmackliche Ausdifferenzierung müssten im Zuge dessen genauso erforscht werden, wie dies bei aktuell vertriebenen Lebensmitteln schon längst der Fall ist.[6]

Die niederländische Essensdesignerin Marije Vogelzang – die sich auf Pressefotos auch gerne mit Huhn ablichten lässt – wagte diesbezüglich einen interes-

---

[6] Vgl. hierzu auch die ARTE-Dokumentation „Food Design" 2009.

santen Entwurf. Auf der Konferenz „*What design can do?*" im Mai 2013 in Amsterdam referierte sie über ihre Arbeit und bot gleichzeitig den Besuchern im Anschluss ein Buffet aus *Faked Meat Animals* der Tierarten Sapim, Biccio, Herbast und Ponti.[7] Mit der Exotik von Fleisch ideeller Kunsttiere versuchte sie, die Lust an veganen Produkten zu wecken, die nicht sofort wie Schwein, Huhn oder Rind aussehen oder schmecken müssen. In diesem Fall wäre die Design-Lösung eine kreative Weiterentwicklung des kulturellen Fleischmythos.

Entwicklung einer fleischfreien Kochkultur

Doch auch andere Strategien zur Transformation kultureller Akzeptanz von fleischfreiem Essen sind denkbar. Im Bereich des Kochens erlangen in letzter Zeit explorative Formate wie „*Hello Fresh*" oder „Kochhaus" Kundenaufmerksamkeit. Rezepte werden ästhetisch inszeniert und die nötigen und vorportionierten Zutaten im ersten Fall als Wochenabonnement per Post zum Kunden nach Hause gesendet oder im letzteren Fall in einem als Ausstellung inszenierten Verkaufsraum als Zutaten-Bündelung des gewählten saisonalen Gerichts erworben. Kochen ohne Fleisch könnte aus solchen Kontexten heraus edukativ vermittelt werden und Kompetenzen zur Entwicklung einer fleischfreien Kochkultur ausbauen, die nicht nur auf Surrogaten beruht. Statt mit veganen Produkten bekannte deutsche Speisemuster zu imitieren, könnte sich so allmählich eine eigene, materialimmanente Logik des veganen Kochens entwickeln. Vegetarisch hochentwickelte Kochkulturen wie die indische Küche könnten als Anregung dienen.[8] Doch auch andere Kommunikationsformate, wie Kochsendungen und Magazine, könnten sich der Pflege und Entwicklung einer fleischfreien Kochkultur verpflichten. Verführerischer Aufforderungscharakter kann dabei durch einen lustvollen Umgang mit Kochen und Essen sowie durch die ästhetische Inszenierung von Ritualen und Speisen geweckt werden.

---

[7] Marije Vogelzang sieht sich selbst nicht als *Food*-Designerin, sondern als Designerin von Essen *(Eating)* in all seiner kulturellen Breite und rituellen Verankerung. Nähere Informationen zu den Projekten auf der Homepage der Designerin (Vogelzang 2013).

[8] Die allgemein geläufige Bezeichnung „non-veg" bezeichnet hier ein Essen mit Fleisch, das in der indischen Küche eher als Ausnahme denn als Regel angesehen wird – wie sich der Bezeichnungslogik entnehmen lässt.

Ein fleisch- und müllfreies Lösungsszenario

Design ist eine Disziplin, die zwar zu Konsum anreizt, aber auch für alternative Gesellschaftskonzepte motivieren kann. Durch akkumuliertes praktisches Wissen agieren Designer zudem oftmals als Speicher und potenzielle Wissensvermittler von Kulturtechniken, deren Anwendung, Aktualisierung und Transformation sie moderieren können. Eine politische Wirksamkeit lässt sich daraus allerdings nicht folgern.

Jacques Derrida analysiert in „Gesetzeskraft. Der ‚mystische Grund der Autorität'" Walter Benjamins „Zur Kritik der Gewalt" und kommt dabei zu dem Schluss, dass ein ewiges Gespräch nicht nur politische Romantik im Sinne Carl Schmitts sein muss, sondern auch umgekehrt gedacht werden kann: Jede Entscheidung benötigt den Diskurs und erzeugt daraus eine unauflösliche Differenz. Politik entspricht für Derrida nicht mehr einer Staatlichkeit: Werte, Normen und Vorschriften sind Entscheidungen, die auf kontingenten und historischen Faktoren beruhen und aufgrund von Konstitutionen und deren Etablierung entstanden sind, aber durch veränderte Faktoren jederzeit modifiziert und weiterentwickelt werden können. Diese Änderungen müssen aber in Form des Anderen zunächst in Betracht gezogen und innerhalb einer Debatte geäußert werden (Derrida 1991).

Im Kontext von Verpackungssystemen und Nahrungsmittelversorgung lässt sich daraus folgern, dass sich Diskurs und wegweisende Entscheidungen, die durch die Gesellschaft getragen werden, gegenseitig beeinflussen müssen, um zukunftsfähige Systeme zu beschließen. In einer öffentlichen Diskussion müssen Experten und Anwender gesamtgesellschaftliche Lösungskonzepte sowie deren Regularien diskutieren. Ansprechend gestaltete Lösungen „des Anderen" können das Material- und Prozessbewusstsein für Alternativen schärfen und Argumente für intrinsisch motivierte, individuelle Kaufentscheidungen des Konsumenten erschließen. Eine völlige Surrogatisierung von Fleisch erscheint in Anbetracht unserer Nahrungsmittelhistorie in den nächsten Jahren sicher nicht durchsetzbar und wäre auch nicht strikt nötig, sofern weniger und besseres Fleisch wieder als Resultat von kulturellen Praktiken einer diversifizierten Viehzucht und Weidelandpflege produziert würde. Die zu initiierende Debatte von Essen als Verbrauchsgut und Verpackung als Distributionsmedium sollte jedoch nachdrücklich und dringend geführt werden.

Durch eine Bewusstmachung von Produktionsprozessen, Rohstoffbedarf und den daraus resultierenden Qualitäten lassen sich gesellschaftlich legitime Konsumformen und -häufigkeiten ableiten. Zwar stößt Staatlichkeit an ihre Grenzen, wenn sie Essen regulieren möchte (s. Klotter in diesem Band), jedoch können die vorherrschenden Regulative die Nahrungsmittelproduktion und -distribution und damit deren Systeme transformieren. Veränderte Anforderungen an die Produktionsweise können beispielsweise die Verkaufspreise fleischhaltiger Produkte und damit die Konsumquantität regulieren. Alternative Nahrungsmittel benötigen hingegen Aufforderungscharakter und Attraktivität, um nicht nur Diskurse zum Verbraucherverhalten anzuregen, sondern durch den vielfach praktizierten, individuellen Kaufakt eine transformierte Konsumentscheidung gesellschaftlich zu etablieren. Fehlende alternative Distributionssysteme sowie die Duldung volkswirtschaftlicher Schäden aus Verpackungsmüll zwecks kapitalistisch betriebswirtschaftlicher Wachstumsdoktrin fußen auf staatlichen Entscheidungen, die gesellschaftlich getragen werden. Individueller Komfort und mangelnde Alternativen haben bisher zu keinem politischen Widerstand gegen die Billigung dieses Systems geführt. Die direkte Sichtbarkeit des Verpackungsmülls führt die Schäden sehr viel deutlicher vor Augen als die globalen Umweltschäden der Fleischproduktion, die hauptsächlich aufgrund ihrer Produktionsbedingungen kritisiert wird.

Das angestrebte Ziel sollte eine effektive Gesamtlösung in beiden Bereichen sein, die ökonomisch-kulturalisierte Legitimationsargumentationen der Produktionseffizienz ablöst:

• Im Bereich der Verpackung könnte ein einheitliches Mehrwegsystem für verschiedene Anwendungen und Größen als Gesamtlösung dienen, die durch eine hohe Systemdichte von jedem individuell, einfach und mühelos praktiziert werden kann. Eine Deklaration und Markeninszenierung auf dem Produkt könnte durch Displays auf der Verkaufsfläche, in öffentlichen Räumen und in Internetshops abgelöst werden.[9] Eine Ressourcensteuer auf Einwegverpackungen ließe eine Konsumoption offen und würde dennoch regulierend eingreifen.

• In Debatten um Fleischproduktion sollten Ideale der individuellen Kraftaneignung durch Fleisch karikiert werden. Nicht jeder schnelle Snack muss tierischen Ursprungs sein. So bieten beispielsweise Fetakäse, Falafel und Halloumi erste schmackhafte Alternativen zu Fleisch in Döner, Burger und Schawarma[10]. Eine Fleischproduktion ohne Tiere, die in Richtung Science-Fiction weist, könnte ebenso Lösungen bereithalten. Forschungsprojekte zu 3D-gedrucktem Fleisch finden in den USA bereits statt und die erste im Reagenzglas gereifte Burger-Frikadelle wurde öffentlichkeitswirksam gebrutzelt und verspeist.[11] Die

---

[9] Vgl. hierzu den Versuch von Tesco zum U-Bahnshopping in Seoul (Netzwelt 2011).

[10] Je nach Region ist vielleicht der 1980er-Jahre „Gyros"-Begriff (Rindfleisch) bekannter, als mittlerweile Berlinerin bevorzuge ich den hier allgegenwärtig arabischen Begriff „Schawarma" (Huhnfleisch).

[11] Die Firma „Modern Meadow" forscht momentan schon an der Produktion von 3D-gedrucktem Fleisch. (Modern Meadow 2013). Am 5. August 2013 wurde zudem im Rahmen eines Forschungsprojektes der Maastricht University der erste „Cultured Beef Burger" medienwirksam der Öffentlichkeit vorgestellt (Weiteres zu diesem Forschungsprojekt: Cultured Beef 2014).

Akzeptanz der Verbraucher wird langfristig die Entwicklung sowie deren Ausformung und wirkungsvolle Umsetzung für eine breite Masse beeinflussen.

Fleisch und Verpackung werden letztlich nur Teilgebiete der bevorstehenden Transformation von Gebrauch, Verbrauch, Produktion und Distribution ausmachen, die als Resultat einer Postwachstumsdebatte und als unausweichliche Konsequenz der „Grenzen des Wachstums", die bereits 1972 vom Club of Rome attestiert wurden, anzusehen sind.

Vorschläge zur Transformation können gerne bei der Designerin[12] ihres Vertrauens beauftragt werden.

Literatur

ARTE [Association Relative à la Télévision Européenne]. (2009). Food Design. Dokumentation. Regie: M. Hablesreiter & S. Stummerer. http://www.arte.tv/de/244,em=037566-000. html. Zugegriffen: 25. Mai 2013.

Barthes, R. (1964). *Mythen des Alltags*. Frankfurt a. M.

Bauer, B. (2012). Ausgepackt. Verzicht ist nur ein Teil der Lösung. Blogbeitrag auf dvi [Deutsches Verpackungsinstitut e.V.]. 19.03.2012. http://www.verpackung.org/ blog0+M53011d102ad.html?&tx_t3blog_pi1%5BblogList%5D%5Bday%5D=19&tx_ t3blog_pi1%5BblogList%5D%5Bmonth%5D=03&tx_t3blog_pi1%5Bblog-List%5D%5BshowUid%5D=75&tx_t3blog_pi1%5BblogList%5D%5Byear%5D=2012. Zugegriffen: 5. Mai 2013.

Becker, T. (2011). *Die Lust am Unseriösen. Zur politischen Unschärfe ästhetischer Erfahrung*. Hamburg.

Bolter, J., & Grusin, R. (2000). *Remediation. Understanding New Media*. Cambridge.

Cultured Beef. (2014). Webseite des Forschungsprojekts der Universität Mastricht. http:// culturedbeef.net. Zugegriffen: 15. März 2014.

Dahlmann, F. (2013). Was bringt eigentlich die Mülltrennung? http://www.brandeins.de/ magazin/handel/gute-frage-was-bringt-eigentlich-die-muelltrennung.html. Zugegriffen: 25. Mai 2013.

Derrida, J. (1991). *Gesetzeskraft. Der „mystische Grund der Autorität"*. Frankfurt a. M.

---

[12] Spätestens hier könnte dem aufmerksamen Leser und vor allem der sensiblen und aufmerksamen Leserin die Verwendung der männlichen Form in diesem Band aufgefallen sein. Ich finde die Entscheidung der Herausgeber*innen durchaus bedenklich, auf die weibliche Form in der Ausführung zu verzichten. Als Designerin bin ich der Meinung, dass Worte Bilder im Kopf erzeugen! In diesem Band wird auf weibliche Akteurinnen – jenseits der Einleitungsdebatten – verzichtet, was bei Fleischverzehrenden noch durchaus legitim erscheinen mag, wirkt bezüglich Interventionen bizarr. Wer sprachliches Empfinden austesten mag, darf gerne zum Vergleich die weibliche bzw. genderneutrale Textvariante bei der Autorin anfordern: post@ekstein.de.

dvi [Deutsches Verpackungsinstitut e.V.]. (2010). Die Verpackungsindustrie in Deutschland. Branchenreport + Studie von IGM und IGBCE. http://www.verpackung.org/branchenreport-vpindustrie.html. Zugegriffen: 5. Mai 2013.

Die Presse (2013). H. Gründel: Kommts nur auf die Crema an? *Die Presse*, 13.12. 2013. http://diepresse.com/home/spectrum/architekturunddesign/1504243/Kommts-nur-auf-die-Crema-an?from=suche.intern.portal. Zugegriffen: 25. März 2014.

Hausstein, S. (2011). Müllfasten. Logbuch: 7. Juli 2011. http://entsorgen.studiofroh.de/ ?p=116. Zugegriffen: 5. Mai 2013.

in.gredients. (2013). Neighborhood Grocer. Real, local food. http://in.gredients.com. Zugegriffen: 28. Nov. 2013.

Kranert, M., & Cord-Landwehr, K. (Hrsg.). (2010). *Einführung in die Abfallwirtschaft* (4. Aufl.). Wiesbaden.

Modern Meadow. (2013). Webseite der Firma. http://modernmeadow.com. Zugegriffen: 25. Mai 2013.

Netzwelt. (2011). Einkaufen in Südkorea: Virtueller Supermarkt in U-Bahn-Stationen eröffnet. 11.07.2011. http://www.netzwelt.de/news/87489-einkaufen-suedkorea-virtueller-supermarkt-u-bahn-stationen-oeffnet.html. Zugegriffen: 25. Mai 2013.

Original Unverpackt (2014). Webseite des Start-ups. http://original-unverpackt.de. Zugegriffen: 25. März 2014.

Schlüter, N. (2013). Zieh um, oder stirb. http://www.newscientist.de/inhalt/fastfood-restaurants-und-kneipen-in-der-naehe-verkuerzen-das-leben-a-902546.html. Zugegriffen: 25. Mai 2013.

Unpackaged (2013). Organic refill grocery, café & bar. http://beunpackaged.com/about/. Zugegriffen: 28. Nov. 2013.

Wiener Zeitung. (2012). Geschälte Bananen entfachen Sturm der Entrüstung. 18.09.2012. http://www.wienerzeitung.at/nachrichten/wirtschaft/oesterreich/487549_Geschaelte-Bananen-entfachen-Sturm-der-Entruestung.html. Zugegriffen: 5. Mai 2013.

Vogelzang, M. (2013). What design can do? Projektinformationen auf der Homepage der Designerin. http://www.marijevogelzang.nl/www.marijevogelzang.nl/PROJECTS/PROJECTS.html und http://www.what designcando.nl/media. Zugegriffen: 25. Mai 2013.

Eva Kristin Stein, studierte Industriedesignerin und Designwissenschaftlerin, wuchs auf einem (fast selbstversorgenden) Kleinbauernhof mit eigener Hausmetzgerei auf und hat schon diverse Wurst- und Fleischwaren für Klein- und Großkonzerne konstruiert und gerendert. Essen und Verpackung gehören zu ihren zentralen Arbeitsbereichen. Sie forscht zu kulturellen Produktionstechniken, Wissens- und Kommunikationspraktiken sowie Handlungsräumen von DesignerInnen. Sie lebt, arbeitet und promoviert in Berlin, ist Vorstandsmitglied des designerinnen forum e. V. und Mitinitiatorin sowie bis 2010 Mitherausgeberin von „Neuwerk, Zeitschrift für Designwissenschaft".

Teil IV
Vom gesellschaftlichen Umgang mit dem Fleischkonsum

Warum Kinder keine Tierschlachtung sehen dürfen – Kindheits- und zivilisationstheoretische Anmerkungen

Lotte Rose

Im Frühjahr 2011 jagte eine Skandalmeldung zu einem Vorfall in einer Lübecker Schule durch die Medien: In einer Projektwoche zum Thema „Steinzeit" wurde im Beisein von Fünftklässlern ein Kaninchen getötet und später verspeist (Spiegel Online 2011). Schulaufsicht und Kinderschutzbund verurteilten den Vorgang, gegen beteiligte Akteure wurde wegen Körperverletzung und des Verstoßes gegen das Tierschutzgesetz Anzeige erstattet (Abendblatt 2011). 2009 gab es einen ähnlichen Aufruhr, als Fernseh-Köchin Sarah Wiener in ihrem mehrwöchigen Kinder-Kochcamp in der Provence mit den Kindern ein Kaninchen geschlachtet und verarbeitet hatte. Sie selbst rechtfertigte dies folgendermaßen: „Einige Kinder wollten unbedingt eine Schlachtung miterleben und wir haben ihnen das ermöglicht. [...] Jemand der Fleisch isst, sollte wissen, dass Fleisch nicht auf dem Baum wächst" (Bild 2009).

Die öffentliche Aufregung hätte einige Jahrzehnte zuvor – falls sie überhaupt stattgefunden hätte – vermutlich nur ungläubiges Kopfschütteln verursacht, denn es ist nicht lange her und in anderen Ländern auch immer noch normal, dass Kinder bei der Schlachtung von Tieren anwesend sind. Die Tötungs-, Zerlegungs- und Verarbeitungstätigkeiten sind zwar Aufgaben der Erwachsenen, geschehen aber vor den Augen der Kinder. So gibt es im Filmepos „1900" (1976) von Bernardo Bertolucci über das Leben auf einem Hofgut in der Emilia-Romagna eine Szene, in der die Kinder des Gutes voller Interesse eine Schweineschlachtung verfolgen.

L. Rose (✉)
Fachbereich Soziale Arbeit und Gesundheit, Fachhochschule Frankfurt a. M.,
Frankfurt, Deutschland
E-Mail: rose@fb4.fh-frankfurt.de

© Springer Fachmedien Wiesbaden 2015
G. Hirschfelder et al. (Hrsg.), *Was der Mensch essen darf,*
DOI 10.1007/978-3-658-01465-0_15

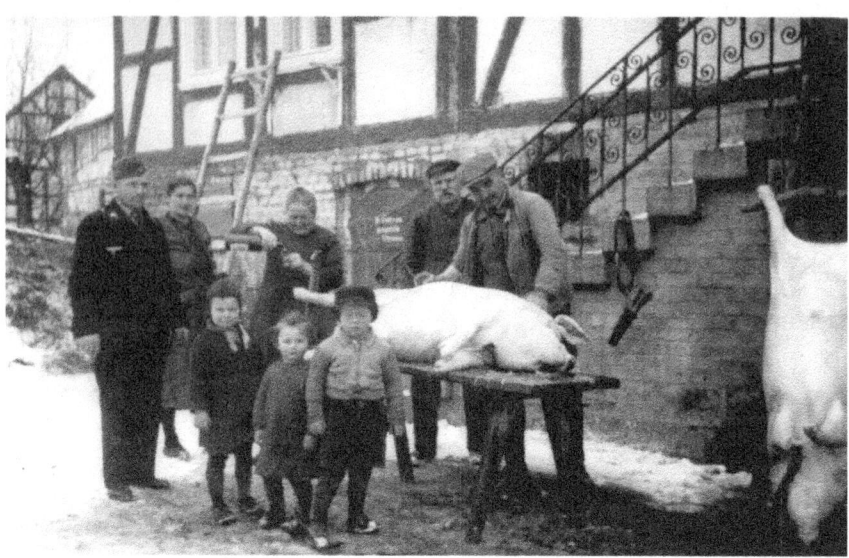

Abb. 15.1 Hausschlachtung in einem hessischen Dorf 1942. (Quelle: privat)

Auch in den Fotoalben bäuerlicher Familien finden sich zahllose Abbildungen von Schlachtereignissen, auf denen sich die stolze Familie mit Helfern und Kindern vor dem frisch getöteten Hausschwein ablichten ließ (Abb. 15.1). Erst das allmähliche Ende der privaten Hausschlachtungen in den 1980er-Jahren in Deutschland machte dem ein Ende. In anderen Ländern ist es bis heute möglich, dass Kinder der Schlachtung beiwohnen. So zeigt beispielsweise die preisgekrönte Dokumentation „Babys" (2010) des französischen Regisseurs Thomas Balmès ein mongolisches Kleinkind, das am Schlachttag der Familie vor den ausgenommenen Eingeweiden eines frisch zerlegten Tieres sitzt. Bei Bernhard Kathan (2004, S. 105) findet sich eine 1998 entstandene Abbildung aus Marokko mit einem Mädchen, das seinem Vater bei der Schlachtung hilft.

Das, was also üblich war und in vorindustriellen Regionen auch immer noch ist, erzeugt offensichtlich heutzutage in unserem Kulturkreis erhebliches Unbehagen. Doch woraus speist sich dieses Unbehagen und worauf verweist es? Diesen Fragen soll in diesem Beitrag nachgegangen werden. Hierzu werden zunächst Argumentationsfiguren der medialen Diskussion zu den beiden Vorfällen, wie sie sich in Internetforen und Nachrichtendiensten zeigen, und nachfolgend die darin eingelagerten Normative herausgearbeitet.

Öffentliche Erregung und schweigsame Pädagogik

Die öffentliche Debatte fand ausschließlich als Populär-Debatte statt, vor allem in der Tages- und Wochenpresse, vereinzelt auch im Fernsehen. Zudem gab es eine intensive Auseinandersetzung in Internetforen, und zwar zum einen in Chatforen, vor allem solchen für Mütter und Eltern, zum anderen auf Plattformen von Tierschützern, Vegetariern und Veganern. Fachorgane, die einen unmittelbaren Bezug zum Thema gehabt hätten, wie Fleischerverbände, Landwirtschaftsverbände, Tierärzte, aber auch Schulen, Kinderschutz und Pädagogik, äußerten sich dagegen nicht oder nur am Rande. Gerade Letzteres muss erstaunen, schließlich fanden die skandalisierten Ereignisse in pädagogischen Räumen statt – nämlich in der Schule und in einem Kinderferiencamp.

Auf der Suche nach Beiträgen in der erziehungswissenschaftlichen Disziplin und Profession, die die Expertise für die Entwicklung von Kindern beanspruchen, muss man in der pädagogischen Historie weit zurückgehen. Und selbst dann stößt man nur auf einen „indirekten" Beitrag – nämlich die Problematisierung des kindlichen Fleischkonsums. Jean-Jacques Rousseau führte in seinem pädagogischen Klassiker „Emil" (1971/1762) aus, warum das Fleischessen Kinder schädigt:

> Einer der Beweise, daß das Fleischessen dem Menschen unnatürlich ist, ist die Gleichgültigkeit der Kinder diesem Gericht gegenüber, und der Vorzug, den sie vegetabiler Nahrung wie Milch, Backwerk, Obst und dergleichen geben. Daher ist es wichtig, diesen ursprünglichen Geschmack nicht zu verfälschen und die Kinder nicht zu Fleischessern zu machen. Und das nicht nur wegen ihrer Gesundheit, sondern wegen ihres Charakters. Wie man auch diese Erscheinung erklären mag, eines ist sicher, daß die großen Fleischesser im allgemeinen grausamer und blutrünstiger sind als die anderen Menschen. (Rousseau 1971/1972, S. 144)

Hier wird die Idee sichtbar, dass die Gewalt, die dem Fleischkonsum unvermeidbar innewohnt, auf die Fleischessenden abfärbt und auch sie gewalttätig macht. Es ist zu vermuten, dass Rousseau auch die Beteiligung von Kindern an einer Schlachtung für höchst bedenklich erklärt hätte. Explizit äußerte er sich jedoch hierzu nicht. Unabhängig von der Frage nach der empirischen Stichhaltigkeit des „blutrünstigeren" Charakters fleischessender Menschen, die bezweifelt werden darf, ist diese Vorstellung, wie sie Rousseau formulierte, bis heute zu finden. So führte auch die Vegetarier-Aktivistin Barbara Rütting in der Fernsehdiskussion „Hart aber fair" gegen den Fleischkonsum das Argument ins Feld, dass die meisten Mörder mit dem Quälen und Töten von Tieren angefangen hätten (KSTA 2010).

Das erwähnte pädagogische Schweigen setzt sich bis heute fort. Bezeichnend ist beispielsweise, dass auch im Zuge der reformpädagogischen Ansätze seit den 1920er-Jahren die Beteiligung von Kindern an der Fleischproduktion niemals zum Thema wurde, obwohl hier doch versucht wurde, Kindern sinnes- und erfahrungsbezogenes Lernen in archaisch-basalen Räumen des Lebens zu eröffnen. Eine besondere Prominenz hatte hier immer die unmittelbare Auseinandersetzung mit Natur. Erlebnispädagogik, Pfadfinderwesen, Schullandheime, Schulgärten und Schulbauernhöfe, später auch Umweltpädagogik waren und sind praktischer Ausdruck dieses Bemühens um ein nachhaltigeres Lernen mit „Kopf, Herz und Hand" (u. a. Röhrs 2001). Die Zone um Tod und Tötung blieb jedoch bei alledem konsequent außen vor.

So berichtete mir ein Sozialpädagoge vor einigen Jahren begeistert vom Aufbau einer stationären Jugendhilfeeinrichtung auf einem ehemaligen Bauernhof. Es gäbe viele Möglichkeiten in den Räumen, den Ställen und auf den Feldern, mit den Jugendlichen ganzheitlich landwirtschaftlich zu arbeiten. Den Schlachtraum des Bauernhofes hätte man bei der Übernahme jedoch abgebaut. Meine Nachfrage zum Grund des Abbaus konnte er im ersten Moment überhaupt nicht verstehen. Hier war offenbar eine starke, unausgesprochene Grenze des pädagogisch Vorstellbaren erreicht.

Argumentationsfiguren des Skandals

Bei den öffentlichen Beiträgen zur Tierschlachtung mit Kindern lassen sich zwei kontroverse Extrempositionen ausmachen. Da ist auf der einen Seite das Argument, dass für Kinder der Anblick einer Tiertötung überfordernd, wenn nicht gar traumatisierend sei. So heißt es in einem Elternforum im Internet exemplarisch:

> Ich finde so etwas absolut unverantwortlich. Man kann doch nicht Kinder mit so etwas unverantwortlichem in Kontakt bringen – ohne Vorwarnung und ohne entsprechende Vorbereitung würde ich das noch nicht einmal einem Erwachsenen zutrauen. Dass dies im Zusammenhang mit der Schule passiert, ist meiner Meinung nach unvertretbar. […] Kinder sind geistig sehr empfindlich und so ein Erlebnis kann wirklich sehr verstörend sein. (Talkteria 2011)[1]

Die Protagonisten dieser Position sprechen sich klar gegen die Beteiligung von Kindern bei Schlachtereignissen aus. Sie sind empört über die entsprechenden Vor-

---

[1] Orthografische Fehler in diesem und den folgenden Zitaten aus Internetquellen stammen von deren Verfassern und wurden in ihrer originalen Schreibung belassen.

fälle und verurteilen sie als institutionellen Missgriff, der sich keinesfalls wieder-
holen darf, weil davon ausgegangen wird, dass Kinder ein solches Ereignis nicht
verarbeiten können. Daher müssen Kinder konsequent davor geschützt werden.
Es obliegt der erwachsenen Fürsorgeverantwortung, diesen Schutz sicherzustellen.

Auf der anderen Seite gibt es jedoch auch das Argument, dass der Fleischkonsum nicht länger von der zugrunde liegenden brisanten Realität der Tiertötung
entkoppelt werden darf, sondern dass genau diese erfahrbar sein muss – auch für
Kinder. Hierzu eine exemplarische Äußerung aus einem Mütterforum:

> Im Grunde sind wir doch durch das Großstadt/Stadtleben total verweichlicht. Tod
> darf nicht vorkommen, Tiere schlachten … schon gar nicht. Alles bitte rosarot. Auf
> dem Lande ist soetwas gang und gebe … Tod gehört zum Leben dazu, und wer
> Fleisch isst, sollte sich im klaren sein, dass das, was er verspeist, mal lebendig war.
> (NetMoms 2011a)

Die Protagonisten dieser Position beziehen sich vor allem kritisch auf die Bigot-
terie der fleischessenden Gesellschaft, die die Augen vor der dem Fleischkonsum
zwingend innewohnenden und unvermeidbaren Grausamkeit verschließt. Sie ist
damit feige und unverantwortlich. Die Forderung ist, dass die Konsequenzen der
eigenen Lebens- und Ernährungsweise nicht bequem verdrängt werden dürfen,
sondern leibhaftig erlebt und ausgehalten werden müssen. So hatte auch Sarah
Wiener – wie oben angesprochen – ihre Kaninchenschlachtung gerechtfertigt. Unausgesprochen schwingt hier der Wunsch der Schuldbegleichung gegenüber dem
Tier mit, das für den menschlichen Verzehr getötet werden musste. Die moralische
Brisanz des Fleischkonsums wird also gerade entschärft durch die Enttabuisierung
der Tierschlachtung.

Neben diesen beiden polarisierten Extrempositionen finden sich relativierende
Einwürfe. Hier werden eher bestimmte Bedingungen der skandalisierten Schlach-
tungsprojekte mit Kindern problematisiert wie auch Voraussetzungen formuliert
werden, unter denen entsprechende Ereignisse für Kinder eventuell akzeptabel erscheinen. Hierbei kristallisieren sich drei prominente Aspekte heraus:

1. Kinder dürfen nicht gezwungen werden, am Tötungsgeschehen teilzunehmen.
   Ihre Anwesenheit muss freiwillig sein; Kinder müssen sich entziehen können,
   wenn sie sich von dem Ereignis überfordert fühlen.
2. Wenn das Ereignis in einer pädagogischen Institution stattfindet, muss die
   elterliche Mitsprache gesichert sein. Sehr viel Empörung zum Vorfall in der
   Lübecker Schule entzündete sich gerade daran, dass das ungewöhnliche Pro-
   jektvorhaben nicht vorher mit den Erziehungsberechtigten kommuniziert worden war. Hier sahen und sehen Eltern ihr Erziehungsrecht verletzt.

3. Eine „Pufferung" des Schlachterlebnisses wird propagiert. Im Prinzip wird es
   für richtig erachtet, Kinder mit der Realität des Tötens zu konfrontieren, dennoch muss dies in moderater Form geschehen. Vorgeschlagen werden zum Beispiel Filmberichte über eine Schlachtung, anstatt dieser selbst beizuwohnen.

Das Tabu um die Tiertötung

Dass ein Ereignis zum Skandal werden kann, setzt voraus, dass Normalitätsvor-
stellungen unseres Alltags verletzt werden. Welche Normalitäten werden nun im
Fall der Kaninchenschlachtungen mit Kindern verletzt? Zu nennen ist hier der gesellschaftliche Standard der Verdrängung von Tod und Tötung. Im Zuge des Zivilisationsprozesses sind die Formen physischer Gewalt zunehmend mit einem
Tabu belegt worden. Norbert Elias (1976) hat in seinem Werk zur Zivilisations-
theorie eindrucksvoll nachgezeichnet, wie Gewalttätigkeiten allmählich aus dem
gesellschaftlichen Leben verbannt wurden. In der Folge wurde alles, was an die
Grausamkeiten des Lebens erinnern könnte, vor unseren Augen versteckt, weil
es unerträglich geworden ist. So sind auch Schlachttierhaltung und Schlachtung
erfolgreich hinter die Kulissen des öffentlichen Lebens abgedrängt worden. Sie
finden in abgeschirmten Reservaten jenseits der öffentlichen Wahrnehmung statt.
Selbst für den Umgang mit Fleischspeisen am Tisch zeichnet Elias nach, wie es
verpönt wurde, das zubereitete Tier am Stück zu servieren und vor den Augen aller
zu zerlegen. Stattdessen kamen zunehmend nur noch bereits portionierte Fleischstücke auf den Tisch, die es erlauben, die Fleischspeise von dem ehemaligen Lebewesen kognitiv und emotional zu entkoppeln (Elias 1976, S. 157 ff.). Wie stark
angstbesetzt das getötete Tier für uns heute ist, schildert auch Ruth Mohrmann
anhand einer studentischen Exkursion in ein Schlachthaus, das bei den Beteiligten
Beklemmungen auslöste:

> Je mehr das Schwein vom Tier zum Fleisch wurde – und dieser Prozeß war erst nach
> einer Vielzahl unterschiedlicher Arbeitsschritte erreicht – je mehr verloren sich auch
> Distanz und Befangenheit, so dass einige am Ende der prallen Schinkenseite erleich-
> tert Druck- und Streicheleinheiten zu geben vermochten. (Mohrmann 1991, S. 101)

Angesichts dieser zivilisatorischen Aussonderungen der Tierschlachtung wird die
öffentliche Erregung zu den Vorfällen der Kaninchenschlachtungen mit Kindern
nachvollziehbar: Bei diesen Aktionen wurde etwas Verpöntes hinter den gesellschaftlichen Kulissen wieder hervorgeholt, inmitten der Öffentlichkeit platziert,

und das auch noch vor Kinderaugen. Es wurde ein mächtiges Tabu verletzt, das für unsere moderne Gesellschaft existenziell ist.

Verbotene Liebe zum Fleischtier

So wie die Tiertötungen hinter den Kulissen öffentlichen Lebens stattfinden sollen, soll und darf auch keinerlei emotionale Beziehung zwischen Schlachttier und Fleischverzehrenden bestehen. Dafür sorgt, dass im Zuge der Industrialisierung der Fleischproduktion Fleischtiere und Fleischkonsumenten räumlich immer weiter auseinandergerückt sind und sich kaum mehr persönliche Berührungspunkte ergeben (Mohrmann 1991, S. 102 ff.). Dennoch ist davon auszugehen, dass die gewünschte Durchsetzung der Beziehungslosigkeit zum Fleischtier nicht immer gelingt, zumindest für die Personen, die unter den Bedingungen industrieller Fleischproduktion Tiere aufziehen und pflegen.

Dazu passt, dass die Empörung zum Vorfall in der Schule wie auch in Sarah Wieners Kochcamp damit begründet wird, dass beide Male die Kinder das getötete Tier kannten. Dies scheint für Kinder besonders fragwürdig. Vielfach kursieren Geschichten von entsprechenden Vorkommnissen, wie folgende in einem Chat zum Thema „Sollen Kinder lernen, ein Tier zu schlachten?":

> Nachkriegszeit, wir wohnten in einer Einöde. Lebensmittel waren knapp, Platz hatten wir sehr viel, so bot es sich an jedes Jahr ein Schwein aufzuziehen, das nach der Schlachtung die Essensversorgung für den Winter gewährleistete. Ich gestehe dass ich mich jedesmal in das neue Ferkel verliebte, der Schlachttag war für mich ein Trauertag und es wäre mir nicht möglich gewesen auch nur einen Bissen des geliebten Viehs zu essen. Was mir natürlich den Vorwurf des Undanks einbrachte. Schweine sind sehr sauber und anhänglich!! Kinder mit der Schlachtung eines geliebten Tieres zu konfrontieren – nein!!!!!!! (Seniorentreff 2004)

Einmal mehr verweist ein solcher Einwand auf einen alltäglichen Differenzierungsmodus in der Mensch-Tier-Beziehung unserer Kultur. Während auf der einen Seite die Fleisch- und Nutztiere stehen, deren emotionale Besetzung relativ niedrig gehalten wird, gibt es auf der anderen Seite die Heim- und Spieltiere oder auch Schoßtiere, die den häuslichen Wohnraum teilen und zu denen eine enge Beziehung unterhalten werden darf. Während die erste Tiergruppe getötet und verzehrt wird, gilt für die zweite ein Verzehrtabu. Ihr Fleisch zu verspeisen käme in gewisser Weise Kannibalismus gleich, weil eben diese Tiere zu menschlichen Weggenossen und Partnern aufgestiegen sind. Diese Unterscheidung hilft, das Fleisch der Fleischtiere relativ schuldfrei essen zu können.

Nicht zufällig wurde im Verlauf des Zivilisationsprozesses sehr viel dafür getan, die für den Verzehr bestimmten Tiere aus dem menschlichen Nahraum zu entfernen und Kontakte zu unterbinden. Mit der Urbanisierung entstanden zwangsläufig große räumliche Entfernungen zwischen den Fleischtieren und Fleischkonsumierenden. Die Durchsetzung industrieller Massentierhaltung schloss die für den menschlichen Verzehr bestimmten Schweine, Kühe, Rinder und Hühner in architektonisch abgeschirmten Stallgebäuden ein und verbarg sie damit endgültig vor dem menschlichen Auge.

Wie funktional diese Praxis ist, wird deutlich in den Geschichten (in der Regel) von Kindern, die trotz des Liebestabus eine emotionale Beziehung zu Verzehrtieren im häuslichen Nahraum entwickeln und dann mit Entsetzen auf die Schlachtung reagieren, wie im Fall der Erzählerin zuletzt angeführten Zitats.

Beim Kaninchen potenziert sich diese Gefahr. Schließlich ist es zu einem beliebten Schoßtier aufgestiegen, das vor allem Spielkamerad für Kinder, weniger Fleischlieferant ist. Nicht zufällig problematisierten auch viele Beiträge zu den Schlacht-Skandalen den Umstand, dass hier ein beliebtes „Kuscheltier" getötet wurde. Für die Wahrnehmung der Dramatik der Tiertötung spielt also eine erhebliche Rolle, wie weit dieses Tier die Grenze zur menschlichen Gefährtenschaft überschritten hat.

Dies wird auch an anderer Stelle sichtbar: Bezeichnenderweise entzündete sich der öffentliche Eklat an einem Säugetier. Nur schwer vorstellbar ist, dass die Tötung eines Fisches vor den Augen von Kindern einen ähnlichen Aufruhr erzeugen würde wie die Tötung der Kaninchen. Das aktuelle Fischereigesetz lässt es zu, dass Kinder unter erwachsener Aufsicht angeln und auch der Fischtötung beiwohnen dürfen; sie dürfen aber nicht selbst Hand anlegen (Bayerische Fischereijugend, Landesjugendleitung 2006). Sobald erfolgreich die Fischereiprüfung absolviert wurde – in den meisten Bundesländern ist dies ab 14 Jahren möglich, in einzelnen aber auch früher –, ist das Angeln ohne Einschränkung erlaubt und damit auch die Tötung des geangelten Fisches (Verband Deutscher Sportfischer 2013). Diese „Gelassenheit" gegenüber der Fischtötung, die im Kontrast zur Aufregung um die Kaninchentötung steht, ist nur möglich, weil der Fisch im menschlichen Wertekanon nicht auf der gleichen Stufe wie das Säugetier angesiedelt wird. Zu ihm ist die menschliche Distanz in der Regel sehr viel größer, starke Gefühle zieht er seltener auf sich.

Die Idee des vulnerablen Kindes und der „guten Kindheit"

Ein weiterer Bezugspunkt in der Debatte ist die Idee der besonderen Vulnerabilität von Kindern. Wenn Kinder sehen, wie ein Tier getötet wird, zu dem sie möglicherweise sogar eine Beziehung hatten, verletzt dies in besonderer Schärfe die bestehenden Tabus, denn Kinder sind durch Gewalterlebnisse eher traumatisierbar als Erwachsene – so ein Grundgedanke unserer Gesellschaft seit der Entdeckung der Kindheit (Ariès 1976; de Mause 1977). Je jünger die Kinder, desto prominenter ist dieser Gedanke.

Immer wieder heißt es in den Internetforen bezeichnenderweise, dass die Kaninchenschlachtung mit älteren Schülern durchaus akzeptabel gewesen wäre. Und ebenso bezeichnend ist, dass wir uns doch kaum Sorgen machen um die erwachsenen Menschen, die tagtäglich Tiere schlachten oder töten. So finden sich kaum Forschungen zum Erleben von Schlachtern, Jägern, euthanasierenden Tierärzten, Schädlingsbekämpfern oder Landwirten, die ihre Tiere schließlich zum Schlachthof bringen oder deren Herden wegen Erkrankungen gekeult werden. Als eine seltene Ausnahme ist hier die Studie von Karin Jürgens zu nennen (2002), die sich mit den psychosozialen Belastungen der landwirtschaftlichen Familien beschäftigte, deren Tiere in den 1990er-Jahren von der Schweinepest betroffen waren. Dass das erwachsene Erleben von Tiertötungen so wenig öffentliches Thema ist, zeigt an, wie etabliert die Vorstellung ist, dass dies für Erwachsene weniger krisenhaft sei.

Gleichwohl bleibt die empirische Frage offen, ob ein Kind von Tierschlachtungen psychisch überfordert ist. Es wäre sicherlich aufschlussreich, anhand von biografischen Quellenanalysen oder auch narrativen Interviews mit älteren Menschen, die noch als Kinder Hausschlachtungen in ihren Familien erlebt haben, zu rekonstruieren, wie in vergangenen Zeiten Kinder in dieses Ereignis einbezogen wurden und wie sie es bewältigt haben.

Bislang haben die Behauptungen von der kindlichen Gefährdung durch das Beiwohnen einer Schlachtung vor allem Plausibilitätscharakter. Ihre Belege nähren sich vornehmlich aus individuellen krisenhaften Kindheitserinnerungen an solche Ereignisse. Es ist nicht abzustreiten, dass solche Erschütterungen stattfinden können; dennoch wäre es sicherlich vorschnell, dies für Kinder zu verallgemeinern.

Das Bild vom vulnerablen Kind läuft immer Gefahr, letztlich Projektionsfläche erwachsener Vulnerabilität zu sein. Das heißt, der Ruf nach dem Fernhalten der Kinder von der Tiertötung kann Ausdruck der eigenen Angst der Erwachsenen vor diesem Ereignis sein. Anspruch ist, über das Wohl der Kinder zu sprechen, es wird aber letztlich eigentlich über das eigene Wohl und eigene Kindheitsprojektionen gesprochen. Die Vorfälle zu den Schlachtungen mit Kindern werden zu einer Arena, um Vorstellungen vom schutzbedürftigen Kind zu aktualisieren und zu verteidigen: das Kind als ein Wesen, das vor erschreckenden Erfahrungen und dem Ernst des Lebens geschützt werden muss, das noch zu schwach ist, um Gewaltrealitäten des Lebens auszuhalten. Im Gegenzug erscheint der Erwachsene umso klarer als eine Figur, die psychisch stärker ist, das Kind zu schützen hat und gewaltfreie Zonen für Kinder sichern muss.

Implizit wird bei den Skandalen viel über die Konstruktionen der Generationendifferenz und Erwachsenennormalität in unserer Welt gesagt. Sie basieren auf einer paternalistisch geprägten Idee des Erwachsenen-Kind-Verhältnisses, wie diese auch gleichzeitig reproduziert wird. So ist denn symptomatisch, dass die öffentliche Debatte um Tierschlachtungen und Kindesschutz ausschließlich von Erwachsenen geführt wird. Kinder selbst kommen hierbei nicht zu Wort. Hier setzt sich fort, was schon Jutta Buchner-Fuhs und Burkhard Fuhs als wesentliches Strukturmerkmal der Debatte um die „gute Kindheit" feststellen: „Es sind Erwachsene, die über Kindheit nachdenken und sie bewerten" (Buchner-Fuhs und Fuhs 2011, S. 9).

Der Skandal zu den Schlachtereignissen mit Kindern verhandelt also nicht nur das Tabu der sichtbaren Tierschlachtung, sondern nebenbei auch das gesellschaftliche Bild vom Kind und der „guten Kindheit". Während darüber gesprochen wird, ob und wie Kindern ein Tötungserlebnis zugemutet werden kann, wird unentwegt auch darüber gesprochen, wie Kinder sind, was sie brauchen, wie ihr Leben aussehen sollte, und es wird über die magischen Fantasien, die sich an die „gute Kindheit" knüpfen, geredet. „Die Sehnsucht nach einer guten Kindheit ist immer auch eine Sehnsucht nach dem eigenen guten Leben und nach biografischen Wurzeln voller Glück, die durch das ganze Leben tragen" (Buchner-Fuhs und Fuhs 2011, S. 7).

Die Idee von der guten kindlichen Lernumgebung

Die Skandale werfen die grundsätzliche Frage auf, wie denn Kinder gut auf das Leben vorbereitet werden und welche Lernerfahrungen hierbei für sie förderlich sein können. Sichtbar wird, dass die Erfahrung der Tiertötung erst einmal nicht zu den geeigneten zu gehören scheint. Doch bei genauerem Blick ist dies durchaus strittig. Zumindest werden auch Einwände artikuliert; wenn es zum Beispiel heißt: „Mein Kind soll schon wissen woher sein essen kommt aber nicht auf diese weise" (NetMoms 2011b), dann zeigt sich eine gewisse Ambivalenz.

Da ist zum einen der Wunsch, Kinder nicht in einem realitätsfernen Schonraum aufwachsen zu lassen, in dem ihnen elementares Wissen zur Welt vorenthalten wird. Da ist zum anderen aber auch das Anliegen, Kindern die „bitteren Seiten des

Lebens" in einer Form nahezubringen, die sie eben nicht überfordert und ängstigt. Seit der Entdeckung der Kindheit machen sich sowohl die wissenschaftliche Pädagogik als auch Erwachsene im Allgemeinen Gedanken darüber, was Kindern zumutbar ist. Und bislang waren hier die Schutzgedanken sehr stark. Kinder wurden zunehmend von der Erwachsenenwelt abgetrennt. Sie erhielten besondere Räume und Institutionen, die sie abschotteten vom Leben der Erwachsenen (Zinnecker 1990). Sie sollten nicht mehr ungefiltert alles mitbekommen, was in der Welt passiert, sondern geschützt aufwachsen – dies ist das Ideal guter Kindheit (Ariès 1976; de Mause 1977).

Die damit einhergehende pädagogische Paradoxie ist, dass die kindlichen Erfahrungswelten zunächst – gut gemeint – entleert werden, um sie dann wieder durch künstlich arrangierte und bereinigte Erfahrungsräume und gezielte Lernarrangements zu füllen. Die Kindheitsforscher Imbke Behnken und Jürgen Zinnecker (2001) sprechen von „pädagogisch induzierter ‚Dummheit'" (Behnken und Zinnecker 2001, S. 147), die aus den erwachsenen Bemühungen um die Ausgrenzung des Kindes aus den „gefährlichen" Erwachsenenräumen und der Installierung von pädagogischen „Kinderghettos" resultiert. „Durch frühzeitig verinnerlichte Kontakt- und Erkundungsverbote verschließen sich […] Bereiche dem kindlichen Zutritt, noch bevor Kinder und Erwachsene ausloten konnten, in welcher Weise ein Kontakt zu dieser Welt herstellbar ist" (ebd., S. 148). Auch wenn sich die Autoren hier primär auf den Ausschluss der Kinder aus der Straßenöffentlichkeit beziehen, lässt sich die Überlegung unmittelbar auf das Tabu um die Tierschlachtung mit Kindern anwenden. Auch hier kommen „Kontakt- und Erkundungsverbote" zum Einsatz, „noch bevor Kinder und Erwachsene ausloten konnten, in welcher Weise ein Kontakt zu dieser Welt herstellbar ist" (ebd.).

Tiertötungen vor Kindern zu verbergen, entspricht dem Erwachsenenwunsch, Kinder vor Belastendem zu schützen. Die Kehrseite all dessen ist aber: Dieser Schutz kann bereichernde Bildungsprozesse verhindern, wie er auch den Blick dafür verstellt, dass und wie Kinder in der Lage sind, mit diesem Ereignis umzugehen. Wenn Kinder in Distanz zu brisanten Alltäglichkeiten des Lebens gehalten werden, die essenzielle ethische Fragen aufwerfen, wird ihnen nicht nur die aktive Auseinandersetzung damit, sondern auch die Chance verweigert, krisenhafte Ereignisse kollektiv zu bewältigen und dabei Erwachsene zu erleben, die diese Krisen sicher „halten". Aber vielleicht geht es auch genau darum, dass Erwachsene nur noch wenig Zuversicht haben, dass sie ein solches Ereignis sicher halten können.

Die „barbarische" und die „gute" Schlachtung

Die Skandalisierungen der Tierschlachtungen mit Kindern verhandeln unausgesprochen noch ein weiteres Normativ unserer Gesellschaft: das zur moralischen Ordnung der Tierschlachtung.

Verfolgt man die Geschichte des historischen Ausschlusses der Kinder von der Schlachtung, lässt sich nachweisen, dass es zuerst die Tiertötung in den industriellen Schlachthäusern war, die konsequent vor Kinderaugen verborgen wurde. Diese Einrichtungen entstanden in Frankreich bereits ab 1807, in Deutschland etwas später. 1868 erließ Preußen ein Gesetz, nach dem Schlachtungen in kommunalen Schlachthäusern stattzufinden hatten. Die nicht-preußischen Staaten folgten zügig mit vergleichbaren Gesetzen (Mohrmann 1991, S. 102 f.). Kindern war generell bis zum Alter von 14 Jahren der Zutritt zu diesen Örtlichkeiten verboten (ebd.).

> Speziell der Gesichtspunkt, Kinder vom Schlachtgeschehen fernzuhalten und durch räumliche Voraussetzungen ihnen erst gar nicht Beobachtungsmöglichkeiten zu geben, um ihr „Gemütsleben nicht zu vergiften" und „ihr Herz nicht zu verhärten", spielte nicht nur in den zahllosen Druckschriften der Tierschutzvereine eine bedeutende Rolle. [...] Auch Tierärzte bedienten sich in ihrer Argumentation neben sanitären, veterinärpolitischen und hygienischen Bedenken dieser ethischen Begründung. (Mohrmann 1991, S. 113)

Gleichwohl hatten Kinder in agrarisch geprägten Regionen im Rahmen der privaten Hausschlachtungen bis vor zwei Jahrzehnten noch ungehindert Zugang zu Tötungs- und Schlachtereignissen. Erst das Aussterben dieser Familientradition im Zuge der Modernisierungen auf dem Land führte dazu, dass sich diese kindliche Erfahrungsmöglichkeit endgültig verschloss – im Übrigen gilt dies natürlich auch für Erwachsene.

Dieser Vorgang verweist auf eine sozial folgenreiche Differenzierungspraxis des Tötens. Es gibt eine öffentlich-institutionelle Schlachtpraxis, die, als sie sich historisch etabliert, auch sofort als bedenklich für Kinder erklärt wird. Es gibt aber auch eine private, die weiterhin mit Kindern stattfindet. Offenbar ist für den gesellschaftlichen Umgang mit Kindern bei Tierschlachtungen weniger die Frage entscheidend, ob Kinder überhaupt erleben sollen, dass einem Tier Gewalt angetan wird. Vielmehr scheint wesentlich bedeutsamer zu sein, wie dieser Gewaltakt sozial gerahmt ist. Die Organisation im Schlachthof scheint jedenfalls eine zu sein, die ganz allgemein moralisch erheblich beunruhigt. Bezeichnenderweise setzt der schlechte Ruf des Schlachters als „roher Geselle" genau in dem historischen Moment ein, als die Schlachthöfe zu den zentralen Orten der Tiertötung werden (Mohrmann 1991, S. 112 ff.).

Dieser Imageverfall des ehemals angesehenen Metzgereihandwerks deutet an, dass die Tötungen in den Schlachthöfen barbarischer erscheinen und wohl auch waren als die zuvor und weiterhin bei den häuslichen Schlachtungen gehandhabten Praxen (ebd.). Es kann nicht ausbleiben, dass dies auf die in den Schlachthöfen tätigen Männer projiziert wird, wie es vermutlich auch den Charakter der dort tätigen Männer verändert, wenn sie unter den neuen Fabrikbedingungen Tiere töten müssen. Vor diesem Hintergrund ist es dann nicht mehr weiter erstaunlich, dass Kinder aus diesen Räumen qua Gesetz rigide ausgeschlossen werden, während sie bei den Hausschlachtungen noch lange unbehelligt zusehen. Zwar wird durch die neue industrielle Fleischproduktionsweise nun auch die gesamte Bevölkerung von der Tiertötung ferngehalten, aber nur für Kinder wird dies mit Seelenschutz begründet.

Bezogen auf die aktuellen Fälle ist zu vermuten, dass die öffentliche Empörung über die Beteiligung von Kindern an Schlachtereignissen noch einmal deutlich heftiger gewesen wäre, wenn die Lehrer der besagten Schule oder Sarah Wiener mit Kindern in einen Schlachthof gegangen wären. Bezeichnenderweise haben die Akteure dieser Projekte einen nicht-industriellen Rahmen und ein Schlachttier gewählt, das noch relativ unkompliziert privat geschlachtet werden kann. Die Befürworter einer Beteiligung von Kindern beim Schlachten plädieren nie dafür, mit Kindern zu Aufklärungszwecken Schlachthöfe zu besuchen. Unausgesprochen wird immer vorausgesetzt, dass eine Schlachterfahrung für Kinder – soweit diese überhaupt gut geheißen wird – nur in einem privatisierten, halböffentlichen Kontext stattfinden kann.

In der Debatte zur Beteiligung von Kindern an Schlachtungen läuft also auch die Frage zur Moral der Schlachtung mit. Am Beispiel der Kinder wird verhandelt, welche Formen der Tiertötung überhaupt für Menschen – öffentlich – zumutbar sind. Es sind dies ganz offensichtlich nicht die Praktiken der Schlachthöfe.

Offene Herausforderungen einer fleischessenden Gesellschaft

Die Ausführungen zeigen: Bei der öffentlichen Debatte um die Beteiligung von Kindern beim Schlachten geht es nicht allein um die Frage, ob entsprechende Erlebnisse zugelassen werden sollen oder nicht, sondern immanent werden zahlreiche weitere elementare Regulative unserer Gesellschaft verhandelt. Dazu gehören die ideologischen Konstrukte zu „guter Kindheit" und zum Kind, zu nachhaltigem Lernen und zum Generationenverhältnis, aber auch zur vertikalen Differenzierung von Tiergruppen und zu Praktiken und zur Moral des Schlachtens. Dass diese Fragen nun exponiert an Kindern verhandelt werden, ist symptomatisch und bedenklich. Der öffentliche Blick ist damit gebannt von der Frage des Kindeswohls und geeint in der Verteidigung des Kindesschutzes. Die Erwachsenengesellschaft kann sich hierbei ihrer „guten Seiten" vergewissern, indem sie sich ernsthaft der schwierigen Frage widmet, ob und wie Kinder eine Tiertötung erleben dürfen. Gleichzeitig werden jedoch die dahinter liegenden Konflikte um die notwendige Gewalt für den Fleischkonsum, die ja schließlich Ausgangspunkt der Initiatoren der skandalisierten Kinderprojekte waren, erfolgreich weiter verdrängt. So ließen sich denn die Skandale als Entlastungs- und Ablenkungsstrategien lesen: In der überschießenden Aufregung zu singulären Ereignissen und in der engagierten Sorge um die durch ein Schlachterlebnis möglicherweise überforderten Kinder werden die massenhaften Zumutungen, die Tiere, Tierhalter und Schlachter in einer fleischkonsumierenden modernen Gesellschaft erleben, weiterhin erfolgreich de-thematisiert.

Literatur

Ariès, P. (1976). *Geschichte der Kindheit*. München.

Behnken, I., & Zinnecker, J. (2001). Soziale Entwöhnung der Straßenkinder oder: Härtetest für junge Stadtbewohner. In J. Zinnecker (Hrsg.), *Stadtkids. Kinderleben zwischen Straße und Schule* (S. 125–150). Weinheim.

Buchner-Fuhs, J., & Fuhs, B. (2011). *Gute Kindheit? Vorstellungen, Entwürfe und Lebensweisen gelingender Kindheit im historischen Wandel*. Berlin.

Elias, N. (1976). *Über den Prozeß der Zivilisation. Soziogenetische und psychogenetische Untersuchungen*. Frankfurt a. M.

Jürgens, K. (2002). *Tierseuchen in der Landwirtschaft – Die psychosozialen Folgen der Schweinepest für betroffene Familien – untersucht an Fallbeispielen in Nordwestdeutschland*. Würzburg.

Kathan, B. (2004). *Zum Fressen gern. Zwischen Haustier und Schlachtvieh*. Berlin.

Mause, L. de (1977). *Hört ihr die Kinder weinen. Eine psychogenetische Geschichte der Kindheit*. München.

Mohrmann, R. E. (1991). „Blutig wol ist Dein Amt, o Schlachter ..." Zur Errichtung öffentlicher Schlachthäuser im 19. Jahrhundert. *Hessische Blätter für Volks- und Kulturforschung 27*, 101–118.

Röhrs, H. (Hrsg.). (2001). *Die Reformpädagogik. Ursprung und Verlauf unter internationalem Aspekt*. Stuttgart.

Rousseau, J.-J. (1971). *Emil oder Über die Erziehung*. Paderborn. (französische Erstveröffentlichung 1762).

Zinnecker, J. (1990). Vom Straßenkind zum verhäuslichten Kind. In I. Behnken (Hrsg.), *Stadtgesellschaft und Kindheit im Prozess der Zivilisation* (S. 142–157). Opladen.

Weitere Quellen

Abendblatt. (2011). Christen, U.B.: Nach Kaninchenschlachtung: Anzeige gegen Schulleiter. 01.04.2011. www.abendblatt.de/region/norddeutschland/article1840208/Nach-Kaninchenschlachtung-Anzeige-gegen-Schulleiter.html. Zugegriffen: 5. Juli 2013.

Bild. (2009). Zistler, V.: „Sarah Wiener und die Küchenkinder". TV-Star zeigt kleinen Köchen das Schlachten. 30.03.2009. www.bild.de/unterhaltung/tv/tv/und-die-kuechenkinder-schauen-beim-schlachten-zu-7834904.bild.html. Zugegriffen: 5. Juli 2013.

Bayerische Fischereijugend, Landesjugendleitung. (2006). Kinder unter 10 Jahren und das Angeln. 4. Aufl. www.fischer-jugend.de/downloads/downloads/Kinder-unter-10-Jahre-und-das-Angeln-Auflage-4.pdf. Zugegriffen: 7. Juli 2013.

KSTA [Kölner Stadt-Anzeiger]. (2010). Hart aber fair: Fleischesser treffen Gemüsefreaks. 16.12.2010. www.ksta.de/medien/hart-aber-fair-fleischesser-treffen-gemuesefreaks 15189656,12602448.html. Zugegriffen: 5. Juli 2013.

NetMoms. (2011a). Frage des Tages! Mein Kind soll wissen, woher sein Essen kommt! Kaninchenschlachtung in einer Schule! Ist das in Ordnung? Beitrag von Mami36, 20.04.2011. www.netmoms.de/frage-des-tages/mein-kind-soll-wissen-woher-sein-essen-kommt-kaninchenschlachtung-in-einer-schule-ist-das-in-ordnung-16513375. Zugegriffen: 2. Juli 2012.

NetMoms.de. (2011b). Frage des Tages! Mein Kind soll wissen, woher sein Essen kommt! Kaninchenschlachtung in einer Schule! Ist das in Ordnung? Beitrag von Igelchen20, 18.04.2011. www.netmoms.de/frage-des-tages/mein-kind-soll-wissen-woher-sein-essen-kommt-kaninchenschlachtung-in-einer-schule-ist-das-in-ordnung-16513375. Zugegriffen: 2. Juli 2012.

Seniorentreff. (2004). Thema. Sollen Kinder lernen, ein Tier zu schlachten? Beitrag von Tessy, 3.10.2004. www.seniorentreff.de/diskussion/threads9/thread515.php. Zugegriffen: 2. Juli 2012.

Spiegel Online. (2011). Lüpke-Narberhaus, F.: Geschlachtet in der Schule: „Tschüss, liebes Kaninchen". 31.03.2011. www.spiegel.de/schulspiegel/geschlachtet-in-der-schule-tschuess-liebes-kaninchen-a-754257.html. Zugegriffen: 5. Juli 2013.

Talkteria. (2011). Blutige Schlachtung für Schulkinder. Beitrag von Malcolm, 31.03.2011. www.talkteria.de/forum/topic-158539. Zugegriffen: 2. Juli 2012.

Verband Deutscher Sportfischer. (2013). Wann dürfen Kinder & Jugendliche angeln. www.vdsf-fischerjugend.de/500818938210c0b01/50081893bf1006117.htm. Zugegriffen: 17. Juli 2013.

Prof. Dr. Lotte Rose ist seit 1997 Professorin für Pädagogik der Kinder- und Jugendarbeit im Fachbereich Soziale Arbeit und Gesundheit an der Fachhochschule Frankfurt am Main, zudem seit 2003 Geschäftsführerin des Gender- und Frauenforschungszentrums der Hessischen Hochschulen (gFFZ). Nach ihrem Studium der Erziehungswissenschaften, Soziologie und Psychologie an der PH Dortmund und Universität Marburg war sie zunächst an verschiedenen Forschungsprojekten im Bereich Jugend und Sport beteiligt. Zu ihren aktuellen Arbeits- und Forschungsschwerpunkten gehören: Kindheits- und Jugendforschung, Gender-studies, Männer in der Sozialen Arbeit, Elternschaftsforschung, Human-Animal-Studies, Ethnografien des Essens in pädagogischen Einrichtungen.

Ethik als „Sisyphosarbeit" – Zur Kontextualisierung des Tierleids im Mediendiskurs über Geflügelfleisch

Nicole M. Wilk

Die Wahl unserer Lebensmittel für den täglichen Bedarf wird von verschiedenen Diskursen begleitet.[1] Neben kulturellen Essnormen und einer individuellen Ernährungssozialisation nimmt die mediale Kommunikation im Umgang mit Nahrung und der Ausprägung von Essmustern einen hohen Stellenwert ein. Zu unterscheiden sind zumindest zwei Arten medienvermittelter Ernährungskommunikation: kommerzielle Werbung in diversen Medien, städtischen Räumen, auf Verpackungen beziehungsweise in Supermärkten und Kommunikate der Massenmedien Fernsehen, Radio und (Online-)Presse mit verschiedenen informations- und meinungsbetonten Textsorten. In beiden Sektoren verschränkt sich der Ernährungsdiskurs mit anderen Diskursen und Diskurssträngen unter anderem aus Medizin,

---

[1] Diskurse werden im Folgenden im Sinne der linguistischen Diskursanalyse nach Michel Foucault verstanden als „geregelte Redeweise[n] mit Machteffekt in einem beschränkten Sagbarkeitsraum" (Link 2006, S. 407), die Wissen(svoraussetzungen) über gesellschaftlich relevante Themen evozieren und konstituieren (Busse 2013, S. 54). Im Diskurs bringt Gesellschaft Wissen hervor, „sie trägt (es) weiter, verändert es, entwickelt es weiter, kommentiert es, verwirft es oder bestätigt es […]. Das Wissen wiederum ist verknüpft mit alltäglichen Wahrnehmungen, Deutungen und Empfindungen, nicht zuletzt auch mit diskursiven und nicht-diskursiven Handlungen und ihren materiellen Folgen" (Habscheid 2009, S. 74). Diskurse umfassen damit nicht nur alle Texte zu einem Thema, sondern auch durch diskursives Wissen durchwirkte, legitimierte und ausgehandelte (Körper-)Praktiken des Schlafens, Fortbewegens, Essens oder Kochens.

N. M. Wilk (✉)
Institut für Germanistik und Vergleichende Literaturwissenschaft,
Universität Paderborn, Paderborn, Deutschland
E-Mail: nicole.m.wilk@uni-paderborn.de

© Springer Fachmedien Wiesbaden 2015
G. Hirschfelder et al. (Hrsg.), *Was der Mensch essen darf,*
DOI 10.1007/978-3-658-01465-0_16

Tierschutz, Gesundheitsbildung und Ökologie. Dies geschieht insbesondere an argumentativen Knotenpunkten, an denen sich Diskurspositionen sprachlich legitimieren. Dieser „Ort, von dem aus eine Beteiligung am Diskurs und seine Bewertung für den Einzelnen und die Einzelne bzw. für Gruppen und Institutionen erfolgt" (Jäger und Jäger 2007, S. 28), ist dadurch charakterisiert, dass er diskursive Verstrickungen produziert und reproduziert. Übertragen auf die Ernährungskommunikation wirken in den Diskurspositionen Diskursstränge so zusammen, dass Figuren der Begründung oder Rechtfertigung für Lebensmittelkonsum entstehen, die mithin Widersprüchliches zusammenbinden. In den divergierenden kulinarischen Perspektiven auf Geflügelfleisch als beliebtes Fast Food *(Chicken Nuggets)*, als regionale Spezialität („Henle"), als fettarme Alternative zu Rind und Schwein oder als potenzielles Gesundheitsrisiko werden verschiedene Instanzen (Umwelt, Wirtschaft, Hygiene, Tierzucht) aufgerufen und kontextualisiert. Der vorliegende Beitrag schließt hier mit der Fragestellung an, wie diese Instanzen und Diskurspositionen sprachlich verfasst sind (Bezeichnungspraxis und begriffliches Umfeld) und wie sie bei ethischen Reflexionen über das Huhn als Lebensmittel eingesetzt werden.

Während Flyer und Aufsteller an Verzehrsorten, Verpackungsaufschriften und mediale Werbegattungen in komprimierter Weise Konsumvorteile aufzeigen,[2] sind in der Medienberichterstattung vielschichtige direkte und indirekte Verhandlungen der Frage nach dem ethischen Verhältnis des Verbrauchers zum Nutztier Huhn zu erwarten. Der Widerspruch zwischen den vermehrten Risikoanzeichen für die Massentierhaltung und steigendem Fleischkonsum ist häufig Movens einschlägiger Kommentare, Interviews und Reportagen. Um ihren Beitrag zur Konstruktion normativer Konsumethik zu bestimmen, wurden Pressetexte von Januar 2012 bis Februar 2013 zum Thema Hühner- beziehungsweise Geflügelfleisch aus Print- und Onlinemedien ausgewählt und diskurslinguistisch im Hinblick auf musterhafte Kontextualisierungshinweise (interpretative Rahmungen) für konsumethische Positionen untersucht.

In der ethischen Begründung des Konsums (von Anderem/Außerkörperlichem), verstanden als kulturelle Selbst-Technologie, kommt den Inszenierungsstrategien der Massenmedien eine zentrale Rolle zu. Ihre normalisierende Wirkung liegt in der gouvernementalen Konstruktion eines selbstunternehmerischen Konsumsubjekts, das nicht mehr auf (bürgerliche) Traditionen festgelegt ist, sondern unter wechselnden Lebensbedingungen flexibel entscheidet (Bublitz et al. 2013). Michel Foucault bindet in seinen späten Vorlesungen die Gouvernementalität, verstanden als „Ensemble reversibler Beziehungen" (Foucault 2004, S. 314), an den Selbst-

---

[2] Etwa durch den Rekurs auf Rollenklischees, typografisch ausgezeichnete Mehrstimmigkeit oder vertrauenssichernde Konstruktionen wie „ohne x, ohne y" (Wilk 2011).

bezug eines dynamisierten Subjekts, das Macht und Wissen über die Beziehung zum eigenen Körper konstituiert. Im Ernährungshandeln als körperbasierter Kulturtechnik spiegelt sich das einverleibende „Eigene" im gegessenen, verdauten und verkörperten „Anderen" wider. Jedoch wird das Gegessene dabei nicht real verkörpert, wie Harald Lemke mit Bezug auf Jacques Derridas gastrosophische Ethik hervorhebt, vielmehr manifestiert sich im Akt der (gastlichen) Aufnahme der Nahrung eine Beziehung des Selbst zum Anderen als Zeichen der Selbstbeziehung (Lemke 2010, S. 56). Aus diesen subjektphilosophischen Überlegungen ergibt sich für die vorliegende Untersuchung das Desiderat, die im Mediendiskurs konstruierte Lebensmittelethik als Ausdruck gouvernementaler Subjekt- und Körperbilder zu interpretieren.

Wie Medien über Geflügelfleisch berichten

Das zusammengesetzte Wort „Geflügelfleisch" tritt in Pressetexten hochfrequent mit einer Reihe unappetitlicher Wörter wie „Salmonellen", „Dioxine", „infizieren", „beschlagnahmen" oder „Keime" auf.[3] Zudem haben im Herbst 2011 zwei Studien aus Nordrhein-Westfalen belegt, dass der Antibiotika-Einsatz in der Geflügelmast die Regel ist – und nicht, wie vom Bundesministerium für Ernährung, Landwirtschaft und Verbraucherschutz lange behauptet, die Ausnahme. Als kurz darauf im Januar 2012 der Bund für Umwelt- und Naturschutz Deutschland (BUND) antibiotikaresistente Keime auf Geflügelprodukten nachwies, wäre analog zu vergangenen Lebensmittelenthüllungen eine kurzzeitige Vermeidungsstrategie der Verbraucher nicht überraschend gewesen. Doch der Hühnerfleischkonsum stieg kontinuierlich an. Mit Blick auf die Motive kann dieser Trend einerseits als Indikator für die Wirkmächtigkeit einer als gesund geltenden fettarmen Ernährungsweise mit Geflügelfleisch als Bestandteil gewertet werden. Andererseits könnte die ausbleibende Verhaltensänderung mit der besonderen medialen Kontextualisierung der Ereignisse („Antibiotikum-Fund", „Wiesenhof-Klage", „Keimnachweis") zusammenhängen, die sich als diskursprägend erweist.

Um dieser Vermutung nachzugehen und die medial-diskursiven Perspektivsetzungen im Einzelnen zu untersuchen, wurde mit den Schlagwörtern „Geflügelfleisch" oder „Hühnerfleisch" ein Textkorpus aus 46 Medientexten der Printausgaben der Süddeutschen Zeitung (SZ) sowie der Onlineausgaben von Zeit und Focus für den Zeitraum von Januar 2012 bis Februar 2013 zusammengestellt. Mit

---

[3] Die Kookkurrenzen, d. h. das überzufällige gemeinsame Vorkommen von Wörtern, wurde fünf Wörter vor und nach dem Suchwort „Geflügelfleisch" im Deutschen Referenzkorpus des Instituts für Deutsche Sprache, Mannheim ermittelt (Cosmas II, www.ids-mannheim.de).

der Auswahl von Qualitätszeitungen ist die Erwartung an eine möglichst sachliche und mehrschichtige Darstellung verbunden. Zeitlich wurde die zweite Bugwelle des Antibiotika-Skandals Ende 2011 abgepasst, während derer sich das Geflügelfleisch im agonalen Zentrum mehrerer Diskurse etabliert hat und im Laufe des Jahres verschiedene diskursive Verflechtungen eingegangen ist („Wiesenhof", „Subventionen", „Treibhauseffekt", „Geflügelzucht", „Adipositas", „Fleisch-Siegel"). Die Themen- beziehungsweise Subthemenentfaltung wurde textsortenspezifisch für die sprachlich-kommunikativen Handlungsmuster der Textsorten Meldung, Bericht, Reportage, Porträt, Kommentar, Interview und Leserbrief betrachtet (Fix 2008). Zur Konstitution eines Diskurses mit den zugehörigen (ethischen) Wissensformen trägt die mediale Berichterstattung durch Auswahl, Darstellung, Bewertung, Inszenierung und Komposition bei: „Durch die Spezifik der Themenselektion, die Art und Intensität ihrer jeweiligen Behandlung sowie durch die Auswahl spezifischer Topoi, Metaphern und einschlägiger Wissenshintergründe werden Rezipienten korrespondierende Rangfolgen und vorgebliche Relevanzbezüge zu latenten Sinnhorizonten und Vorwissensbeständen suggeriert" (Konerding 2009, S. 173).

Um Arten ethischer Zugriffsweisen auf den Diskursstrang „Geflügelfleisch" zu ermitteln, wurden verschiedene sprachliche Phänomene hinsichtlich ihres Kontextualisierungspotenzials betrachtet. Das dabei zugrunde gelegte methodische Paradigma der Kontextualisierung basiert auf einem reflexiven und dynamischen Kontextbegriff. Der Akzent wird hier auf die Hervorbringung interpretativer Kontexte durch sprachliche oder außersprachliche Elemente gelegt, sodass „im Hinblick auf Bedeutungsfixierungen, Metaphorisierungen und den Einsatz von Argumentationsstrategien von Kontextualisierung gesprochen werden muss" (Spieß 2011, S. 188 f.). Grundsätzlich können alle sprachlichen Oberflächenphänomene indexikalische Wirkung haben, das heißt als Kontextualisierungshinweise bestimmte Deutungsweisen anzeigen. Die Rahmungen liegen auf unterschiedlichen Ebenen: von der Ironie über Verständnisweisen/Lesarten bis hin zu soziokulturellen Hintergründen. Die Fragen, die die diskurslinguistische Untersuchung geleitet haben, werden im Folgenden genannt und erläutert:

- Wie werden das Nutztier Geflügel, seine Erzeugnisse und Lebensbedingungen sprachlich bezeichnet?
  Bezeichnungen haben kontextualisierende Wirkung („Henle", *„Chicken"*, „Masttier", „Geschöpf") und versehen Diskursbeteiligte und Diskursobjekte mit einem Deutungsrahmen. Auch ihre Einbettung in morphologische und syntaktische Konstruktionen („Massentierhaltung", „Massenhaltung von Hühnern") kann bestimmte semantische Merkmale hervorheben.

- In welchen Kontexten werden ethische Aspekte thematisiert?
  Zum einen interessieren typische Kontexte für die Gebrauchsmuster des Le-
  xems „Ethik", zum anderen das begriffliche Umfeld ethischer Argumentation.
  Als Kontextualisierungshinweise für ethische Argumentationen konnten Be-
  gründungsfiguren („artgerecht"/„tiergerecht"), metaphorische Rahmungen
  („Himmel"/„Hölle") und auffällige Bezeichnungen („empfindungsfähiges Geschöpf") gewertet werden.
- „Massentierhaltung" und „Tierquälerei" erwiesen sich im untersuchten Korpus
  als zentrale Topoi eines ethischen Konflikts, dessen Darstellungsweisen genauer betrachtet wurden. Der Fokus lag dabei auf der Frage, wie die Forderung
  nach Abschaffung von Massentierhaltung und Vermeidung von Tierquälerei
  verhandelt wird.

Bezeichnung der Diskursbeteiligten

In den Texten zeigt sich parallel zur antonymischen Relation „Tier" (339 *Token*[4])
– „Mensch" (62 *Token*) die komplementäre Beziehung „Fleisch" (299 *Token*) –
„Verbraucher" (71 *Token*), in der sich die Perspektive auf das Tier als Lebensmittel
einstellt.[5] Der Oberbegriff „Tier" tritt in Komposita als Erst- und Zweitglied auf
und wird als Patiens, auf das der Mensch einwirkt, präsentiert: „Nutztier", „Hob-
bytier", „Tiermast", „Massentierhaltung", „Tierhaltung". Ein Gegenbeispiel ist die
Subjektperspektive in „Tierrechte", paraphrasierbar als „Rechte des Tieres". Das
Mensch-Tier-Machtgefälle drückt sich in den generisch maskulinen Komposita
„Geflügelproduzent", „Fleischproduzent"/„Fleischexporteur", im Syntagma „Herr
der Hühner" sowie der Phrase „der Bauer füttert ‚seine Ungarinnen'" aus, in denen
sich auch traditionelle Geschlechterasymmetrien spiegeln.

In den komplexen Bezeichnungen, die die Lexeme „Geflügel" (101 *Token*),
„Hähnchen" (79 *Token*) oder „Huhn"/„Hühner" (116 *Token*) enthalten, werden
Verzehr- und Produktionskontexte aufgerufen: „Geflügelkonsum", „Geflügelfleisch", „Masthähnchen", „Geflügelmast", „Hühnerhaltung". In „Geflügelmast"
und „Massentierhaltung" wird das Tier an der sprachlichen Oberfläche sichtbar,
in anderen Fällen bleibt das Tier implizit wie in „Massenhaltung", „Massenställe",

---

[4] Unter „*Token*" werden in der quantitativen Linguistik alle Vorkommen eines „*Types*" verstanden. Als „*Type*" im Sinne einer abstrakten übergeordneten Einheit zählt hier das Lexem
„Tier" mit allen flexivischen Varianten und in allen Wortbildungen.

[5] Weitaus häufiger als von „Nahrungsmitteln" (5 *Token*) wird von Fleisch als „Lebensmittel"
(64 *Token*) gesprochen.

„Biomast", „Biobetriebe", „Mastplätze", „Mastdauer", „Zuchtkonzern", „Zucht-
projekt", „Schlachtanlage" oder „Schlachttermin".

Die Komposita und Wiederaufnahmen im Text weisen verschiedene Kontextualisierungen des Geflügels als Lebensmittel auf:

- kulinarisch („*Chicken*", „Hendle", „*Coq au Vin*", „Hühnchen", „Brust", „Portion"),
- medizinisch („Tierärzte", „Tierarznei", „Tierkrankheiten", „Tiermedizin", „be-
lastetes Fleisch", „Probe"),
- ökonomisch („Ware", „Fleischwaren", „Produkt", „Bestände", „Fleischerzeugnisse", „Billigprodukte", „Fleischwirtschaft", „Fleischproduktion", „Billigge-
flügel") oder
- biologisch-ökologisch („Ökofleisch", „Zweinutzungshühner", „Spezialkreatio-
nen", „Hybridhennen", „Hühnerrassen").

Die Akteure dieses Ausschnitts aus dem Ernährungsdiskurs werden hingegen identifiziert nach Alter, Geschlecht, Nationalität und Ernährungsstil, und auch ethische Positionen kristallisieren sich in den Rekurrenzen: „Erwachsene", „Männer",
„Frauen", „Kinder", „Kleine", „Test-Esser", „kranke Menschen", „Tester", „Kunden", „Passanten", „Verbraucher", „Fast-Food-Esser", „Konsumenten", „Tierschützer", „Deutsche", „Patienten", „Normalverbraucher", „Bürgerinitiativen",
„Umwelt- und Verbraucherschützer". Hinzu kommen Adressierungen durch
„man" und „wir" sowie metonymische Bezüge auf Körper, Gewissen, Immunsys-
tem, Nase, Appetit und Hände.

In den soziosituativen Kontextualisierungen der Diskursbeteiligten und -betrof-
fenen zeichnen sich die diskursiven Ereignisse (der Nachweis des Antibiotika-Einsatzes in der Tiermast usw.) und ihre Interpretation ab (Gesundheitsgefahr). Das
gehobene Stilregister der Bezeichnungen „geschundene Kreatur", „Lebewesen"
und „Geschöpf" versieht die Argumentation mit einer wertbezogenen, tierethischen Rahmung.

Ethische Figuren der Begründung und Rechtfertigung

Der Zeit-Kommentar „Grillfleisch mit Federn" mit der spitzen Nachfrage in der
Zusatzzeile „Kleine Frage ans Veterinäramt: Wie viele Hühner krepieren in überhitzten Ställen?" (Zeit Online 2012e), in dem Hühner als „empfindungsfähige Ge-
schöpfe" bezeichnet werden, empört sich mit drastischen Schilderungen über den
„gnadenlos langsamen" Hitzetod der Hühner in der Massentierhaltung und darü-

ber, dass das Veterinäramt nicht eingreift. Die ethische Schutzwürdigkeit des Tieres wird auf die besondere Situation an heißen Tagen begrenzt. Eine andere „eingeschränkte Ethik", die Konsumverzicht für ein halbes Jahr empfiehlt, findet sich
in einem SZ-Leserbrief vom 20.03.2012, in dem Hühner im Titel als „geschundene
Kreaturen" moralisiert werden: „Wir Konsumenten haben die Macht, auf solch ein
Fleisch zu verzichten, und wenn es zum Beispiel erst mal nur ein halbes Jahr wäre,
dann könnte sich was bewegen" (SZ 2012d).

Dass unter der Schlagzeile „Massentierhaltung" primär das Leid der Tiere
thematisiert wird, kommt nicht nur in diesen Beispielen, sondern im Gesamtkor-
pus vorwiegend in meinungsbetonten Textsorten vor. Ethische Positionen, die für
Tierschutz eintreten, werden textstrukturell als „Meinungskundgaben" gekenn-
zeichnet, eingebunden in die subjektive Perspektive eines Kommentars oder eines
Leserbriefs. Als charakteristisches Relevanzkriterium für den Themenbezug des
Kommentars gilt neben der (tagespolitischen) Hervorgehobenheit unter anderem
die Strittigkeit eines Themas (Ramge und Schuster 2001, S. 1707 f.). So kann auch
umgekehrt die Textsortenwahl als Kontextualisierungshinweis die Umkämpftheit
eines Themas anzeigen und (re)konstituieren. In den Presseberichten dagegen findet sich ein funktional verwandtes Verfahren, um Tierschutzargumente als Elemente eines emotional geführten Diskurses zu kontextualisieren: Sie werden in
direkter Rede wiedergegeben, das heißt in der für die Schriftpresse eher markierten
Zitierform, da hier die indirekte Rede die meistgenutzte Redewiedergabe ist (Burger 2005, S. 97, 104). Selbst eingebettete Zitatmarkierungen haben figurensubjek-
tivierende Wirkung:

> Weiger[6] rief Aigner[7] auf[,] dafür zu sorgen, dass die industrielle Tierhaltung „endlich
> zurückgedrängt" werde. (SZ 2012a)

> Die Agrarexpertin des BUND, Reinhild Benning, forderte, dass die Ministerin umfas-
> sende Daten über die Keimbelastung von Lebensmitteln erheben und offenlegen
> solle. „Hähnchen, Hühner, Schweine und Kälber leiden millionenfach unter inakzep-
> tablen Haltungsbedingungen und erkranken daran. Bekämen sie keine Antibiotika
> verabreicht, würden sie in vielen Fällen nicht bis zum Schlachten durchhalten. Selbst
> gesunde Tiere bekommen die Antibiotika, weil in der industriellen Tierhaltung in der
> Regel ganze Tierbestände damit behandelt werden", sagte Benning. (SZ 2012a)

> Bauernpräsident Gerd Sonnleitner verwies darauf, dass der Antibiotika-Einsatz in der
> Landwirtschaft bei steigender Produktion gesunken sei. Kranke Tiere müssten aber
> therapiert werden. „Alles andere wäre Tierquälerei." (Focus Online 2012)

---

[6] Hubert Weiger, Vorsitzender des Bund für Umwelt und Naturschutz Deutschland.

[7] Ilse Aigner, damalige Bundesministerin für Ernährung, Landwirtschaft und Verbraucherschutz.

> „Wenn Ministerin Aigner sich jetzt als Tierschützerin darstellt, dann ignoriert sie millionenfaches Tierleid, das aufgrund ihrer Untätigkeit und mit Hilfe von Subventionen aus ihrem Hause ganz legal in Großmastanlagen fortgesetzt werden kann", sagte die Bund-Expertin Reinhild Benning zu Reuters. Ähnlich äußerte sich der agrarpolitische Sprecher der Grünen-Fraktion, Friedrich Ostendorff. (Focus Online 2013a)

Die direkte Zitiertechnik wird nicht nur als Hinweis auf umstrittene Geltungsansprüche eingesetzt, sie kann durch die Einbettung in eine Fragesequenz auch dialogische Nähe und Überzeugungskraft im *recipient design* als besondere Adressatenorientierung entfalten. Im Kampf um die Deutungshoheit für artgerechte Haltungsbedingungen in der Geflügelmast werden die Ausführungen des Wiesenhof-Chefs Peter Wesjohann in einer Zeit-Reportage auf diese Weise in Abgrenzung von der diskreditierten „Extremforderung" ethisch legitimiert.

> Aber ist sie [die Haltung] auch artgerecht? Der Bankkaufmann mit BWL-Diplom und Praxiszeit an der Supermarktkasse wird energisch: „Wir sind tiergerecht!" Artgerecht sei freie Wildbahn, „da stirbt jedes zweite Tier". Bei ihm betrügen die „Abgänge" keine drei Prozent. Mit 1.600 Gramm Futter pro Kilo Fleisch sei die Ökobilanz zudem der ressourcenintensiven Biomast vergleichbar und die Bauernhofidylle sowieso Sozialromantik. „Unser Vieh hat Wasser, Futter, keine Leiden." Für grüne Extremforderungen „müsste man dem Huhn halb Deutschland überlassen". (Zeit Online 2013)

Die Inszenierung als ehrlicher, respektvoller Tierfreund, der sich den Anforderungen des Massenmarktes beugen muss, gipfelt in einer verdeckten Kritik am Verbraucherverhalten, aus der heraus Peter Wesjohann seinen Einsatz für Bioprodukte („Aber hey …") und seine „Verantwortung" moralisch („anständige Lebensmittel") und sympathisch verankern kann:

> Ganz zu schweigen vom echten Bioprodukt, das bleischwer im Kühlfach liege. „Aber hey", sagt Peter Wesjohann fast locker, „wir sind auf dem richtigen Weg." Ginge Wiesenhof darauf allein zu weit, stiege nur die Zahl billiger Importe von jenseits deutscher Tierschutzstandards. „Aber ich hab die Verantwortung, ein ordentliches Angebot für anständige, bezahlbare Lebensmittel zu machen." (Zeit Online 2013)

Wenn zu Beginn der Reportage der Umgang mit „unserem täglich Brot" durch eine Verbraucherstimme als „Hühnerhölle" imaginiert wird („Die Hühnerhölle, flüstert das Gewissen, sie liegt hier, beim Zulieferer"), die dann ein Zulieferer Wesjohanns als „Hühnerhimmel" umdeutet, bewältigt die religionsethische Rahmung hier eine ganz bestimmte kommunikative Aufgabe: Sie verspricht eine Lösung für den moralethischen Konflikt eines jeden Fleischessers, der „im Innern zerrissen" sein mag, wie später über den Wiesenhof-Chef zu lesen ist, der als „grübelnder Tierfreund im profitsüchtigen Aberwitz intensiver Agrarwirtschaft" sein (tierquälerisches) Tun jedoch als Zeichen von Verantwortung definiert. Die Reportage schließt mit dem elliptischen Kommentar der Gedankenrede „klingt oldenburgisch, boden-ständig, sorgsam", an die sich eine ironische Verarbeitung des Gewissenskonflikts anschließt: „Den Ammoniakgeruch muss man sich kurz wegdenken." Wem, wie dem Reporter im Hühnerstall, Ammoniakgeruch in die Nase steigt, der ist natür-lich nicht in der Lage, dieses Giftsignal gedanklich wegzuschieben. Doch genau in diesem Spannungsverhältnis zwischen wörtlicher Bedeutung, die nicht einfach gelöscht ist, und abgeleiteter Bedeutung liegt nach Ursula Oomen die Ironie. Das „Mehr" an Bedeutung der ironischen Äußerung „impliziert stets einen Verweis auf das Auseinanderklaffen von Erwartung und Wirklichkeit und damit auf eine Einstellung des Sprechers, mag es sich um Enttäuschung, Vorwurf oder Kritik han-deln" (Oomen 1983, S. 35). Der Text empfiehlt einen bestimmten Umgang mit den Gewissensbissen des Verbrauchers, schenkt ihnen Gehör (wörtliche Bedeutung), aber führt die Pragmatik des Faktischen als hegemoniale Vernunft vor, à la „Es ist nicht schön, aber wir alle wissen, dass es nicht anders geht!".

Ein Großteil der Gewissensberuhigungen erfolgt entlang der Aufklärung, Re-gelung, Dokumentation und der damit implizierten Wissenskonstitution zur Ver-ringerung gesundheitlicher Risiken.

Ein dialogischer Aufbau ist kennzeichnend für dieses Beruhigungsformat. „Kann ich guten Gewissens Fleisch essen?", steigt ein Focus-Bericht mit der Überschrift „Sterne für mehr Tierschutz: Neue Fleisch-Siegel vorgestellt" in den Lead-Text ein (Focus Online 2013b). In einem Hintergrundbericht aus dem SZ-Wissensressort werden Verbraucherängste durch Fragen als Zwischenüberschrif-ten formuliert („Ist es gefährlich, das kontaminierte Fleisch aus dem Supermarkt zu essen?", „In welchen anderen Lebensmitteln können resistente Keime enthalten sein?"; SZ 2012c). In der SZ-Landkreisausgabe verspricht eine Ernährungsbe-raterin im Interview die Risikominimierung durch Wissen und Information, und auch innerhalb der Berichte folgt auf durch Fragen formulierte Gesundheitsängste oft ein direktes Zitat als Beruhigung oder Handlungsempfehlung. Auch vage for-mulierte Konditionalgefüge mit „wer"- oder „man"-Subjekten („Wer mit Keimen behaftetes Fleisch isst, wird wahrscheinlich nicht davon krank", „müsse man von diesem Fleisch schon sehr viel essen, ehe die Rückstände problematisch werden", „wenn man befallenes Fleisch gründlich erhitzt, werden die darauf sitzenden Kei-me abgetötet"; SZ 2012c) suggerieren einfache Möglichkeiten zur individuellen Risikovermeidung. Sie verschieben oftmals tierethisch relevante Einstiege auf me-dizinische Aspekte des Fleischkonsums (z. B. Infektionsgefahr).

Es sei noch eine ethische Rechtfertigungsfigur erwähnt, in der ein Zeit-Kom-mentar den Lebensmittelskandal als „Ritual des modernen Massentieropfers" (Zeit Online 2012a) wertet. Auf die Massentierhaltung wird hiermit indirekt als Sünde Bezug genommen, um deren Vergebung das Opfer bittet.

Metaphorische Rahmung ethischer Alternativen: Nulllösung, Utopie, Sisyphos

Wenn Alternativen zur Massentierhaltung im Mediendiskurs metaphorisch als Vermeidung sündigen Verhaltens gefasst werden, kommt zwangsläufig der einzelne Büßer in den Blick. „Die Verbraucher sollten sich mit dieser Mogelpackung nicht abspeisen lassen", urteilt ein SZ-Kommentar über die politischen Reformpläne, die den Antibiotika-Einsatz in der Tiermast eindämmen sollen, und fordert (von jedem Einzelnen), „das System der Massentierhaltung infrage zu stellen" (SZ 2012b). In dem erwähnten Zeit-Kommentar ist der Vorwurf direkt an den Verbraucher gerichtet, das Problem der Massentierhaltung wird als Problem des Konsums ausgewiesen und individualisiert:

> Die Keime hingegen, die nun im Hühnerfleisch entdeckt wurden, bedrohen direkt die Konsumenten dieses Billiggeflügels – die Leute, die mit ihrer Nachfragemacht diese Art der Produktion überhaupt erst ermöglichen. Die toten Hähnchen hacken zurück, und sie treffen die Richtigen.

Wie bitte? Das sei doch sehr elitär, wer könne sich als Normalverbraucher denn bitte schön anständig produziertes Freilandgeflügel leisten? Die Antwort ist, dass jeder das kann und niemand es muss. Niemand muss überhaupt Fleisch essen, und wer Geld für dieses Luxusgut übrig hat, der kann sich auch Ökofleisch leisten – sofern er bereit ist, seinen Verbrauch zu halbieren. (Zeit Online 2012a)

Die „Lösung" des ethischen Konflikts der Massentierhaltung wird hier in Form von Ökofleisch als bekannt vorausgesetzt. Die Verhaltensänderung, so die Unterstellung, scheitert am Geiz. Auch ein SZ-Zeitungsbericht setzt dieses Argument ein, kontextualisiert durch eine Anekdote, die das Ausgangsthema – Leid durch Massentierhaltung – in der pädagogisierenden Exemplifizierung, mit der der Bericht auch schließt, verfremdet. Die Empörung („unfassbar") wird vom Tierleid („in Not") auf das Wissensdefizit eines Kindes – über die Herkunft der Milch – verschoben:

> Der BUND vertritt den Standpunkt, dass jedes billige Stück Fleisch Folgen hat: Menschen, Tiere und Umwelt in Not. Unmüßig von der Böll-Stiftung glaubt, dass sich die wenigsten Menschen Gedanken darüber machen, was da kaufen. Letztens sah sie ein Kind in Texas, das nicht wusste, wie eigentlich Milch hergestellt wird. Erst eine Smartphone-App brachte die bahnbrechende Erkenntnis. Das Kind scannte die Milch und stellte fest: Sie kommt aus der Kuh. „Das ist doch unfassbar", sagte Unmüßig. (SZ 2013)

Die diskursiven Wettkämpfe um Geltungsansprüche zeigen sich in eilfertigen, ins Vorwurfsgewand gekleideten Lösungen, in der Abwehrstrategie von Tierqualen durch thematische Verschiebung und in der textsortenbezogenen Kontextualisierung der ethischen Argumente. Sie zeigen sich nicht zuletzt in der Präsentationsweise von Alternativen zur Massentierhaltung. So erfolgt die ethische Rechtfertigung von Massentierhaltung im agonalen Zentrum des Ernährungsdiskurses oft über eine Ausschlusslogik. An einem Hintergrundbericht lässt sich zudem veranschaulichen, wie ein Moduswechsel innerhalb der indirekten Rede (vom Konjunktiv zum Indikativ) bestimmte Diskurspositionen (hier die industriellen Praktiken) legitimieren kann (als Beispiel für eine Kontextualisierung durch grammatische Mittel). Die Rechtfertigung des Antibiotika-Einsatzes wird im „neutralen" Zitiermodus des Konjunktivs I wiedergegeben („gebe", „müsse", „könne"), doch als die Position – gegen eine Abschaffung der Massentierhaltung – zusammengefasst wird, wechselt der Verbmodus in die Präteritalform des Indikativs („hielt"). Die Rückkehr zum Konjunktiv („würden", „habe", „werde") signalisiert im Weiteren den hohen Faktizitätsanspruch der referierten Fakten:

> Der Umweltverband BUND hatte gefordert, einen solchen Test (zur Ermittlung der Erreger) bereits vor dem Einsatz des ersten Antibiotikums vorzuschreiben, doch Bernhard Kühnle, Ministerialdirektor im Verbraucherschutzministerium, sagte am Dienstag in Berlin, es gebe Situationen, da müsse ein Tierarzt sofort etwas verschreiben und könne nicht erst vier Tage auf die Laborergebnisse warten. Auch von der Idee, die Massentierhaltung zu unterbinden, hielt er nichts. In manchen Betrieben mit 90.000 Hühnern würden weniger Antibiotika eingesetzt als in mittelgroßen Betrieben. Das habe eine Studie des nordrhein-westfälischen Agrarministeriums 2011 gezeigt. Man werde aber prüfen, ob es sinnvoll ist, dass Tierärzte anders als Humanmediziner Medikamente sowohl verschreiben als auch verkaufen dürfen. (SZ 2012c)

In drei Belegen aus Zeitungsberichten korreliert mit dieser Normalisierung der Massentierhaltung als Reaktion auf einen ethischen Konflikt die Konzessiv-Konstruktion „Zwar ..., doch ..." mit Tierschutzargumenten im konzessiven Satz („Zwar läge den Landwirten das Wohl der Tiere am Herzen, doch ..."). In drei Zeit-Reportagen werden zudem Alternativen zur Massenhaltung von Geflügel in unterschiedlichen Zusammenhängen als Radikallösung, als Utopie oder als ausgewegloses Unterfangen präsentiert:

> Für ihn persönlich gibt es nur die „Nulllösung": Abkehr von der Massentierhaltung, idealerweise eine vegane Lebensweise. Die Agrarindustrie habe längst alle ethischen Grenzen überschritten. (Zeit Online 2012b)

> Im Utopia von Kurt Schmidinger lebt man vegan. Fleisch, Milch und Eier sind tabu. (Zeit Online 2012d)

> Sisyphos im Stall: Wie ein Bauer aus Niedersachsen das ethische Dilemma der Hühnerindustrie lösen will (Zeit Online 2012c)

Das „ethische Dilemma" der zuletzt zitierten Titel- und Zusatzzeile wird dadurch definiert, dass sich die artgerecht gehaltenen Zweinutzungshühner, also Eier legende Hennen und Fleisch liefernde Hähne, als nicht wirtschaftlich erwiesen haben. Der Bauer wird in diesem journalistischen Porträt zum tragischen Helden des „eklatante[n] Widerspruch[s] zwischen genetisch optimierter Futterverwertung der Tiere und dem Respekt vor dem Geschöpf Huhn", das aufgrund seiner Unangepasstheit an die Bedürfnisse des Marktes wie ein Schöpfungsirrtum wirkt. In der Metaphorik des Laborversuchs gerät der ethische Umgang mit dem Nutztier zum gescheiterten Experiment. Im letzten, sprachlich mit Vagheit versehenen Absatz (Modalverben, modales Futur I, Wendung „es wird sich zeigen, ob") wird das Tierschutz-Engagement des Bauern als Sisyphosarbeit eines Unbelehrbaren dargestellt. Die grün gewaschen klingenden „Ethik-Eier" und die klischierte „heile Hühnerwelt" bagatellisieren das idealistische Projekt:

> Dass selbst für Ökobauern die Anforderungen der Lebensmittelproduktion und ihr ethischer Anspruch unvereinbar sein können, will Bauck aber nicht akzeptieren. Dieses Jahr plant er, mehrere Tausend Brüder seiner Hybridhennen aufzuziehen; kein Küken soll nach dem Schlüpfen für Eier auf seinem Hof sterben. Diesmal will Bauck auch seine Kunden einbeziehen und die Ethik-Eier drei Cent teurer vermarkten. Dann wird sich zeigen, ob den Käufern eine heile Hühnerwelt genauso viel wert ist wie dem Bauern. (Zeit Online 2012c)

Fazit

Wie eingangs mit der Annahme einer sprachlichen Verfasstheit diskursiven Wissens behauptet, bringen Medientexte soziale Wirklichkeit hervor. Der Anstieg des Geflügelfleisch-Konsums ist nicht zuletzt vor dem Hintergrund medialer Konstruktionen von Gesundheit, Körperbildern und Lebensmittelethik zu interpretieren. Der mediale Diskurs zum Geflügelfleisch, so das Ergebnis der vorliegenden diskurslinguistischen Untersuchung, liefert argumentative Strategien zur Rechtfertigung des Fleischkonsums als Teil des individuellen Ernährungshandelns. Thematisierungsweisen und Kontextualisierung ethischer Argumente weisen den umkämpften Diskurs zum Geflügelfleisch als Folie aus, auf der sich die Verdinglichung des essbaren Tieres argumentativ entfaltet. Wenn jedoch im ernährenden Selbst wie oben ausgeführt die Beziehung zum Gegessenen konstitutiv wird für die Subjektivität, dann geraten mit dieser Umgangsweise auch die Selbstverhältnisse in asymmetrische Bahnen, was sich möglicherweise in einer (imaginierten) Verfügungsmacht über den eigenen Körper ausdrückt.

Literatur

Bublitz, H., Kaldrack, I., Röhle, T., & Zeman, M. (2013). Einleitung. In H. Bublitz, I. Kaldrack, T. Röhle & M. Zeman (Hrsg.), *Automatismen – Selbst-Technologien* (S. 9–41) München.

Burger, H. (2005). *Mediensprache: Eine Einführung in Sprache und Kommunikationsformen der Massenmedien* (3. Aufl.). Berlin.

Busse, D. (2013). Linguistische Diskursanalyse. Die Macht der Sprache und die soziale Konstruktion der Wirklichkeit aus der Perspektive einer linguistischen Epistemologie. In W. Viehöver, R. Keller & W. Schneider (Hrsg.), *Diskurs – Sprache – Wissen. Interdisziplinäre Diskursforschung.* Wiesbaden.

Fix, U. (2008). *Texte und Textsorten – Sprachliche, kommunikative und kulturelle Phänomene.* Berlin.

Foucault, M. (2004). *Die Hermeneutik des Subjekts. Vorlesung am Collège de France (1981/1982).* Frankfurt a. M.

Habscheid, S. (2009). *Text und Diskurs.* Paderborn.

Jäger, M., & Jäger, S. (2007). *Deutungskämpfe. Theorie und Praxis Kritischer Diskursanalyse.* Wiesbaden.

Konerding, K.-P. (2009). Diskurslinguistik – eine neue linguistische Teildisziplin. In E. Felder (Hrsg.), *Sprache* (Heidelberger Jahrbücher Bd. 53) (S. 155–177). Berlin.

Lemke, H. (2010). Anderes-Selbst-Verkörpern. Bausteine einer gastrosophischen Anthropologie und Subjekttheorie. In N. M. Wilk (Hrsg.), *Esswelten: Über den Funktionswandel der täglichen Kost* (S. 43–58). Frankfurt a. M.

Link, J. (2006). Diskursanalyse unter besonderer Berücksichtigung von Interdiskurs und Kollektivsymbolik. In R. Keller (Hrsg.), *Handbuch sozialwissenschaftliche Diskursanalyse. Bd. 1: Theorien und Methoden* (2. Aufl., S. 407–430). Wiesbaden.

Oomen, U. (1983). *Ironische Äußerungen: Syntax – Semantik – Pragmatik. Zeitschrift für germanistische Linguistik, 11*(1), 22–38.

Ramge, H., & Schuster, B.-M. (2001). Kommunikative Funktionen des Zeitungskommentars. In J.-F. Leonhard, H.-W. Ludwig, D. Schwarz & E. Straßner (Hrsg.), *Medienwissenschaft. Ein Handbuch zur Entwicklung der Medien und Kommunikationsformen. 2. Teilband.* (S. 1702–1712). Berlin.

Spieß, C. (2011). *Diskurshandlungen. Theorie und Methode linguistischer Diskursanalyse am Beispiel der Bioethikdebatte.* Berlin.

Wilk, N. M. (2011). Snack Talk. Wie (funktionalisierte) Lebensmittel mit uns reden. In A. Ploeger, G. Hirschfelder & G. Schönberger (Hrsg.), *Die Zukunft auf dem Tisch. Analysen, Trends und Perspektiven der Ernährung von morgen* (S. 253–268). Wiesbaden.

Analysequellen

Focus Online. (2012). Antibiotika in der Massentierhaltung: Strengere Regeln für Tierärzte geplant. 10.01.2012. http://www.focus.de/gesundheit/ernaehrung/news/antibiotika-in-dermassentierhaltung-strengere-regeln-fuer-tieraerzte-geplant_aid_701134.html. Zugegriffen: 1. April 2014.

Focus Online. (2013a). Tierschutz in der Theke: Fleischlabel macht Hähnchen bis zu 40 Prozent teurer. 16.01.2013. http://www.focus.de/gesundheit/news/tid-29042/tierschutz-in-
der-theke-fleischlabel-macht-haehnchen-bis-zu-40-prozent-teurer-_aid_899630.html.
Zugegriffen: 1. April 2014.

Focus Online. (2013b). Ernährung: Sterne für mehr Tierschutz: Neue Fleisch-Siegel vorgestellt. 17.01.2013. http://www.focus.de/gesundheit/ernaehrung/geniessen/ernaehrung-
sterne-fuer-mehr-tierschutz-neue-fleisch-siegel-vorgestellt_aid_891576.html. Zugegriffen: 1. April 2014.

SZ [Süddeutsche Zeitung]. (2012a). Massentierhaltung: Hähnchenfleisch mit resistenten
Keimen verseucht. Wissen. 09.01.2012.

SZ. (2012b). Liebrich, S.: Die Hühner und der Saustall. Kommentar/Meinungsseite.
10.01.2012.

SZ. (2012c). Brust oder Keime? Warum Antibiotika-resistente Bakterien auf Geflügelfleisch
gefährlich sind, auch wenn der Verzehr nicht direkt krank macht. Hintergrundbericht/
Wissen. 11.01.2012.

SZ. (2012d). Geschundene Kreaturen. Leserbrief/Forum.

SZ. (2013). Biederbeck, M.: Fleischkonsum international – Deutschland, die Billigfleisch-
Weltmacht. Wirtschaft. 10.01.2013.

Zeit Online. (2012a). Drieschner, F.: Fleischskandale: Die Hähnchen hacken zurück. Umwelt. 12.01.2012. http://www.zeit.de/2012/03/P-Tierhaltung. Zugegriffen: 1. April 2014.

Zeit Online. (2012b). Etscheit, G.: Fleischwirtschaft: Die Mäster … haben den Turbo ein-
geschaltet – mit Praktiken, die Tierschützer entsetzen. Unternehmen. 28.02.2012. http://
www.zeit.de/2012/09/Fleisch-Maesten. Zugegriffen: 1. April 2014.

Zeit Online. (2012c). Reuter, B.: Geflügelzucht: Sisyphos im Stall. Umwelt. 14.03.2012.
http://www.zeit.de/2012/11/N-Huehnerzuechtung. Zugegriffen: 1. April 2014.

Zeit Online. (2012d). Habekuss, F.: Treibhauseffekt: Klimarechnung spricht für Tofu statt für
Rindersteak. Umwelt. 05.07.2012. http://www.zeit.de/wissen/umwelt/2012-07/klimakil-
ler-fleisch. Zugegriffen: 1. April 2014.

Zeit Online. (2012e). Sezgin, H.: Grillfleisch mit Federn: Kleine Frage ans Veterinäramt: Wie
viele Hühner krepieren in überhitzten Ställen? 27.08.2012. http://www.zeit.de/2012/35/
Huehner-Tod-Stall. Zugegriffen: 1. April 2014.

Zeit Online. (2013). Freitag, J.: Wiesenhof: Herr der Hühner. 10.01.2013. Wirtschaft. http://
www.zeit.de/2013/03/Gefluegelmast-Wiesenhof-Peter-Wesjohann. Zugegriffen: 1. April
2014.

Nicole M. Wilk ist Juniorprofessorin für Germanistische Sprachwissenschaft an der Universität Paderborn. Ihre Arbeitsschwerpunkte sind: multimodale Grammatik, Medienlinguistik,
Semiotic-Landscape-Forschung, Kultursemiotik (insbesondere des Essens). Sie ist assozi-
iertes Mitglied des DFG-Graduiertenkollegs „Automatismen" an der Universität Paderborn.

Soziale Netzwerke und das Problem mit der Ethik

17

Markus Schreckhaas

> *We're becoming a society with a higher distance*
> *between us and the consequences of our actions*
> *(Ariely 2012, S. 2)*

Mithilfe der vorangegangenen Beiträge wurden bereits tiefere Einblicke in die normativen Grundmuster menschlichen Verhaltens gewonnen, aus denen sich unsere Vorstellungen von Moral und Ethik konstituieren, und es konnten ihre Wirkungsweisen im Spannungsfeld zwischen Bedürfnis, Verlangen und erstrebenswertem Handeln näher beleuchtet werden (s. etwa Kofahl, Winterberg und Trummer im vorliegenden Band).

Sicherlich ließe sich im Zuge der Debatten um ethische Ernährung als ein Zwischenfazit unter anderen festhalten, dass im Phänomen der kognitiven Dissonanz der menschlichen Psyche der neuralgische Punkt in unserem komplexen System der heutigen Ess- und Trinkkultur auszumachen ist und dass dieser Punkt in Zukunft verstärkt in den Fokus gerückt werden sollte, um die Diskrepanz zwischen „Wollen" und „tatsächlichem Handeln" voll zu erfassen. Letztlich greift Arthur Schopenhauers Sichtweise auf den Menschen bei den meisten aktuellen Ernährungsdebatten auch heute grundsätzlich noch: „Der Mensch kann tun, was er will,

M. Schreckhaas (✉)
Institut für Information und Medien, Sprache und Kultur; Lehrstuhl für Vergleichende Kulturwissenschaft, Universität Regensburg,
Regensburg, Deutschland
E-Mail: markus.schreckhaas@ur.de

© Springer Fachmedien Wiesbaden 2015
G. Hirschfelder et al. (Hrsg.), *Was der Mensch essen darf,*
DOI 10.1007/978-3-658-01465-0_17

er kann aber nicht wollen, was er will."[1] Münzen wir diesen Satz frei auf die Suche nach der Ethik in der gegenwärtigen Ernährung um, so ließe sich sagen, dass wir in einer Gesellschaft leben, die zwar wie selbstverständlich mehrheitlich das Leid der tierischen Mitgeschöpfe auf ein Minimum reduzieren möchte, aber eben nur solange der Preis für ein Kilogramm Hackfleisch im unteren bis mittleren einstelligen Euro-Bereich liegt.

Das „tatsächliche Handeln" soll im folgenden kurzen Beitrag daher im Fokus stehen, denn aus kulturwissenschaftlicher Perspektive steht – wie letztlich immer – der handelnde Mensch im Zentrum der Betrachtung, und zwar hier in einem besonderen Raum, nämlich den virtuellen sozialen Netzwerken (VSN).

Unbestritten ist, dass die sozialen Netzwerke seit der allmählichen Entwicklung des Web 2.0 seit etwa 2002 zu den erfolgreichsten Kommunikationsplattformen gehören, die das Netz hervorgebracht hat.[2] Es sind beispielsweise Plattformen wie die Videoportale YouTube oder Vimeo, die mittlerweile einen sehr hohen allgemeinen Bekanntheitsgrad besitzen, und es kann davon ausgegangen werden, dass die meisten User hier schon ihre virtuellen Fußspuren hinterlassen haben.[3] Eine repräsentative Umfrage zum Nutzerverhalten in Deutschland, Österreich und der Schweiz, erschienen im April 2013, zeigt zudem, dass Business-Netzwerke wie Xing oder LinkedIn von einem beachtlichen Teil der befragten Teilnehmer über ein individuelles Profil genutzt werden, nämlich zu 69 beziehungsweise 43 % (Kirch 2013). Als offizielle Zahl nennt Xing für den deutschsprachigen Raum 6,5 Mio. Mitglieder im zweiten Quartal 2013 (Xing 2013), LinkedIn verzeichnet aktuell über 4 Mio. Mitglieder (LinkedIn 2014). Prominentestes Beispiel für ein VSN ist aber sicherlich das weltweit größte soziale Netzwerk Facebook. Als sich das Nachrichtenmagazin Der Spiegel im Mai 2012 mit einer Titelstory diesem Phänomen widmete, hatte das Netzwerk bereits 901 Mio. aktive User weltweit; aktuell sind es circa 1,2 Mrd. (Der Spiegel 2012b; Facebook 2013). Also mindestens jeder siebte Mensch ist über irgendeine soziale Applikation virtuell vernetzt. Diese enormen Zahlen lassen den Schluss zu, dass sich sämtliche Strukturen – also eben auch kulturelle Äußerungen bezüglich Ethik und Moral – „realer" Gesellschaften eben-

---

[1] Die gängige Verkürzung beruht auf dem Originalzitat: „Du kannst thun was du willst: aber du kannst, in jedem gegebenen Augenblick deines Lebens, nur Ein Bestimmtes wollen und schlechterdings nichts Anderes, als dieses Eine" (Schopenhauer 1977, S. 62 f.).

[2] Das Web 2.0 zeichnet sich wesentlich durch ein Bereitstellen unterschiedlichster Interaktionsmöglichkeiten für die User aus, wodurch es heute sehr einfach geworden ist, eigene Inhalte im Internet zu veröffentlichen. Zur Entstehungsgeschichte des Web 2.0: Ebersbach et al. 2011, S. 25 ff. sowie Szugat et al. 2006, S. 13 ff.

[3] Laut der offiziellen Statistik seitens des Internet-Videoportals YouTube konsumieren monatlich über 1 Mrd. Menschen mehr als 6 Mrd. Stunden Videomaterial (YouTube 2014).

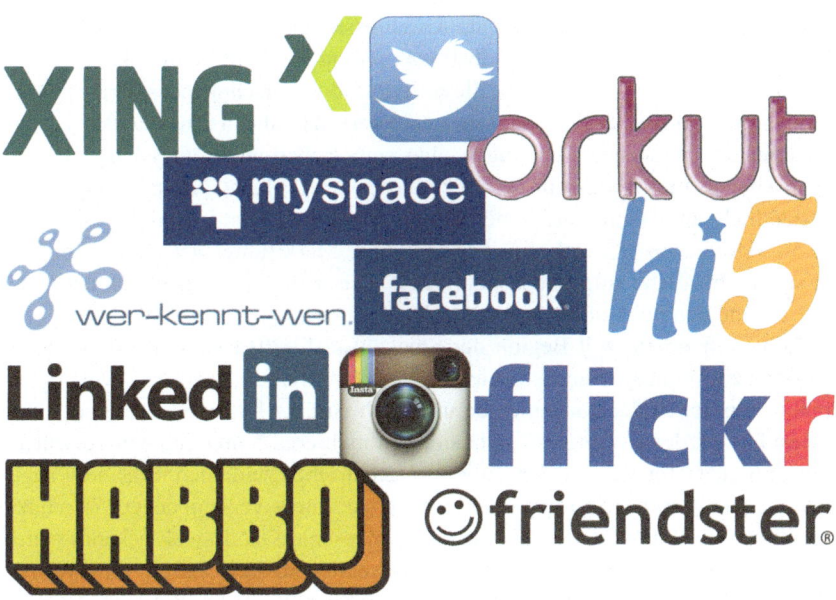

Abb. 17.1   Kollage der Logos virtueller sozialer Netzwerke. (Quelle: eigene Darstellung)

falls in VSN (Abb. 17.1) abbilden und somit in besonderem Maße als kulturwissenschaftliche Quelle verstanden werden können, was im Rückschluss wiederum
konkrete Fragen nach den Aushandlungen von Themen ethischer Tragweite aufwirft und zulässt.

Der Fall Wiesenhof am Beispiel einer Facebook-Protestgruppe

Eine Annäherung an das Forschungsfeld fällt zunächst etwas schwer, da bisher
keine Langzeitstudien vorliegen; denn globale VSN existieren erst seit etwa einem
Jahrzehnt, so ist Facebook erst seit 2006 öffentlich frei zugänglich. Zudem bereitet
die außerordentliche Schnelllebigkeit und Dynamik im Web 2.0 gewisse Schwierigkeiten, den Gegenstand wissenschaftlich konkret zu erfassen – letztlich lässt
sich im Rahmen einer kleinen Sozialstudie nur von einer Momentaufnahme sprechen. Adäquate fachlich-kulturwissenschaftliche Sekundärliteratur ist im Hinblick
auf die Ethik in VSN quasi nicht vorhanden; qualitative Untersuchungen, darunter

oftmals unveröffentlichte universitäre Abschlussarbeiten, rücken eher die Begriffe „Identität", „Erinnerung" oder „Selbstinszenierung" in den Mittelpunkt.[4]

Daher möchte ich an dieser Stelle aufgrund des Forschungsdesiderates einerseits und der Aktualität der Netzwerke andererseits anhand eines konkreten und prominenten Fallbeispiels aufzeigen, wie sich Äußerungen eines letztlich ethischen Themas im VSN manifestieren können, wobei folgende Betrachtung selbstverständlich nur als ein sehr kleiner Ausschnitt zu verstehen ist. Im Zentrum steht die Diskussion um Wiesenhof – den deutschen Marktführer bei Geflügelfleisch, der sich nicht zuletzt aufgrund seiner höchst kritischen öffentlichen Wahrnehmung eignet – und den Fußballverein SV Werder Bremen.

Zum Sachverhalt: Mit Beginn der Spielzeit 2012/2013 ist Wiesenhof Hauptsponsor beim Fußball-Bundesligisten SV Werder Bremen geworden. Dies rief in erheblichen Teilen der Fangemeinde und auch darüber hinaus Unmut und lauten Protest hervor, denn Wiesenhof sieht sich seit mehreren Jahren mit den Vorwürfen konfrontiert, Tierquälerei in den Zuliefermastbetrieben zu dulden. Eine breit angelegte mediale Berichterstattung und Kampagnen seitens verschiedener Tierschutzorganisationen führten dazu, dass die Causa Wiesenhof landesweit bekannt wurde und sich skandalisierende Beiträge über Wiesenhof im Bewusstsein größerer Bevölkerungskreise verankerten (ARD 2010; Der Spiegel 2012a; PETA 2013).

Die Reaktionen der Werder-Fans ihrerseits lassen ebenfalls klar erkennen, dass hier ein kritisches Bewusstsein deutlich zum Tragen kommt. Diese Feststellung ist wichtig, denn genau aus diesem Bewusstsein heraus, genau durch diese Diskurse entsteht normatives Verhalten. Hieraus rekrutieren sich Verhaltensregeln und -kodizes, die nur praktikable Anwendung finden können, wenn sie in ein allgemein verstandenes und akzeptiertes Wertesystem eingebettet werden, also möglichst schon seit der frühen Enkulturationsphase reflektiert wurden. Zudem ist genau in dieser Debatte die psychologische Stellgröße Moral von zentraler Bedeutung, die ja ohne kulturelle Lernprozesse für das Individuum gar nicht zu begreifen ist.[5] Bei der vorliegenden Untersuchung handelt es sich also um die Betrachtung einer begrenzten sozialen Gruppe, nämlich vornehmlich SV Werder Bremen-Anhänger, im zeitlichen Rahmen von Beginn der Spielzeit 2012/2013 bis Anfang 2014; zudem beschränkt sich die Betrachtung auf den besonderen Raum des VSN Facebook, in welchem sich der Diskurs niedergeschlagen hat.

---

[4] Hierzu als neuere qualitative Studien zu Nutzertypologisierung und Nutzerverhalten: Schröder 2009; Kneidinger 2010; Wieland 2010; Breul 2011; Haider 2012

[5] Besonders die Arbeiten der Entwicklungspsychologen Jean Piaget und Lawrence Kohlberg haben die Zusammenhänge zwischen kognitiver Entwicklung und moralischem Urteilsvermögen bei Kindern aufgezeigt (Kohlberg 1974; Piaget 1976).

Ein Facebook-Thread[6] und seine Dialektik

Unmittelbar nach Bekanntgabe der Zusammenarbeit zwischen Wiesenhof und dem SV Werder Bremen wurde bei Facebook eine offene Gruppe gegründet, die den Titel „Wiesenhof als Werder-Sponsor? – Nein, danke" trägt. Die Seite ist seit dem 8. August 2012 online und wurde seitdem über17.100-mal geliked[7] und in circa 1500 anderen Foren, Diskussionen und Profilseiten auf Facebook verlinkt[8] oder erwähnt (Facebook 2012). Wie oft diese Seite statistisch tatsächlich angeklickt wurde, ist nicht nachvollziehbar, aber aufgrund der eben genannten Zahlen lässt sich doch auf eine beachtliche Resonanz schließen. Die zum Zeitpunkt des Abschlusses dieser Untersuchung letzten Kommentare auf der Seite wurden im Dezember 2013 abgegeben. Angesichts dessen zeigt sich, dass das Kommunikationsangebot der virtuellen Protestgruppe seit nunmehr rund eineinhalb Jahren genutzt wird. Auf dieser Protestseite ist also jeder Facebook-User dazu berechtigt – auch diejenigen, die keine SV Werder-Fans sind –, einen Kommentar zu veröffentlichen oder Bilder und Verlinkungen zum Thema zu hinterlegen, die wiederum von anderen Usern kommentiert werden können.

Diese Grundlagen stellen die Eckpfeiler dar, hier entsteht die Diskussion. Doch wie zielführend lässt sich auf dieser Plattform tatsächlich diskutieren? Werfen wir einen genaueren Blick auf einen derartigen Diskussionsstrang: Am 24. September 2012 erschien im Wirtschaftsteil der Frankfurter Allgemeinen Zeitung (FAZ) ein vom Wirtschaftsredakteur Jan Grossarth geführtes Interview mit Peter Wesjohann, dem Chef des Geflügelkonzerns Wiesenhof. Wesjohann konnte sich in diesem Gespräch zu den kritischen Konfrontationen und dem bisweilen ambivalenten Verhalten der Verbraucher äußern (FAZ 2012). Zwei Tage später wurde dann ein entsprechender Thread auf der Anti-Wiesenhof-Seite bei Facebook eingestellt, der einen Link zur entsprechenden Online-Ausgabe der FAZ beinhaltete. Darunter war zu sehen, dass der Beitrag 185-mal geliked wurde und 69 Kommentare verfasst wurden, von denen hier exemplarisch drei genauer herausgegriffen werden sollen (Abb. 17.2).

Der erste Kommentar wurde bereits nach zwei Minuten verfasst, Christian Z. schreibt darin: „Und dem Typen fehlt bei soviel Geld einfach das Hirn" (Facebook 2012). Über Ausdrucksweise und Satzbau hinweggesehen fällt zumindest auf, dass

---

[6] Mit dem Begriff „Thread" wird die Abfolge eines Diskussionsstranges in VSN bezeichnet.

[7] Mit der „Like"- beziehungsweise „Gefällt mir"-Funktion kann der User seine Unterstützung und Zustimmung zu einem Beitrag ausdrücken.

[8] Mit einer Verlinkung machen die User den Beitrag für andere Benutzer sichtbar, indem sie ihn weiterverbreiten.

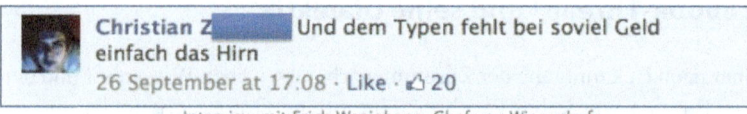

Interview mit Erich Wesjohann, Chef von Wiesenhof:

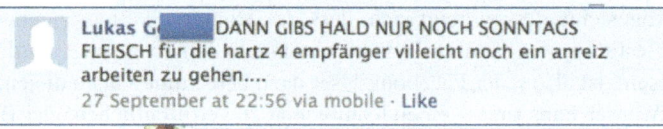

Abb. 17.2 Kommentare Anti-Wiesenhof-Seite auf Facebook. (Quelle: Facebook 2012)

sich dieser erste Kommentar noch direkt auf den Wiesenhof-Chef Wesjohann und das Interview bezieht.

Der zwölfte Kommentar folgt bereits nach acht Minuten: „nur kann man aber nicht von heute auf morgen erwarten, dass jeder zum vegetarier wird. Das ist ein langer, persönlicher erfahrungsprozess. deswegen: Wiesenhof und andere Riesenmäster meiden, sich informieren woher das Fleisch kommt! (auch wenn ich da mal zu viel von dem durchschnittsbürger wohl erwarte…leider)", schreibt Grazia A. (Facebook 2012).[9] Auch wenn ihr Vertrauen in den „Durchschnittsbürger" getrübt scheint, bereichert diese Userin die Diskussion doch in Form einer konkreten Handlungsempfehlung – um das Interview selbst geht es schon gar nicht mehr.

Im weiteren Verlauf lösen sich die Beiträge dann immer weiter vom thematischen Bezug auf das Interview und dessen Inhalt. So ist im 66. Kommentar zu lesen: „DANN GIBS HALD NUR NOCH SONNTAGS FLEISCH für die hartz 4 empfänger vielleicht noch ein anreiz arbeiten zu gehen…", so der Beitrag von Lukas G. (Facebook 2012). Diese Aussage ist zum einen bedenklich, weil Lukas G. hier circa 4,5 Mio. Menschen (Statista 2014) grob diffamiert, zum anderen ist sie

---

[9] Orthografische Fehler in diesem und den folgenden Zitaten aus Internetquellen stammen von deren Verfassern und wurden in ihrer originalen Schreibung belassen.

auch inhaltlich völlig losgelöst vom Thema und bezieht sich nicht auf einen vorhergegangenen Kommentar zurück. Offensichtlich lässt es dieser Raum also zu, dass Diskurse ohne das Ziel einer abschließenden Synthese geführt werden, womöglich ist hierzu die Kapazität *qua natura* gar nicht gegeben.

VSN und die Ethik

Dieser kurze Einblick soll genügen und ich erlaube mir, folgende Schlüsse zu ziehen:

1. Komplexe Sachverhalte können in VSN nicht zielführend diskutiert werden, weil zu viele Akteure nicht auf eine dazu notwendige inhaltliche Kompetenz zurückgreifen können. Sicherlich ist der wenig stringente Ablauf im Umgang mit diesem Thema auch der Tatsache geschuldet, dass es im vorliegenden Fall der Protestgruppe keine administrative moderierende Kraft gibt, die durch solch einen Diskurs leiten könnte. Dennoch sollte anerkannt werden, dass Themen von ethischer Relevanz überhaupt besprochen werden und die „basisdemokratische" Netzgemeinde in einem wenig reglementierten Raum versucht, ihrem Mitteilungsbedürfnis Ausdruck zu verleihen. Ebenso ist zu berücksichtigen, dass in einem offenen Forum auch User agieren, die vielleicht gar nichts zur eigentlichen Diskussion beitragen wollen; das können User sein, die möglicherweise bereits von vorneherein mithilfe eines gefälschten Profils agieren und von einer „falschen Fassade" Gebrauch machen, sodass Sanktionen dann eben keinen reellen Effekt erzielen. In einem kleinen, privaten und geschlossenen Netzwerk könnte dieses Verhalten eher ausgeschlossen werden, denn alle Akteure wären bekannt und müssten bei Fehlverhalten mit negativen Konsequenzen rechnen. Es gibt dabei noch einen weiteren Faktor, der das Verhalten beeinflussen würde: Der Verstoß gegen gegebene Verhaltensnormen kann Scham evozieren. Es ist genau diese Peinlichkeit, der User in einem kleineren privaten Netzwerk nicht begegnen wollen und weswegen sie sich eher korrekt verhalten würden (Landweer 1999, S. 37, 125). Die Eingeschränktheit und damit auch der Nachteil eines kleinen geschlossenen Netzwerkes besteht allerdings darin, dass das Partizipationsangebot nur für eine exklusive, überschaubare Gruppe bereitsteht, womit zwar komplexe Sachverhalte zielführender diskutiert werden können, aber die besonders hohe Breitenwirkung, wie sie durch VSN erzielt werden, ist nicht gegeben, was direkt zu Punkt 2 führt.
2. Inhalte können in kürzester Zeit Millionen von Menschen erreichen, und zwar immer auch gleichzeitig mit dem Angebot, zu partizipieren und zu diskutieren.

Genau das macht diese Strukturen für Wissenschaft, Wirtschaft sowie anderweitige Interessenvertreter gleichermaßen interessant und es gilt zu erkennen:
Überall dort, wo es letztlich darum geht, Informationen zu erfassen, um Wissen
zu generieren und diese Inhalte dann auch unter Anteilnahme der Öffentlichkeit zu diskutieren – sei es initiiert durch eine Hochschule, ein privates Institut,
eine Stiftung oder ein Unternehmen aus der Lebensmittelbranche –, sollten die
Kommunikationsmechanismen von VSN erkannt und auf ihre Nutzbarkeit hin
geprüft werden.

„Kleine-Welt"-Hypothese

Im Zuge einer dezidierten Beschäftigung mit den menschlichen Formen der Kommunikation – und das stets neue Aushandeln ethischer Werte ist immer ein Akt der
Kommunikation – stößt man fast unweigerlich auf die „Kleine-Welt"-Hypothese
des Sozialpsychologen Stanley Milgram (1967). Vom Soziologen Duncan J. Watts
weiterentwickelt und in die Informatik überführt besagt diese, dass jeder Mensch
über maximal sechs weitere Personen (Knotenpunkte) mit jedem beliebigen Menschen auf der Welt in Verbindung steht (1999). 2003 konnte diese Hypothese tatsächlich untermauert werden, indem der E-Mail-Verkehr von 60.000 Probanden
aus 166 Ländern ausgewertet wurde (Holzer 2005, S. 319 f.; Ebersbach et al. 2011,
S. 97 ff.). Wenngleich sich schlagkräftige Argumente gegen diese Theorie anbrin-
gen lassen, wie zum Beispiel eine nur sehr schwache Bindung zu flüchtigen Bekannten (Zufallsbekanntschaften, sogenannte *weak ties* im Gegensatz zu *strong
ties*) oder die sehr geringe Rücklaufquote bei manchen „Kleine-Welt"-Experimen-
ten (Kneidinger 2010, S. 100 ff.) und sie letztlich nur bedingt auf eine „globale Ver-
gesellschaftung" (Holzer 2005, S. 320) verweisen, so kommen die VSN trotzdem
einer Beobachtung eben jenes Phänomens doch sehr nahe. Vor allem unter Berücksichtigung der Tatsache, dass alleine ein Netzwerk über eine Milliarde Teilnehmer
zählt, wird das Kommunikationspotenzial aufgrund von Quantität und schneller
Weitergabe von Informationen evident.

Vergleichbare Fälle: kein Protest

Es gibt aber noch einen weiteren Faktor, der – abseits technischer Rahmenbedingungen und agitativer Verhaltensweisen in einem sanktionsfreien Raum – Fragen
nach dem ethischen Empfinden einer offenen Netz-Community aufwirft. Nämlich
die Tatsache, dass sich bestimmte Gruppen formieren, um gegen ethische Miss-

stände zu protestieren, jedoch bei eigentlich vergleichbaren Reizthemen parado-
xerweise ein Protest ausbleibt. Bei einem kurzen Blick auf die Hauptsponsoren
des SV Werder Bremen in den letzten Jahre vor der Verpflichtung von Wiesenhof
scheint das Verhalten der Community auf den ersten Blick wenig nachvollziehbar:
Das Textilunternehmen KiK war drei Jahre lang Hauptsponsor, gefolgt von
der Citibank, zuletzt Targobank. Hier hat sich in den sozialen Netzwerken kein
Protest entwickelt, obwohl KiK damals wie heute im Verdacht steht, Textilien in
Asien zu menschenunwürdigen Bedingungen produzieren zu lassen (Der Spiegel
2009; NDR 2011). Die Citibank/Targobank wird dagegen von Experten wegen
aggressiver Verkaufsmethoden kritisiert – ist doch die Citibank als eine der größten
Banken weltweit Vertreterin einer rigorosen Kreditvergabepolitik nach amerikanischem Muster und das eben inmitten der weltweiten Finanzkrise (ARD 2006). Wie
gesagt: Kein empörtes Rühren der Netzgemeinde. Dieses Phänomen ist im vorliegenden Fall erst seit der Kooperation mit einem Unternehmen, das von intensiver
Masttierhaltung lebt, zu konstatieren. Es liegt also ein interessanter Befund vor,
der den Schluss zulässt, dass sich die Lebensmittelbranche offensichtlich hervorra-
gend dazu eignet, skandalisiert zu werden. Arbeiten Näherinnen und deren Kinder,
wie etwa in Bangladesch, zu menschenunwürdigen Bedingungen, so scheint dies
(möglicherweise auch aufgrund der geografischen Distanz) nicht die Aktivierungs-
energie zu generieren, um einen größeren Protest in sozialen Netzwerken auszu-
lösen.

Fazit

Zusammenfassend ist also herauszustellen, dass sich große VSN nur bedingt eignen, um komplexere Sachverhalte von ethischer Tragweite zu diskutieren. Gleichwohl soll betont werden, dass sie dennoch als Chance und Katalysator zu begreifen
sind, um Botschaften und Informationen – also letztlich bereits vorhandenes Wissen – zu kommunizieren. Fest steht: Körperschaften, die Wert auf eine moderne
Öffentlichkeitsarbeit legen, müssen mit den Kommunikationsmustern in VSN vertraut sein, besonders wenn Themen global gedacht werden und einen größeren
Kreis von Menschen erreichen sollen. Gerade hier gilt es auch zu erkennen, dass
Millionen von *Digital Natives*[10], etwa aus den aufstrebenden BRICS-Staaten aber
auch aus künftig mächtigen Wirtschaftsnationen wie Angola oder Indonesien, in-

---

[10] Mit dem Begriff werden diejenigen Personen beziehungsweise Generationen bezeichnet,
die bereits mit einem selbstverständlichen Umgang mit digitalen Medien aufwachsen oder
aufgewachsen sind.

mitten einer vom schnellen Wandel geprägten „Zweiten Moderne" (Götz und Wittel 2000, S. 126 f.) diese Kommunikationskanäle unmittelbar für sich erschließen werden. Es ist und bleibt also wie immer in der Kultur absolut dynamisch und deshalb auch absolut spannend.

Literatur

Ariely, D. (2012). *The (honest) truth about dishonesty*. London.
Breul, C. (2011). *„In Gedenken an und Rest in Peace".* Eine kulturwissenschaftliche Untersuchung zum Umgang mit Tod und Trauer in Digitalen Sozialen Netzwerken am Beispiel des VZ-Netzwerkes Facebook. Unveröffentlichte Magisterarbeit. München.
Ebersbach, A., Glaser, M., & Heigl, R. (2011). *Social Web*. Konstanz.
Götz, I., & Wittel A. (2000). *Arbeitskulturen im Umbruch. Zur Ethnographie von Arbeit und Organisation*. Münster.
Haider, J. (2012). *Facebook – Eine Nutzertypologie*. Hamburg.
Holzer, B. (2005). Vom globalen Dorf zur kleinen Welt: Netzwerke und Konnektivität in der Weltgesellschaft. *Zeitschrift für Soziologie. Sonderheft „Weltgesellschaft", 2005,* 314–329.
Kneidinger, B. (2010). *Facebook und Co. Eine soziologische Analyse von Interaktionsformen in Online Social Networks*. Wiesbaden.
Kohlberg, L. (1974). *Zur kognitiven Entwicklung des Kindes*. Frankfurt a. M.
Landweer, H. (1999). *Scham und Macht. Phänomenologische Untersuchungen zur Sozialität eines Gefühls*. Tübingen.
Milgram, S. (1967). The small world problem. *Psychology Today, 2,* 60–67.
Piaget, J. (1976). *Das moralische Urteil beim Kinde*. 2. Aufl. Frankfurt a. M.
Schopenhauer, A. (1977). *Preisschrift über die Freiheit des Willens*. (Erstveröffentlichung 1839) Zürich.
Schröder, F. (2009). Trauerkultur im Internet. *Die Virtualisierung des Gedenkens in kulturwissenschaftlicher Perspektive*. Unveröffentlichte Magisterarbeit. Bonn.
Szugat, M., Gewehr, J. E., & Lochmann, C. (2006). *Social Software*. Frankfurt a. M.
Watts, D.J. (1999). *Small worlds. The dynamics of networks between order and randomness*. Princeton.
Wieland, A. (2010). *Facebook: Eine neue Form von Sozialkapital?* Unveröffentlichte Magisterarbeit. Freiburg.

Weitere Quellen

ARD [Arbeitsgemeinschaft der öffentlich-rechtlichen Rundfunkanstalten der Bundesrepublik Deutschland]. (2006). Plusminus: Citibank – Restschuldversicherung lässt Kreditkosten explodieren. 12.10.2006.
ARD. (2010). Report Mainz: Tierquälerei bei Wiesenhof? Wie Hühner in dem Vorzeigeunternehmen leiden müssen. 11.01.2010. http://www.swr.de/report/-/id=233454/nid=233454/did=5704260/12b5221/. Zugegriffen: 30. Okt. 2013.

Der Spiegel. (2009). Klawitter, N.: Handel: Wie teuer ist billig? 26.09.2009. http://www.
    spiegel.de/spiegel/a-651460.html. Zugegriffen: 14. Jan. 2014.
Der Spiegel. (2012a). Protest-Trikots gegen Wiesenhof. 20.08.2012. http://www.spiegel.de/
    spiegel/print/d-87818602.html. Zugegriffen: 14. Jan. 2014.
Der Spiegel. (2012b). Titel: 901 Millionen Menschen gefällt das: Warum eigentlich?
    07.05.2012. http://www.spiegel.de/spiegel/print/d-85586231.html. Zugegriffen: 14. Jan.
    2014.
Facebook. (2012). Werder-Fans gegen Wiesenhof. 08.08.2012. https://www.facebook.com/
    Allez.Werder.Fans.Gegen.Wiesenhof?fref=ts. Zugegriffen: 3. Jan. 2014.
Facebook. (2013). Investor Relations. Facebook reports third quarter 2013 results.
    30.10.2013. http://investor.fb.com/releasedetail.cfm?ReleaseID=802760. Zugegriffen:
    14. Jan. 2014.
FAZ [Frankfurter Allgemeine Zeitung]. (2012). Wiesenhof-Chef Wesjohann: „Den Men-
    schen fehlt einfach das Geld fürs Bio-Huhn". 24.09.2012. http://www.faz.net/aktuell/
    wirtschaft/unternehmen/wiesenhof-chef-wesjohann-den-menschen-fehlt-einfach-das-
    geld-fuers-bio-huhn-11900673-p2.html. Zugegriffen: 14. Jan. 2014.
Kirch, N. (2013). Auswertung der Jahresumfrage Social Media Statistik. 07.04.2013. http://
    www.socialmediastatistik.de/auswertung-der-jahresumfrage-social-media-statistik/. Zu-
    gegriffen: 14. Jan. 2014.
LinkedIn. (2014). About LinkedIn. Im Internet: http://de.press.linkedin.com/about. Zuge-
    griffen: 12. Jan. 2014.
NDR [Norddeutscher Rundfunk]. (2011). Panorama – Die Reporter: Die KIK-Story.
    02.04.2011.
PETA [People for the Ethical Treatment of Animals]. (2013). Der Wiesenhof-Skandal 2012.
    http://www.peta.de/wiesenhof. Zugegriffen: 31. Okt. 2013.
Statista [Das Statistik-Portal]. (2014). Hartz IV: Leistungsempfänger von Arbeitslosengeld II
    und Sozialgeld im Jahresdurchschnitt von 2005 bis 2014. http://de.statista.com/statistik/
    daten/studie/242062/umfrage/leistungsempfaenger-von-arbeitslosengeld-ii-und-sozial-
    geld/. Zugegriffen: 31. März 2014.
XING. (2013). Pressemitteilung: XING zeigt beschleunigtes Wachstum im zweiten Quartal
    2013. https://corporate.xing.com/no_cache/deutsch/presse/pressemitteilungen/pressemit-
    teilungen-detailansicht/article/pressemitteilungbr-11/572/. Zugegriffen: 12. Jan. 2014.
YouTube. (2014). Statistiken. http://www.youtube.com/yt/press/de/statistics.html. Zugegrif-
    fen: 12. Jan. 2014.

Markus Schreckhaas M.A. ist derzeit Doktorand am Institut für Information und Medien,
Sprache und Kultur der Universität Regensburg mit einem Projekt zur Transformation von
Wertigkeiten am Beispiel des Genussmittels Schokolade. Er studierte Kulturanthropologie,
Ethnologie und Neuere Geschichte an der Universität Bonn. Daneben übt(e) er freiberufliche
Tätigkeiten bei Film- und Fernsehproduktionen sowie in diversen kulturwissenschaftlichen
Projekten aus. Zu seinen Themenschwerpunkten gehören: Nahrungsforschung, Trendfor-
schung und interkulturelle Kommunikation.

„We legalized Müsli" – Die Formierung, Institutionalisierung und Legitimierung der Bio-Branche in Deutschland

18

Sebastian Vinzenz Gfäller

2001 wird als Konsequenz aus der Rinderseuche BSE[1] ein deutsches Bio-Siegel eingeführt und die Förderung von Bio- und Ökolandbau als nationales Regierungsprogramm verabschiedet (Künast 2001b; Rehaag und Waskow 2005, S. 120). Ernährung und Landwirtschaft werden damit wieder zentrale Themen in der Gesellschaft. Zu diesem Zeitpunkt sind seit den ersten Bemühungen der Bio-Pioniere in den frühen 1970er-Jahren beinahe 30 Jahre vergangen. Mit der symbolkräftigen gesetzlichen Implementierung kommen deren Schaffen und Leistungen endgültig in der Mitte der Gesellschaft an. Wieso aber wird im Zuge der BSE-Krise gerade Bio als mehrheitsfähige Lösungsmöglichkeit herangezogen? Wer sind die Pioniere, deren Ansätze und Impulse den Boden für diese „Agrarreform" bereiten, sodass Bio zum Regierungsprogramm werden kann – und soll?

2012 gaben die deutschen Haushalte 7 Mrd. € für Bio-Lebensmittel und -Getränke aus. Der Bio-Anteil am gesamten Lebensmittelumsatz in Deutschland liegt damit bei 3,9 % (BÖLW 2013). Insbesondere die letzte Zahl veranschaulicht, dass Bio nicht wegen seiner Marktkraft, sondern trotz seines geringen Marktanteils

---

[1] „BSE ist auf etwa 50 andere Tierarten übertragbar. Ähnelt in seinen Erscheinungsformen der Traberkrankheit der Schafe und der Creutzfeldt-Jakob-Krankheit des Menschen. In Großbritannien sind seit Mitte der 1980er Jahre bis 2002 mehr als 180.000 Fälle bekannt geworden […]. In Deutschland werden von November 2000 bis Ende 2002 etwa 5,5 Millionen BSE-Schnelltests an Rindern über 24 Monaten durchgeführt. Für das Jahr 2002 werden in Deutschland 106 BSE-Fälle amtlich bestätigt" (Die Zeit 2005a).

S. V. Gfäller (✉)
München, Deutschland
E-Mail: sebastian.gfaeller@gmail.com

© Springer Fachmedien Wiesbaden 2015
G. Hirschfelder et al. (Hrsg.), *Was der Mensch essen darf,*
DOI 10.1007/978-3-658-01465-0_18

jene Bedeutungsebene erreicht hat, die es zum wirkmächtigen Regierungsdekret werden lässt.

Im folgenden Beitrag soll gezeigt werden, dass es einerseits die alternativen Bestrebungen einer gegenkulturellen Bewegung um die Bio-Pioniere sind, die den Boden für und das symbolische Kapital von Bio bereiten und es schlussendlich zu einer über sich hinausweisenden Metapher werden lassen. Andererseits ist die Handlungsebene dieser Akteure eng und diskursiv mit den gesamtgesellschaftlichen Entwicklungen verwoben. Bio wäre wohl nicht in dieser Intensität angenommen worden, wenn es nicht durch menschengemachte Katastrophen wie das Reaktorunglück von Tschernobyl oder die BSE-Seuche in der Bevölkerung auf ein breites Bedürfnis nach Transparenz, Aufklärung und Sicherheit gestoßen wäre.

Der Geist des Kapitalismus[2]

„Wohlstand für alle", so forderte es Mitte des letzten Jahrhunderts der ehemalige Wirtschaftsminister und spätere Bundeskanzler Ludwig Erhardt und bezeichnet damit das Credo dieser in Teilen bis heute prägenden Phase: Das Wirtschaftswachstum heiligt von nun an die Mittel. Politische Maßnahmen führen zur Förderung von Wachstum und technischem Fortschritt und damit zum Einsetzen eines Wachstums- wie Fortschrittsmythos. Der Fortschrittsgedanke erlaubt es den wirtschaftlichen wie politischen Akteuren bis heute, glaubwürdig im Namen des allgemeinen Interesses zu sprechen und – von großer Bedeutung – auch zu handeln. Wie ein Zauberwort tritt Fortschritt nun nicht nur als Motor, sondern auch – und darin liegt die eigentlich interessante Transformation – als Beschwichtigungsinstanz auf, wenn es um den bedenkenlosen Umgang mit nicht erneuerbaren Ressourcen geht (Rapp 1992, S. 42, zit. nach Verbeek 1998, S. 90).

Indem die Politik diese Diagnose stellt und ihre therapeutische Perspektive unter dem Leitbegriff „Wachstum" wählt, wirft sie einen ganz bestimmten Blick auf die Realität. Eine Diagnose, die nicht nur bis in die späten 1960er-Jahre nicht mehr hinterfragt zu werden scheint, sondern die Maßnahmen zur Erreichung der proklamierten Ziele erfordert, die zu institutioneller Anforderung und normativer Erwartung werden. Begrifflichkeiten wie „Wachstum" sind dabei als Programme des Regierens zu verstehen, die die Realität formen (Bröckling et al. 2006). Sie prägen die Wahrnehmungs-, Beurteilungs- und Handlungsweisen, indem sie bestimmte Ziele anvisieren, Verfahren dazu bereitstellen und nicht zuletzt die Menschen auffordern, sich kreativ, klug, unternehmerisch und vorausschauend – im Sinne der gewählten Perspektive – zu verhalten (ebd., S. 12 ff.). Eines der frappantesten Ergebnisse dieses fokussierten Strebens ist die sogenannte Grüne Revolu-

---

[2] Weber 2006.

tion – die erfolgreiche und umfassende Mechanisierung, Industrialisierung (Automatisierung) und Umstrukturierung der Landwirtschaft seit den 1950er-Jahren. Mit ihr ist eine Entwicklung angestoßen, die letztlich darin mündet, dass der Mensch im Rahmen dieses technisch-futuristischen Manifests Schlachtabfälle an Wiederkäuer verfüttert, um deren Wachstum und Leistung zu beschleunigen (Die Zeit 2005a). Bereits 1977 warnte der Gründer des Club of Rome, Aurelio Peccei, eindringlich vor diesen Veränderungen und einer damit verbundenen Verschiebung des Gleichgewichts:

> Die neue Macht des Menschen basiert [nach Peccei] vor allem auf vier Revolutionen: der industriellen, wissenschaftlichen, technischen und schließlich technologischen Revolution. Bestand die Welt des Menschen noch bis ins 20. Jahrhundert aus drei Elementen, die zueinander im Gleichgewicht standen, nämlich: Mensch, Natur und Gesellschaft, kam aufgrund der Revolutionen ein weiterer Faktor hinzu: die Wissenschaft und somit auch die Technologie. Diese Technologie, so Peccei, entwickelte sich zu einem bestimmenden und quasi selbstständigen Element, durch das das bisherige Gleichgewicht gestört wurde. (Hahn 2006, S. 27)[3]

„Apocalypse Cow"[4]

Wie recht Aurelio Peccei mit seinen Prognosen hatte, zeigt sich folgenreich zu Beginn des 21. Jahrhunderts. Im November 2000 wird erstmals ein deutsches Rind positiv auf den BSE-Erreger getestet. Als Hauptursache für den Ausbruch der Krankheit gilt eben jene Verfütterung von aus Schlachtabfällen gewonnenem Tiermehl zur Tiermast (Die Zeit 2005a).

> Wie ein großes Strafgericht ist die BSE-Krise übers Land gekommen, hat die Viehbestände dezimiert und auch die Regierung. Und sie erreicht nun das Agro-Business, jene Industrie, die jahrzehntelang die Natur dem Primat der Ökonomie unterworfen hat. Durchrationalisiert bis zum Letzten, kannte die Industrielandwirtschaft nur ein Ziel: Masse statt Klasse, alles möglichst billig. Wässrige Koteletts, Massentierhaltung, überdüngte Äcker, Chemikalieneinsatz, ausgeräumte Landschaften, Futterpanschereien – das sind die unschönen Begleiterscheinungen dieses Geschäfts. Jetzt, in der Stunde null der Industrielandwirtschaft, halten Bauern und Politiker plötzlich inne. Über Nacht ist ökologische Landwirtschaft nicht länger bloß eine Sache von Körnerfressern und alternativen Sonderlingen. Plötzlich gilt die Einsicht als hoffähig, dass Lebensmittel besser und teurer und für den regionalen Markt produziert werden sollten. (Zeit Online 2001a, S. 1 f.)

---

[3] Vgl. dazu auch Peccei 1977.

[4] Zeit Online 2001b.

Die mediale, politische und gesellschaftliche Landschaft dieser Zeit ist durch die BSE-Krise bestimmt, ihre gesellschaftspolitischen Folgen sind frappant: Unter dem Druck von Medien und Öffentlichkeit reagiert die rot-grüne Bundesregierung mit der Ankündigung eines Paradigmenwechsels, mit der Botschaft, die Krise biete die Chance für einen Neuanfang und eine Agrarwende (Rehaag und Waskow 2005, S. 118). Als agrarpolitisches Leitmotiv der Regierung wird 2001 „20 Prozent Öko-landbau bis 2010" verkündet und in einem hochgradig symbolischen Akt ein nationales Bio-Siegel eingeführt (Künast 2001b; Rehaag und Waskow 2005, S. 120).

Die Grenzen des Wachstums[5]

„Eine neue [...] Wahrheit pflegt sich nicht in der Weise durchzusetzen, dass ihre Gegner überzeugt werden und sich als belehrt erklären, sondern vielmehr dadurch, dass die Gegner allmählich aussterben und die heranwachsende Generation von vornherein mit der Wahrheit vertraut gemacht ist" (Planck 2001, S. 64).

Mit Michel Foucault lässt sich „Wahrheit" als Produkt eines Diskurses verstehen, dessen Ziel – letzten Endes – in der Rechtfertigung bestimmter Verhaltensweisen oder Verfahrensvorschriften liegt (Foucault 2000). Wahrheit ist also weniger eine Wahrheit eo ipso als ein Produkt des dominanten Diskurses, der die Macht des Wahrsprechens in seinem Gültigkeitsraum, seiner Epoche, innehat beziehungsweise versucht, diese zu erhalten. In den 1970er-Jahren etabliert sich mittels einer teils radikalen ökologischen Kritik an der herrschenden Wachstumsökonomie ein konkurrierender Diskurs zu dieser. Die „Grenzen des Wachstums" (Meadows et al. 1972) sind nicht nur Buchtitel, sondern stehen programmatisch für diese Zeit. Nach Jahrzehnten des wirtschaftlichen Aufschwungs und einer nahezu hundertprozentigen Nahrungsmittelversorgung der bundesdeutschen Bürger geht eine folgenreiche Wende in Bezug auf die gesellschaftliche Wahrnehmung von Umwelt, Ernährung und Landwirtschaft vonstatten. Die Saturierung der physiologischen Grundbedürfnisse verschafft Sicherheit und Freiraum, über den eigenen Tellerrand zu blicken und bisherige „Wahrheiten" infrage zu stellen.

Als Signum dieser Wendezeit gelten die 1968er-Jahre, die sprichwörtlich sind für die Protestbewegung, „die nicht nur in Deutschland, sondern in ganz Westeuropa und den USA zu einer umfassenden und politisch-praktisch werdenden Gesellschafts- und Kulturkritik ansetzt" (Kaschuba 2003, S. 92). Die Studentenbewegung stellt die Politik autoritärer Muster infrage, ebenso steigt das ökologische

---

[5] Meadows et al. 1972. Die zentrale Aussage der Studie lautet: In einer Welt mit begrenzten Ressourcen gibt es kein unbegrenztes Wachstum.

Bewusstsein im Zuge ökonomischer Krisen. Ein deutliches Beispiel dafür markiert 1970 der erste „Earth Day" in den USA, an dem 20 Mio. Bürger ihrem Unmut über eine zunehmende Naturzerstörung Ausdruck verleihen (Earth Day Network 2013; Hünemörder 2004). Es geht um Freiraum, ökonomisch wie ideologisch. Die Akteure sind damit Teil „jenes fundamentalen Wahrnehmungswandels, der heute in der umweltgeschichtlichen Forschung als ‚1970er-Diagnose' diskutiert [...] wird" (Freytag 2006): Der Zeitraum von 1970 bis 1972 gilt als einer der wesentlichsten Wendepunkte der Umweltgeschichte des 20. Jahrhunderts. Das „Bewusstsein von den Grenzen des Wachstums [bringt] den ‚Fortschritt' als entscheidende Denkkategorie der Neuzeit ins Wanken" (Hünemörder 2004, S. 11).

In dieser epochalen Veränderung lässt sich auch der Beginn der Naturkost-Bewegung und späteren Bio-Branche verorten. Ungefähr zeitgleich und relational zur Wiederbelebung der Umweltschutzbewegungen schließen sich zahlreiche Gruppen von Menschen in landwirtschaftlichen Kommunen zusammen. Mittels Subsistenzwirtschaft versuchen sie einen alternativen Lebensweg zu den gesellschaftlichen Lebensstil- und Identitätsangeboten und im Besonderen zur industriellen Lebensmittelproduktion einzuschlagen. Antikonsumhaltung und direkte Zugriffsmöglichkeiten auf den Ertrag sowie natürliche Lebensmittelproduktion jenseits der konventionellen, hochtechnisierten Massenproduktion und der zugehörigen komplexen Vertriebs- und Kapitalwege prägen diese Kollektive.

Ihre Lebensanschauungen korrelieren dabei mit ideengeschichtlichen Vorläufern. Dazu zählen zuvorderst die Strömungen des Rousseauismus[6] wie die der Romantik mit einer erstmals ästhetischen Naturwahrnehmung. Das Ziel der Lebensreformbewegung in der zweiten, handlungsorientierteren Woge der Ökologiebewegung Ende des 19. Jahrhunderts besteht im Fördern einer naturnahen Lebensgestaltung und im Ankämpfen gegen die als Zivilisationsschäden empfundenen Eingriffe in die Natur (Mann 2007, S. 42). Wichtiger Bestandteil ist dabei eine „alternative Ernährungs- und Lebensweise, die besonderes Gewicht auf die Auswahl der Nahrungsmittel nach gesundheitsfördernden Gesichtspunkten sowie auf die Betonung von Natürlichkeit und Unverfälschtheit der Rohstoffe, der Verarbeitung und der Zubereitung legt" (Baumgartner 1992, S. 73).

Als Anfang der 1970er-Jahre die Fortschrittsgläubigkeit an ihre Grenzen gerät, erinnern sich in diesen Zeiten des Umbruchs die Bio-Pioniere des historischen Vokabulars der ersten Lebensreformbewegung. Dieses hat im gesellschaftlichen Gedächtnis überdauert, wird in einen neuen, zeitgenössischen Kontext transformiert und unterstützt die sprachlichen Selbstfindungsprozesse. Die Herstellung einer zeitlichen Kontinuität in einer Phase, die durchaus als gesellschaftliche Krise

---

[6] Benannt nach dem Philosophen Jean-Jacques Rousseau.

benennbar ist, verleiht dabei dem Anliegen der Bio-Bewegung entsprechend Geltung.

Die Reintegration des Körpers

Durch die Urbanisierung im Verlauf des 19. und 20. Jahrhunderts ist eine prozessual zu betrachtende Entfremdung eines Großteils der Bevölkerung von der Nahrungsproduktion festzustellen. Mit dem Beginn der industriellen Herstellung der Nahrungsmittel tritt diese Entfremdung systematisch zwischen den Verbraucher und das gekaufte Produkt: Die Realität der Produktion und Herstellung wird ersetzt durch die Realität des Supermarktes. Damit erfolgt ein bedeutsamer Wechsel von einer primären Selbstversorgungs- zu einer Fremdversorgungsgesellschaft. Dies wird begleitet von einem immensen Zuwachs an Erkenntnissen in den Naturwissenschaften sowie von Innovationen technischer Art. Im Zuge der Grünen Revolution wird die Aufmerksamkeit dabei exponentiell auf die technische Beherrschbarkeit der Natur verlagert, der Agrarsektor verwissenschaftlicht. Durch den Einsatz mechanischer Landmaschinen, chemischer Düngemittel wie durch in Laboren entwickeltes, spezialisiertes Saatgut kann sich die Landwirtschaft zunehmend von der Bindung an natürliche Gegebenheiten emanzipieren.

Zudem ist das Selbstverständnis des neuzeitlichen Menschen seit dem Postulat der Vernunft, wie es insbesondere bei René Descartes entwickelt wird (Descartes 1997),[7] einer historischen Veränderung unterworfen: Der Mensch grenzt seine *eigene* Naturhaftigkeit aus, sie ist ihm das Äußerliche, das es insofern ebenso zu beherrschen, zu disziplinieren und zu regeln gilt wie die Natur.

> Die Disziplinierung des menschlichen Leibes durch bürgerliche Pädagogik, Militär und Fabrikarbeit und schließlich durch die modernen Lebensformen überhaupt, die Auffassung des Körpers als einer Maschine in der naturwissenschaftlich-technischen Medizin, das Herabdrücken des Körpers zu einem Instrument, das zwar pfleglich behandelt werden muss, aber letzten Endes doch einem Leben dient, das sich eigentlich in der gesellschaftlich-geistigen Sphäre abspielt, waren Manifestationen eines Selbstverständnisses des Menschen, nach dem ihm die nächste Natur, der eigene Leib, äußerlich blieb. (Böhme 1999, S. 72)

Die Folgen dieser Entfremdung sind frappant: In den Industrieländern kommt es zu einer bis heute geltenden paradoxen Situation: Durch das zur Verfügung stehen-

---

[7] „Discours de la méthode", 1637 anonym publiziert, gilt als das erste und wirkmächtigste Manifest des neuzeitlichen Rationalismus und wissenschaftlichen Methodenbewusstseins.

de vielfältige Nahrungsangebot sind die Möglichkeiten, sich gesund zu ernähren, noch nie so gut gewesen. Doch obwohl historisch gesehen das genaueste Wissen über Ernährung und Nahrungsmittel vorhanden ist, herrscht die größte Verunsicherung in Bezug auf eine „naturgemäße" Auswahl der Speisen. Fehl-, Mangel- und Überernährung werden zu einem der größten Gesundheitsprobleme der heutigen Gesellschaft (Barlösius 1997; Leitzmann 2006, S. 19 ff.).

In der frühen und wesentlichen Phase der Bio-Bewegung bahnt sich ein neues Selbstverständnis der involvierten Akteure an. Der menschliche Organismus rückt als Ganzes in den Fokus, der Blick auf den Körper verändert sich: Der menschliche Leib ist im Sinne Gernot Böhmes nicht mehr nur etwas, das man hat, sondern vielmehr das, was man ist. Diese Reintegration des Körpers ist eine wesentliche Grundlage für die weiteren Entwicklungen. Erst darüber erfährt die Nahrung jene zentrale Bedeutung, die wegweisend für das spätere Anliegen ist, qualitativ hochwertige (Bio-)Lebensmittel zu produzieren. Eng damit verwoben ist auch ein von Umsicht und Sorge geprägtes Verhältnis zum Ackerboden, stellt doch dieser mit seiner empfindlichen Humusschicht „einen der wichtigsten noch vorhandenen Pole dar, auf denen unsere Zivilisation fußt, und den sie lediglich nutzt, ohne ihn selber produzieren zu können" (Scholze-Irrlitz 2006, S. 9).

Wege des Wissens

Für den Austausch von Erfahrungen und die Aneignung neuen Wissens braucht es Orte und Treffpunkte, an denen neue *Storylines* zu der dominanten Diskurskoalition herausgebildet werden, die selbst wieder eine eigenständige Sicht der gesellschaftlichen Wirklichkeit produzieren. *Storylines* sind dabei als Medium zu verstehen, durch welches die Akteure versuchen, anderen ihre Sicht der Realität aufzuerlegen, bestimmte soziale Positionen zu vertreten und Praktiken anzuregen sowie alternative soziale Arrangements zu kritisieren (Hajer 2004, S. 280).

Diese zentrale Rolle erfüllen die ersten Naturkostläden, wie beispielsweise der 1971 in Berlin eröffnete „Peace Food". Sie sind in einer doppelsinnigen Weise Lebens-Mittelpunkte: Verkaufs-, vielmehr aber auch politisches „Kommunikationszentrum im Stadtteil, ein Instrument, um über Ökologie, ethisches und sozialverträgliches Handeln, Ehrlichkeit in der Kommunikation und über umweltverträgliche neue Lebens- und Handelsformen zu informieren" (Niedzwezky 2007, S. 6). Die Produktion der Lebensmittel auf dem Land sowie der Verkauf der Waren in der Stadt über die eigenen Läden stellt dabei die wirtschaftliche wie ideelle Unabhängigkeit sicher. Die urbane Lebensform hat in den vergangenen Jahrhunderten die produktiv bearbeiteten Anbauflächen wie Äcker, Obst- und Gemüsegärten größtenteils aus der Stadt verdrängt und infolgedessen die Bevölkerung von der Nahrungsmittelproduktion entfremdet. In Form der Land bewirtschaftenden Kommune und des späteren Verkaufs im Laden durch die anfangs gleichen Personen im Turnus zwischen hier und dort löst sich diese Trennung wieder auf, Produzent und Konsument treten erstmals wieder in direkten Kontakt und Austausch. Insbesondere junge Menschen fühlen sich mit zunehmender Politisierung und wachsendem Interesse an alternativ-ökologischen Sinnangeboten – wie im Abschnitt „Die Grenzen des Wachstums" entwickelt – von diesen neuen Naturkoststätten in ihrer Funktion als Begegnungs- und Austauschzentren wie Lebens-Mittelpunkte angesprochen und erlauben diesen damit eine gewisse ökonomische Tragfähigkeit.

Doch nicht nur die Läden sind Multiplikatoren. Reger Austausch zwischen den Kommunen sowie wechselseitige Besuche sind wichtige Vergemeinschaftungspraxen. Es wird viel und heftig diskutiert, über die nötigen Entscheidungen und Entwicklungen genauso wie über die Politik gestritten. Das vorhandene Wissen wird dabei stetig konzentriert, akkumuliert und weitervermittelt. Hierin lässt sich der Beginn einer Diskursstrukturierung erkennen: Ein Diskurs beginnt die Art und Weise zu dominieren, in der eine soziale Einheit – in diesem Fall die Naturkost-Bewegung – die Welt konzeptualisiert (Hajer 2004, S. 278).

Weitere Fundamente und wesentliche Treiber bei der Generierung und Tradierung von einschlägigem Wissen sind Stätten der Erwachsenenbildung wie die Volkshochschulen, eigene Zeitschriften und Buchveröffentlichungen. Erstere bieten jenseits des Ideellen einen fruchtbaren Boden für neue wissenschaftliche Argumentationen. Ab den 1968er-Jahren vollzieht sich vor allem hier eine Politisierung der Lebensauffassungen und der Studieninhalte, die einen neuen „moralischen Diskurs" über Geschichte, Gegenwartsgesellschaft und Prinzipien gesellschaftlichen Handelns eröffnen (Kaschuba 2003, S. 92). Dabei werden nicht nur Curricula für die ökologische Bildung entworfen, sondern auch stark praxisbezogene Volkshochschulkurse in ökologischem Gartenbau gegeben. Zeitschriften und Bücher dienen auf ähnliche Weise der Bewusstseins- und Informationsarbeit, wie beispielsweise „Das große Buch vom Leben auf dem Lande. Ein praktisches Handbuch für Realisten und Träumer" (Seymour 1978). Hierin finden sich detaillierte Anleitungen zum Aufbau einer Subsistenzwirtschaft. Das Buch ist damit auch ein praktischer Begleiter der oftmals überforderten Landwirtschafts-Neulinge: „In der linken Hand [...] den Seymour und in der rechten den Spaten: Wie geht das jetzt?" (Gfäller 2010a, S. 5 f.).

Vom Idealismus zum Geldverdienen

1986 kommt es in der Ukraine zum schwersten Reaktorunfall der Geschichte der zivilen Kernenergienutzung: dem Super-GAU[8] von Tschernobyl, der weltweit erst gut zwei Tage nach der Katastrophe als Meldung durchsickert und publik wird (Die Zeit 2005c, S. 110 ff.).[9] Mit der Explosion des Kernreaktors wird nicht nur ein Haufen Materie zerstört, sondern ein Sinnbild menschlicher Überlegenheit geht sprichwörtlich „in die Luft". Es ist die Dramatik des Scheitern-Könnens menschlicher Hoch(risiko)technologie und die plötzlich reale und konkrete Gefährdung der eigenen Gesundheit, die bewusst werden lassen, dass man in einer „Risikogesellschaft" (Beck 1986) lebt. Diese neue Qualität der Gefahr verändert auch das Gemeinschaftsgefüge, die grenzenlose Verstrahlung schrumpft die Welt zu einer Gefahrengemeinde. Eine tiefe Verunsicherung und gleichzeitig starke Sensibilisierung der Menschen gehen damit einher.

Eine Kontamination des Bodens durch den radioaktiven Niederschlag, Fall-out, bedeutet auch auf eine ungewisse Zeit und zu einem unterschiedlichen Grad kontaminierte Lebensmittel.[10] Da „niemand […] auf eine nukleare Katastrophe vorbereitet [war]", führt der weltweit erste Super-GAU sowohl bei den Behörden als auch in der Bevölkerung zu Fassungslosigkeit und Verwirrung (Uekötter 2011, S. 118). Nach dem Unfall fehlen verlässliche Angaben und offizielle Anlaufstellen zum eigentlichen Ausmaß des Ereignisses. Die Hilfe und Antwort suchende Bevölkerung erhält widersprüchliche Nachrichten über das Ausmaß des Unfalls und seine Folgen, die gezielte Des- und Nichtinformationspolitik zuständiger Regierungsstellen verunsichert noch tiefgreifender (Umweltinstitut München 2013, S. 5; Uekötter 2011, S. 9, 118). So wird von der „atomfreundlichen Bundesregierung" erst 1986 im Schatten von Tschernobyl ein Bundesumweltministerium als symbolträchtige Vereinigung der bis dahin weit verstreuten Kompetenzen gegründet (Uekötter 2011, S. 25, 119). Zudem halten offizielle Stellen der damaligen Sowjetunion Informationen bewusst zurück oder vertuschen die Sachverhalte (Öko-Institut 2011, S. 4).

Dies alles führt dazu, dass die eigeninitiative, proaktive Aufklärungsarbeit der Akteure der Naturkost-Bewegung über das tatsächliche Ausmaß der Katastrophe zu einer immanent wichtigen und weichenstellenden Aufgabe wird. Sie arbeiten wie selbstverständlich mit wissenschaftlichen Organisationen wie dem Öko-

---

[8] Super-GAU: größter anzunehmender Unfall in einer kerntechnischen Anlage, der von den Sicherheitssystemen nicht mehr beherrschbar ist.

[9] „Im Kernkraftwerk Tschernobyl ist ein Schaden am Reaktor aufgetreten" (dpa 1986).

[10] Cäsium-137 hat eine Halbwertszeit des Zerfalls von 30,1 Jahren (Die Zeit 2005c, S. 111).

Institut oder dem unmittelbar nach dem Super-GAU gegründeten Umweltinstitut München zusammen, um möglichst genaue Daten über die Verstrahlung der Ware, besonders gefährdete Gebiete und Prognosen für weitere Entwicklungen zu erhalten. Durch das nur sehr zögerliche Handeln vonseiten der Regierung und des konventionellen Handels bilden die Bio-Pioniere bald einen Vertrauensvorsprung heraus, von dem die Branche bis heute zehrt. Mit jedem untersuchten Produkt und Flyer über besonders betroffene Gebiete sowie durch den kritischen Umgang mit der eigenen Ware wächst das symbolische Kapital der jungen Branche und führt zudem zu einer langfristigen symbolischen Aufladung des Begriffs „Bio": Dieser wird zu einem Synonym für Transparenz und Vertrauen, im Sinne Maarten Hajers zu einer Metapher (2004, S. 237). Diese Entwicklung schlägt sich auch in den Umsatzzahlen nieder: Während noch 1985 nach Schätzungen des Branchenmagazins „Schrot & Korn" mindestens hundert Bioläden in Konkurs gehen (BNN Nachrichten 2008, S. 7), wird der Naturkosthandel im Zuge der Kernreaktorkatastrophe schlichtweg überrannt, ein „Wahnsinns-Boom" entsteht (Gfäller 2010b, S. 5). Damit ist als ein gleitender Prozess die Verankerung der Naturkost-Bewegung im allgemeinen Lebensmittelmarkt wie auch der Übergang von der Bewegung zur Branche zu beobachten. Eine breitere gesellschaftliche Masse wird für Bioprodukte gewonnen. Geht es in den 1970er-Jahren noch ausnahmslos um so naturbelassene Lebensmittel wie möglich, häufen sich reziprok zur steigenden Nachfrage Produkte, die sich heute wie selbstverständlich in den Biomärkten finden. Mit diesen wird auf die Bedürfnisse der neuen Käuferschichten reagiert und sich erstmals dem Sortiment konventioneller Supermärkte angenähert: Nudeln aus hellem Weizenmehl anstatt aus Vollkornmehl oder Schokolade sind solche Beispiele. Diese Waren sind weniger Naturkost als Genussmittel in biologischer Qualität.

„We legalized Müsli"[11]

Auch die Naturkostszene als solche öffnet sich. Die zum Teil sehr strikten Ideale der Anfangszeit sollen nun nicht mehr der Erschließung neuer Märkte im Weg stehen:

> Wenn die Naturkostläden und Reformhäuser es in Zukunft nicht schaffen, weitere Verbraucherkreise anzusprechen, dann können nicht mehr Bauern biologisch wirtschaften und das Ganze war nur eine nette Idee. Es sei denn, wir sprechen die Menschen da an, wo sie tatsächlich sind – und nicht über Absatzkanäle, die durch ihr

---

[11] Aufdruck eines Werbeplakates zum 30-jährigen Firmenjubiläum des Naturkostherstellers „Rapunzel", Legau/Allgäu.

Selbstverständnis, ihre Selbstdarstellung oder ihre Preisgestaltung immer selektiver werden. (Thomas Dosch, Öko-Anbauverband Bioland; zit. nach Steinmeyer und Goetz 1985, S. 68)

Mit dem Wachstum und der Öffnung der Szene ist die Basis für eine weitere Konsolidierung der Bio-Branche in Deutschland geschaffen. Am 24. Juni 1991 wird dies durch eine europaweite Öko-Verordnung komplettiert und offiziell besiegelt (Verordnung EWG 1991). Bio ist damit gesetzlich anerkannt und geschützt, die privaten Richtlinien der Anbau-Verbände wie „demeter" und „Bioland" werden nun durch gesetzlich normiertes Recht mit einer Strafbewährung bei Missbrauch flankiert.

Die Verordnung besitzt dabei nicht nur normative Funktion, sondern mit ihr ist auch ein Zeichen für einen Wandel der Agrarpolitik und eine Machtverschiebung zu verzeichnen (Baringdorf 2002). Die zentralen wachstumskritischen Veröffentlichungen wie „Grenzen des Wachstums" (Meadows et al. 1972) oder der Bericht der Brundtland-Kommission (UN Weltkommission für Umwelt und Entwicklung 1987) zeitigen nun ihre Wirkung. Es erfolgt eine strukturelle Verschiebung des Argumentationssystems der Politik. Mit der „McSharry-Reform" von 1992 finden erstmals in größerem Maße Umweltbelange Eingang in die gemeinsame Agrarpolitik der EG-Mitgliedsstaaten (Henrichsmeyer und Witzke 1994, S. 583 ff.). Das diskursive Gefüge beginnt sich neu auszurichten, Nachhaltigkeit wird vereinnahmt und als neues politisches Leitbild eingesetzt.

Die Dialektik der Moderne

1986, im Jahr der Katastrophe von Tschernobyl, wird in Großbritannien erstmals die Infektionskrankheit BSE beschrieben. Im November 2000 wird auch bei einem deutschen Rind diese Diagnose gestellt (Die Zeit 2005a). Mit der potenziellen Gefährdung für Leib und Leben des Menschen[12] drängt sich mitten aus den Ställen der deutschen Landwirte eine Erkenntnis in das gesellschaftliche Bewusstsein, die nicht nur das Datum mit der Kernreaktorkatastrophe gemeinsam hat. Mit der Verunsicherung über die tatsächliche Gefahr der menschengemachten Seuche und der Schreckensmeldung über die jahrzehntelange Inkubationszeit wächst sich BSE als eine ebenso fundamental empfundene gesellschaftspolitische Krise aus. Dabei ist die Verfütterung von Tiermehl zunächst einmal ein wissenschaftlich regulier-

---

[12] Bei der Übertragung auf den Menschen wird von der Creutzfeldt-Jakob-Krankheit gesprochen: „Seit 1994 meldepflichtige chronisch-degenerative Erkrankung des zentralen Nervensystems; die Inkubationszeit beträgt 6 Monate bis 30 Jahre. [...] nach wenigen Wochen tritt der Tod ein. [...] Ein Zusammenhang mit BSE gilt als sicher" (Die Zeit 2005b, S. 184).

ter und normativ geregelter Prozess der Tiermast – ein Trend der agroindustriellen Tierzucht. Es gibt genaue Bestimmungen zur Gewinnung des erforderlichen
Konzentrats dieses als Wachstumsbeschleuniger geltenden Futtermittelausgangs-
erzeugnisses (Die Zeit 2005d, S. 449 f.). Mit der schnelleren Mastzeit sollen dem
modernen Bauern Flexibilität und hoher Ertrag gewährleistet werden. Doch diese
Flexibilität ist untrennbar mit ökonomischen Belangen verschränkt: Immer mehr
soll immer billiger und stets verfügbar hergestellt werden. Werden 1950 noch 46 %
aller Ausgaben eines deutschen Vier-Personen-Haushalts für Nahrungsmittel aus-
gegeben, sind es 1998 nur noch 13,5 % (Zeit Online 1999, S. 2).

Durch den tatsächlichen Ausbruch von BSE und seine Übertragbarkeit auf den
Menschen verdinglicht sich dieses von der Ebene potenzieller Gefahr zu einer
De-facto-Bedrohung. Als dialektische Konsequenz des Versuchs, die Natur zu beherrschen, sich also über die natürlichen Wachstumszeiten eines Tieres hinwegzu-
setzen, entzieht sich das Streben der Moderne nach der Befreiung von den natur-
gegebenen Zwängen damit selbst seiner Grundlage (Dingler 2004, S. 1 f.). „Natur"
wird so lange in eine „technisierte Natur" verwandelt, bis – aufgrund der zeitlichen
Verzögerung des Auftretens nicht intendierter Nebenfolgen dieser „fabrizierten
Objekte" – diese Prozesse als „Gefahren zweiter Ordnung" in die Gesellschaft zurückkehren (Holzinger 2004, S. 42). Damit ist die Zerstörung der Natur nicht mehr
ein Problem der Natur als Äußeres, sondern tritt als Folgeschaden der industriellen
Produktion in die Gesellschaft ein (Beck 1986, S. 107 f.).

„Klasse statt Masse" – Bio als symbolische Botschaft

Im Fall von BSE wird dies in „einer wochenlangen Lebensmittelkrise, die sich jeden Tag in den Medien in Form brennender Rinder, Gehirnproben und mangelnder
Lebensmittelsicherheit" zeigt (Rehaag und Waskow 2005, S. 118), auf dramatische
Weise präsent. BSE ist damit ein strukturelles Problem, das die Gesellschaft von
innen heraus gefährdet, im sozialen, ökonomischen wie im politischen Bereich
(Beck 1986, S. 107 f.). BSE wird zur Metapher (Hajer 2004, S. 273), steht als symbolischer Platzhalter für die „Krise der Moderne" (Dingler 2004, S. 1) und verweist
in seinem Kontext auf das Scheitern des agrarindustriellen Fortschrittsmodells. Die
Medien spielen bei der gesellschaftlichen Wirklichkeitskonstruktion – insbesondere bei der Berichterstattung um BSE – eine nicht unwesentliche Rolle. Angesichts
der knappen Ökonomie öffentlicher Aufmerksamkeit werden spezifische Strategien der Aufmerksamkeitssicherung genutzt (Keller 2004, S. 210 f.):

Informationen und Bilder über Tötung und Schlachtung [...] sind normalerweise nicht Gegenstand der Berichterstattung. In der BSE-Berichterstattung wird dieses Tabu über Wochen gebrochen und als Mittel der Dramatisierung eingesetzt: „Mit der Linken das Tier am Ohr packen, mit der Rechten den Elektroschock setzen. Messerstich oder Bolzenschuss. Tot. Nächstes; [...]" (SZ 23.02.2001). (Rehaag und Waskow 2005, S. 118)

Mittels dieser apokalyptischen Szenarien wird der Diskurs auf eine bestimmte Perspektive hin intensiviert. Im krassen Gegensatz zu den Berichten, in denen Betriebe als Agrarfabriken und Futtermittelhersteller als „Verbrecher" dargestellt werden, wird um Bio „das Bild einer heilen Welt traditioneller und idyllischer Landwirtschaft in ökologischen Nischen gezeichnet" (ebd., S. 117 f.) und damit weiter an seiner symbolischen Botschaft gestrickt. All diese Entwicklungen und damit einhergehenden Narrationen lassen den ökologischen Landbau und insbesondere Bio zu einer über sich hinausweisenden Metapher werden. Hierin findet sich auch schlussendlich die Antwort auf die eingangs gestellten Fragen, wieso gerade Bio als Lösungsmöglichkeit herangezogen wird und wie diese Lösung hierin gesucht werden kann: Modernes gouvernementales Wirken findet seinen Ausdruck vorrangig in der Sorge um das Wohlergehen der Bevölkerung, richtet sich „auf die Verwaltung der Risiken im Rahmen der Gesamtbevölkerung" (Sarasin 2006, S. 178). Angesichts der Katastrophe versucht die Politik mit Förder- und Regierungsprogrammen Tatkraft zu signalisieren. In Zeiten kollektiver Verunsicherung lässt sich häufig dieser Versuch finden, mit einer positiven Botschaft und einer zukunftsfähigen Vision eine neue Vertrauensbasis herzustellen (Rehaag und Waskow 2005, S. 118). Die Metapher (Hajer 2004, S. 273) „Bio" ist in diesem Sinne wirkmächtig genug, um der Bevölkerung ein mehrheitsfähiges Angebot des angemessenen Umgangs mit BSE zu unterbreiten. Ein Auszug aus der Stellungnahme zur neuen Verbraucherschutz- und Landwirtschaftspolitik von Renate Künast von Anfang 2001, kurz nachdem sie ihr Amt als Bundesministerin für Verbraucherschutz, Ernährung und Landwirtschaft angetreten hatte:

> Der BSE-Skandal markiert das Ende der Landwirtschaftspolitik alten Typs. Wir stehen [...] vor einem Scherbenhaufen. [...] In diesen Tagen steht ein Thema im Vordergrund: die Ernährung. Der Schauder, den wir in diesen Tagen angesichts der BSE-Krise empfinden, ist ein Schauder über uns selbst. Wie nie zuvor blicken jetzt endlich alle auf die Missstände und Begleiterscheinungen einer auf Massenproduktion ausgerichteten Agrarpolitik. BSE hat die Öffentlichkeit aus dem Alltagstrott des unbedachten Massenkonsums katapultiert. (Künast 2001a)[13]

---

[13] Bei dieser Stellungnahme von Renate Künast handelt es sich um eine Kurzfassung ihrer Regierungserklärung vom 08.02.2001 (Künast 2001b).

Mit der Aufnahme der Nachhaltigkeitsbestrebungen und der symbolischen Wirkmächtigkeit der Einführung des Bio-Siegels wird der Verunsicherung der Bürger Rechnung getragen, gleichzeitig wird der bislang vorherrschende Wachstumsdiskurs nachhaltig eingekleidet. Unter dem Motto „Klasse statt Masse" – von Künast zum Maßstab der Agrarwende erhoben (Künast 2001a, S. 71; 2001b, S. 14521B) – werden auch die gesellschaftlichen wie wirtschaftlichen Kräfte mit in die Verantwortung genommen, verbildlicht durch das „magische Sechseck der Agrarwende"[14].

Die Aktivierung des Verbrauchers und die Kaufanreize fruchten, denn sie gehen eine produktive Verbindung mit der gesellschaftlichen Tendenz zu „richtigem Essen" ein, die sich durch eine zunehmende Ästhetisierung des Essens ergibt: Sich gegen die industrielle Produktion von Lebensmitteln zu stellen, gutes Essen bewusst als vielleicht zivilisationskritisches, zumindest aber fortschrittskritisches Element einzusetzen (Tolksdorf 2001, S. 251), entspricht dem Zeitgeist. Das Maßnahmenpaket der Regierung gibt dafür wichtige Impulse, der Gesamtumsatz der Bio-Branche wächst von 2000 bis 2005 um fast 100 % auf rund 4 Mrd. € (Hamm und Rippin 2007). Die Bio-Pioniere sind damit endgültig in der Mitte der Gesellschaft angekommen.

„Wir machen Bio aus Liebe. Seit 1974"[15]

2013 ist über ein Jahrzehnt seit der Einführung des nationalen Bio-Siegels vergangen, beinahe 40 Jahre sind es seit den ersten Bemühungen der Bio-Pioniere in den frühen 1970er-Jahren. „We legalized Müsli" lautet der Titel dieses Beitrages und gibt damit den Sachverhalt wieder, dass die zunächst alternativen Bestrebungen einer gegenkulturellen Bewegung mit wachsendem gesellschaftlichen Interesse und wirtschaftlichem Belang zunächst heftigsten Definitionsdebatten unterliegen, die schlussendlich in zwei Etappen politischer Weichenstellungen per Gesetzesdekret implementiert, in der Begrifflichkeit geschützt und von nun an auch kontrolliert werden. Die EG-Öko-Verordnung wie das deutsche Bio-Siegel stehen als paradigmatische Zeichen für den Umbruch alter Denkmuster und den Austausch lange vertretener Wahrheiten: „Damit waren wir auf einmal keine ‚Misfit's'[16] mehr, wir waren gesellschaftsfähig" (Gfäller 2010a, S. 24).

---

[14] Bestehend aus Verbrauchern, Bauern, Futtermittel- und Lebensmittelindustrie, Handel und Politik (Künast 2002, S. 4 f.).

[15] Jubiläums-Flyer der Naturkostfirma „Rapunzel" 2010.

[16] Englisch für „unpassend", „gesellschaftsuntauglich".

Wie aufgezeigt wurde, ist es ein Prozess der schrittweisen gegenseitigen Annäherung zwischen dem gesellschaftlichen Mainstream und den Idealen der Naturkost-Bewegung, der auf beiden Seiten Veränderungen bewirkt. Sie verhalten sich reziprok zueinander, erreichen in ihrer Kombination aber eine solche Wichtigkeit, dass sowohl von marktwirtschaftlicher Seite als eben auch vonseiten der Regierung gehandelt wird. Einerseits sind es ursächlich die Öffnung des Naturkostmarktes ab Mitte der 1980er-Jahre für Bio-Genussmittel und neue Formen der Warenpräsentation, die aus Szeneläden Bioläden werden lassen. Andererseits erfolgt vonseiten der Gesellschaft eine Annäherung, die eng verwoben ist mit den gesellschaftspolitischen Ereignissen, insbesondere Tschernobyl und BSE.

2012 durchbricht der Umsatz der Bio-Branche die 7-Milliarden-Marke (BÖLW 2013). „Bio für alle" ist weiterhin der gemeinsame Nenner und Grundvoraussetzung künftiger Entwicklung. Wenn aber langfristig die Weltbevölkerung bei abnehmenden Ressourcen und immer weiter aufklaffenden Verteilungsungerechtigkeiten nicht nur versorgt, sondern entsprechend den ethischen Maximen des Fairen Handels[17] nachhaltig „fair"sorgt werden soll und eine neue Wertschätzung innerhalb der gesamten Produktionskette erreicht werden will, dann bedarf es wieder neuer Pioniere, die selbst, auf dem Wissen und dem Mut der vorhergehenden Pionier-Generation aufbauend, in ungeahnte Denk- und Handlungsräume vorstoßen.

Literatur

Baringdorf, F. W. Graefe zu (2002). Agrarwende: Machtverschiebung mit offenem Ende. In
   AgrarBündnis e. V. (Hrsg.), *Landwirtschaft 2002 – der kritische Agrarbericht* (S. 22–28).
   Hamm.
Barlösius, E. (1997). *Naturgemäße Lebensführung. Zur Geschichte der Lebensreform um die
   Jahrhundertwende.* Frankfurt a. M.
Baumgartner, J. (1992). *Ernährungsreform – Antwort auf Industrialisierung und Ernährungswandel. Ernährungsreform als Teil der Lebensreformbewegung am Beispiel der
   Siedlung und des Unternehmens Eden seit 1893.* Frankfurt a. M.
Beck, U. (1986). *Risikogesellschaft. Auf dem Weg in eine andere Moderne.* Frankfurt a. M.
BNN [Bundesverband Naturkost Naturwaren Herstellung und Handel e. V.] Nachrichten.
   (2008). Vom einfachen Leben zur florierenden Bio-Branche. „Die Müsli-Macher". BNN-
   Nachrichten Naturkosthandel 9/2008. Berlin. http://www.n-bnn.de/sites/default/dateien/
   bnn/bnn-nachrichten/2008_3_BNN_Nachr.pdf. Zugegriffen: 30. Mai 2013.
Böhme, G. (1999). Die Mensch-Natur-Beziehung am Beispiel Stadt. In G. Böhme (Hrsg.),
   Für eine ökologische Naturästhetik (3. Aufl., S. 56–76). Frankfurt a. M.
BÖLW [Bund Ökologische Landwirtschaft e. V.]. (2013). Bio-Umsatz durchbricht 2012 die
   7-Milliarden-Marke – Politik muss Öko-Bremse lösen. Pressemitteilung Bilanzpresse-

---

[17] Weiterführend dazu: World Fair Trade Organization (2013).

konferenz 2013. http://www.boelw.de/uploads/media/PM_BOELW_Bilanz_2013.pdf. Zugegriffen: 30. Mai 2013.

Bröckling, U., Krasmann, S., & Lemke, T. (2006a). Einleitung. In U. Bröckling, S. Krasmann & T. Lemke (Hrsg.), *Glossar der Gegenwart* (1. Aufl., S. 9–16). Frankfurt a. M.

Descartes, R. (1997). *Von der Methode des richtigen Vernunftgebrauchs und der wissenschaftlichen Forschung*. Französisch-deutsch (2. Aufl.). Hrsg. von L. von Gäbe & G. Heffernan (Philosophische Bibliothek 261). Hamburg (französische Erstveröffentlichung 1637).

Die Zeit. (2005a). BSE. In Die Zeit (Hrsg.), *Das Lexikon in 20 Bänden* (Bd. 2: Bas – Chaq, S. 438–439). Hamburg.

Die Zeit. (2005b). Creutzfeldt-Jakob-Krankheit. In Die Zeit (Hrsg.). *Das Lexikon in 20 Bänden* (Bd. 3: Char – Dur, S. 184–185). Hamburg.

Die Zeit. (2005c). Tschernobyl. In Die Zeit (Hrsg.), *Das Lexikon in 20 Bänden* (Bd. 15: Torp – Wahm, S. 110–112). Hamburg.

Die Zeit. (2005d). Tiermehl. In Die Zeit (Hrsg.), *Das Lexikon in 20 Bänden* (Bd. 14: Spen – Toro, S. 549–550). Hamburg.

Dingler, J. (2004). Naturherrschaft und ökologische Krise als Dialektik der Moderne: Zur Herrschaftsimmanenz des gesellschaftlichen Naturverhältnisses der Moderne. Universität Münster/Zentrum für Umweltforschung. http://www.transforma-online.de/deutsch/transforma2004/papers/dingler.htm. Zugegriffen: 30. Mai 2013.

dpa, [DeutschePresse-Agentur]. (1986). Im Kernkraftwerk Tschernobyl ist ein Schaden am Reaktor aufgetreten. 28.04.1986.

Earth Day Network. (2013). Earth Day: The history of a movement. http://www.earthday.org/earth-day-history-movement. Zugegriffen: 30. Mai 2013.

Foucault, M. (2000). Vorlesung vom 7. Januar 1976. In M. Ott (Hrsg.), *Michel Foucault. In Verteidigung der Gesellschaft. Vorlesungen am Collège de France (1975–76)* (1. Aufl., S. 7–30). Frankfurt a. M.

Freytag, N. (2006). Eine Bombe im Taschenbuchformat? Die „Grenzen des Wachstums" und die öffentliche Resonanz. Zeitgeschichte online – Fachportal für die Zeitgeschichte. http://www.zeithistorische-forschungen.de/16126041-Freytag-3-2006; Zugegriffen: 30. Mai 2013.

Gfäller, S. (2010a). Interview mit Maximilian Bess. 15.05.2010. Balingen.

Gfäller, S. (2010b). Interview mit Robert Dax. 27.05.2010. Mammendorf.

Hahn, F. (2006). Von Unsinn bis Untergang: Rezeption des Club of Rome und der Grenzen des Wachstums in der Bundesrepublik der frühen 1970er Jahre. Freiburg i. Br. http://www.freidok.uni-freiburg.de/volltexte/2722/pdf/hahn_friedemann_2006_von_unsinn_bis_untergang.pdf. Zugegriffen: 30. Mai 2013.

Hajer, M. A. (2004). Argumentative Diskursanalyse. Auf der Suche nach Koalitionen, Praktiken und Bedeutung. In R. Keller, A. Hirseland, W. Schneider & W. Viehöfer (Hrsg.), *Handbuch sozialwissenschaftliche Diskursanalyse* (Bd. 2: Forschungspraxis, 2. Aufl., S. 271–298). Wiesbaden.

Hamm, U., & Rippin, M. (2007). Marktdaten aktuell: Öko-Lebensmittelumsatz in Deutschland 2006. http://www.agromilagro.de/downloads/umsatzoeko2006.pdf. Zugegriffen: 30. Mai 2013.

Henrichsmeyer, W., & Witzke, H. P. (1994). *Agrarpolitik: Bewertung und Willensbildung* (Bd. 2). Stuttgart.

Holzinger, M. (2004). *Natur als sozialer Akteur. Realismus und Konstruktivismus in der Wissenschafts- und Gesellschaftstheorie* (Forschung Soziologie Bd. 197). München.

Hünemörder, K. F. (2004). Die Frühgeschichte der globalen Umweltkrise und die Formierung der deutschen Umweltpolitik (1950–1973) (Historische Mitteilungen Beihefte 53). Stuttgart.

Kaschuba, W. (2003). *Einführung in die europäische Ethnologie* (2. Aufl.). München.

Keller, R., Hirseland, A., Schneider, W., & Viehöfer, W. (Hrsg.). (2004). *Handbuch sozialwissenschaftliche Diskursanalyse* (Bd. 2: Forschungspraxis, 2. Aufl.). Wiesbaden.

Künast, R. (2001a). Eine neue Verbraucherschutz- und Landwirtschaftspolitik. *Wirtschaftsdienst. Zeitschrift für Wirtschaftspolitik, 81*(2), 71–72. http://www.wirtschaftsdienst.eu/downloads/getfile.php?id=7. Zugegriffen: 04. Mai 2014.

Künast, R. (2001b). Regierungserklärung der Bundesministerin für Verbraucherschutz, Ernährung und Landwirtschaft Frau Renate Künast. 08.02.2001. Berlin. In Deutscher Bundestag: Plenarprotokoll 14/149. Berlin, 08.02.2001. S. 14520C–14525A. http://dip21.bundestag.de/dip21/btp/14/14149.pdf. Zugegriffen: 31. Mai 2013.

Künast, R. (2002). Doppelt gut: Für die Bauern und für die Natur. Lehren aus der BSE-Krise. Jahrbuch Ökologie (S. 29–36). http://www.jahrbuch-oekologie.de/Kuenast2002.pdf. Zugegriffen: 30. Mai 2013.

Leitzmann, C. (2006). *Ernährung und Gesundheit*. Lehrbrief. Berlin.

Mann, A. (2007). *bio. Praktische Konstruktionen einer Eigenschaft am Beispiel von Brot.* Institut für Soziologie. Unveröffentlichte Diplomarbeit. Ludwig-Maximilians-Universität München.

Meadows, D. H., Meadows, D. L., Randers, J., & Behrens, W. W. (1972). *Die Grenzen des Wachstums. Bericht des Club of Rome zur Lage der Menschheit*. Stuttgart.

Niedzwezky, K. (2007). Perfekt gemischt. Die Heuschrecke Naturkost GmbH wird 30. *BNN-Nachrichten – Mitgliederzeitschrift für die Naturkost- und Naturwarenfachbranche*. Berlin.

Öko-Institut e. V. Institut für angewandte Ökologie. (2011). Ein Unfall mit Folgen - 25 Jahre Tschernobyl. http://www.oeko.de/files/download/application/pdf/20a_tschernobyl.pdf. Zugegriffen: 15. Nov. 2013.

Peccei, A. (1977). *The human quality*. New York.

Planck, M. (2001). Wissenschaftliche Selbstbiographie. In H. Roos & A. Hermann (Hrsg.), *Max Planck. Vorträge, Reden, Erinnerungen* (S. 55–73). Berlin.

Rehaag, R. M. A., & Waskow, F. M. A. (2005). Ernährungswende. Der BSE-Diskurs als Beispiel öffentlicher Ernährungskommunikation. Diskussionspapier Nr. 10. Köln. http://www.katalyse.de/wp-content/uploads/2013/08/2005ernaehrungswendedp10.pdf. Zugegriffen: 29. Dez. 2013.

Sarasin, P. (2006). *Michel Foucault. Zur Einführung* (2. Aufl.). Hamburg.

Scholze-Irrlitz, L. (2006). Einleitung. In L. Scholze-Irrlitz (Hrsg.), *Aufbruch im Umbruch. Das Dorf Brodowin zwischen Ökologie und Ökonomie* (Berliner Blätter 40) (S. 7–13). Münster.

Seymour, J. (1978). *Das große Buch vom Leben auf dem Lande. Ein praktisches Handbuch für Realisten und Träumer*. Ravensburg.

Steinmeyer, R., & Goetz, R. (1985). Biokost – wohin? Naturkostläden zwischen Food Coop und Supermarkt. Aus Ladner- und Verlags-Sicht. Nachbarschaft/Ökomagazin 31, 1985. In R. Steinmeyer (Hrsg.), *Naturkostgeschichte(n). Berichte, Portraits, Meinung, Trends der Jahre 1980–1986 aus „Nachbarschaft", „Ökomagazin" und „Schrot & Korn"* (S. 66–72). o. O.

Tolksdorf, U. (2001). Nahrungsforschung. Aktualisierung von Brigitte Bönisch-Brednich. In R. W. Brednich (Hrsg.), *Grundriss der Volkskunde. Einführung in die Forschungsfelder der europäischen Ethnologie* (3. Aufl., S. 239–254). Berlin.

Uekötter, F. (2011). *Am Ende der Gewissheiten. Die ökologische Frage im 21. Jahrhundert.* Frankfurt a. M.

Umweltinstitut München e. V. (2013). Pilze und Wild. Tschernobyl – noch nicht gegessen. München. http://umweltinstitut.org/radioaktivitat/allgemeines/pilz-info-476.html. Zugegriffen: 31. Mai 2013.

UN Weltkommission für Umwelt und Entwicklung. (Hrsg.). (1987). Our common future. http://www.bne-portal.de/coremedia/generator/unesco/de/Downloads/Hintergrundmaterial_international/Brundtlandbericht.File.pdf. Zugegriffen: 30. Mai 2013.

Verbeek, B. (1998). *Die Anthropologie der Umweltzerstörung. Die Evolution und der Schatten der Zukunft* (3. Aufl.). Darmstadt.

Verordnung (EWG) Nr. 2092/91 des Rates vom 24.06.1991. (1991). Amt für Veröffentlichungen der Europäischen Union. http://eur-lex.europa.eu/LexUriServ/site/de/consleg/1991/R/01991R2092-20070101-de.pdf. Zugegriffen: 31. Mai 2013.

Weber, M. (2006). Die Protestantische Ethik und der Geist des Kapitalismus. In M. Weber (Hrsg.), *Religion und Gesellschaft. Gesammelte Aufsätze zur Religionssoziologie* (S. 23–183). Frankfurt a. M. (Erstveröffentlichung 1920/21).

World Fair Trade Organization. (2013). 10 Principles of Fair Trade. http://www.wfto.com/index.php?Itemid=14&id=2&option=com_content&task=view. Zugegriffen: 04. Mai 2014.

Zeit Online. (1999). Kirbach, R.: Hauptsache billig. 05.08.1999. http://www.zeit.de/1999/32/199932.gesundheitsrisik.xml. Zugegriffen: 30. Mai 2013.

Zeit Online. (2001a). Busse, T.: Die Wahnsinns-Lobby. 11.01.2001. http://www.zeit.de/2001/03/Die_Wahnsinns-Lobby. Zugegriffen: 30. Mai 2013.

Zeit Online. (2001b). Schmidt, G.: Apocalypse Cow. 05.04.2001. http://www.zeit.de/2001/15/Apocalypse_Cow. Zugegriffen: 30. Mai 2013.

Sebastian Vinzenz Gfäller M.A., Kulturwissenschaftler, Redakteur und freier Journalist aus München, studierte von 2005 bis 2011 Kulturwissenschaften mit dem Hauptfach Europäische Ethnologie und den Nebenfächern Ethnologie und Philosophie an der Ludwig-Maximilians-Universität München. Er ist Mitglied im Internationalen Arbeitskreis für Kulturforschung des Essens sowie bei der Münchner Vereinigung für Volkskunde e. V. Zu seinen Themenschwerpunkten gehören: politische Ökologie, Stadtanthropologie, soziokulturelle Arbeitsforschung (spätmoderne Arbeits- und Lebensformen), Wirtschaftsethik, nationale Identitäten und Nationalismen.

Fleischkonsum zwischen Ethnizität und Ethik – Das Beispiel Istanbul

19

Sebastian Gietl

„Der Niedergang der türkischen Schweinemetzger" (Rainsford 2008) hieß übersetzt ein Beitrag der britischen Rundfunkanstalt BBC (British Broadcasting Corporation) aus dem Jahr 2008. Im Mittelpunkt stand dabei Lazaros Kozmaoğlu, ein aus der griechischen Minderheit Istanbuls stammender Metzger. „Schwein und Istanbul" oder „Schwein und Islam" – beides mag so gar nicht in unser vorgefertigtes Istanbulbild passen. Viel eher verbinden wir mit der Stadt zwischen Ost und West, zwischen Asien und Europa, zwischen Morgen- und Abendland Stereotype wie Döner, Hähnchenfleisch, Türkischen Honig oder *Baklava*. Unsere Vorstellung sprüht vor orientalischen und islamischen Klischees. Wir denken an Märchen aus „Tausend und einer Nacht", an Moscheen und Minarette, aber nicht an Kirchen und schon gar nicht an Schwein.

Unsere Vorstellungen sind meist von einem touristischen Blickwinkel geprägt. „Bis weit ins 20. Jahrhundert hinein dominiert nicht das Bild einer dem osmanischen Kontext entstammenden kosmopolitischen Metropole, sondern das einer nichtosmanischen, türkischen (Haupt-)Stadt mit Moscheen, Palästen, Herrenhäusern/Villen und ‚türkischen' Häusern in der Wahrnehmung Istanbuls" (Tischler und Doğan 2010, S. 105). Für die Esskultur ergibt sich daraus, „dass durch die Erhebung von Ess- und Trinkwaren in den Rang regionaler Kulturgüter der Blick auf alltägliche Essgewohnheiten verstellt wird" (Rolshoven 2001, S. 137). Dabei muss festgehalten werden, „dass die als typisch angesehenen Speisen der Region noch lange nicht die sind, die am häufigsten alltäglich realisiert werden" (Köstlin

S. Gietl (✉)
Institut für Information und Sprache, Medien und Kultur; Lehrstuhl für Vergleichende Kulturwissenschaft, Universität Regensburg, Regensburg, Deutschland
E-Mail: sebastian.gietl@ur.de

© Springer Fachmedien Wiesbaden 2015
G. Hirschfelder et al. (Hrsg.), *Was der Mensch essen darf,*
DOI 10.1007/978-3-658-01465-0_19

2006, S. 12). Bei näherer Betrachtung wurde dadurch über Jahre der aus deutscher Perspektive erwartete Blick auf das Fremde unterstützt und die Distanz zwischen Realität und Traumbild forciert (Gietl 2013). Der vorliegende Beitrag möchte diesen konstruierten Vorhang etwas heben und einen Blick auf Alltag, Facetten der Esskultur und des Fleischkonsums sowie damit verbundene kulturelle Wertigkeiten und Transformationsprozesse vor dem Hintergrund von politischen Homogenisierungs-, Radikalisierungs- beziehungsweise Ideologisierungsprozessen freigeben. Dabei soll als Erweiterung der meist deutschen Perspektive auf eine Ethik der Ernährung in diesem Sammelband am Beispiel Istanbul erörtert werden, wie stark der Faktor Kultur die Ausprägung des Fleischkonsums bestimmt. Im Fokus des Erkenntnisinteresses steht, welchen Einfluss religiöse Normen in Bezug auf die Prägung durch den Islam spielen, welche Traditionen sich durch die multiethnische Zusammensetzung der Stadt ausgeformt haben und unter welchen Aspekten der Fleischkonsum von einer mittlerweile auch in der Türkei ausgeprägten modernen „Lebensstil-Gesellschaft" bewertet wird. Diesen Fragen soll im Folgenden anhand historischer sowie gegenwärtiger Beispiele zur Esskultur in Istanbul nachgegangen werden.

Istanbul im Spannungsfeld zwischen Ethnizität und Ethik

Die Namen „Istanbul", „Konstantinopel" und „Byzanz" stehen für ein und dieselbe Stadt. Sie sind ein Inbegriff für Reichtum, Macht und Eleganz. Bei einem Blick auf die jüngste Entwicklungsgeschichte wird schnell deutlich, dass es in der deutschen Wahrnehmung jedoch einige weiße Flecken gibt: In Deutschland wenig bekannt und reflektiert ist die Tatsache, dass Istanbul über Jahrhunderte in weiten Teilen auch jüdisch und christlich geprägt war. Man denke nur an die größten nichtmuslimischen Minderheiten der Armenier, Griechen und Juden.[1] Noch heute hat das Oberhaupt der orthodoxen Kirche, der Ökumenische Patriarch von Konstantinopel, Bartholomaios I., seinen Sitz in Fener. Das Patriarchat der armenisch-apostolischen Kirche befindet sich in Istanbuls Altstadt. Wie es zu diesem Anachronismus kommen konnte, entgeht oftmals der Aufmerksamkeit westeuropäischer Besucher. Spiegelbildlich dafür steht der Reiseführer „inGuide Istanbul", der außer einem Verweis auf das Ökumenische Patriarchat das heutige christliche Istanbul komplett ausblendet (o. V. 2012, S. 84 f.), damit aber einen tiefen Einblick in die Erwartungshaltung und Sehnsucht der deutschen Leserschaft gewährt (Gietl 2014).

---

[1] Zum Status der Begrifflichkeit und der Situation der Minderheiten nach dem Vertrag von Lausanne 1923 bis um 1980/90 vgl. Gündüz 2012, S. 139 ff.

Was aber bedeutet das für den Fleischkonsum in dieser Stadt im Spannungsfeld der Begrifflichkeiten Ethik und Ethnik?

Ethik subsumiert qua definitionem „[d]ie Gesamtheit aller Prinzipien, die Handeln, Sitten und Gebräuche der Menschen eines bestimmten Kulturkreises regeln" (Fuchs et al. 1994, S. 185). Ethnik oder auch Ethnizität sind dagegen „Begriff[e] für ethnische Identitätsbildung in Form der Aufwertung von Sprache, kulturellen Eigenheiten und Traditionen [...] [einer] ethnischen Gruppe" (ebd., S. 185 f.). Hier stellt sich die Frage, was passiert, wenn der untersuchte Kulturkreis nicht homogen, sondern von Grund auf multiethnisch geprägt ist? Aus heutiger mitteleuropäischer Perspektive wird davon ausgegangen, dass es eine gemeinsame, den Alltag normierende kulturelle Wertebasis gibt. In wirtschaftlichen und ethischen Krisenzeiten, die das Individuum zu mehr Selbstreflexion zwingen, scheint sich die westeuropäische Gesellschaft dabei weniger im lange Zeit dominierenden christlichen Wertefundament wiederzufinden als vielmehr zurückzubeziehen auf einen als ethisch objektiver wahrgenommenen humanistischen Werte- und Normenkanon der griechischen Antike – oder im kleinsten gemeinsamen Nenner einer globalisierten Welt: im Konsum. Beispielhaft führe man sich hier aktuelle globale Konsum-Happenings, wie die Konsumentenschlangen vor den „Apple"-*Stores* weltweit beim Verkaufsstart einer neuen i-Phone-Generation (Abendzeitung München 2013) oder bei der Eröffnung eines neuen *Flagship-Store*s der Modekette „Abercrombie und Fitch" vor Augen (tz-online 2012).

Wie aber verhält es sich in einer Stadt wie Istanbul, die, am äußersten Rande Europas gelegen, aus der Überlagerung unterschiedlicher Ethnien besteht? Welchen Einfluss haben diese auf Essgewohnheiten und im speziellen Fall auf den Fleischkonsum?

Von der Multikulturalität zum homogenen Nationalstaat. Die ethnische Transformation Istanbuls

Um einen kleinen Einblick in den Mikrokosmos „Istanbul" zu erhalten, ist ein Ausflug in die Geschichte der heutigen Megapolis notwendig. Dieser erfolgt in umgekehrter Chronologie von der Gegenwart in die Vergangenheit, denn im Gegensatz zu vielen anderen Städten lassen sich in diesem konkreten Fall oftmals ältere Daten konkreter fassen als neuere. Auffällig ist, dass für die Gegenwart keine gesicherten Einwohnerzahlen vorliegen. Schätzungen bewegen sich zwischen 17 und 21 Mio. Dies hat unterschiedliche Ursachen: Einerseits ist der Zuzug so stark, dass Statistiken zum Zeitpunkt der Erhebungen schon wieder veraltet sind, andererseits werden, gerade im Fall der Minderheiten, bei Erhebungen gerne auch keine Angaben gemacht, um vor staatlichen Repressionen geschützt zu sein, wie auch bei der an späterer Stelle noch herangezogenen Interviewpartnerin Zoi P. der Fall. Klaus Kreiser, Osmanologe und ausgewiesener Istanbul-Kenner, bezifferte 2009 die Einwohnerzahl auf „über 12 Mio." (Kreiser 2010, S. 7). Übertroffen werde diese Zahl in Istanbul nur von den 36 Mio. Tulpen, die der Bürgermeister innerhalb von fünf Jahren habe pflanzen lassen (ebd., S. 8). Rund 99 % der Einwohner sind muslimisch geprägt; der Rest gehört anderen nichtmuslimischen Gruppierungen an. Die stadtprägendsten sind Armenier, Juden und Griechen.[2]

Ein völlig anderes Bild der Stadt liefert eine Bevölkerungsstatistik aus dem Jahr 1955: „1955 lebten beinahe alle Nichtmuslime der Republik in Istanbul. Die Zahlen zur Größe der Glaubensgemeinschaften in der Großstadt am Bosporus wurden vom amerikanischen Konsulat wie folgt angegeben: 103.809 Menschen waren griechisch-orthodox, 60.260 armenisch-gregorianisch (armenisch-apostolisch), 76.965 jüdisch und 21.950 römisch-katholisch" (Güven 2012, S. 138). Bei einer Gesamteinwohnerzahl von 1,3 Mio. ergibt dies einen nichtmuslimischen Bevölkerungsanteil von rund 20 %. Nochmals 70 Jahre früher (1885) lag die Gesamteinwohnerzahl bei 873.565. Davon entfielen 384.910 auf muslimische, 152.741 auf griechische, 149.590 auf armenische und 44.361 auf jüdische Gemeinschaften (Kreiser 2010, S. 72). Die nichtmuslimischen Minderheiten bildeten also knapp die Hälfte der Gesamteinwohnerzahl. Verglichen mit heute ergibt sich daher eine ethnisch völlig andere Zusammensetzung.

Das deutsche Istanbulverständnis spiegelt dies aber nicht wider. Die Gründe dafür mögen im Desinteresse gegenüber politischen und wirtschaftlichen Vorgängen in der Türkei liegen.[3] Ebenfalls eine Rolle spielt aber sicher, dass sich der Geschichtsunterricht nach dem „Fall Konstantinopels" von der Stadt und ihrer weiteren Entwicklung abwendet. So lässt sich auch die Tatsache leichter verorten, dass sich während der gesamten Zeit des Osmanischen Reiches die einzelnen Ethnien relativ frei entfalten, ihre Kultur leben und ihren Glauben beibehalten konnten, ohne dass sich dies in der westeuropäischen Wahrnehmung widerspiegelt. Die Minderheiten erhielten zwar Anreize, die Religion zu wechseln, wurden aber im Großen und Ganzen keinen staatlich gelenkten Homogenisierungs- und Assimilierungsprozessen unterworfen. Eine Bevölkerungsstatistik aus dem Jahr 1477, die nicht nach Personen, sondern nach Haushalten geführt wurde, unterstreicht dies. Sie spricht von 9.486 muslimischen (meist türkischen), 3.743 griechischen, 1.647

---

[2] Erweitert wurden diese im 19. und 20. Jahrhundert durch weitere kleinere Gruppen wie Russen und Bosporus-Deutsche.

[3] Dadurch lässt sich auch die allgemeine Überraschtheit in Deutschland anlässlich der Aufstände im Gezi-Park und auf dem Taksim-Platz im Frühsommer 2013 besser verstehen.

jüdischen sowie 756 armenischen und 332 fränkischen Haushalten in Istanbul und Galata, der genuesischen Siedlung auf der anderen Seite des Goldenen Horns, welche damals noch nicht unter dem Begriff „Istanbul" subsumiert wurde (Kreiser 2010, S. 69).

Diese multikulturelle Prägung reichte bis weit ins 20. Jahrhundert. Erst in der Umbruchphase zwischen dem Osmanischen Reich und dem neuen türkischen Nationalstaat begannen erste Homogenisierungsversuche, die vor allem in der jungen Republik stark zunahmen: Genannt seien hier der bis heute staatlich nicht anerkannte Genozid an den armenischen Bevölkerungsteilen in Anatolien, die Einführung der sogenannten Vermögenssteuer 1942 *(Varlık Vergisi),* die vor allem Griechen, Armenier und Juden extrem belastete, deren Existenzen zerstörte, das Vermögen umverteilte und auch zu Deportationen führte, und staatlich gestützte gewaltsame Ausschreitungen, die sich im kollektiven Gedächtnis der griechischen Minderheiten als *νύχτα των Κρυστάλλων* (Kristallnacht) 1955[4] verankerten (Güven 2012, S. 136 ff.). Den Höhepunkt dieser politischen Ideologisierungs- und Radikalisierungsprozesse bildete die *Απέλαση* (Apelasi) genannte Ausweisung der griechischen Staatsbürger 1964 im Zuge der Zypernkrise (Tischler 2008, S. 395). Eine zur selben Zeit einsetzende und kurz darauf rapide ansteigende Landflucht beschleunigte die Entwicklung der Stadt zu ihrer heutigen Dimension. Hatte Istanbul noch 1955 nur rund 1,5 Mio. Einwohner, so waren es 1990 bereits 7,3 Mio. und im Jahr 2000 über 10 Mio. (Istanbul Metropolitan Municipality 2008). Festzuhalten bleibt, dass Istanbul einen bis in die Antike nachweisbaren multiethnischen Hintergrund vorweisen kann, der für viele in jüngerer Zeit zugezogenen Binnenmigranten aus Ostanatolien nicht leicht nachvollziehbar erscheint, aber dennoch im kollektiven kulturellen Gedächtnis der Stadt tief verankert ist.

İşkembe, Pastirma, Kokoreç oder Döner? Fleischkonsum im Spiegel deutscher Reiseführer

Inwiefern sich dies auch in der Esskultur, hier speziell im Fleischkonsum, widerspiegelt, wird im folgenden Abschnitt näher betrachtet. Sowohl Suraiya Faroqhi als auch Klaus Kreiser beschäftigten sich eingehender mit dieser Thematik und bezogen sich dabei auf den bis ins Jahr 1640 zurückführenden Reisebericht des osmanischen Schriftstellers Evliya Çelebi. Über die Verfügbarkeit von Fleisch schreibt Suraiya Faroqhi:

---

[4] oder *Σεπτεμβριανά.*

Wenn von Fleisch die Rede war, dann meinte man in Anatolien und Istanbul normalerweise Schafs- und Lammfleisch. Allerdings war die Insel Chios […] für ihr
schmackhaftes Rindfleisch berühmt. Rindfleisch wurde hauptsächlich in Form des
mit Knoblauch gewürzten Dörrfleisches namens „Pastirma" gegessen, das im Istanbuler Preisregister von 1640 in zwei Sorten auftaucht. Geflügel wurde offenbar nur in
kleinen Mengen konsumiert und war recht teuer. Schweinefleisch war den Muslimen
nicht nur verboten, sondern galt und gilt als eher widerlich. Außerdem grenzte sich
ein Muslim von den „Ungläubigen" dadurch ab, daß er oder sie kein Schweinefleisch
aß. Dagegen waren auf dem Balkan, wo Christen in größeren geschlossenen Gruppen
beieinander wohnten, die Züchtung von Schweinen und der Konsum von Schweinefleisch nicht verboten. Ganz im Gegenteil, die Züchter führten eine Steuer an den
Fiskus ab. (Faroqhi 1995, S. 231)

Klaus Kreiser ergänzt diese Erkenntnisse, indem er die Schilderung eines „drei
Tage und drei Nächte vor Murad IV. paradierenden Umzugs der Istanbuler Zünfte"
(Kreiser 2010, S. 61) interpretiert. 1638 hatte der Sultan, kurz vor seinem Feldzug
gegen die Perser, eine Art Leistungsschau der Handwerker, Kaufleute und aller
übrigen Berufsgruppen befohlen (ebd.).

Die detailreiche, oft witzige Schilderung Evliya Çelebis ist mehr als eine reine Anein-
anderreihung von Zunftportraits; sie verrät auch sehr viel über die in der osmanischen
Gesellschaft so wichtigen Fragen der Rangordnung von Personen und sozialen Gruppen. […] Der Zunftumzug sollte vor allem das Potential des Istanbuler Gewerbes für
militärische Kampagnen vorführen, als Beispiele seien die mobilen Feldbäcker, die
Zeltmacher, Sattler, Hufschmiede, Köche, Barbiere und Brauer von Boza (einer Art
Hirsebier) genannt. Griechen produzierten die berühmte İşkembe (Kuttelflecksuppe),
die Speise der nach Alkoholgenuss verkaterten. Die Herstellung und der Verkauf von
Dörrfleisch (Pastirma) war ein typischer Beruf von Armeniern. […] Albaner waren
in einer erstaunlichen Anzahl von Spezialberufen tätig, von denen hier nur die des
Verfertigers von Köchern für Pfeil und Bogen, des Pflasterers, des Verkäufers von
Hammelinnereien und des Wasserleitungsbauers genannt werden sollen. […] An
anderer Stelle versäumt er es nicht, seine Meinung über die jüdischen Schankwirte
auszudrücken, die, obwohl völlig entbehrlich, auf Befehl des Sultans ganz am Ende
des Zuges mitmarschieren mussten. Wirklich entbehrlich waren die Schankwirte für
den Fiskus durchaus nicht: allein im Jahr 1688 belief sich die Einfuhrsteuer für Wein
auf sechs Millionen Silberstücke. (Kreiser 2010, S. 61 f.)

Dies erlaubt folgende Schlüsse: Unter „Fleisch" versteht der Istanbuler historisch
gesehen Schafs- und Lammfleisch. Rindfleisch gab es ebenfalls und wurde gerne zu *Pastirma,* dem mit Knoblauch gewürzten Dörrfleisch, verarbeitet, was vornehmlich die Armenier taten. Geflügel war teuer und wurde offenbar nur in geringen Mengen konsumiert. Die Griechen waren berühmt für ihre Kuttelflecksuppe
und die Albaner waren auf Hammelinnereien spezialisiert, die vor allem unter dem

türkischen Namen *Kokoreç* oder dem griechischen *Kokoretsi*[5] bekannt sind. Es zeichnet sich also das Bild einer multiethnischen Gesellschaft ab, die hierarchisch stark strukturiert ist.

Was in dieser Schilderung fehlt, sind allerdings das anfangs erwähnte Schweinefleisch und vor allem Fisch. Dies bedeutet jedoch nicht, dass beides nicht gegessen wurde, sondern lässt einen Schluss auf die Innenperspektive des Autors zu. Istanbul ist umgeben von Meer und von Natur aus fischreich. Es ist also anzunehmen, dass Fisch durchaus auch in damaliger Zeit auf dem Teller landete. Nevin Halici schreibt dazu:

> Nach den im Koran genannten Beschränkungen gibt es vier Nahrungsmittel, die in der islamischen Welt streng verboten sind: das Fleisch von Tieren, die auf andere Weise als durch das Durchschneiden der Kehle getötet werden; Blut aus einem Tierkörper; Schweinefleisch und das Fleisch eines Tieres, das in irgendeinem anderen Namen als dem Gottes geschlachtet wurde. Der Koran erwähnt zwar kein Fleisch, das von Tieren wie Reptilien und Raubtieren stammt, deren Verzehr jedoch wird von islamischen Gelehrten als schädlich angesehen, obwohl er nach kanonischen Regeln nicht verboten ist. Die vorherrschende Meinung über den Verzehr von Wassertieren besagt, daß dieser gesetzlich ist. Der Koran sagt: „Im Meer fischen und den Fang verzehren, ist für euch und für Reisende als Mittel des Lebensunterhalts rechtmäßig." Geht man von der Aussage dieses Verses einen Schritt weiter, so gilt es als rechtmäßig, Krustentiere zu verzehren, die anders als nach dem vorschriftsmäßigen Ritual getötet wurden, und das betrifft unter den Landtieren auch die Wanderheuschrecken. (Halici 1992, S. 204)

Näher betrachtet bedeutet dies, dass der Fischverzehr erlaubt, aber im Fall der Türken durch ihre nomadische Abstammung aus der zentralasiatischen Steppe kulturell nicht hinterlegt war und dadurch auch lange Zeit keine große türkische Fischtradition belegbar ist. Bis um 1950/60 scheinen sich daher großteils Armenier und Griechen in Istanbul als Fischer betätigt zu haben und zu dieser Zeit auch oftmals die Betreiber der Fischtavernen am Bosporus gewesen zu sein (Zoi P. 2011).

Einblicke in die Esskultur, wie sie sich deutschen Reisenden im letzten Jahrhundert darstellte, gewährt uns der Blick in Reiseführer. Im 1905 erschienenen Baedeker „Konstantinopel und Kleinasien" erfahren wir dazu:

> Speisehäuser [nur die besseren, mit abendländischer Küche, sind genannt; man ißt nach der Karte]. In Pera: Janni; Brasserie Viennoise, Grand Rue de Pera 396 […] mit Münchner, Pilsener und Wiener Bier, deutsch gesprochen, gut; Nicoli, Brasserie

---

[5] Diese wurden erst 1997 in Griechenland durch die EU zum Verzehr verboten mit der Begründung, dass Teile, die „gewöhnlich nicht als Essen gedacht sind", wie Augen, Hirn, Milz, dem Rinderwahn Vorschub leisten könnten.

Suisse, Grand Rue de Pera 380, [...] mit Münchner und heimischen (Bomonti-)Bier, deutsch gesprochen, gut; Restaur. Lebon (Dimitrakopulo), Grand Rue de Pera 434, mit französischer Küche und Cafe-Konditorei; Tokatlian, Grand Rue de Pera 180, mit Cafe; im Sommer im Stadtgarten der Petit Champs [...], Münchner Bier. In Stambul: Bahnrestaurant, in dem freistehenden Gebäude gegenüber der Abfahrtshalle [...] mit Garten und Münchner Bier, gelobt; Tokatlian [...] im Großen Basar [...]. (Baedeker 1905, S. 73)

Daraus ergibt sich das Bild einer gehobenen mitteleuropäischen Küche mit leicht französischem Einschlag, den Namen nach zu urteilen betrieben von Angehörigen der griechischen und der armenischen Minderheit, die sich auf den von zuhause gewohnten Geschmack der Gäste ausgerichtet hat. Keine Erwähnung finden türkische Restaurants. Auffälligerweise sind bis auf das Bahnhofsrestaurant (Einfallstor für europäische Reisende) auch alle in den als europäisch geltenden heutigen Stadtteilen Beyoglu (Pera) und Galata angesiedelt.

Einen ähnlichen Überblick gewährt auch der Band „Balkanstaaten und Konstantinopel" aus der Reihe „Meyers Reisebücher", der neun Jahre später (1914) dieselben Restaurants und auch dieselben Küchen empfiehlt. Darüber hinaus erfahren wir hier auch einiges über die regionale Küche, wenngleich das damalige kulturelle Verständnis ein anderes war und die Einkehr lieber im Restaurant „Brasserie Janni [...] (der Wirt Grieche), Deutsch gesprochen; deutsche Zeitungen; Wiener, bayerisches und Pilsener Bier" (Meyers Reisehandbuch 1914, S. 228) oder gar im „Berliner Hof" (ebd.) stattfand. Dagegen wird der Begriff „türkische Küche" mit dem der Orientalen gleichgesetzt, neutral bis negativ bewertet und auf *Kebab, Schischkebab, Pillaf* und Süßes reduziert. „Wer einmal türkisch essen will (Kebab, Schischkebab, Pillaf, Süßes [...]), besuche die berühmten Garküchen von Kebabdschi Brussali Kiamil, Nuri Osmanije [...] oder Kebabdschi Haschi Usta in Sultan Hamman. Aber Vorsicht: Vor dem Genuß von Austern aus dem Goldenen Horn (in das die Kloaken der Stadt münden) wird dringend gewarnt" (Meyers Reisehandbuch 1914, S. 229).

Die türkische Küche wird hier folgendermaßen beschrieben:

[Sie] zeichnet sich durch einen vorherrschenden Gebrauch von Gemüsen, Gurken, Reis, Pfeffer, Zwiebel, Knoblauch, Zitronensaft, Zucker, Milch und Honig aus. Sie ist zwar gut, aber nicht fein und ziemlich einförmig, zumal nur Schaf-, Lamm- und Hühnerfleisch genossen wird. Rind- und Kalbfleisch ißt der Türke fast gar nicht; die Kälber werden nicht geschlachtet, sondern zum Ackerbau großgezogen. Enten und Gänse sieht man auf türkischen Tafeln selten, da diese Tiere als unrein gelten, dagegen sind Truthähne sehr beliebt. Schweinefleisch verzehrt der Muselman um keinen Preis und sein bloßer Anblick erregt ihm Ekel. An den Genuß von Fischen, Hummern, Krebsen und Austern haben sich die Türken sehr gewöhnt, doch ist unter den Muscheltieren die Miesmuschel (Midia) am meisten geschätzt. Brot wird von den Türken sehr viel verbraucht, vorwiegend Weißbrot zum Tunken in Saucen; das ärmere Volk, besonders im Innern, ißt das flache, nur fingerdicke, in runde Fladen gebackene Brot (fodla). Sehr viel verzehrt werden auch eine Art kreisrunder Brezeln, Simit […] genannt. Früchte werden mit Vorliebe genossen. (Meyers Reisehandbuch 1914, S. 220 f.)

An anderer Stelle geht der Autor nochmals auf die Art der Fleischspeisen ein. „Von Fleischspeisen ist besonders beliebt Lammbraten und Spanferkel am Spieß, Hammelragout (Kjebab) und eine Art Pökelfleisch (Pasturma), von Geflügel namentlich der Truthahn (Kurka), von Wild Rehe und Hasen. Unter ‚Brisolla' versteht man Rostbraten. Alles Fleisch wird in ganz frischem Zustand gebraten bzw. geschmort" (Meyers Reisehandbuch 1914, S. 17). Des Weiteren wird Fleisch für Suppen und Hackfleisch als Füllung von Kohl- und Weinblättern oder Gurken und Kürbissen verwendet. Weitere Anwendungsformen sind *Köfte, Pilaf* (Reis mit Fleisch) und Makkaroni mit Hackfleisch. Daraus resultierend lässt sich festhalten, dass sich an der Art des Fleisches und seiner Zubereitung in der Zwischenzeit nicht viel geändert hat, jedoch an dessen Verfügbarkeit. Außerdem ist das niedrige Ansehen der „türkischen Küche" im Kontext des damals vorherrschenden Orientbildes auffällig (Said 2010). Diese wird heute völlig differenziert als gesund und ausgewogen wahrgenommen. Darüber hinaus fehlen die Innereiengerichte, die der Wahrnehmung der Autoren entgangen zu sein scheinen oder keine Erwähnung fanden. Eine differenzierte Aussage darüber, wer was isst, erhalten wir in diesem Fall nicht, außer dem stereotypen Bild, dass „der Muselman um keinen Preis" Schweinefleisch essen würde. Um herauszufinden, ob dies tatsächlich der Fall ist, lohnt sich ein Blick in die Gegenwart.

Im „Merian live: Istanbul", einem der meistverbreiteten Istanbul-Reiseführer in Deutschland, fallen die konträre Darstellung und die damit verbundene veränderte kulturelle Aufladung ins Auge: Schon im Inhaltsverzeichnis zeigt sich, dass die „türkische Küche", unter welche die Autoren die gesamte als traditionell bezeichnete Speisenvielfalt Istanbuls subsumieren, zu den großen der Welt zählt (Neumann-Adrian und Neumann 2008, S. 2).

> Was für Kunstwerke gilt, gilt auch für Rezepte: Zentren der Macht und des Reichtums ziehen sie aus allen Himmelsrichtungen an. Im osmanischen Palast und den riesigen Haushalten der Großen des Reiches wurde verfeinert und verbessert, was man auf Verwaltungsstation oder Feldzug in den Provinzen kennengelernt hatte. So vereint die türkische und zumal die Istanbuler Küche alle guten Eigenschaften balkanischer, anatolischer, arabischer und kaukasischer Kochkunst – sofern nicht religiöse Tabus das verhinderten. (Neumann-Adrian und Neumann 2008, S. 17)

Inhaltliche Veränderungen erfolgten vor allem durch den massiven Zuzug aus Südostanatolien, durch das in den letzten Jahren zu beobachtende „Vordringen amerikanischer Hamburger- und Pizzaketten" (ebd.) und – was die Autoren übersahen – deutscher „Nordsee"-Restaurants. Gleichzeitig lässt aber das Vorhandensein von Fischrestaurants heute wie damals vermuten, dass dieser auch verspeist wird. Ein Blick in die aktuelle Auflage des Baedeker zeigt, dass unter der Rubrik „Essen und Trinken" zum Thema „Fisch" lediglich die türkische Variante des schnellen Fischkonsums, *Balık Ekmek,* vermerkt ist (Eisenschmid 2013, S. 92 f.). Ein Rückschluss auf eine ausgeprägte Fischkultur ist auch hier nicht zu finden, obwohl sie nicht nur entlang des Bosporus, dokumentiert durch eine große Anzahl an Fischrestaurants, offensichtlich vorhanden ist. Außerdem geht Baedeker nicht dezidiert auf Fleischarten ein, was daran liegen mag, dass viele Sorten Eingang in die Küche gefunden haben. Was bleibt, ist die ablehnende Darstellung gegenüber dem Schwein. Eine Differenzierung zwischen europäischer und orientalischer Küche findet sich heute nicht mehr. Es erfolgt eine Subsumierung unter dem Oberbegriff „türkische Küche".

Fleischkonsum zwischen ethischen Normen, ethnischen Traditionen und modernem Lebensstil

Um einen kleinen Einblick in die subjektive Wahrnehmung aus der Innenperspektive zu erhalten, kommen im folgenden Abschnitt zwei Istanbuler zu Wort: eine Angehörige der griechischen Minderheit mit griechisch-albanischen Wurzeln und ein dort geborener Türke. Auf die möglichst offen gehaltene Frage, wie wichtig Fleisch in ihrem Leben sei, erklärte die 1940 in Istanbul geborene Zoi P., dass Fleisch Grundbestandteil ihrer täglichen Ernährung gewesen sei und ihre Eltern Fleisch geliebt hätten (Zoi P. 2011). Dabei ist festzuhalten, dass Zoi P. aus wirtschaftlich soliden Verhältnissen stammte, was zum damaligen Zeitpunkt auf einen Großteil der griechischen Bevölkerung zutraf. Zudem betrieb ihr Vater ein Restaurant (das während der Ausschreitungen von 1955 komplett zerstört wurde[6]), und um 1950/60 erlangte die auf die Entbehrungen des Zweiten Weltkrieges folgende Fresswelle ihren Höhepunkt (Hirschfelder 2001, S. 242). Obgleich die Verfügbarkeit von Fleisch während des Zweiten Weltkrieges in Istanbul nicht spürbar eingeschränkt war, galt sein täglicher Verzehr damals, ganz im Gegensatz zu heute, als

---

[6] Ein Zeitzeuge: „In Tophane gegenüber vom Finanzamt gab es viele Işkembeci [Kuttelsuppenlokale]. Erst nach den Ausschreitungen wusste ich, welche der Işkembeci muslimischen Albanern und welche christlichen Albanern gehörten. Denn den muslimischen Albanern haben sie nichts getan. Die Suppenkessel der christlichen landeten dafür im Meer und man verwüstete ihre Geschäfte." (Güven 2012, S. 139)

gesund und ein Zeichen von Wohlstand und wirtschaftlicher Potenz.[7] „Vor allem in den abendländischen Gesellschaften war seine Rolle stets so prominent, dass die Höhe des Fleischkonsums grundsätzlich als Indikator für ökonomische Leistungsfähigkeit der Gesellschaften zu fungieren vermochte" (Hirschfelder und Lahoda 2012, S. 149). Wie auch bereits in mittelalterlichen Speiseordnungen lässt sich dies im Mikrokosmos Istanbul weniger auf die Leistungsfähigkeit der Ethnie als vielmehr des Individuums übertragen – als Mittel der Distinktion.

Weiter führte Zoi P. aus, dass auch bei ihnen trotz christlichen Hintergrunds hauptsächlich Schafs- beziehungsweise Lammfleisch gegessen worden sei. Fleisch sei aber nur ein Bestandteil des Essens gewesen. Davor habe es grundsätzlich *Mezedes* in Form von eingelegtem oder frischem saisonalen Gemüse und dazu Käse gegeben. Schwein habe eine untergeordnete Rolle gespielt. Wenn, dann sei dieses in Form von Schinken und Salami genossen worden. Im Winter hätten sie auch viel Fisch gegessen, da dies die klassische Fischzeit sei. Ihrer Wahrnehmung nach war Fisch eine Speise der Minderheiten. In den Augen der türkischen Bevölkerung galt Fisch als „Arme-Leute-Essen" und fand sich daher auch lange Zeit nicht oder nur spärlich auf Speisekarten wieder. Heute habe die Bedeutung von Fleisch für sie persönlich abgenommen. Zoi P. berichtete, dass sie zuhause öliges Essen in Form von Gemüse, wie zum Beispiel Artischocken, bevorzuge. Nichtsdestotrotz gebe es dreimal pro Woche Fleisch und einmal Fisch, jedoch in geringen Mengen – „für den Geschmack." Generell stelle sie in Istanbul auch unter den Türken einen Trend hin zu Fisch fest, da er günstiger sei als Fleisch. Dies erkläre in ihren Augen auch die Ansiedlung von deutschen „Nordsee"-Restaurants. Die Kundschaft dieser Restaurants bestehe ihrer Wahrnehmung nach aus der „besseren Istanbuler Gesellschaft", die schon immer einen europäischen Lebensstil gepflegt und sich von den neu zugezogenen Massen habe abheben wollen. Außerdem gelte der Fisch aus nördlichen Gewässern als frischer als der heimische (Zoi P. 2011). Bei näherer Betrachtung der Ausführungen von Zoi P. wird deutlich, dass in ihrem Fall der Fleischkonsum heute weniger von Distinktion, ethischen oder ethnischen Aspekten, sondern vielmehr von Fragen eines in diesem Fall für gesund erachteten Lebensstils geprägt ist. Alter und eine medial transportierte oder ärztlich verordnete passende Diät spielen eine größere Rolle als die Verortung in einer als ethnisch-traditionell wahrgenommenen Küche.

---

[7] „Menschen haben gelernt, den Esser von Fleisch derart zu verachten, dass in Deutschland selbst Metzgereien, die Biologisch-Alternatives anboten, zerstört worden sind. Es kommt vor, dass der Verzicht auf Fleisch in Kontaktanzeigen, ähnlich wie das Nichtrauchen, zur Bedingung eines Treffs gemacht wird. Und Fleischesser können heute – wir sind Bekenner geworden – ebenso verachtet werden wie die Träger von Pelzen." (Köstlin 2006, S. 19)

Im Fall des heute 41-jährigen Ziya Ö.,[8] der nach eigener Auskunft aus einfachen Verhältnissen stammt, stellt sich dies etwas anders dar. In seiner Kindheit,
die er bei den Großeltern verbrachte, war Fleisch ein Luxusgut. Es habe damals
höchstens einmal pro Woche Fleisch gegeben. Er könne sich noch daran erinnern,
dass er öfters zur Metzgerei geschickt worden sei, um Hackfleisch zu kaufen. Dabei mussten 250 g zur Zubereitung von *Köfte* (Hackbällchen) für fünf Personen
reichen. Auch er bestätigt den vorherrschenden Eindruck, dass unter Fleisch vor
allem Lamm- und Rindfleisch verstanden wurde. In seiner Kindheit hätten sie sich
auch nur alle fünf Jahre ein Lamm zum Opfern anlässlich des Opferfestes leisten
können. Schwein habe er in seiner Kindheit überhaupt nicht gegessen, jedoch bei
seinem Aufenthalt in Deutschland, als er eine deutsche Freundin gehabt habe. Auf
den Hähnchenverzehr angesprochen antwortete er, dass in seiner Kindheit zwar
Hähnchen gegessen worden sei, aufgrund des zu teuren Preises aber nicht in der
Menge, wie es heute der Fall sei. In seiner Erinnerung setzte sich das Hähnchen
flächendeckend in Istanbul erst in den Jahren 1980/90 im Rahmen einer damals
auch in der Türkei forcierten Gesundheitsdebatte immer mehr durch. Ein gutes
Beispiel hierfür sei der *Tavuk*-Döner (Döner aus Hähnchenfleisch), den er erst seit
Beginn der 1990er-Jahre kenne (Ziya Ö. 2011). Die massenhafte Verwendung von
Hähnchenfleisch für Dönerspieße lässt neben der übermäßigen Verfügbarkeit vor
allem auch „auf die zunehmende Medialisierung der Gesellschaft [schließen], die
zur Folge hat, dass mit nahezu jeder neuen Facette der Ernährung ein neuer Trend
und ein neues Ideal geboren werden" (Trummer 2009, S. 132).

Fisch dagegen sei bereits in seiner Kindheit viel gegessen worden. Sein Groß-
vater habe jedes Wochenende einen Eimer frischer Fische aus dem Bosporus ge-
angelt. Auch heute esse er Fisch liebend gerne, damals sei dies aber ein Privileg
gewesen: Heute könne man für wenig Geld eine Angel kaufen, damals hätten sich
viele Leute auch diese nicht leisten können (Ziya Ö. 2011). Auch hier zeigt sich ein
am jeweiligen Lebensstil orientierter, kulturell geprägter Fleischkonsum, wobei
religiöse Normierungen gerade im zwischenmenschlichen Umgang deutlich spürbar werden und eine weit größere Rolle spielen als die Frage nach einer generellen
Ethik des Fleischkonsums.

Beide Beispiele machen deutlich, „wie Wertigkeiten und Normen jeweils zeit-
lich spezifiziert betrachtet werden müssen [und] wie stark das heutige Mensch-
Tier-Verhältnis auf kulturell tradierten Vorstellungen basiert" (Hirschfelder und
Lahoda 2012, S. 147).

Bleibt noch die Frage nach der Kundschaft des mutmaßlich letzten Schweine-
metzgers von Istanbul. Immerhin gab es noch um 1990 im Großraum Istanbul 24

---

[8] Name geändert.

Schweinefabriken, deren Zahl sich mittlerweile auf eine an der bulgarischen Grenze reduziert hat. Zoi P. meinte dazu: „Das kann man so genau nicht sagen. Erstens wird Schweinefleisch für gute Wurst benötigt und wurde zumindest früher durchaus auch untergemischt, zweitens waren viele Muslime nicht so gläubig wie heute und drittens gab es wesentlich mehr Christen in der Stadt. Die Kunden kamen aus allen Kreisen Istanbuls." (Zoi P. 2011) Dies deckt sich mit den Ergebnissen, die Sarah Rainsford für die BBC in ihrem eingangs erwähnten Interview mit dem Metzger erhielt:

> "It's all about Islam," Sami said, as the shop assistant wrapped his sausages in greaseproof paper. "Most of the people are more religious these days. They don't want to eat pork, and they don't let others produce it either." In a typical "Istanbul" twist, the customer himself was Jewish. Behind him I spotted my Muslim colleagues – munching contentedly on ham sandwiches. (Rainsford 2008)

Globale Prozesse, regionale Aushandlungen

Was also bleibt resümierend festzuhalten? „Essen kann heute [ein] hochsymbolischer Bestandteil der Persönlichkeit werden. [...] Die ausdrückliche und medial gestützte Einbettung des Essens in Lebensstile gehört zur Moderne." (Köstlin 2006, S. 20) Der Fleischkonsum in Istanbul war und ist von fortwährenden Akkulturationsprozessen bestimmt. Die Istanbuler Küche war und ist zu einem guten Teil auch heute im Gegensatz zu den Entwicklungen in Deutschland noch grundsätzlich auf eine möglichst komplette Verwertung der Tiere ausgelegt. Stark frequentierte traditionelle Innereiengerichte und -restaurants verdeutlichen dies.

Identitätsstiftende Funktionen werden heute (wieder) auf religiöser Ebene deutlich und sind Ergebnis einer zunehmenden Ideologisierung des Fleischkonsums in den letzten Jahren. Hier spielt also weniger eine Rolle, ob Tiere aus ethischen Motiven überhaupt gegessen werden sollten, sondern welche Tiere zur Fleischproduktion erlaubt sind. Religion bildet gewissermaßen als ethische und moralische Instanz den Maßstab für den Genuss von Fleisch. Daneben orientiert sich aber auch in Istanbul der Konsum von Hähnchen- und zudem von Schweinefleisch vor allem innerhalb einer in der modernen Metropole zunehmend ausdifferenzierten pluralistischen Gesellschaft an medial als gesund und empfehlenswert vermittelten Ernährungstipps, Diäten und Fragen des Lebensstils. Art und Weise des Fleischkonsums sind auch hier geprägt von Globalisierungsprozessen und politisch wie wirtschaftlich forcierten Gesundheitsdiskursen. Grundsätzlich bestimmen aber Angebot und Preis die Nachfrage. Esspräferenzen werden als „Ausdruck unserer Persönlichkeit gelesen" (Köstlin, S. 19) und sind somit vordringlich ein Ausdruck des persönlichen Lebensstils und der individuellen Distinktion, die zu großen Teilen über ethischen Normen und ethnischen Zwängen stehen.

So möchte ich mich der Meinung von Gunther Hirschfelder und Karin Lahoda anschließen, wonach durch „verstärkte Einschränkungen und Auflagen in der Fleischherstellung und damit einhergehender Verteuerung der Ware […] auch der Konsum zurückgehen" (Hirschfelder und Lahoda 2012, S. 164) könnte. Nicht nur im Hinblick auf das bald auf über 20 Mio. Einwohner anwachsende Istanbul stellt sich weniger die Frage nach dem in Politik und Medien stets geforderten höheren Verantwortungsbewusstsein der Verbraucher als vielmehr einem ethisch genormten Umgang der produzierenden Industrie mit Fleisch.

Literatur

Abendzeitung München. (2013). Verkaufsstart iPhone 5s XXL-Schlange vor Apple. 20.09.2013. http://www.abendzeitung-muenchen.de/inhalt.verkaufsstart-iphone-5s-xxl-schlange-vor-apple.f84eae06-dd01-4e00-861b-971736483611.html. Zugegriffen: 24. Sep. 2013.
Baedeker, K. (Hrsg.). (1905). *Baedekers Konstantinopel und Kleinasien*. Leipzig.
Eisenschmid, R. (2013). *Baedeker Istanbul*. Ostfildern.
Faroqhi, S. (1995). *Kultur und Alltag im Osmanischen Reich. Vom Mittelalter bis zum Anfang des 20. Jahrhunderts*. München.
Fuchs-Heinritz, W., Lautmann, R., Rammstedt, O., & Wienhold, H. (Hrsg.). (1994). *Lexikon zur Soziologie*. (3. Aufl.). Opladen.
Gietl, S. (2013). Vom touristischen Olymp in den ökonomischen Hades. Die Transformation des medial vermittelten Griechenlandbildes im Spiegel deutscher „Merian-Hefte" von 1958 bis 2010. In *Bayerisches Jahrbuch für Volkskunde* 2013 (S. 97–114). München.
Gietl, S. (2014). Mutlu Yillar. Weihnachten in Istanbul? In D. Drascek & G. Wolf (Hrsg.), *Brauch: Medien: Transformation*. Münster.
Gündüz, E. (2012). *Multikulturalismus auf Türkisch? Debatten über Staatsbürgerschaft, Nation und Minderheiten im Europäisierungsprozess*. Bielefeld.
Güven, D. (2012). *Nationalismus und Minderheiten*. München.
Halici, N. (1992). Türkische Küche und Eßkultur. In P. Rochard (Hrsg.), *Türkei. Abendland begegnet Morgenland. 16.–18. Jh. Eine Ausstellung im Rahmen der Internationalen Tage Ingelheim* (S. 201–207). Mainz.
Hirschfelder, G. (2001). *Europäische Esskultur. Geschichte der Ernährung von der Steinzeit bis heute*. Frankfurt a. M.
Hirschfelder, G., & Lahoda K. (2012). Wenn Menschen Tiere essen. Bemerkungen zu Geschichte, Struktur und Kultur der Mensch-Tier-Beziehungen und des Fleischkonsums. In J. Buchner-Fuhs & L. Rose (Hrsg.), *Tierische Sozialarbeit. Ein Lesebuch für die Profession zum Leben und Arbeiten mit Tieren* (S. 147–166). Wiesbaden.
Istanbul Metropolitan Municipality. (2008). Bevölkerung und demografische Struktur. http://www.ibb.gov.tr/sites/ks/de-DE/0-Istanbul-Tanitim/konum/Pages/nufusvedemokratikyapi.aspx. Zugegriffen: 24. Sept. 2013.

Köstlin, K. (2006). Modern essen. Alltag, Abenteuer, Bekenntnis. In R.-E. Mohrmann (Hrsg.), *Essen und Trinken in der Moderne* (S. 9–21). Münster.

Kreiser, K. (2010). *Geschichte Istanbuls von der Antike bis zur Gegenwart.* München.

Meyers Reisebücher (1914). *Balkanstaaten und Konstantinopel.* Leipzig.

Neumann-Adrian, M., & Neumann, C. (2008). *Merian live Istanbul* (2. Aufl.). München.

o. V. (2012). *inGuide Istanbul.* München.

Rainsford, S. (2008). The demise of Turkey's pork butchers. http://news.bbc.co.uk/2/hi/programmes/from_our_own_correspondent/7368020.stm. Zugegriffen: 06. März 2013.

Rolshoven, J. (2001). „Wein, Weib und Gesang!" Kulinarische Reisebilder als Sehnsuchtsträger im Medium Werbung. In C. Köck (Hrsg.), *Reisebilder. Produktion und Reproduktion touristischer Wahrnehmung* (S. 135–152). Münster.

Said, E. (2010). *Orientalismus.* Frankfurt a. M.

Tischler, U., & Doğan, S. (2010). Der Sonderfall Beyoğlu: Ikonographie eines Begegnungsraumes zwischen Ost und West. In U. Tischler & I. Zelepos (Hrsg.), *Bilderwelten – Weltbilder. Die Gegenwart der Vergangenheit in postosmanischen Metropolen Südosteuropas: Thessaloniki, Istanbul, Izmir* (S. 101–160). Frankfurt a. M.

Tischler, U. (2008). Bilder in den Köpfen: Der Mythos Pera/ Σταυροδρόμι im Κοινοτήτα-Bewusstsein der Istanbuler Griechen im 20./21. Jahrhundert. In M. A. Stassinopoulou & I. Zelepos (Hrsg.), *Griechische Kultur in Südosteuropa in der Neuzeit. Beiträge zum Symposium in memoriam Gunnar Hering (Wien, 16.–18. Dezember 2004)* (S. 387–396). Wien.

Trummer, M. (2009). *Pizza, Döner, McKropolis. Entwicklungen, Erscheinungsformen und Wertewandel internationaler Gastronomie.* Münster.

tz-online (2012). Abercrombie & Fitch: Wie es vorm und im Laden zugeht. 25.10.2012. http://www.tz-online.de/aktuelles/muenchen/sehr-fliegen-muenchner-abercrombie-fitch-fotos-2567356.html. Zugegriffen: 24. Sept. 2013.

Ziya Ö. [Name geändert]. (2011). Transkript Interview vom 30.12.2011. Istanbul.

Zoi P. [Name geändert]. (2011). Transkript Interview vom 31.12.2011. Istanbul.

Sebastian Gietl M.A. ist seit 2011 wissenschaftlicher Assistent am Lehrstuhl für Vergleichende Kulturwissenschaft an der Universität Regensburg. Von 2004 bis 2011 war er Leiter des Amtes für Kultur und Tourismus der Stadt Freising. Er studierte Volkskunde, Geschichte und Kunstgeschichte und promoviert zum Thema: „Döner, Derwisch, Shisha-Bar. Wandel und Dekonstruktion des stereotypisierten Istanbulbildes seit dem frühen 19. Jahrhundert in deutschsprachigen Reiseführern und -berichten". Seine Themenschwerpunkte sind: populäre Kulturen, Bildkultur- und Reiseforschung, Ethnizität und Interkulturalität (Griechenland/ Türkei).

Teil V
Von der Theorie zur Praxis

Mein Versuch, ethisch korrekt zu essen

Annabel Wahba

Es war an einem Freitagnachmittag, die Gäste für den Abend hatte ich schon lange eingeladen, der Wein stand im Kühlschrank, das Rezept war längst ausgesucht, nur ich steckte in einem Dilemma. Hühnerbrust in einer Senfsoße sollte es geben, aus dem Jamie-Oliver-Kochbuch. Alles lag bereit, nur die Hühnerbrust fehlte noch. Um den Kauf hatte ich mich bislang herumgedrückt. Eigentlich esse ich fast nur Bioprodukte, aber Hühnerbrust aus dem Bioladen für acht Personen, zu knapp 30 € das Kilo? Das Abendessen würde ein Vermögen kosten.

Früher wäre ich an Tagen wie jenem Freitag zum Türken gegangen und hätte dort die Hühnerbrust gekauft, zu etwa 8 € das Kilo. Ich redete mich dann damit heraus, dass ich es mir einfach nicht leisten könnte, so vielen Gästen Biofleisch aufzutischen. Und etwas Vegetarisches hätte ich dem Anlass nicht entsprechend gefunden. Aber darf das ein Grund sein, alle guten Vorsätze über Bord zu werfen?

Ernährung hat für mich immer eine große Rolle gespielt. Mit 12 wurde ich für ein paar Jahre Vegetarierin, weil mir die Tiere leid taten und ich sie nicht mehr essen wollte. Irgendwann, mit dem Ende der Pubertät, ging der Idealismus verloren und ich biss wieder in saftige Steaks und würzige Burger. Erst nach dem Studium, als ich mein erstes eigenes Geld verdiente und die Bioläden immer zahlreicher und die Bioprodukte immer vielseitiger wurden, begann ich darauf zu achten, ob die Lebensmittel, die ich kaufe, zumindest fair produziert worden und gesund sind. Lange war mir das EU-Ökosiegel aus dem Supermarkt genug, das Bio-Hackfleisch

A. Wahba (✉)
Berlin, Deutschland
E-Mail: wahba@zeit.de

© Springer Fachmedien Wiesbaden 2015
G. Hirschfelder et al. (Hrsg.), *Was der Mensch essen darf*,
DOI 10.1007/978-3-658-01465-0_20

und die -Eier beim Discounter waren schön billig. Aber preiswertes Bio-Huhn, das gibt es einfach nicht.

Was mich wenige Tage vor diesem Abend zum Nachdenken gebracht hatte, war eine Bekannte, die ausschließlich Bioprodukte kauft. Als ich ihr erzählte, dass ich nicht bereit sei, 30 € für ein Kilo Fleisch zum Abendessen auszugeben, antwortete sie: „Was können denn die Tiere dafür, dass du zu geizig bist, für artgerechte Tierhaltung zu bezahlen?" Dann kam im Februar 2013 auch noch der Skandal um die Bio-Eier dazu. Und schon war die Frage wieder da: Wie ernährt man sich ethisch korrekt? Was ist erlaubt? Welches Fleisch, welches Gemüse und Obst? Wo stößt man an seine Grenzen?

Darauf zu achten, was man isst, das können die meisten nachvollziehen, weil Essen einen ganz persönlich und unmittelbar betrifft. So gut wie niemand, den ich kenne, verzichtet auf das Fliegen, weil es schlecht für das Klima ist, oder kauft fair produzierte Kleidung aus Bio-Baumwolle – aber Bioessen, da machen viele mit. Vor allem, wenn sie Kinder haben. Die meisten verlassen sich dabei auf das Biosiegel nach EG-Öko-Verordnung, das es seit 2001 gibt. Bauern, die zum Beispiel Bio-Eier produzieren, dürfen auf einem Quadratmeter Stallfläche nicht mehr als sechs Hühner halten, dazu muss jedes Huhn vier Quadratmeter Auslauf außerhalb des Stalles haben. Zudem darf der Bauer nicht mehr als 3.000 Hühner pro Stallung halten. Verfüttert werden darf nur Biofutter, Antibiotika sind nicht erlaubt. Aber reicht das schon? Wäre nicht bei den Qualitätssiegeln der großen Verbände wie Demeter, Bioland oder Naturland ein Skandal wie der um die Bio-Eier unwahrscheinlicher, weil die Kontrollen strenger sind?

Ich begann, alle Lebensmittel, die ich einkaufe, auf den Prüfstand zu stellen: Fleisch, Eier, Fisch, Obst, Gemüse, Getreideprodukte, Milch, Süßigkeiten und weitere Grundnahrungsmittel.

Mit dem richtigen Fleisch ist es so eine Sache. Sobald man sich mit den Richtlinien für Bio-Fleisch auseinandersetzt, wird schnell klar: Wenn einem die Tiere am Herzen liegen und es nicht nur um die eigene Gesundheit geht, verlässt man sich am besten auf die Qualitätssiegel der Verbände Demeter, Bioland und Naturland, weil sie höhere Standards haben als die EG-Öko-Verordnung. Oft kaufe ich mein Fleisch aber auch von Neuland; es ist zwar dann nicht Bio, aber hat, was die Tierhaltung anbelangt, sehr hohe Standards. Das Siegel wird vergeben vom gleichnamigen Verein, der 1988 vom Deutschen Tierschutzbund, dem BUND, der Verbraucher Initiative, der Arbeitsgemeinschaft Bäuerliche Landwirtschaft und dem Bundeskongress entwicklungspolitischer Aktionsgruppen gegründet wurde. Im Mittelpunkt steht für Neuland die artgerechte Tierhaltung. Die Vorschriften dazu gehen zum Teil noch über die der ökologischen Anbauverbände hinaus. Bei Eiern halte ich es mittlerweile ähnlich. Ich gebe lieber 20 bis 50 Cent mehr aus und habe dann Eier von den großen Verbänden als „nur" von Herstellern mit Biosiegel.

Seitdem ich so genau auf die Herkunft der Lebensmittel achte, gebe ich natürlich viel mehr Geld aus für Lebensmittel. Ich habe aber festgestellt, dass zumindest Obst und Gemüse aus dem Bioladen oder vom Biomarkt günstiger sind als die Bioprodukte bei Discountern – und Tomaten aus Deutschland schmecken im Sommer auch besser als Bio-Tomaten aus dem Gewächshaus in den Niederlanden.

Ich weiß, dass Familien mit vielen Kindern oder gar Hartz-IV-Empfänger sich kaum Ökofleisch leisten können, nicht einmal das mit dem EU-Siegel. Aber wäre es nicht gut, wenn die Preise für Fleisch wieder auf eine realistische Höhe stiegen? Wenn das Fleisch also nicht mehr so billig, dafür aber gesünder wäre und die Bauern auf Antibiotika, die in der Massentierhaltung ja notwendig sind, verzichten könnten? Wir würden dann alle wieder weniger Fleisch essen – damit aber auch viel gesünder leben.

Am schwersten fällt mir ethisch und ökologisch korrekte Ernährung bei Fisch. Kaum jemand weiß beim Einkauf an der Fischtheke oder vor der Kühltruhe auswendig, welche Fischsorten man noch guten Gewissens essen darf. Klar, vom Victoriabarsch hat sich spätestens seit dem Dokumentarfilm „Darwin's Nightmare" herumgesprochen, dass der nicht mehr infrage kommt. Aber selbst eine Bekannte von mir, die eine Fischkampagne in Deutschland organisiert hat, kann sich die vielen Siegel, die es gibt, nicht merken und weiß im Supermarkt auch nicht immer, welchen Fisch sie nun einkaufen darf. Ich als Verbraucherin würde mir wünschen, dass der Staat oder die EU ein einheitliches Siegel auf den Markt bringt. Um nicht mit einer langen Liste einkaufen zu müssen, welchen Fisch ich essen darf, kaufe ich ausschließlich heimische Süßwasserfische oder Seelachs im Bioladen und manchmal – wer weiß, ob das ethisch korrekt ist – Lachs aus norwegischer Aquakultur.

Beim Obst und Gemüse finde ich die Wahl wesentlich einfacher, weil der Preisunterschied zwischen Bio- und konventionellen Produkten nicht so groß ist. Ich halte ein paar Regeln ein, die helfen, Geld zu sparen: Ich kaufe meist das, was gerade Saison hat, also Äpfel nur von Spätsommer bis Frühling, neuseeländische oder argentinische Äpfel im Sommer meide ich (auch wenn die Klimabilanz dieser Äpfel um die Jahreszeit nicht viel schlechter ist als die im Kühlhaus gelagerter deutscher Äpfel), keine Paprika, wenn sie über 5 € das Kilo kosten, keine Gurken, wenn sie über 2 € kosten. Am liebsten gehe ich am Wochenende auf einen Ökomarkt in unserem Wohnviertel und kaufe an den Ständen saisonale Produkte aus der Region – was zugegebenermaßen im Sommer einfacher ist als im Winter. So entdeckt man fast vergessene Nahrungsmittel wie Schwarzwurzeln, Steckrüben oder ungewöhnliche Tomatensorten. Am Anfang haben mich die Wurzeln und Rübensorten an die Erzählungen meiner Oma aus dem Krieg erinnert, und ich wusste nicht so recht, wie ich die Sachen kochen sollte. Zum Glück gibt es aber mittlerweile viele gute Kochbücher. Besonders gut gefällt mir das neueste Buch des britischen Kochs Nigel Slater „Tender – Gemüse", in dem er Rezepte für das Gemüse aus seinem Garten vorstellt. Es ist ein Buch so dick wie die Bibel und hat in meiner Küche mittlerweile einen wichtigen Platz gleich neben dem Herd.

Obst und Gemüse, das Saison hat und aus Deutschland kommt, kaufe ich auch, wenn es nicht aus biologischem Anbau ist, einfach wegen des Geschmacks und weil ich glaube, dass es fast genauso gut ist. Bei Erdbeeren oder Spargel verzichte ich auch mal auf Bio, ebenso bei Gurken oder Kartoffeln. Die einzige Sünde, die ich ab und zu begehe, ist der Kauf von Südfrüchten von einem Obststand in der Markthalle bei mir um die Ecke: Die Mangos und Ananas aus dem Bioladen schmecken oft nicht so gut wie die herkömmliche Ware, die ich am Obststand bekomme – woran das liegt, habe ich noch nicht herausgefunden. Vielleicht am Besitzer des Standes, der morgens selbst das Obst im Großmarkt aussucht und tagsüber am Stand steht.

Am ökologischsten wäre es natürlich, mein eigenes Obst und Gemüse anzubauen. Es gibt Menschen, die glauben, dass Stadtgärten zur Selbstversorgung in Zukunft wieder wichtiger werden, weil es weltweit zu wenig Flächen für die Landwirtschaft gibt und die Preise von Nahrungsmitteln deshalb ansteigen werden. Auch Kultursoziologen sprechen seit Langem von der Rückkehr der Nutzgärten: Sie seien für Arbeitslose und Senioren sinnvoll, weil sie damit einen Teil ihrer Lebensmittel selbst herstellen und ihre Zeit sinnvoll nutzen können. Stadtgartenprojekte, auch *urban gardening* genannt, gibt es mittlerweile in allen Großstädten. Ich sah mir eines der Projekte bei mir um die Ecke an und verabredete mich mit einer der Gründerinnen. Wir trafen uns auf dem Tempelhofer Feld, einer riesigen Grünfläche mitten in der Stadt: Hier starteten und landeten früher Flugzeuge; heute fahren die Berliner Fahrrad auf der Landebahn und pflanzen nebendran Gemüse an.

Jedes Mitglied im Stadtgartenprojekt hat sein eigenes kleines Beet, manche teilen sich die Beete auch. Es wuchsen im Herbst, als ich dort war, noch Mangold, Salat, die letzten Tomaten und Wurzelgemüse. Für einige der Beete passte der Ausdruck *guerilla gardening* besser: Sie sahen aus wie nach einem Nahkampf, den der Gärtner gegen das junge Gemüse verloren hat. „Eigentlich muss man sich alle zwei Tage um das Beet kümmern", sagte die Gründerin. Mir wurde hier schnell klar, dass ein Nutzgarten für eine berufstätige Mutter von bald zwei Kindern nur Sinn macht, wenn sie alle anderen Freizeitaktivitäten mit sofortiger Wirkung einstellt. Aus mir wird also so schnell keine Teilzeit-Gärtnerin werden, aber immerhin haben wir in unserem Hausgarten bald ein Gemüsebeet, Apfelbäume und Beerensträucher, die alle Bewohner gemeinsam pflegen.

Auch die meisten anderen Nahrungsmittel kaufe ich mittlerweile im Bioladen ein: Nudeln, Reis, Öl, Aufstriche, Brot und Süßigkeiten. Ich vertraue darauf, dass dann keine Inhaltsstoffe wie Geschmacksverstärker, Industriezucker oder Farb-stoffe darin enthalten sind. Was mich allerdings als umweltbewusste Konsumentin stört: Früher bedeutete „Bio" einmal, dass auch bei der Verpackung das Motto gilt: „Weniger ist mehr". Das ist heute nicht mehr so. Bio-Teebeutel sind in einer extra Zellophanhülle verpackt, teure Müslis erst in einer Plastiktüte, die dann auch noch in einen Karton kommt. Ich habe das Gefühl, dass viele Biofirmen auch nicht mehr darauf achten, Verpackung zu sparen, als herkömmliche Hersteller.

An jenem Freitagabend, als mir noch das Hühnerfleisch fehlte, entschloss ich mich übrigens zu einem Kompromiss: Am Hähnchenfleischstand in der Markthalle war mir aufgefallen, dass es neben Bio-Huhn auch noch welches aus Freiland-haltung gibt. In diesem besonderen Fall mit den vielen Gästen kaufte ich dann das – für 16 € das Kilo.

Ich habe dann aber noch eine Investition in zukünftige Abendessen mit vielen Freunden getätigt: Ich habe mir ein gutes vegetarisches Kochbuch gekauft.

Annabel Wahba, geboren 1972, studierte Politikwissenschaft in München. Sie besuchte die Deutsche Journalistenschule und ging anschließend nach Israel als freie Korresponden-tin. Später war sie Redakteurin beim Jugendmagazin „jetzt" der Süddeutschen Zeitung, beim „Tagesspiegel" und ist seit 2007 Mitarbeiterin des „ZEITmagazins". Sie lebt in Berlin. Für ihre Texte erhielt sie den Axel-Springer-Preis und den Emma-Preis für Journalistinnen.

Tiere essen? – Ethische Konfliktlinien zur modernen landwirtschaftlichen Nutztierhaltung

21

Clemens Dirscherl

Essen und Trinken gehören zu den Grundbedürfnissen menschlicher Existenz. Die Auswahl von Speisen und Getränken unterliegt jedoch jeweils kulturellen Bedingungen. Dies lässt sich besonders deutlich am Fleischkonsum aufzeigen. War die Grundlage menschlicher Ernährung in der Frühgeschichte das Sammeln von Wurzeln, Beeren, Kräutern und Früchten, so ergänzten Jagdgesellschaften den Speiseplan durch erbeutete Wildtiere oder auch die Fischerei (Rösch und Heumüller 2008). In vielen archaischen Gesellschaftsformen fiel der Genuss von Fleisch mit unterschiedlichen Opferritualen zusammen. Das Erjagen von Tieren, deren Schlachtung, eventuelle Opferung, entsprechende Zubereitung und sozial definierte Zuteilung zum Essensgenuss prägten über Jahrhunderte die Kulturform des Umgangs mit Tieren.

Auch in der biblischen Überlieferung zeigen vielfältige Speisegebote und -verbote, wie religiöse Rituale im jüdischen und frühchristlichen Alltag verankert waren (Brunn 2013). Zu den bekanntesten und kulturgeschichtlich bedeutendsten gehört das Verbot des Blutgenusses in der Thora, dem jüdischen Gesetz im Alten Testament. Danach wird die im Körper belebte Seele durch das Blut repräsentiert, weshalb es nicht verzehrt, sondern beim Schlachten durch Schächten auf die Erde gegossen werden soll. Während *halal* und *koscher* in islamisch geprägten Ländern sowie bei der jüdischen Esskultur immer noch eine bedeutende Rolle spielen, werden traditionell religiöse Wertbezüge zum Fleischkonsum in der westlichen, säku-

C. Dirscherl (✉)
Evangelisches Bauernwerk in Württemberg e. V.,
Waldenburg, Deutschland
E-Mail: c.dirscherl@hohebuch.de

© Springer Fachmedien Wiesbaden 2015
G. Hirschfelder et al. (Hrsg.), *Was der Mensch essen darf*,
DOI 10.1007/978-3-658-01465-0_21

larisierten Gesellschaft der Moderne nur wenig gelebt. Stattdessen erlangen neue ethische Vorstellungen im Umgang mit Tieren und deren Verwertung an Bedeutung.

Im Folgenden soll versucht werden, diese unterschiedlichen ethischen Blickwinkel im Einzelnen herauszuarbeiten, separiert zu betrachten und so einen Überblick über die Vielzahl der Problematiken zu geben, die mit dem Konsum von Fleisch und der landwirtschaftlichen Nutztierhaltung in Zusammenhang stehen. Dabei wird deutlich, dass es „die" eine ethische Ernährung nicht gibt, sondern unterschiedliche Gewichtungen auch unterschiedliche Forderungen an ein stärkeres Verantwortungsbewusstsein von Erzeugern, Händlern und Konsumenten nach sich ziehen. Im Anschluss werden daher die gegenwärtig bereits zu verzeichnenden sowie weitere (mögliche) Folgen neuer ethischer Anforderungen an den Fleischkonsum für Verbraucher, Landwirte, Wirtschaft, Politik sowie die öffentliche Meinung herausgearbeitet. Im Hinblick auf die Funktion des Autors als Vertreter der Evangelischen Kirche wird bei der Bewertung dieser Ansätze und Folgen von einer christlichen Verantwortung gegenüber Schöpfung und Umwelt ausgegangen.

Ethische Anforderungen an den Fleischkonsum

Ethik kann als grundsätzliche wertefundierte Abschätzung von Meinungs-, Entscheidungs- und Handlungsalternativen verstanden werden. Daraus ergibt sich dann die Polarisierung dessen, was als gut versus schlecht, richtig versus falsch, gerecht versus ungerecht, wahr versus unwahr, fair versus unfair oder auch differenziert versus pauschal gegeneinander abgewogen wird.

Eine ethische Bewertung des Fleischkonsums stellt sich diesbezüglich als komplexe Aufgabe dar, da gerade im Zeitalter der Globalisierung vielschichtige und weitreichende Konsequenzen für Mensch und Tier mit bedacht werden müssen, die je nach eingenommener Perspektive unterschiedlich gewichtet werden. Die Forderung nach ethisch korrektem Fleischkonsum ergibt sich daher aus verschiedenen Einzelethiken.

Ethik der Mitgeschöpflichkeit

Unter dem Blickwinkel einer Ethik der Mitgeschöpflichkeit besitzen Tiere eine eigene Würde, die einer Versachlichung und vollständigen Materialisierung ihres Lebens entgegensteht. Die Wahrnehmung eines Tieres erfolgt davon ausgehend nicht mit dem Blick auf dessen ausschließliche Verwertbarkeit, sondern stellt das Tier in Verbindung zu den menschlichen Lebensbedingungen unter Albert Schweitzers Maxime: „Ich bin Leben inmitten von Leben, das leben will" (Schweitzer 1960, S. 330).

Das jährlich millionenfache Töten männlicher Küken durch Vermusung oder Vergasung, also die menschliche Entscheidung über deren Nichtwertigkeit zum Leben, weil sie einerseits den ökonomischen Verwertungsinteressen als Legehennen biologisch nicht entsprechen, andererseits für eine Aufzucht als Masthähnchen aufgrund geringerer Produktionseffizienz als unrentabel angesehen werden, stellt in extremer Form eine solche ethisch höchst problematische Entwicklung innerhalb der modernen Tierhaltung unter agrarindustriellem Ökonomisierungsdruck dar. Aus diesem Grund erhebt sich eine zunehmende Kritik an anthropozentrischen Beurteilungskriterien gegenüber dem Tier, das den Menschen als „Krone der Schöpfung" apostrophiert (Singer 1982). Daraus ergibt sich eine grundsätzliche Ablehnung jeglichen Fleischkonsums, weil diesem Ethikansatz folgend Tieren wie Menschen ein eigenes Lebensrecht zukommt. Daher stellt sich für die menschliche Ernährung der Auftrag, tierische Erzeugnisse konsequent zu meiden. In Konsequenz wird eine vegetarische oder sogar vegane Lebensweise eingeschlagen – ein Trend, der sich immer stärker gesellschaftlich durchsetzt (Cordts et al. 2013), da eine gänzlich beziehungsweise reduzierte fleischlose Ernährung öffentlich propagiert oder doch zumindest diskutiert wird (Foer 2010; Duve 2011).

Ethik der Selbstbegrenzung

Das Leitbild der Ethik der Selbstbegrenzung gründet auf der als grundsätzliche Zivilisationskritik zu verstehenden Abkehr von der Produktionslogik einer an ständigem Wachstum orientierten Industriegesellschaft (Meadows et al. 1972). Hiermit in Zusammenhang steht, dass das Wachstumsparadigma aus Massenkonsum, Massenproduktion und damit auch Massentierhaltung unter Rechtfertigungsdruck gerät. Ein Konzept glücklichen und sinnstiftenden Lebens wird durch eine Kritik an der Vermassung aller Lebensbereiche entwickelt. Masse erhält damit per se eine Negativbewertung. Ob Massentourismus, Massenveranstaltung, Massenmedien, Massengeschmack oder eben auch Massentierhaltung – alleine die unüberschaubare quantitative Ansammlung von Angeboten führt zu einer Infragestellung ihrer Produktion und Verwertung sowie Minderbewertung ihrer qualitativen Beschaffenheit, was zum Teil sicherlich auch ungerechtfertigt ist. Die Massenprodukte werden von daher als unethisch betrachtet in ihrer Beliebigkeit, Anonymität und Standardisierung und stehen im Gegensatz zu individuellen und authentischen Erfahrungswelten. Nicht abgebildet wird bei dieser Argumentationsweise, dass eine standardisierte Produktionsweise auch zahlreiche Vorteile mit sich bringen kann

(s. Grossarth im vorliegenden Band). Dennoch ist die Kritik an einer „seelenlosen Gesellschaft" (Bastian 2012) ernst zu nehmen, die nur noch an auf Masse ausgerichteten optimierten Nutzungs- und Verwertungsbedingungen orientiert ist, denen Leben, ob von Mensch oder Tier, unterworfen ist.

Die Ethik der Selbstbegrenzung betrifft auch die landwirtschaftliche Tierhaltung mit Forderungen nach überschaubaren Einheiten und Erzeugungsbedingungen ohne extremen ökonomischen Verwertungsdruck. Das heißt für den Fleischkonsum: weniger Fleisch, zurück zu zwei bis drei Mal wöchentlichem Konsum und dafür teurer produziertes Fleisch aus regionaler Herkunft und entsprechenden Bedingungen von Zucht, Haltung und Fütterung.

Grundsätzlich kann damit auch der Produktionsbegriff angewandt auf die Tierhaltung als problematisch hinterfragt werden. Wird damit rein sprachlich schon eine Naturaneignung durch den Menschen impliziert, die der Kreatürlichkeit der Tiere widerspricht? Diese werden ja nicht produziert, sondern entwickeln sich organisch in unterschiedlichen Lebensstadien aus einem natürlichen Entstehungszusammenhang heraus. Damit steht das auf optimale Auslastung unter Effizienzgesichtspunkten ausgerichtete „Rein-raus-System" der modernen Tierhaltung in der Kritik, wo mit der Ausnutzung aller Fütterungs- und Behandlungsmethoden aus Tierhygiene und Tiergesundheitsförderung eine schnellstmögliche Aufzucht und Mast tierischen Lebens verbunden ist. Dies betrifft in extremer Form die Geflügel- und Putenmast, die Legehennenhaltung, die Schweinemast, aber zunehmend auch die Milcherzeugung (Frank-Oster 2013, S. 97 ff.). Das Leben des Tieres ist seiner optimalen Nutzungsperiode unterworfen: Je höher die Legeleistung der Henne, die Milchleistung der Kuh, die Wurfleistung der Sau wird, umso stärker ergeben sich physiologische Begrenzungen ihrer Nutzungsdauer. So ist die moderne, auf Produktionseffizienz statt Lebensleistung ausgerichtete Tierzucht mit einem kürzeren Leben des Tieres verknüpft, was nicht nur als gesellschaftlicher Wachstumsfetisch entlarvt, sondern zugleich auch als Überschreitung des Lebensrechts des Mitgeschöpfes Tier wahrgenommen wird und damit auch eine Schnittmenge mit der zuvor genannten Ethik der Mitgeschöpflichkeit bildet.

Doch auch beim Menschen zeigt sich das ethische Erfordernis der Selbstbegrenzung innerhalb des maßlosen Massenkonsums an tierischen Erzeugnissen (Frey 2004). Das Ansteigen von Zivilisationskrankheiten wie Gicht, Herz-Kreislauf-Erkrankungen, Diabetes oder Darmkrebs steht auch im Zusammenhang mit einer falschen oder einseitigen Ernährung mit zu viel Fleisch. Zugleich entbrandet die Debatte um Antibiotikaresistenzen in der modernen Medizin, mitverursacht durch die moderne Tierhaltung: Wo massenhaft Tiere für einen massenhaften Fleischkonsum erforderlich sind, ist damit eine möglichst schnelle Aufzucht verbunden und werden zunehmend pharmazeutische Hilfsmittel wie Antibiotika eingesetzt

(s. Thoms im vorliegenden Band). Diese spülen sich dann auch über die menschliche Verzehrkette im menschlichen Organismus und die Ökologie der Gewässer aus – mit entsprechend negativen Folgewirkungen für Gesundheit und Umwelt (Baltes und Matissek 2011, S. 344).

Ganz aktuell zeigt sich die Forderung nach einer Ethik der Selbstbegrenzung auch in der zunehmenden Skandalisierung von Missständen in der Fleischbranche wie bei Gammelfleisch oder Pferdefleischvermischungen. Das System vielgliedriger Produktions- und Lieferketten wird als Symbol einer internationalen Massenfleischproduktion wahrgenommen, die durch Anonymität, fehlende Überschaubarkeit von Prozessbeteiligten und eine mangelhafte Transparenz von Warenströmen und deren Dokumentation die Problematik einer modernen Massengesellschaft offenbart. Zwar beruht die mediale Skandalisierung auch auf der Steigerung der eigenen Verkaufszahlen durch die Presse, dennoch zeigt ihr weites Echo auch eine verbreitete Verbraucherunsicherheit auf. Als (vermeintlicher) Ausweg aus dieser Unsicherheit wird eine im Rahmen der Ethik der Selbstbegrenzung stattfindende (Rück-)Besinnung auf den räumlichen Aktionsradius verfolgt: Statt globaler Produktions- und Verwertungszusammenhänge moderner Tierzucht, -fütterung, -haltung, -transporte, -schlachtung und -verwertung werden Alternativen räumlich begrenzter und überschaubarer Prozessketten propagiert, beispielsweise: „Regional ist erste Wahl" (Die Regionalen 2013). Dementsprechende Vermarktungs- und Wertschöpfungsinitiativen sehen darin auch für die Tierhaltung Vorteile: regionalen Futteranbau, flächengebundene Tierhaltung, identifizierbare Akteure in Landwirtschaft, Schlachtung und Fleischerei sowie kürzere Tiertransporte. Dennoch muss dabei mitberücksichtigt werden, dass die Identifizierbarkeit nicht zwangsläufig eine Haltung mit höherem Tierwohl oder regionale Erzeugung per se auch faire Produktion bedeuten muss, wie beispielsweise auch die Niedriglohn-Bezahlung von Schlachtarbeitern in Deutschland bezeugt (taz 2013).

Sozialethik internationaler Verteilungs- und Beteiligungsgerechtigkeit

Die politisch geführte Diskussion um die künftige Welternährungssicherung stellt die moderne Tierhaltung zunehmend auch hinsichtlich einer Sozialethik internationaler Verteilungs- und Beteiligungsgerechtigkeit auf den Prüfstand. Dabei geht es um die globale Flächennutzungskonkurrenz nicht nur zwischen „Teller und Tank", sondern auch zwischen „Teller und Trog", nämlich die Frage nach dem Vorrang einer eher pflanzlich oder eher tierisch ausgerichteten Ernährungsweise (Albrecht und Engel 2009). Auftrieb bekommt die Debatte insbesondere durch die zunehmende Nutzung landwirtschaftlicher Flächen für Agroenergien und industrielle Grundstoffe. Es ergeben sich Konflikte um die begrenzten global verfügbaren agrarischen Flächen zur Nahrungsversorgung für die anwachsende Weltbevölkerung, um den Anbau von Energiepflanzen als Ersatz für die knapper werdenden und klimaschädlichen fossilen Energieträger, um die Produktion agrarischer Substitute als Ersatz für die auf Erdöl basierenden industriellen Grundstoffe, um die Inanspruchnahme von Flächen für Siedlungs-, Wirtschafts-, Verkehrs- und Freizeitflächen und schließlich um den Artenschutz, die Biodiversität von Pflanzen und Tieren. Damit erfährt die traditionelle Flächennutzungskonkurrenz zwischen Teller und Trog eine zusätzliche Verschärfung, nämlich durch die Konflikte zwischen *food* (Nahrung), *feed* (Futtermittel), *fuel* (Agroenergien), Flora und Fauna sowie anthropogenem Flächenbedarf für wirtschaftliche Entwicklung (EKD 2008). Es stellt sich dann die Frage, wie viele von den weltweit 5,3 Mrd. ha Hektar Acker- und Weideland der begrenzt verfügbaren Flächen in Zukunft noch für die moderne globale Intensivtierhaltung zur Verfügung stehen können. Mit dieser Diskussion verbunden ist auch das Reizwort des sogenannten „virtuellen *land grabbing*", der indirekten Landnutzungsänderung in Entwicklungs- und Schwellenländern von bisherigen agrarischen Flächen zur heimischen Nahrungssicherung und produktiv ungenutzten Regenwald- oder Brachflächen zu exportorientiertem Futtermittelanbau für die Tierhaltung der Industrieländer (s. Dräger de Teran im vorliegenden Band).

Einen besonderen Akzent erhält die sozialethische Frage internationaler Verantwortung auch durch die Agrarexportorientierung von Industrieländern, wie sie innerhalb der Europäischen Union politisch explizit gewollt und unter den Leitbildern globaler Welternährungssicherung oder internationaler Konkurrenzfähigkeit gefördert wird. Beispielhaft kann hierfür die entwicklungspolitische Debatte des Evangelischen Entwicklungsdienstes (EED) um „Keine Chicken schicken" angeführt werden (Mari und Buntzel 2009).

Sollen Produktionsüberschüsse aus der Europäischen Union, darunter auch aus Deutschland, wie Milcherzeugnisse, Fleisch oder eben auch Hühnchenteile, die für den heimischen Absatz nicht verwertbar sind, in Entwicklungsländer exportiert werden? Werden unter Umständen sogar entwicklungspolitische Programme zur Unterstützung kleinbäuerlicher Produktionen und Absatzinitiativen für lokale Märkte durch sogenanntes Export-Dumping der Industrieländer behindert oder sogar zerstört (s. Tanzmann im vorliegenden Band)? Die ethische Debatte um die moderne Nutztierhaltung erhält damit zusätzlich eine grundsätzliche entwicklungspolitische Dimension.

Ethik der Schöpfungsverantwortung

Die Tierhaltung ist eingebunden in den ökologischen Kreislauf weltweiter natürlicher Ressourcen. Daraus ergibt sich aus christlicher Perspektive eine besondere Ethik der Schöpfungsverantwortung innerhalb des modernen Systems der Tierhaltung. Je mehr Tiere gehalten werden, um den steigenden Bedarf nach tierischen Erzeugnissen zu befriedigen, umso mehr tritt die zunehmende Konzentration von Tierbeständen auch an ihre ökologischen Grenzen (Bäuerlein 2011). Dies betrifft beispielsweise den mit wachsenden Tierbeständen ebenfalls anwachsenden Anfall tierischer Exkremente. So gibt es in Deutschland Standorte, wo der Gülleüberschuss mit seinen anfallenden Ammoniak- und Nitratbelastungen die Qualität von Grundwasser und Fließgewässern beeinträchtigt und dabei mitunter zu erheblichen Problemen auch bei der Trinkwasserversorgung führt. Besonders in der Diskussion ist die zunehmende Konzentration von Tierbeständen auch im Konflikt mit dem Umwelt- und Klimaschutz (Reichert 2013). Die modernen Tierhaltungssysteme mit ihrem international vernetzten Futtermittelmanagement führen zu klimarelevanten Emissionen aus Kohlendioxid, Methan und Lachgas. Diese stammen vor allem aus dem Futtermittelanbau, insbesondere von Mais und Soja mit seiner zunehmenden Intensivproduktion in einseitigen Fruchtfolgen. Solche Monokulturen weisen eine hohe Bewirtschaftungsintensität unter Einsatz von Düngemitteln und Schädlingsbekämpfungsmitteln auf. Darüber hinaus können sie auch für das Boden-Ökosystem schädlich sein, wenn sie die Bodenfruchtbarkeit beeinträchtigen und somit auch zu Bodendegradation und Bodenerosion beitragen.

Ohne Futtermittelimporte wäre die deutsche und insgesamt europäische Fleisch- und Milcherzeugung heute nicht mehr denkbar. Klimaprobleme ergeben sich zudem aus den mengenmäßig anfallenden Gülleüberschüssen, welche ebenfalls insbesondere zu Lachgas- und Methanemissionen in erheblichem Maße beitragen. Dabei muss gar nicht die besondere Belastung von Methanemissionen durch Wiederkäuer angeführt werden; denn unter schöpfungsethischer Perspektive ist der mit dem Wiederkäuen verbundene Methanausstoß Teil der von Konflikten geprägten Schöpfungsordnung, insbesondere weil Wiederkäuer die einzigen Grünlandverwerter sind (Idel 2010). Daher sind auch die Debatten um die Begrenzung des Methanausstoßes aus Rindermägen über medikamentöse Abgaben wie Tabletten, über die Umstellung des Fütterungsmanagements (z. B. die erhöhte Zugabe von Kraftfutter) oder auch die Diskussion um den Methanausstoß in Relation zur Milchproduktivität einer Hochleistungskuh unter schöpfungsethischen Gesichtspunkten der Thematik nicht angemessen, unterliegen sie doch der Logik, dass der Körper des Tieres weiter an wirtschaftliche Bedürfnisse des Menschen angepasst werden soll, während als ethisches Gebot die umgekehrte Denkweise der Fall sein sollte.

Im Hinblick auf den Klimaschutz ergibt sich außerdem die Grundproblematik der anhaltenden Rodung von Regenwäldern in Südamerika. Dort werden Flächen für den Soja-Futtermittelanbau der Intensivtierhaltung auch in Europa geschaffen, aber ebenso für die Ausdehnung von Weideflächen neuer Rinderbestände, deren Fleisch ebenfalls für unsere Märkte bestimmt ist.

Grundsätzlich ergibt sich unter schöpfungsethischer Verantwortung schließlich die Frage nach der ökologischen Ressourceneffizienz des Fleischkonsums (Reller und Holdinghausen 2011). Die Erzeugung tierischer Lebensmittel ist mit einem deutlich höheren Einsatz von Wasser, Fläche und Energie verbunden, was im Wesentlichen durch den Anbau von Futtermitteln bedingt ist. Der Aufwand für die Produktion einer tierischen Kalorie ist bis zu siebenmal so hoch wie die Erzeugung einer pflanzlichen. Je mehr der Verzehr von tierischen Erzeugnissen wie Fleisch und Molkereiprodukten weltweit zunimmt, umso mehr werden die ökologischen Grenzen moderner Tierhaltungssysteme berührt. Wenn eine Weltbevölkerung von 9 Mrd. Menschen im Jahr 2050 den Konsum tierischer Erzeugnisse aufweisen sollte, wie er bereits heute für Europa und erst recht Nordamerika gilt, dann würden sehr schnell die Grenzen der Verfügbarkeit von Futtermitteln, der Entsorgung von Gülle und der Reduzierung klimarelevanter Emissionen erreicht (Dirscherl 2008, S. 231 ff.).

Ein erst in den letzten Jahren mit der zunehmenden Konzentration von Tierbeständen an einzelnen Standorten diskutiertes ökologisches Problem stellt die Staub- und Geruchsbelastung dar. In großbetrieblichen Tierhaltungsanlagen mit Zehntausenden an Hühnern oder Schweinen ergeben sich Emissionen sogenannter Bioaerosole, Kleinstteilchen von Luftpartikeln mit Geruchs- und Gesundheitsbelastungen für den Menschen. Daher wird der Einbau von Filter- und Reinigungsanlagen politisch ebenso gefordert wie unter mittlerweile zunehmend starken bürgerlichen Protesten die Einschränkung von Baugenehmigungen für neue Stallanlagen (Berding 2001; Braunschweiger Zeitung 2012; taz 2012).

Tierethik einzelner Haltungsformen

Ganz spezifischer Art sind Anfragen zur Tierethik einzelner Haltungsformen. Das beginnt schon bei der Frage des Zuchtsystems. Viele aus tierethischer Sicht problematische Entwicklungen gründen in der modernen Tierzucht. Entsprechend dem Leitbild größtmöglicher Produktivitätsfortschritte bei tierischen Erzeugnissen kam es zu ökonomisch einseitig ausgerichteten Entwicklungen von Zuchtlinien beinahe zu allen Nutztieren. Das Ergebnis sind zum Beispiel Puten mit stark ausgebildeten Brüsten, um dem wachsenden Bedürfnis der Verbraucher nach gesundem, fettarmem Fleisch, eben Putenbrust, gerecht zu werden. Solche ausschließlich auf Fleischmasse ausgerichteten Zuchtlinien gehen mit körperlichen Degenerationen und gesundheitlichen Beeinträchtigungen einher, beispielsweise bei Puten mit vermehrten Gelenkproblemen oder Kreislaufbeschwerden.

Ähnliches ist auch für eine einseitig auf Milchleistung ausgerichtete Zucht von Kühen festzustellen, wo sehr hohe Milchleistungen von an die 9.000 und mehr Litern pro Jahr mit einer verkürzten Lebensdauer, erhöhten Euterkrankheiten und Fruchtbarkeitsstörungen bei der Milchkuh einhergehen (EFSA 2009; agrarheute 2012).

Unter tierethischer Sicht stellt sich grundsätzlich die Frage, warum das Tier mit seinem Körper an die modernen Haltungssysteme angepasst werden soll, anstatt die Haltungssysteme nach den tierischen Bedürfnissen auszurichten (KTBL 2006). Dadurch kommt es nämlich zu einer Vielfalt an manipulativen Eingriffen am Tier, um eine standardmäßige, auf Produktivität ausgerichtete Tierhaltung und Tierleistung zu gewährleisten. So werden männliche Ferkel nach der Geburt bisher noch ohne Betäubung kastriert, um den hormonbedingten unangenehmen Ebergeschmack zu verhindern, der sich bei rund einem Drittel der männlichen ausgewachsenen Schlachtschweine herausbildet. Aufgrund der hohen Bestandskonzentration mit oftmals sehr hohen Belegungsdichten in den Stallungen werden bei den Nutztieren weitere Eingriffe vorgenommen: ob bei Jungrindern, deren Hörner entfernt werden, um die Verletzungsgefahr für Mittiere und Menschen zu vermeiden, ob bei Ferkeln, denen die Schwänze kupiert werden, um das gegenseitige Abknabbern mit negativen gesundheitlichen Folgen zu verhindern, oder beim Geflügel, deren Schnäbel gekürzt werden, um das gegenseitige aggressive Picken oder Einhacken zu unterbinden. Allen Maßnahmen gleich ist die präventive Absicht, aggressive, verletzungsfördernde und gesundheitsgefährdende Verhaltensweisen der Tiere innerhalb eines Bestands auszuschließen (Frank-Oster 2013, S. 101 ff.).

Tierethologische Untersuchungen belegen indes, dass solch aggressive Verhaltensweisen auch Ausdruck von Haltungsformen sind, welche nicht dem natürlichen, artgemäßen Verhaltensbedürfnis des Tieres entsprechen. Dazu gehört beispielsweise, über einen ausreichenden Bewegungsradius im Auslauf zu verfügen oder neugieriger Umweltwahrnehmung und -erkundung nachgehen zu können, wie dem Bedürfnis nach Picken, Schnüffeln oder Suhlen. Um diese manipulativen Eingriffe und das Leiden der Tiere zu vermeiden, geraten auch einzelne Details der Stallausstattung unter tierethischen Gesichtspunkten vermehrt in den Blick (Busch und Kunzmann 2004; Grimm 2012): Auslaufmöglichkeiten, Lichteinfall, Belüftung, grundsätzliche Bodenbeschaffenheit hinsichtlich Rutschfestigkeit und Liegemöglichkeit, Ausstattung der Ställe hinsichtlich Beschäftigungsmaterial oder Rückzugsmöglichkeiten. Insgesamt wird die Frage des „Stallkomforts" für das

Ziel von mehr Tierwohl in der modernen Tierhaltung zunehmend diskutiert. Nicht zuletzt geraten auch Transportdauer und -bedingungen für die Tiere im Hinblick auf zeitlichen Umfang, räumliche Entfernung, Beschaffenheit der Wagen, die Tierbetreuung während des Transports ebenso wie die Schlachtung selbst hinsichtlich ihrer Organisation und Durchführung vermehrt in den Blick.

Landwirtschaftliche Berufsethik

Die gesamte gesellschaftliche Diskussion um die Zukunft der Nutztierhaltung betrifft auch die landwirtschaftliche Berufsethik. Dabei geht es um die polarisierend geführte Leitbilddebatte „Bauernhöfe statt Tierfabriken" (Bündnis 90/Die Grünen 2013).

Dabei wird einem eingeforderten bäuerlichen Berufsethos in Verantwortung für die natürlichen Lebensgrundlagen Wasser, Boden, Luft und Klima sowie einem artgerechten Umgang mit Tieren die landwirtschaftlich-unternehmensethische Orientierung gegenübergestellt. Es wird gefordert, Grenzen des betrieblichen Handelns gegenüber Tieren, der Bevölkerung und der öffentlichen Meinung zu ziehen (Dirscherl 2005): Welche Haltungsbedingungen, Größenordnungen, Flächenkonzentrationen, Leistungsoptimierungen können gegenüber dem Tierwohl noch verantwortet werden? Dabei geht es weniger um wirtschaftlich-technische Effizienzargumentationen, sondern um grundsätzlich gesellschaftsethisch verträgliche Leitbilder innerhalb der landwirtschaftlichen Nutztierhaltung. Polemisch zugespitzt wird die Debatte um die Profitinteressen einzelner landwirtschaftlicher Unternehmer gegenüber dem Tierwohl und dem gesellschaftlichen Gemeinwohl geführt, wobei häufig nicht mitberücksichtigt wird, dass eine flächendeckende Versorgung der Bevölkerung, die sich Fleisch zu Billigpreisen wünscht, vom Unternehmer nur durch Massenproduktion gewährleistet werden kann.

Aber auch für die landwirtschaftliche Unternehmerpersönlichkeit selbst gibt es zunehmend berufsethischen Klärungsbedarf. Innerhalb des *Agribusiness* wird der Landwirt mit seiner Familie auf ein untergeordnetes Glied innerhalb einer kommerziellen Verwertungskette reduziert. Damit wird er innerhalb solcher vertikaler Integrationsverbünde von vorgelagerten und nachgelagerten Bereichen aus Futtermittellieferanten, veterinärmedizinischer und seuchenhygienischer Prävention, Stallbaufirmen, Transport- und Schlachtunternehmen bis hin zu Zerlege- und Verarbeitungsbetrieben und nicht zuletzt dem Lebensmitteleinzelhandel in seinen betrieblichen Entscheidungsprozessen beschnitten, quasi unter formaler Dispositionsfreiheit als landwirtschaftlicher Unternehmer den Abhängigkeitsverhältnissen eines weisungsuntergeordneten Produzenten unterworfen. Damit ergeben sich nicht nur für investive zeitliche, inhaltliche und räumliche Unternehmensentscheidungen erhebliche Begrenzungen der sprichwörtlichen „bäuerlichen Freiheit", sondern auch erhebliche Folgen für das landwirtschaftliche Berufsverständnis.

Verbraucherethische Orientierung

Analog zu einer berufsethischen Orientierung für die Landwirtschaft gibt es auch eine ethische Orientierung für die Konsumenten von Fleisch und tierischen Erzeugnissen.

Der einzelne Konsument ist mit seinem Einkaufs- und Ernährungsverhalten Teil des Systems moderner landwirtschaftlicher Tierhaltung, weil er mit seinen Bedürfnissen als Nachfrager Signale an das Marktangebot sendet. Und hier ist bekannt, dass insbesondere der deutsche Verbraucher trotz aller bekundeten Wertschätzung für artgerechte, ökologisch verantwortliche, regionale Lebensmittel hinsichtlich seines realen Einkaufs- und Ernährungsverhaltens das System des *Agribusiness* aus Landwirtschaft und Ernährungswirtschaft fördert, wenn nicht sogar bedingt.

Es gibt von daher auch für den Verbraucher eine ethische Verantwortung, grundsätzlich eine Werteabwägung hinsichtlich seines Verhaltens am Markt wahrzunehmen. Parallel zur Ethik der Selbstbegrenzung lautet dann in Anbetracht des Fleischkonsums die Entscheidungsalternative „Maß statt Masse" – nämlich Waren mit regionalem, höherwertigem Tier- und Umweltstandard vorzuziehen (Dirscherl und Vogt 2004). Damit erhalten Fleisch und tierische Erzeugnisse ein Moralprofil, das durch den Verbraucher am Markt eine monetäre Neubewertung hinsichtlich der Auswirkungen des Konsums für die Mitgeschöpflichkeit von Tier und Umwelt erhält. Zudem drückt der Verbraucher auch seine Solidarität mit der heimischen Landwirtschaft aus, wenn diese ihre unternehmensethische Verantwortung für nachhaltiges Wirtschaften wahrnimmt, dessen Mehrwert durch einen höheren Erzeugerpreis vergütet wird. Dennoch ist auch diese verbraucherethische Orientierung ein komplexer Bereich, da das Einkaufsverhalten erheblich vom sozialen Status abhängig ist und im Sinne sozialethischer Leitlinien eine ökologisch-nachhaltige Ernährung nicht vom Geldbeutel des Konsumenten abhängig sein sollte. Daher müssen bei diesen Forderungen auch sozialpolitische Rahmensetzungen sowie ökotrophologische Forschungen zum Essverhalten mitberücksichtigt werden.

Gesellschaftliche Folgen tierethischer Konfliktlinien

Die vielfältigen Auseinandersetzungen um die moderne landwirtschaftliche Nutztierhaltung stellen die Gesellschaft mit ihren unterschiedlichen Akteuren vor die Herausforderung, auf diese zu reagieren.

Folgen für den Verbraucher

Mancher Verbraucher stellt den Fleischkonsum als eine mögliche Antwort darauf infrage. Dementsprechend steigt die Zahl der Vegetarier und „Flexitarier" in Deutschland seit einigen Jahren kontinuierlich an (Cordts et al. 2013). Auch die Diskussion um den Umfang des Fleischkonsums ist in vollem Gange: Muss es jeden Tag Fleisch geben, kann der klassische Sonntagsbraten nicht Richtschnur des Fleischkonsums sein? Dabei ist zumindest für Deutschland ein leichter Rückgang des Fleischkonsums statistisch festzustellen und im Hinblick auf den demografischen Strukturwandel weiter zu erwarten (Cordts et al. 2013). Insbesondere bei Frauen, bei besser gebildeten Sozialschichten mit höherem Haushaltseinkommen und der jüngeren Bevölkerungsgruppe wird der Fleischkonsum zunehmend unter tierethischen, aber auch gesundheitlichen und ökologischen Gesichtspunkten hinterfragt. Zugleich kommt es dabei zu einer Habitualisierung des Verbraucherverhaltens hinsichtlich eines sinnbewussten Fleischkonsums, wobei Haltungsformen (möglichst tiergerecht), Fütterung (heimisch und gentechnikfrei) und Herkunft (regional aus bäuerlicher Erzeugung) eine größere Rolle spielen.

Zugleich zeigt sich aber trotz aller positiven Trends in Richtung Vegetarismus und „Bio" mehrheitlich im Verbraucherverhalten, dass die eigene individuelle ethische Verantwortung ausgeblendet und überwiegend immer noch auf billig produziertes Fleisch zurückgegriffen wird. Dabei offenbaren sich gewisse Paradoxien, wenn zwar Fleisch verzehrt, zugleich aber das Töten verdrängt wird (s. Rose im vorliegenden Band). Deshalb erregen Bilder von tierquälerischen Haltungs- und Transportbedingungen, vom Schlachten der Tiere oder von Zerlegeprozessen Erregung und Empörung. Daraus ergibt sich dann jedoch eine projektive Trennung zwischen der Wahrnehmung des Tieres mit seinem Leben als Mitgeschöpf und dem Fleisch als Ware, das unter hygienisch einwandfreien Bedingungen, sauber verpackt und eingeschweißt unter einer Klarsichtfolie aufbereitet, als Teilstück nicht mehr mit dem Tier als solchem identifizierbar ist.

Folgen für die Fleischwirtschaft

Auch die Ernährungs- und insbesondere die Fleischwirtschaft reagiert auf diese Beziehungssegregation zwischen Fleischware und Tierleben, indem sie bei der Präsentation ihres Warensortiments mögliche Verbindungslinien weitestgehend vermeidet. Das Stück rote Masse, welches zum Verzehr bestimmt ist, soll keinerlei Erinnerungen oder gar Empfindungen mit dem lebendigen Wesen Tier beim Verbraucher assoziieren (s. Stein im vorliegenden Band). Auf tatsächliche oder vermeintliche Fleischskandale reagieren dann Politik und zum Teil auch die Wirtschaft mit verstärkten Zertifizierungsmaßnahmen sowie Qualitätssicherungs- und Kontrollsystemen. Damit soll konsequentes Handeln im Interesse der Verbraucher für eine vertrauensvolle Warenherkunft und einwandfreie Fleischqualität garantiert werden. Zunehmend wird dabei nicht nur die Produktqualität, sondern auch der gesamte Prozess von Tierhaltung, Fütterung und Schlachtung mit in den Blick genommen. Daher sind gegenwärtig auch unter der „Initiative Tierwohl" Bestrebungen zwischen Landwirtschaft, Fleischwirtschaft und Lebensmitteleinzelhandel im Gange, den Aspekt des Tierwohls in entsprechende Qualitätskriterien mit aufzunehmen. Die Initiative wird dennoch von Tierschutzorganisationen als Verbrauchertäuschung mit laschen Standards kritisiert, weswegen von diesen daran gearbeitet wird, gemeinsam mit Schlachtunternehmen und Lebensmitteleinzelhandel strengere Qualitätskennzeichen am Fleischmarkt zu positionieren (agrarheute 2013; Deutscher Tierschutzbund 2013). Damit erfolgt eine zunehmende Marktsegmentierung, bei der zwischen Masse und Klasse unterschieden wird und womit auch dem Verbraucher entsprechende Entscheidungsalternativen, nicht zuletzt auch ethisch begründete, ermöglicht werden. Infolge einer globalisierten Agrar- und Ernährungswirtschaft positionieren sich Teile der Wirtschaft zunehmend durch die Regionalisierung von Lebensmitteln, sodass neben Tierwohlkennzeichen oder ökologisch ausgerichteten Standards immer mehr auch die regionale Herkunftsangabe als Qualitätskriterium für Fleischerzeugnisse herausgestellt wird. Schließlich versucht die Lebensmittelwirtschaft verstärkt auch den Verzicht auf Fleisch mit einem diversifizierten Warenangebot in fleischähnlicher Aufmachung zu erleichtern, zum Beispiel Steak, Buletten, Würstchen und Ähnliches, hergestellt aus Soja oder Tofu.

Folgen für die Landwirtschaft

Auch die Landwirtschaft reagiert auf die gesellschaftlichen Diskussionen um Tierschutz und Fleischkonsum. Somit kommt es hier ebenfalls zu einer Ausdifferenzierung der Marktsegmente: einerseits nach wie vor Größenkonzentration für den Massenmarkt unter kostengünstigen Produktions- und Absatzgesichtspunkten, andererseits zunehmende Premiumstandards und Formen der Regional- oder Direktvermarktung. Für landwirtschaftliche Betriebe, die sich bewusst auf die Wachstumsmärkte im Ausland mit einer Exportstrategie ausrichten, ergeben sich dadurch erhebliche gesellschaftliche Konfliktlinien. Auch deshalb sind Teile des landwirtschaftlichen Berufsstandes verstärkt bemüht, gemeinsam mit Schlacht- und Fleischwarenunternehmen eine sogenannte Branchenkommunikation aufzubauen und ihre Öffentlichkeitsarbeit zu verstärken. Aktionen wie offene Stalltüren, die

Mitwirkung an Tierwohl-Marktaktivitäten und Programmen zur Verbesserung der landwirtschaftlichen Tierhaltung stehen ganz oben auf der Agenda der Verbände.

Das kann jedoch nicht verhindern, dass sich der agrarische Strukturwandel fortsetzt. Zahlreiche Betriebe stehen vor der schwierigen Frage, wie sie ihre Tierhaltung weiter ausrichten: Reicht die verfügbare landwirtschaftliche Nutzfläche sowie das Investitionskapital aus, um auf Größenwachstum und Exportmärkte zu setzen und die kostenaufwendigen baulichen Maßnahmen zur Verbesserung des Tierwohls zu finanzieren? Erhöhte Tierhaltungsanforderungen sind oftmals auch Beschleunigungsfaktor des agrarischen Strukturwandels (aid 2012). Landwirte agieren daher oftmals defensiv, indem sie ihre bisherige Haltungsform verteidigen: Die frühere Tierhaltung sei wesentlich schlechter gewesen, die heutigen Tierleistungen würden das Wohlbefinden der Tiere belegen und schließlich sei das Thema Tierschutz ein „Luxusproblem" einer Überflussgesellschaft insbesondere vor der Herausforderung der Welternährungssicherung.

Folgen für die Politik

Wo sich gesellschaftliche Meinungsströmungen und Konfliktpotenziale ändern beziehungsweise zunehmen, ist auch die Politik gefordert. Das zeigt sich ganz besonders an der Agrar- und Tierschutzpolitik. Sowohl auf europäischer als auch auf Bundes- wie Länderebene wird die Frage des Tierwohls innerhalb der landwirtschaftlichen Nutztierhaltung mit besonderem Augenmerk verfolgt. Die bisherigen Tierschutzstandards werden einer Prüfung unterzogen, wie die Tierhaltungsverordnungen für Legehennen, Puten, Schweine, Kaninchen oder auch Rinder belegen (Bundesgesetzblatt II Nr. 485/2004). Zugleich werden zunehmend Dokumentationsverpflichtungen im Interesse einer höchstmöglichen Transparenz und Rückverfolgbarkeit der Landwirtschaft auferlegt, wie zum Beispiel bei der Vergabe von Arzneimitteln. Auch die Agrarinvestitionsprogramme werden neu ausgerichtet, sodass die finanzielle Förderung von Stallanlagen in Zukunft verstärkt unter Tierschutzgesichtspunkten vorgenommen werden soll. Nicht zuletzt zeigt auch die Kommunalpolitik, insbesondere an den Standorten mit hoher Tierkonzentration, eine neue Ausrichtung im Hinblick auf die Genehmigungsverfahren vor Ort für neue Großstallanlagen. Davon betroffen sind auch die politischen Debatten um die baurechtliche Privilegierung gewerblicher Tierhaltungsanlagen im Außenbereich sowie die Zulassung größerer Stallanlagen unter verstärkter Berücksichtigung immissionsschutzrechtlicher Vorgaben für Abluftreinigungsanlagen (taz 2012). Vonseiten der Politik werden zudem Initiativen für Markenfleischprogramme unterstützt, welche das Tierwohl im Zentrum ihrer Qualitätsausrichtung haben (agrarheute 2013).

Folgen für die öffentliche Meinung

Die moderne landwirtschaftliche Nutztierhaltung wird nicht nur von der öffentlichen Meinung geprägt, sondern ist auch Verstärker von entsprechenden Stimmungslagen und Meinungsströmen. Tiere allgemein und besonders die landwirtschaftliche Nutztierhaltung werden zunehmend als Thema entdeckt, dem ein hoher öffentlicher Aufmerksamkeitswert beigemessen wird. Dies zeigt sich an der wiederholten Skandalisierung von Fehlverhalten bei Tierhaltung, -transporten, -schlachtung, -fütterung sowie der Be- und Verarbeitung von Tieren zu Fleischerzeugnissen. Mehrfach jährlich sind tatsächliche oder vermeintliche Tierhaltungs- und Fleischskandale Gegenstand breiter öffentlicher Diskussion, welche dann meist wochenlang Medien, Verbände und Politik in Aufregung versetzen. Auch die Thematisierung eines bewussten, ethischen, moralischen, nachhaltigen oder wie auch immer zu nennenden werteorientierten Fleischkonsums findet innerhalb der gesellschaftlichen Nachhaltigkeitsdebatte verstärkt statt. Sowohl von Wissenschaft, Medien, Wirtschaft und Verbänden wie auch von kirchlicher Seite wird unter einer Neuorientierung zu einem nachhaltigen Lebens- und Wirtschaftsstil auch der Fleischkonsum immer wieder als Herausforderung behandelt. Dabei nimmt das Interesse an den Hintergründen für eine vegetarische Ernährung breiteren Raum in Beratungsliteratur, Zeitschriften sowie im Fernsehen ein.

Damit zeigt sich, dass die ethischen Konfliktlinien, welche heute innerhalb der Gesellschaft für die moderne Nutztierhaltung in der Landwirtschaft gezogen werden, bereits eine große Resonanz in der Öffentlichkeit, Politik und auch Wirtschaft erreicht haben. Angesichts der globalen ökologischen und sozialen Herausforderungen ist zu hoffen, dass diese Ansätze auch zu einer effizienten und schnellstmöglichen Umsetzung in der Praxis führen, damit „die" Ethik der Ernährung nicht bloßes Schlagwort in Theorie- und Mediendebatten bleibt.

Literatur

aid [Auswertungs- und Informationsdienst für Ernährung, Landwirtschaft und Forsten]. (2012). Planer, J.: Landwirtschaft gestern und heute. 29.08.2012. http://www.aid.de/landwirtschaft/agrarstruktur_gestern_heute.php. Zugegriffen: 9. Nov. 2013.

agrarheute. (2012). Niedersachsen: Milchleistung weiter auf höchstem Niveau. 26.12.2012. http://www.agrarheute.com/niedersachsen-milchleistung?suchbegriff2=Milchleistung. Zugegriffen: 9. Nov. 2013.

agrarheute. (2013). Tierwohl-Initiative: Erste Details bekannt. 16.09.2013. http://www.agrarheute. com/tierwohl-initiative-details. Zugegriffen: 9. Nov. 2013.

Albrecht, S., & Engel, A. (Hrsg.). (2009). Weltagrarbericht. Synthesebericht. Hamburg.

Baltes, W., & Matissek, R. (2011). Lebensmittelchemie (7. Aufl.). Heidelberg.

Bastian, T. (2012). *Die seelenlose Gesellschaft*. München.

Bäuerlein, T. (2011). *Fleisch essen, Tiere lieben. Wo Vegetarier sich irren und was Fleischesser besser machen können*. München.

Berding, M. (2001). *Abluftreinigungsmöglichkeiten für intensiv geführte Mastschweine- und Mastgeflügelställe unter besonderer Berücksichtigung eines speziellen Biowäscherkonzeptes für neue Mastschweineställe*. Diplomarbeit in Zusammenarbeit mit dem FOS-VWE. Osnabrück.

Braunschweiger Zeitung. (2012). Proteste gegen Schlachthof – Beschwerden gegen Maststall. 09.08.2012. http://www.braunschweiger-zeitung.de/nachrichten/Niedersachsen/proteste-gegen-schlachthof-beschwerden-gegen-maststall-id730337.html. Zugegriffen: 9. Nov. 2013.

Brunn, F. M. (2013). Selbstbestimmt essen. Ethische Erwägungen aus theologischer Perspektive. *Mitteilungen des Internationalen Arbeitskreises für Kulturforschung des Essens, 20*, 2–9.

Bündnis 90/Die Grünen. (2013). Bauernhöfe statt Tierfabriken – Tiergerechtigkeit auch für Nutztiere umsetzen. Ordentlicher Landesparteirat von BÜNDNIS90/DIE GRÜNEN NRW. Stadthalle Mülheim. 03.03.2013. Mülheim. http://www.gruene-nrw.de/fileadmin/user_upload/gruene-nrw/partei/lpr/13-03_LPR-Muelheim/antraege/T-1_Bauernhoefe-statt-Tierfabriken.pdf. Zugegriffen: 9. Nov. 2013.

Busch, R. J., & Kunzmann, P. (2004). *Leben mit und von Tieren. Ethisches Bewertungsmodell zur Tierhaltung in der Landwirtschaft*. München.

Cordts, A., Spiller, A., Nitzko, S., Grethe, H., & Duman, N. (2013). Fleischkonsum in Deutschland. Von unbekümmerten Fleischessern, Flexitariern und (Lebensabschnitts-) Vegetariern. https://www.uni-hohenheim.de/uploads/media/Artikel_FleischWirtschaft_07_2013.pdf. Zugegriffen: 8. Nov.2013.

Deutscher Tierschutzbund. (2013). Kritik an Branchenlösung „Initiative Tierwohl"/Forderungen nach höheren gesetzlichen Standards, mehr Transparenz und anderer Förderpolitik. Pressemeldung 04.10.2013. http://www.tierschutzbund.de/news-storage/landwirtschaft/041013-kritik-initiative-tierwohl.html. Zugegriffen: 9. Nov. 2013.

Die Regionalen. (2013). Großhändler für Naturkost. http://www.die-regionalen.de/regionalist-1-wahl. Zugegriffen: 9. Nov. 2013.

Dirscherl, C., & Vogt, M. (2004). Ernährungsethik – ein Beitrag zu neuer Kundensouveränität. In B. van Saan-Klein, C. Dirscherl & M. Vogt (Hrsg.), *Praxisbuch zum Mehr-Wert nachhaltiger Landwirtschaft* (S. 73–77). München.

Dirscherl, C. (2005). Landwirtschaftliche Unternehmensethik. In K.-M. Brunner & G. U. Schönberger (Hrsg.), *Nachhaltigkeit und Ernährung: Produktion – Handel – Konsum* (S. 67–92). Frankfurt a. M.

Dirscherl, C. (2008). Ethische Verantwortung für Ernährungs- und Energiesicherung. In Deutsche Landwirtschaftsgesellschaft (Hrsg.), *Agrarpotentiale nutzen. Herausforderung für Landwirte und Gesellschaft. Archiv der DLG 102* (S. 231–246). Frankfurt a. M.

Duve, K. (2011). *Anständig essen. Ein Selbstversuch*. Berlin.

EFSA [European Food Safety Authority]. (2009). Panel on animal health and welfare (AHAW): Scientific opinion of the panel on animal health and welfare on a request from European Commission on the overall effects of farming systems on dairy cow welfare and disease. *The EFSA Journal, 1143*, 1–38.

EKD [Evangelische Kirche in Deutschland]. (2008). *Ernährungssicherung vor Energieerzeugung – Kriterien für die nachhaltige Nutzung von Biomasse. Eine Stellungnahme der Kammer der EKD für Nachhaltige Entwicklung*. Hannover.

Foer, J. S. (2010). *Tiere essen*. Köln.

Frank-Oster, C. (2013). Der unmoralische Kabeljau und warum wir trotzdem weniger Fleisch essen sollten. In F.-T. Gottwald & I. Boergen (Hrsg.), *Ethik & Moral. Beiträge zur Ethik der Ernährung* (S. 97–114). Marburg.

Frey, M. (2004). Zukunftschance Tierwohl. *Die Bedeutung artgerechter Nutztierhaltung für Landwirte und unsere Gesundheit*. Zürich.

Grimm, H. (2012). Ethik in der Nutztierhaltung. Der Schritt in die Praxis. In H. Grimm & C. Otterstedt (Hrsg.), *Das Tier an sich. Disziplinenübergreifende Perspektiven für neue Wege im wissenschaftsbasierten Tierschutz* (S. 276–296). Göttingen.

Idel, A. (2010). *Die Kuh ist kein Klima-Killer! Wie die Agrarindustrie die Erde verwüstet und was wir dagegen tun können*. Marburg.

KTBL [Kuratorium für Technik und Bauwesen in der Landwirtschaft]. (2006). Nationaler Bewertungsrahmen Tierhaltungsvorgaben. Darmstadt.

Mari, F., & Buntzel, R. (2009). *Das globale Huhn. Hühnerbrust und Chicken Wings – wer isst den Rest?* Frankfurt a. M.

Meadows, D. H., Meadows, D. L., Randers, J., & Behrens, W. W. (1972). *Die Grenzen des Wachstums. Bericht des Club of Rome zur Lage der Menschheit*. Stuttgart.

Reichert, T. (2013). *Schweine im Weltmarkt und andere Rindviecher. Die Klimawirkung der exportorientierten Landwirtschaft*. Berlin.

Reller, A., & Holdingshausen, H. (2011). *Wir konsumieren uns zu Tode. Warum wir unseren Lebensstil ändern müssen, wenn wir überleben wollen*. Frankfurt a. M.

Rösch, M., & Heumüller, N. (2008). *Vom Korn der frühen Jahre. Sieben Jahrtausende Ackerbau und Kulturlandschaft* (Archäologische Informationen Baden-Württemberg, Bd. 55). Esslingen.

Schmidt-Bachem, H. (2011). *Aus Papier: eine Kultur- und Wirtschaftsgeschichte der Papier verarbeitenden Industrie in Deutschland*. Berlin.

Schweitzer, A. (1960). *Kultur und Ethik*. München.

Singer, P. (1982). *Befreiung der Tiere*. München.

taz [die tageszeitung]. (2012). Bergt, S. Mitsprache der Kommunen bei Massenställen. Der Zersiedelung vorbeugen. 27.02.2012. http://www.taz.de/!88559/. Zugegriffen: 9. Nov. 2013.

taz [die tageszeitung]. (2013). Beucker, P. Lohndumping in der Fleischindustrie. Arme Fleischer. 28.08.2013. http://www.taz.de/!122677/. Zugegriffen: 9. Nov. 2013.

Dr. Clemens Dirscherl ist seit 1991 Geschäftsführer des Evangelischen Bauernwerks in Württemberg e. V. und Beauftragter der Evangelischen Kirche in Deutschland (EKD) für Landwirtschaft und Ernährung. Er studierte Soziologie, Politikwissenschaften, Wirtschaftswissenschaften und Geografie in Mainz, Wien und Freiburg. Von 1984 bis 1991 arbeitete er in der agrar- und ernährungssoziologischen Forschung an der Universität Freiburg und der TU Berlin. Er vertritt die EKD in zahlreichen Gremien, so in der Deutschen Tierschutzkommission, dem Beirat zum Tierwohllabel des Deutschen Tierschutzbundes und im Dialogforum „Nachhaltigkeit" der deutschen Ernährungswirtschaft.

Das globale Huhn und seine Folgen

22

Stig Tanzmann

Das kirchliche Hilfswerk Brot für die Welt – Evangelischer Entwicklungsdienst ist in Zusammenhang mit seinem ethischen und religiösen Impetus, dem armen Teil der Weltbevölkerung zu Gerechtigkeit zu verhelfen, schon seit über zehn Jahren mit den komplexen und gravierenden Folgen des globalen Hühnerfleisch-Konsums konfrontiert. Als Entwicklungshilfeorganisation betrachtet Brot für die Welt das Thema vor allem aus Sicht der Armen und Marginalisierten in den Entwicklungsländern. Nicht zuletzt waren es Partnerorganisationen aus Kamerun, die das Thema auf die Agenda der Lobby- und *Advocacy*-Arbeit von Brot für die Welt gesetzt haben. Somit beginnt die Thematik des Konsums von Hühnerfleisch am Ende der Produktionskette, denn es sind die Reste der europäischen Produktion, die auf die Märkte Afrikas drängen und dort für schwere Verwerfungen sorgen.

Das Ende der hiesigen Produktionskette sind die Rückenstücke, die Beine, die Flügel, die Innereien und die Füße – schlicht das, was hier in Deutschland und Europa, aber auch in den USA und Brasilien aufgrund von Überfluss und veränderten Verzehrgewohnheiten nicht mehr gegessen wird. Aus Brasilien werden viele Fleischstücke nach Afrika exportiert, die übrig bleiben, da die Europäische Union (EU) überwiegend Brustfleisch importiert. So gibt es auch in Brasilien bedingt durch den selektiven europäischen Konsum Reste, die anderswo vermarktet werden müssen. Radikaler ausgedrückt: die Nicht-Brustfleischstücke, denn gerade in Deutschland wird zu über 70 % Hähnchenbrustfilet gegessen, die Reste des Huhns

S. Tanzmann (✉)
Brot für die Welt – Evangelischer Entwicklungsdienst,
Berlin, Deutschland
E-Mail: stig.tanzmann@brot-fuer-die-welt.de

© Springer Fachmedien Wiesbaden 2015
G. Hirschfelder et al. (Hrsg.), *Was der Mensch essen darf,*
DOI 10.1007/978-3-658-01465-0_22

müssen dann anderswo abgesetzt werden, damit deren Entsorgung hier keine Kosten verursacht (Buntzel und Marí 2007).

Insgesamt bedeutet dies immer wieder die Konfrontation mit den Folgen der weiteren Vermarktung dessen, was hier in Deutschland und Europa nicht mehr gegessen wird, sowie den Folgen des hiesigen selektiven Luxuskonsums für die Entwicklungsländer und die Armen.

Folgen der Geflügelfleisch-Exporte nach Afrika am Beispiel von Kamerun

Exemplarisch lassen sich die Auswirkungen der Exporte von tiefgefrorenen Hühnerfleischresten aus Europa, Brasilien und den USA nach Afrika am Beispiel von Kamerun aufzeigen. Angesichts des europäischen Binnenmarktes und der sich daraus ergebenden verwinkelten Komplexität des Fleischhandels ist es weder sinnvoll noch möglich, allein die deutschen Exporte zu betrachten. Kamerun ist auch deswegen interessant, weil es 2005 durch intensive Anstrengungen der Zivilgesellschaft geschafft wurde, die Importe zu unterbinden, und seitdem die eigene Geflügelproduktion bis hin zur Errichtung von neuen Schlachthöfen wiederaufgebaut wurde (Buntzel und Marí 2007; ACDIC 2011; Matho 2013).

Die Folgen der Geflügelfleisch-Importe für Kamerun waren dramatisch. Innerhalb von wenigen Jahren drohte ein gesamter Sektor der landwirtschaftlichen Produktion wegzubrechen. Über 100.000 Arbeitsplätze in der ganzen Produktionskette waren bedroht. Wie in vielen westafrikanischen Staaten nahmen die Geflügelfleisch-Importe in Kamerun mit der Gründung der Welthandelsorganisation (WTO) 1995 und der folgenden Handelsliberalisierung auch für Agrargüter langsam zu (WTO 1995; FAO 2006; Buntzel und Marí 2007).

Zum Ende des vergangenen Jahrtausends stiegen die Importe rapide an, bis fast kein in Kamerun produziertes Fleisch mehr gekauft werden konnte. Die lokalen Produzenten waren den Dumpingpreisen der Importe aus Europa nicht gewachsen. Importiertes Tiefkühlhühnerfleisch konnte von den Großhändlern zu Preisen von etwa 60 bis 80 Cent/kg gekauft werden (Eurostat 2010–2012; Brot für die Welt 2013). Die lokalen Produktionskosten lagen und liegen viel höher. Diese extrem niedrigen Preise waren und sind möglich, weil in Europa das Brustfilet der Hühner einen sehr hohen Preis erzielt, mit dem bereits ein Großteil der Kosten für Aufzucht und Schlachtung des ganzen Tieres bezahlt sind. Die übrigen Stücke des zerlegten Huhns werden noch verkauft, um sie nicht entsorgen zu müssen und einen Zusatzgewinn zu erzielen.

In Kamerun, wie in den anderen betroffenen westafrikanischen Staaten, litten die Kleinstproduzentinnen am stärksten unter den Importen. Kleintierzucht war und ist eine bedeutende Einkommensquelle für Frauen, die ansonsten Schwierigkeiten haben, in der Landwirtschaft ein Einkommen zu erwirtschaften. Häufig arbeiten sie auf den Feldern ihrer Männer, werden dafür aber nicht entlohnt. Gerade mit der Hühnermast hatten sie eine unabhängige Einkommensquelle gefunden, um Geld für sich und ihre Familien zu verdienen. Daher wurden in diesem Bereich Projekte von Brot für die Welt in Kamerun gefördert.

Es waren dann die kamerunischen Projektpartner, deren Arbeit unter dem Druck der Importe zusammenbrach, die das Problem der zerstörerischen Hühnerfleisch-Exporte in Deutschland bekannt machten. In Kamerun wurden die Frauen so hart von den Importen getroffen, weil sie Kredite zur Produktionssteigerung aufgenommen hatten, die sie dann nicht zurückzahlen konnten. Obwohl es mittlerweile seit fast zehn Jahren keine Geflügelfleisch-Exporte mehr nach Kamerun gibt, ist es für viele Frauen immer noch schwierig, wieder in die Produktion einzusteigen. Ihre schwache ökonomische Basis wurde langfristig erschüttert (Brot für die Welt und EED 2009).

Letztlich konnten auch die größeren Produzenten nicht mit dem Importfleisch konkurrieren und mussten ihre Betriebe schließen. Ab 2002 waren auf den großen Märkten in Jaunde und Douala fast keine Hühner aus Kamerun mehr zu finden. In Kamerun und vielen anderen westafrikanischen Staaten wird das lokale Geflügel fast ausschließlich lebend vermarktet, da keine funktionierende Kühlkette existiert und es daher besser ist, die Tiere erst kurz vor dem Verzehr zu schlachten.

Die nicht vorhandene Kühlkette ist ein weiterer wichtiger Problempunkt bei den Geflügelfleisch-Exporten nach Westafrika. Keines der dortigen Länder verfügt über eine kontinuierliche Stromversorgung oder moderne Kühlhäuser. Folglich ist die Kühlkette häufig unterbrochen und das aus Europa, Brasilien und den USA gelieferte gefrorene Geflügelfleisch in der Regel nicht mehr für den menschlichen Verzehr geeignet. Untersuchungen in Kamerun haben ergeben, dass über 80 % des gehandelten Tiefkühlfleisches mit Salmonellen und anderen Keimen belastet waren (ACDIC 2005). Verschärfend kommt hinzu, dass der Verkauf des Fleisches bei hoher Luftfeuchtigkeit und Temperaturen von weit über 30 °C meist ohne jede Kühlung oder jeden Schutz an offenen Ständen erfolgt. Aus Nigeria sind weitere vielfältige Berichte über die Gesundheitsgefahren bekannt, die von importiertem Tiefkühlgeflügelfleisch ausgehen können (The Poultry Site 2013). Im Fall von Nigeria kommt erschwerend hinzu, dass das Fleisch über die Grenze von Benin ins Land geschmuggelt wird. Die Kühlkette ist somit noch brüchiger und immer wieder gibt es Berichte über in Formalin eingelegtes Fleisch.

Angesichts der seit 2008 vor allem für Getreide stark gestiegenen Nahrungs-mittelpreise stellt sich grundsätzlich die Frage, wie lange das Geflügelfleisch zumindest im Import noch billig bleiben wird (FAO 2009; UNCTAD 2009). Es ist gut möglich, dass auf dem Weltmarkt bald auch die Fleischpreise für Reste massiv anziehen werden. Im Verkauf auf den Märkten ist das importierte Fleisch in einigen afrikanischen Staaten heute schon wieder so teuer wie ehemals das lokal produzierte Fleisch. Dies führt zu enormen Gewinnspannen bei den Zwischenhändlern und lässt die ehemaligen Produzenten trotzdem außen vor, weil ihre Produktion zusammengebrochen ist und die Wiederaufnahme extrem kostenaufwendig wäre. Gleichzeitig könnten die Zwischenhändler aufgrund der hohen Gewinnspannen ihre Preise sofort wieder senken, um die lokalen Produzenten aus dem Geschäft zu halten.

Ableitung politischen Handlungsbedarfes

Bei der Betrachtung der Situation an der afrikanischen Atlantikküste ist zu befürchten, dass die Staaten, die sich vor den Importen nicht schützen, dauerhaft in Abhängigkeit von Fleischimporten geraten. Welche Folgen die Abhängigkeit von Nahrungsmittelimporten bei stark steigenden Preisen haben kann, konnte während der Welternährungskrise von 2008 und in den folgenden Jahren beobachtet werden. Insbesondere afrikanische Staaten mussten für ihre Importabhängigkeit bei Mais, Reis und Weizen teuer bezahlen. Während dieser Zeit sind aus den Staaten unzählige zusätzliche Millionen an Euro abgeflossen, die besser in den Ländern selbst investiert hätten werden können (UNCTAD 2009). Diese drohende Abhängigkeit auch bei Fleisch sollte unbedingt vermieden werden.

Dies ist letztendlich eine wichtige Entwicklungsfrage für viele afrikanische Staaten, mit der sich insbesondere angesichts der ethischen Dimension der Thematik in Deutschland und Europa nicht nur Hilfswerke wie Brot für die Welt beschäftigen sollten. Auch das Bundesministerium für Zusammenarbeit (BMZ) und das Bundesministerium für Ernährung und Landwirtschaft (BMEL) sollten sich mit diesen Fragen befassen, wenn sie ihren Aufgaben und selbst gesetzten Zielen im Bereich Welternährung und Verwirklichung des Rechts auf Nahrung gerecht werden wollen (BMZ 2011, 2013; BMEL 2012).

Mit Hinblick gerade auf die Situation in Ghana, Benin und Nigeria ist zu fragen, wie sinnvoll und kohärent die deutsche und europäische Beteiligung an Initiativen wie der *G8 New Alliance for Food Security and Nutrition* ist, mit denen Armut im ländlichen Raum bekämpft und die Landwirtschaft gefördert werden soll, solange die Problematik des Handels mit Geflügelfleisch zu Lasten der lokalen Produzenten nicht angegangen wird. Vor allem in Bezug auf Ghana ergibt sich die Problematik, dass hier im Rahmen der *G8 New Alliance for Food Security and Nutrition* insbesondere die Maisproduktion als Grundfutter für die Geflügelmast ausgebaut werden soll. Gleichzeitig wird aber kein ghanaischer Geflügelproduzent konkurrenzfähig sein, solange die billigen Importe aus Europa, Brasilien und den USA nicht gestoppt werden. Bei Benin und Nigeria stellt sich die Frage, wie die EU und Deutschland mit der Problematik des Schmuggels von 100.000 t europäischen Geflügelfleisches über die Grenze von Benin nach Nigeria umgehen, wenn sie gleichzeitig die dortige Landwirtschaft fördern wollen (EPO 2010; Eurostat 2010–2012; Natsa 2013).

Insgesamt bleibt für die EU und damit auch für Deutschland die Problematik offen, wie dauerhaft mit der Tatsache umgegangen werden soll, dass die dortige Produktion zerstört und gefährliche Abhängigkeiten geschaffen werden). 2012 wurden über 450.000 t Geflügelfleisch nach Afrika exportiert (Eurostat 2010–2012; Marí 2013). Schätzungen des USDA (United States Department of Agriculture) gehen davon aus, dass der Export im Jahr 2013 noch weiter gestiegen ist. Bei den acht Hauptabnehmern von Hähnchenfleisch aus der EU haben die afrikanischen Staaten heute einen Marktanteil von 43 % (USDA 2013). Besonders eindrücklich zeigt sich das aus den Exporten resultierende Elend in Liberia. In diesem Post-Bürgerkriegsland verharren die Menschen auch deshalb in Armut, weil keine eigene Landwirtschaft und keine eigene Industrie entwickelt werden kann, da das Land auf allen Ebenen von Importen überschwemmt wird. Die Geflügelhaltung mit ihren kurzen Produktionszyklen könnte hier als eine Art Initialzünder für Entwicklung dienen.

Problematik der Soja-Importe

Für die benannten Fragen müssen unbedingt Lösungsansätze entwickelt werden, ebenso wie für weitere Probleme, die im Zusammenhang mit dem globalen Huhn stehen.

Aus entwicklungspolitischer Sicht am wichtigsten ist weiterhin die Problematik der Soja-Importe. Die europäische Fleisch- und vor allem die Geflügelproduktion sind heute stark abhängig von Soja-Importen aus Südamerika. Insbesondere die auf extreme Hochleistung gezüchteten Masthühner brauchen das hochwertige pflanzliche Eiweiß der Sojafuttermittel für ihr überschnelles Wachstum. Derzeit importiert die EU bereits über 17 Mio. ha Sojafutterfläche aus Südamerika und der Selbstversorgungsgrad Europas bei Eiweißfuttermitteln für die Tierproduktion liegt nur noch bei um die 30 % (Brot für die Welt und FDCL 2011). Dies hat auch massive Folgen für die Fruchtfolge der hiesigen Ackerbaubetriebe sowie für Natur und Umwelt. So sind Luftstickstoff fixierende Leguminosen wie Ackerbohne, Felderbse und Lupine mit negativen Folgen für den Boden und die Agrarbiodiversität fast vollkommen aus den Fruchtfolgen verschwunden.

Angesichts des immensen Imports von Soja, dessen Anbau mit Nährstoffverlusten in den Böden Südamerikas einhergeht und in Europa zur Überdüngung der Felder und Meere mit Stickstoff und Phosphor führt, drängt sich ein Bezug zu Eduardo Galeanos Buch „Die offenen Adern Lateinamerikas" (1971) auf – nur dass die offenen Adern Lateinamerikas heute die Venen Europas und Deutschlands in Form von Gülle und übermäßigem Fleischkonsum verstopfen.

Alternativen und Lösungsansätze

Insgesamt handelt es sich bei der Thematik des Hühnerfleisch-Konsums um ein komplexes Wirkungsgefüge mit vielen unterschiedlichen Akteuren und es ist weder zu erwarten, dass es zu einer kurzfristigen Lösung kommt, noch, dass nur ein Lösungsansatz zum Erfolg führen wird. Vielmehr sind verschiedene Lösungsansätze zu suchen und alle Akteure gefragt, sich im Rahmen ihrer Möglichkeiten zu beteiligen.

Es darf in diesem Zusammenhang nicht vergessen werden, dass es die Verbraucher sind, die – von der Werbung und veränderten Verzehrgewohnheiten beeinflusst – die Nachfrage nach Hähnchenbrustfilet hochhalten und so immer neue Reste für den Export verursachen. Bedingt durch die hohe Nachfrage und eine aus der Perspektive von Brot für die Welt kritisch zu hinterfragende Ausrichtung der Agrarpolitik ist es für viele Landwirte attraktiv, in die Hühnermast mit ihren riesigen Bestandsgrößen einzusteigen. Politik und Gesellschaft sind gefordert, diesen Landwirten alternative und lukrative Geschäftsmodelle anzubieten.

Aus Sicht der Entwicklungshilfeorganisationen wird es in Zukunft von herausragender Bedeutung sein, Lösungsansätze zu finden, die den Landwirten in Deutschland, Europa, Südamerika und Afrika eine nachhaltige Zukunftsperspektive bieten und sich zugleich auf globaler Ebene mit den Interessen der Gesellschaft decken. In Deutschland bedeutet dies, Alternativen zur Fleischproduktion aufzuzeigen und den Zyklus von „wachsen oder weichen" zu durchbrechen.

Leider wurde es zwischen 2011 und 2013 in Europa bei der Reform der europäischen Agrarpolitik verpasst, einen bedeutenden Schritt in diese Richtung zu gehen (Forum Umwelt und Entwicklung 2012; Brot für die Welt 2013; EU 2013). Weder wurden starke Anreize für die Landwirte geschaffen, nachhaltiger zu produzieren, noch wurden die internationalen Auswirkungen der hiesigen Agrarpolitik auch nur annähernd berücksichtigt. Es liegt jetzt aus Sicht von Brot für die Welt an den nationalen Regierungen, neue Impulse zu setzen. Hier sind auch die kritischen Konsumenten gefragt, die sich eben nicht nur als Konsumenten, sondern auch als anspruchsvolle Wählermasse wahrnehmen müssen. So spielte die Frage der Tierhaltung eine bedeutende Rolle bei der Niedersachsen-Wahl 2013.

Aus Brasilien kommen derzeit ermutigende Zeichen, wie eine nachhaltige Neuorientierung in der Lebensmittelproduktion unter Beteiligung der Bürger aussehen könnte. Dort ist es durch intensives Engagement der Zivilgesellschaft per Gesetz festgeschriebene Pflicht geworden, dass 30 % des Essens für die Schulen aus regionaler und saisonaler Produktion kommen müssen. Für ökologische Produkte zahlt der brasilianische Staat einen Aufpreis von 30 % (FAO 2011; Brot für die Welt und IBASE 2012). Gleichzeitig wird zwischen Anbaukooperativen, Schulen, den Gemeinden und der Zivilgesellschaft ausgehandelt, wie die Schulen mit frischen Lebensmitteln versorgt werden. Von staatlicher Seite werden Ernährungsberater gestellt, die bei der nachhaltigen Gestaltung der Menüs helfen – dies immer in enger Absprache mit den Schulkindern, damit nur in das Menü aufgenommen wird, was die Kinder wirklich essen wollen und gesund ist.

Das brasilianische Schulessensprogramm ist sowohl für die Schüler als auch für die Landwirte von großem Gewinn. Daniele Schmidt Peter, eine Mitarbeiterin von CAPA (Centro de Apoioao Pequeno Agricultor), einer Partnerorganisation von Brot für die Welt in Brasilien, die im Januar 2013 unter anderem auf der „Wir haben es satt"-Demonstration in Berlin über die Arbeit von CAPA sprach, beschreibt den Unterschied wie folgt: Als sie in den frühen 1990er-Jahren zur Schule gegangen sei, hätten die Schüler häufig Milchpulver als Teil des Schulessens bekommen, obwohl in der Region viel Milch produziert werde. Heute bekämen die Kinder Frischmilch und Käse aus bäuerlicher Produktion von den Genossenschaften aus ihrer Region.

Das Schulessensprogramm in Brasilien hat es erreicht, einerseits die Ernährung der Schüler zu verbessern und andererseits wichtige Absatzmärkte für bäuerliche Familienbetriebe zu schaffen. Als Folge des Programms, das noch von weiteren Initiativen begleitet wird, ist es vor allem in Südbrasilien zu einer Wiederbelebung des ländlichen Raumes gekommen (Schönardie 2013). Hervorgehoben werden muss auch, dass das Schulessen in Brasilien kostenfrei ist.

In Bezug auf Deutschland ist daher zu fragen, wieso angesichts dieses erfolgreichen Projektes der Aufbau der Ganztagsschulen und zusätzlichen Kindergartenplätze nicht dazu genutzt wurde, ein ähnliches Programm zugunsten der gesunden Ernährung der Kinder und des hiesigen ländlichen Raumes zu starten. Gerade für die Esskultur und Verzehrgewohnheiten der Kinder wäre es von enormer Bedeutung, von Beginn an den Geschmack und den Bezug zur regionalen Saisonalität von Lebensmitteln kennenzulernen. Die brasilianischen Erfahrungen sollten daher in Deutschland bekannter werden, damit die Möglichkeit besteht, dass zumindest die Eltern beginnen, kritische Fragen zu stellen.

Mit Blick auf die Situation in Afrika ist festzuhalten, dass Staaten wie Benin, Ghana, die Demokratische Republik Kongo, Kongo Brazzaville, Liberia und Togo nach Jahren der Fleischimporte aus Europa, Brasilien und den USA abhängig von diesen Importen geworden sind. Ein sofortiger Rückzug aus diesen Märkten ist für Europa nicht mehr möglich, ohne der dortigen Bevölkerung massiv zu schaden. Die lokale Geflügelproduktion ist komplett zerstört und kann den lokalen Bedarf kurzfristig nicht decken. Deshalb ist die Entwicklung einer komplexen Ausstiegsstrategie aus diesen Märkten gefragt, die den Wiederaufbau der Geflügelproduktion in Westafrika ermöglichen kann.

Ein Ansatz in diese Richtung könnte die Exportsteuerung über Quoten sein, die degressiv gestaffelt werden und über die Jahre auslaufen sollten. Gleichzeitig sollte der Verkauf des importierten Geflügelfleisches stark gesteuert werden, am besten unter doppelter Kontrolle von Staat und Zivilgesellschaft, damit die Gewinne, die mit dem Verkauf erzielt werden, nicht mehr einzelnen Zwischenhändlern zufallen. Vielmehr sollten diese der Gesellschaft zugutekommen und in den nachhaltigen Aufbau der einheimischen Landwirtschaft und Geflügelproduktion reinvestiert werden, damit die lokale Produktion langfristig wieder die Bevölkerung versorgen kann. Die EU hat mit einem ähnlichen System in Indien bereits positive Erfahrungen gemacht. In den 1970er- und 1980er-Jahren wurde mit der Operation *Flood* der Milchsektor in Indien aufgebaut, indem europäisches Milchpulver in mehreren Phasen – kontrolliert von Staat – unter anderem indischen Milchproduzenten verkauft wurde. Die Gewinne aus dem Verkauf wurden dann in die lokale indische Milchproduktion investiert und die Milchpulver-Importe aus der EU zurückgefahren. Der indische Milchsektor ist heute der größte der Welt (FAO 2012; NDDB 2013).

Die genannten Maßnahmen könnten des Weiteren mit einem Schulessensprogramm zur Hungerbekämpfung und Bildungsförderung nach brasilianischem Vorbild flankiert werden. Dies würde sich ebenfalls positiv auf die landwirtschaftliche Produktion und die Ernährungssituation in den afrikanischen Ländern auswirken. In solchen Programmen wären die deutschen und europäischen Entwicklungsgelder aus Sicht von Brot für die Welt besser aufgehoben, als in der *G8 New Alliance for Food Security and Nutrition,* die einseitig auf die Förderung des Agribusiness setzt und die Kernanliegen der Entwicklungszusammenarbeit, wie Armuts- und Hungerbekämpfung, vernachlässigt.

Am weitesten scheint der Fortschritt bei der Sojafrage zu sein. Hier gibt es erste zaghafte Versuche, in Europa und Deutschland eine alternative Eiweißstrategie aufzubauen (CDU 2013; LFL Bayern 2013). Es ist unsicher, ob diese Ansätze ausreichen, da sie nicht in der gemeinsamen Agrarpolitik der EU verankert wurden und die Mittel zu ihrer Finanzierung gering sind, aber immerhin ist ein Anfang gemacht, auf den sich aufbauen lässt.

Abschließend ist festzuhalten, dass die Problemlage zwar äußerst komplex ist, es aber gerade im Hinblick auf die Internationalität des Themas vielfältige und häufig schon erfolgreich erprobte Lösungsansätze gibt. Es liegt an Politik und Gesellschaft, diese vermehrt zu diskutieren, sodass sie bekannter werden und den vorhandenen Gegebenheiten angepasst und umgesetzt werden können. Von höchster Bedeutung bleibt, dass die Debatte weiter offen, kontrovers und kreativ geführt wird, damit es nicht zum Stillstand kommt.

Literatur

ACDIC [Association Citoyenne de Défense des Intérêts Collectifs]. (Hrsg.). (2005). *Poulets „congelées". Danger de Mort!* Yaoundé.
ACDIC (Hrsg.). (2011). Usine d'abattage automatique de poulets de bafang: la charrue avant les bœufs. http://www.acdic.net/ACDIC/fr/component/k2/item/99. Zugegriffen: 6. Dez. 2013.
BMEL [Bundesministerium für Ernährung und Landwirtschaft]. (Hrsg.). (2012). Dialogprozess zwischen den Kirchen und dem BMELV unter Leitung von Herrn Parl. Staatssekretär Bleser zum Thema Welternährung – Dezember 2012. http://www.bmel.de/SharedDocs/Downloads/Ernaehrung/Welternaehrung/Kirchendialog_ErgebnisseDez2012. pdf?__blob=publicationFile. Zugegriffen: 8. Dez. 2013.
BMZ [Bundesministerium für wirtschaftliche Zusammenarbeit und Entwicklung]. (Hrsg.). (2011). Menschenrechte in der deutschen Entwicklungspolitik. http://www. bmz.de/de/ publikationen/reihen/strategiepapiere/Strategiepapier303_04_2011.pdf. Zugegriffen: 8. Dez. 2013.
BMZ (Hrsg). (2013). Förderung einer nachhaltigen Landwirtschaft. http://www.bmz.de/ de/publikationen/reihen/strategiepapiere/Strategiepapier327_03_2013.pdf. Zugegriffen: 8. Dez. 2013.
Brot für die Welt. (Hrsg.). (2013). Reformziel nicht erreicht: Europäische Agrarpolitik bleibtungerecht. http://info.brot-fuer-die-welt.de/blog/reformziel-nicht-erreicht-europaeische. Zugegriffen: 8. Dez. 2013.
Brot für die Welt & EED [Evangelischer Entwicklungsdienst]. (Hrsg.). (2009). Tierhalterinnen in Kamerun: unterlegen im globalen Wettbewerb. http://www.fairtrade.de/cms/ media//pdf/was_ist_fairer_handel/091203_eed_Weltgebetstag_Kamerun_de.pdf. Zugegriffen: 8. Dez. 2013.
Brot für die Welt & FDCL [Forschungs- und Dokumentationszentrum Chile-Lateinamerika e. V.]. (Hrsg.). (2011). Analyse 34. Brot oder Trog. Futtermittel, Flächenkonkurrenz und Ernährungssicherheit. https://www.brot-fuer-die-welt.de/fileadmin/mediapool/2_ Downloads/Fachinformationen/Analyse/analyse_34_futtermittelstudie.pdf. Zugegriffen: 8. Dez. 2013.

Brot für die Welt & IBASE [Instituto Brasileiro de Análises Sociais e Economicas]. (Hrsg.). (2012). Analyse 33. Elemente der sozialen Sicherheit in Brasilien. http://www.brot-fuer-die-welt.de/fileadmin/mediapool/2_Downloads/Fachinformationen/Analyse/analyse_33_sozialen_Sicherheit_in_Brasilien.pdf. Zugegriffen: 8. Dez. 2013.

Buntzel, R., & Marí, F. (2007). *Das globale Huhn. Hühnerbrust und chicken wings – wer isst den Rest?* Frankfurt a. M.

CDU [Christlich Demokratische Union Deutschlands]. (Hrsg.). (2013). Deutschlands Zukunft gestalten. Koalitionsvertrag zwischen CDU, CSU und SPD. 18. Legislaturperiode. https://www.cdu.de/sites/default/files/media/dokumente/koalitionsvertrag.pdf. Zugegriffen: 8. Dez.

EPO [Entwicklungspolitik online]. (Hrsg.). (2010). EU-Geflügel schädigt Märkte in Westafrika. http://www.epo.de/index.php?option=com_content&view=article&id=6619:eugefluegel-schaedigt-maerkte-in-westafrika&catid=14&Itemid=88. Zugegriffen: 8. Dez. 2013.

EU [Europäische Union]. (Hrsg.). (2013). The Common Agricultural Policy after 2013. http://ec.europa.eu/agriculture/cap-post-2013/. Zugegriffen: 8. Dez. 2013.

Eurostat. (Hrsg.). (2010–2012). Statistiken über Europa (Alle EU-Exportdaten basieren auf den Rohdaten der Ausfuhrstatistiken von Eurostat. Die Rohdaten von Eurostat wurden von Brot für die Welt zusammengefasst und addiert und bilden so die Basis der Zahlen.). http://epp.eurostat.ec.europa.eu/portal/page/portal/eurostat/home/. Zugegriffen: 8. Dez. 2013.

FAO [Food and Agriculture Organization of the United Nations]. (Hrsg.). (2006). *FAO brief on import surges.* Rome.

FAO. (Hrsg.). (2009). *Responding to the food crisis: synthesis for medium-term measures proposed in inter-agency assessments.* Rome.

FAO. (Hrsg.). (2011). The zero hunger programme. Brasilia 2011. http://www.fao.org/docrep/016/i3023e/i3023e.pdf. Zugegriffen: 8. Dez. 2013.

FAO. (Hrsg.). (2012). The white revolution. http://www.fao.org/wairdocs/lead/x6170e/x6170e2z.htm. Zugegriffen: 8. Dez. 2013.

Forum Umwelt und Entwicklung (Hrsg.). (2012). Positionspapier der Arbeitsgruppe Landwirtschaft und Ernährung im Forum Umwelt und Entwicklung. http://www.forumue.de/fileadmin/userupload/AG_Landwirtschaft_Ernaehrung/Positionspapier_20120612_Tierproduktion_in_der_GAP-Reform.pdf. Zugegriffen: 8. Dez. 2013.

Galeano, E. (1971). *Die offenen Adern Lateinamerikas. Die Geschichte eines Kontinents von der Entdeckung bis zur Gegenwart.* München.

LFL Bayern [Bayerische Landesanstalt für Landwirtschaft]. (Hrsg.). (2013). Eiweißstrategie. http://www.lfl.bayern.de/schwerpunkte/eiweissstrategie/. Zugegriffen: 6. Dez. 2013.

Marí, F. (2013). Deutschland steigert Hähnchenausfuhren nach Afrika um 120 Prozent. http://info.brot-fuer-die-welt.de/blog/deutschland-steigert-haehnchenausfuhren-afrika-um. Zugegriffen: 8. Dez. 2013.

Matho, A. (2013). Archives mensuelles pour février 2013. http://annematho.wordpress.com/2013/02/. Zugegriffen: 6. Dez. 2013.

Natsa, R. T. (2013). Nigeria loses over N1.833 billion to smuggled frozen chicken – PAN. http://allafrica.com/stories/201307260204.html. Zugegriffen: 8. Dez. 2013.

NDDB [National Dairy Development Board]. (Hrsg.). (2013). Operation Flood. http://www.nddb.org/English/Genesis/Pages/Operation-Flood.aspx. Zugegriffen: 8. Dez. 2013.

Schönardie, P. A. (2013). *Bäuerliche Landwirtschaft im Süden Brasiliens.* München.

The Poultry Site. (Hrsg.). (2013). Nigerians warned against consumption of imported poultry products. http://www.thepoultrysite.com/poultrynews/30326/nigerians-warned-against-consumption-of-imported-poultry-products. Zugegriffen: 8. Dez. 2013.

UNCTAD [United Nations Conference on Trade and Development]. (Hrsg.). (2009). *The 2008 food price crisis: Rethinking food security policies.* New York.

USDA [United States Department of Agriculture]. (Hrsg.). (2013). EU-28. Poultry and Products Annual. EU-28 Poultry sector to grow again in 2013 and 2014. http://www.thefarmsite.com/reports/contents/EUPoultry&Products30Sept2013.pdf. Zugegriffen: 18. Dez. 2013.

WTO [World Trade Organization]. (Hrsg.). (1995). *The results of the Uruguay round – The legal texts.* Geneva.

Stig Tanzmann, Agrarwissenschaftler, lebt in Berlin und arbeitet als Referent für Landwirtschaftsfragen bei Brot für die Welt – Evangelischer Entwicklungsdienst. Vor seinem Studium, das er in Berlin und Göttingen absolvierte, hat er auf zwei Bioland-Betrieben eine landwirtschaftliche Lehre abgeschlossen. Seit 2008 befasst er sich mit den internationalen Auswirkungen der europäischen Fleischproduktion. Zwischen 2011 und 2013 hat er intensiv die Reform der Gemeinsamen Agrarpolitik der EU aus internationaler Perspektive begleitet. Zurzeit begleitet er intensiv die *G8 New Alliance for Food Security and Nutrition* sowie die Harmonisierung von Saatgutgesetzgebungen. Die Auseinandersetzung mit der Fleischthematik begleitet ihn ebenfalls weiterhin.

Tanja Dräger de Teran

Ein Blick auf die Welt

Die Viehwirtschaft zählt mit Abstand zum größten Landnutzer weltweit. Bereits jetzt wird ungefähr ein Drittel der gesamten terrestrischen Erdoberfläche durch Viehwirtschaft genutzt – entweder als Weiden oder als Ackerflächen zur Produktion von Futtermitteln (Steinfeld et al. 2010). Und nach wie vor steigt die Nachfrage nach tierischen Lebensmitteln stetig. Allein zwischen 1970 und 2009 kam es zu einer Verdreifachung der globalen Fleischproduktion: von knapp über 100 Mio. t auf fast 300 Mio. t (FAO 2010).

Ein Ende dieses Trends ist nicht in Sicht. Die für die Viehhaltung notwendige Flächenexpansion trägt maßgeblich zu den weltweit stattfindenden Landnutzungsänderungen bei und führt zur Zerstörung natürlicher Lebensräume (ebd.). Darunter gehört zum Beispiel der Cerrado in Brasilien, eine waldreiche Savanne, die zu den artenreichsten Gebieten der Erde gehört. 2008 waren bereits 47 % der natürlichen Lebensräume des Cerrado verschwunden. Sie werden heute vor allem landwirtschaftlich genutzt. Die nach wie vor ungebremste Ausweitung des Soja-anbaus spielt hierbei eine wesentliche Rolle (WWF 2011, S. 19). Allein in Brasilien hat sich die Soja-Anbaufläche in den letzten zwölf Jahren verdoppelt und beträgt derzeit etwa 24 Mio. ha (ebd., S. 15). Für 2013 wird eine weitere Ausweitung der Soja-Anbaufläche um etwa 2 Mio. ha erwartet.

T. Dräger de Teran (✉)
WWF Deutschland, Berlin, Deutschland
E-Mail: tanja.draeger-deteran@wwf.de

© Springer Fachmedien Wiesbaden 2015
G. Hirschfelder et al. (Hrsg.), *Was der Mensch essen darf,*
DOI 10.1007/978-3-658-01465-0_23

In diesem Zusammenhang lauten die zentralen Fragen des WWF (World Wide Fund For Nature): In welchem Maß tragen wir in Deutschland zum weltweiten Flächenverbrauch bei? Inwieweit sind Landnutzungsänderungen in anderen Teilen der Welt auch auf unseren Lebensmittelverbrauch in Deutschland zurückzuführen? Wie hoch sind die Emissionen, die damit verbunden sind? Woher kommt das Soja und wie hoch ist der Flächen-Fußabdruck der EU (Europäische Union) und Deutschlands, um die nachgefragte Sojamenge in diesen Ländern zu produzieren? Wie viel Soja essen wir mit, wenn wir Hähnchen oder Schweinefleisch zubereiten? Und sind eine Ernährung gemäß wissenschaftlicher Empfehlungen und eine geringere Verschwendung von Nahrungsmitteln tatsächlich gut für die Umwelt beziehungsweise das Klima?

Vorstellung der drei Studien des WWF

Aufbauend auf den genannten Fragestellungen wurde im Auftrag des WWF im Rahmen von drei umfassenden Studien (von Witzke et al. 2011; Noleppa und von Witzke 2012a, b) untersucht, inwieweit sich unser Lebensmittelverbrauch auf den Ressourcenverbrauch und das Klima auswirkt. Die erste Studie „Fleisch frisst Land" (von Witzke et al. 2011) befasst sich mit der Analyse des Agrarhandels Deutschlands und der EU sowie mit dem damit zusammenhängenden virtuellen Landhandel. Auf dieser Grundlage wird der Flächen- und Soja-Fußabdruck der EU, Deutschlands sowie pro Person aufgezeigt. Die zweite Studie „Tonnen für die Tonne" (Noleppa und von Witzke 2012a) blickt in die Zukunft und zeigt anhand von Szenarien die möglichen Veränderungen des Flächen-Fußabdrucks von Deutschland insgesamt sowie pro Person auf, wenn die Deutschen sich nach den Empfehlungen von Ernährungsexperten ernähren würden. Darüber hinaus wird in der Studie das Thema Nahrungsmittelverschwendung auf der Ebene der Privathaushalte beleuchtet und analog zur Ernährung anhand von Szenarien aufgezeigt, in welchem Maß der Flächen-Fußabdruck verringert werden könnte, wenn die Deutschen weniger Nahrungsmittel wegwerfen würden. In der dritten und letzten Studie „Klimawandel auf dem Teller" (Noleppa und von Witzke 2012b) wird analysiert, wie relevant Ernährung und Nahrungsmittelverschwendung in Bezug auf die Emissionen von Treibhausgasen sind und in welchem Ausmaß sich Treibhausgasemissionen vermeiden lassen würden, wenn wir uns gesünder ernähren und weniger Nahrungsmittel wegwerfen würden.

Im Folgenden sollen einige wesentliche Ergebnisse dieser drei Studien vorgestellt werden, durch die vor allem eines deutlich wurde: Kleine Veränderungen in unserem Ernährungsverhalten können in der Gesamtheit große Auswirkungen erzielen und einen effektiven Beitrag zum Klima- und Ressourcenschutz leisten.

Zur besseren Einordnung der Studienauswertungen sei vorab darauf hingewiesen, dass einige der Forschungsfelder, in denen sich die Studien bewegen, relativ jung sind. Dies betrifft sowohl den virtuellen Landhandel als auch die Einbeziehung der indirekten Emissionen bei der Erfassung von Treibhausgasemissionen. Anhand von Meta-Analysen wurden sowohl der aktuelle Stand der Wissenschaft als auch für die verschiedenen Untersuchungsgegenstände jeweils konservative Schätzungen auf dieser Basis erhoben, das heißt, für die Berechnungen wurden eher zurückhaltende Schätzungen zugrunde gelegt. In diesem Sinne sind auch die Ergebnisse zu betrachten: Sie sollen vor allem die Größenordnungen verdeutlichen und stellen keine exakt erhobenen, wohl aber fundiert berechnete Werte dar.

Auch ein weiterer Aspekt sei erwähnt: Anhand der gewählten Methode konnte der Flächen-Fußabdruck für verschiedene Jahre und Produkte berechnet und auch in bestimmten Regionen verortet werden (z. B. Brasilien). Es lassen sich jedoch keine Rückschlüsse darüber ziehen, wo genau die Flächen in Brasilien liegen, die wir „virtuell" nach Deutschland importieren.

Konzept des virtuellen Landhandels

Der methodische Ansatz der Studien gründet auf dem Konzept des Handels mit virtuellen Inputs (Allan 1994). Der virtuelle Input ist in diesem Fall die Fläche. Als virtuelle Fläche wird dabei jene Menge an Fläche definiert, die zur Produktion einer bestimmten Einheit eines Agrarproduktes benötigt wird. Beim Handel einer Tonne eines Agrarproduktes wird mit dieser Menge eine ganz bestimmte Anzahl von Hektar virtuell gehandelt. Um die Fragestellungen der Studien zu beantworten, wurden die Import- und Exportströme des Agrarhandels für die EU und Deutschland für die Jahre 2001 bis 2010 analysiert (Eurostat 2011). Im zweiten Schritt wurden die Handelsgüter in agrarische Rohprodukte konvertiert, zum Beispiel Weizenmehl in Weizen. In einem dritten Schritt wurden dann die agrarischen Rohprodukte in die für ihre Produktion benötigte Fläche umgerechnet. Dazu wurden regionale Exporte und Importe mit regionalen Ertragsdaten gewichtet und zu Flächenäquivalenten umgewandelt, wobei Daten der FAO (Food and Agriculture Organization) (2010) Verwendung fanden.

Die EU importiert 30 Mio. virtuelle Hektar

Aufbauend auf der genannten Methodik wurde der gesamte Agrarhandel der EU in Flächenäquivalente umgerechnet. Im Ergebnis wird deutlich, dass die EU in großem Maßstab Flächen virtuell importiert, das heißt, sie nimmt Flächen außerhalb ihrer eigenen Grenzen in Anspruch. Im Zeitraum von 2008 bis 2010 waren dies im Durchschnitt mehr als 30 Mio. ha/Jahr. Das entspricht in etwa der Fläche von Ungarn, Portugal, Belgien und den Niederlanden zusammen. Im gleichen Zeitraum war Deutschland am virtuellen Landhandel mit fast 7 Mio. ha beteiligt. Deutschland selbst verfügt über eine landwirtschaftliche Nutzfläche von ca. 17 Mio. ha (Destatis 2011, S. 8). Es werden also über 40 % der eigenen Flächenressource noch einmal außerhalb der EU in Anspruch genommen. Und dies im Besonderen für die Produktion von Sojabohnen.

Soja bestimmt den virtuellen Landhandel

Wird der virtuelle Landhandel mit Sojaprodukten betrachtet, so beanspruchte die EU im Durchschnitt der Jahre 2008 bis 2010 eine Fläche von umgerechnet fast 15 Mio. ha. Über 80 % der Importe stammen aus den Ländern Brasilien, Argentinien und Paraguay. Die EU nimmt in jedem dieser Länder ca. 30 % der gesamten Soja-Anbaufläche in Anspruch. Aber auch die Landnahme Deutschlands durch den Soja-Import ist mit 2,6 Mio. ha beachtlich und entspricht der Fläche von Meck-

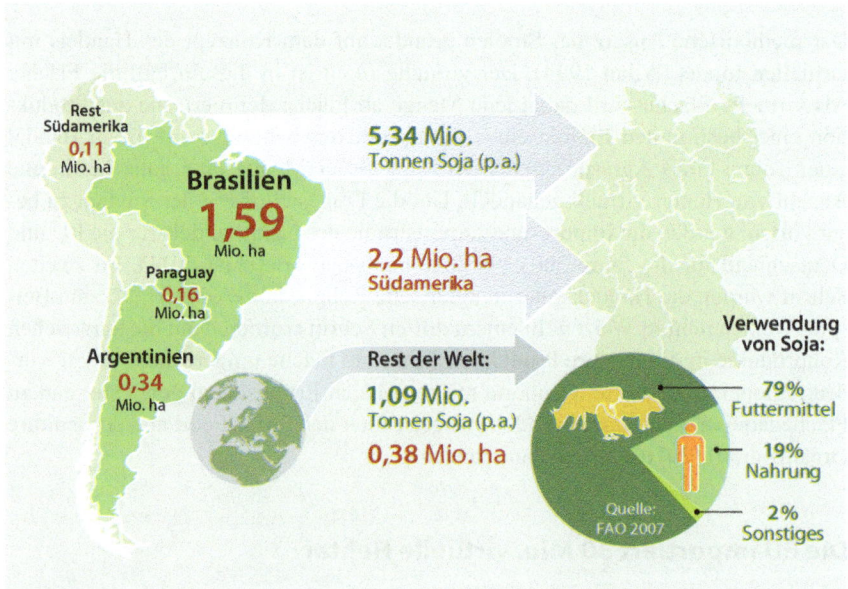

Abb. 23.1 Virtueller Flächenhandel durch deutsche Soja-Importe im Mittel der Jahre 2008 – 2010. Die Mengenangaben umfassen Sojaöl, Sojaschrot und Sojabohnen. Für die Flächenbilanzierung wurden die spezifischen Umrechnungsfaktoren der jeweiligen Produkte berücksichtigt. (Quelle: modifiziert nach von Witzke et al. 2011, S. 48 f.)

lenburg-Vorpommern (Abb. 23.1[1]). Fast 80 % des Sojas werden verfüttert, insgesamt etwa 4,6 Mio. t/Jahr, vor allem an Schweine und Geflügel. Ungefähr 1 kg Sojaschrot wird beispielsweise benötigt, um – zusammen mit anderen Futtermitteln – 1 kg Geflügelfleisch zu erzeugen, für 1 kg Schweinefleisch rund 650 g.[2] Bei Wiederkäuern hingegen spielt Sojaschrot generell eine eher untergeordnete Rolle. Es bestehen dementsprechend enge Zusammenhänge zwischen unserem täglichen Konsum von Fleisch und den Soja-Anbauflächen in Südamerika.

Der Deutschen Lust auf Fleisch

Derzeit verbraucht eine Person in Deutschland pro Jahr durchschnittlich 677 kg Nahrungsmittel, davon 89,3 kg Fleischerzeugnisse. An erster Stelle steht der Verbrauch von Schweinefleisch mit 54,4 kg, gefolgt von Geflügelfleisch mit 19,3 kg und Rindfleisch mit 12,6 kg (BMELV 2012). Ein Blick in die Vergangenheit zeigt, dass der Konsum von Fleisch besonders drastisch seit den 1950er-Jahren angestiegen ist, begründet vor allem durch den wachsenden ökonomischen Wohlstand. Zwischen 1950 und 2009 hat sich der Fleischverbrauch in Deutschland mehr als verdoppelt. Seit 2009 ging der Verbrauch leicht zurück, stagnierte zuletzt jedoch auf immer noch hohem Niveau. Eine gegenläufige Entwicklung ist bei den Hülsenfrüchten zu beobachten, die eine alternative Proteinquelle zu Fleisch darstellen. Lag der Pro-Kopf-Verbrauch zu Beginn der 1960er-Jahre noch bei knapp 1,5 kg (Teuteberg 1979, S. 348), sind es 2006 nur noch 0,5 kg gewesen (DGE 2008). Gemessen an Empfehlungen der Deutschen Gesellschaft für Ernährung (DGE) und international tätiger Organisationen wie der Internationalen Krebsforschungsorganisation World Cancer Research Fund (WCRF 2007), wird in Deutschland und der EU zu viel Fleisch verzehrt. So kommt zum Beispiel die Nationale Verzehrsstudie II aus dem Jahr 2008 zu dem Schluss, dass der durchschnittliche Erwachsene in Deutschland täglich mehr als 120 g Fleisch verzehrt (MRI 2008, S. 45).[3] Demgegenüber empfiehlt die DGE im Mittel nur 64 g pro Person und Tag (Dickau und DGE 2009). Auch der WCRF empfiehlt, den Fleischverzehr auf etwa 70 g Fleisch pro Tag zu reduzieren. Die Deutschen essen also wesentlich mehr Fleisch, als aus ernährungsphysiologischer Sicht empfohlen wird.

---

[1] Die dargestellten Daten beziehen sich auf das Jahr 2007 und sind den Statistiken der FAO entnommen (FAOSTAT 2011).

[2] Betrachtet wurde der durchschnittliche Futtermittelverbrauch aus Kraftfutter je Einheit erzeugtem Tierprodukt.

[3] Der Mittelwert wurde berechnet aus dem durchschnittlichen Verzehr von Fleischerzeugnissen sowie Gerichten auf Basis von Fleisch bei Männern (167 g/Tag) und Frauen (88 g/Tag) zwischen 35 und 50 Jahren.

Fleisch frisst Land

Die Frage, die sich anschließt ist, wie nachhaltig der Fleischkonsum in Deutschland in Bezug auf den Flächenverbrauch und das Klima ist. In den vom WWF in Auftrag gegebenen Studien sollte ermittelt werden, wie viel Fläche – im übertragenen Sinne – im Fleisch steckt und wie hoch davon der Flächenanteil ist, der für die Erzeugung des Sojas benötigt wird. Für diese Berechnung wurden unter anderem Angaben aus den Studien von Jerke W. de Vries und Imke J. M. de Boer (2010) sowie von Martin Schlatzer (2010) zugrunde gelegt, die die Auswirkungen der Fleischproduktion in Bezug auf Klima und Umwelt untersuchen. Der kalkulatorische Flächenbedarf zur Erzeugung einer Einheit tierischen Produktes in Deutschland beträgt demnach für Rindfleisch 27, für Schweinefleisch 8,9 und für Geflügelfleisch 8,1 m²/kg. Wird auf dieser Grundlage der Flächen-Fußabdruck einer Person pro Jahr berechnet, summiert sich dieser auf etwa 1000 m² (Tab. 23.1). In Deutschland werden für den Konsum von Fleisch und Fleischwaren insgesamt also deutlich mehr als 8 Mio. ha Fläche beansprucht. Dies entspricht in etwa der Fläche Österreichs. Allein die für die Erzeugung des Fleisches benötigte Menge an Soja beansprucht davon knapp 1,9 Mio. ha, eine Fläche in etwa so groß wie Sachsen. Deutlich geringer ist hingegen der Flächenbedarf für pflanzliche Produkte. So fällt der Flächenbedarf für den jährlichen Pro-Kopf-Verbrauch von ca. 85 kg Weizen mit 121 m² deutlich geringer aus. Das gleiche gilt für Kartoffeln, von denen immerhin noch 61 kg pro Person und Jahr verspeist werden (BMELV 2011), wofür jedoch nur eine Fläche von etwa 15 m² benötigt wird.

Tab. 23.1 Jährlicher Flächenbedarf einer Person in Deutschland durch Konsum von Fleisch und ausgewählten pflanzlichen Produkten (Quelle: von Witzke et al. 2011, S. 56)

Produkt	Flächenbedarf (m²)	Relativ (in %)
Rindfleisch	351	34
Schweinefleisch	498	48
Geflügelfleisch	154	15
Schaffleisch	27	3
Fleisch, gesamt	*1030*	*100*
Ausgewählte pflanzliche Produkte zum Vergleich		Relativ (in % zu Fleisch)
Weizen	123	12
Kartoffeln	15	1

Zukünftig notwendig: sparsamer Umgang auch mit Flächen

Die Studie „Tonnen für die Tonne" kommt zu dem Ergebnis, dass pro Person und Jahr in Deutschland derzeit rund 2.900 m^2 Land benötigt werden, um den gesamten Bedarf an Agrarrohstoffen zu decken, unter anderem für Nahrung, Energie und Kleidung. Von den 2.900 m^2 werden 2.300 m^2 für die Produktion von Lebensmitteln genutzt. Davon werden wiederum fast 1.700 m^2 allein für die Erzeugung von tierischen Lebensmitteln benötigt (Abb. 23.2). Hochgerechnet für Deutschland bedeutet dies, dass ca. 13,7 Mio. ha allein für die Erzeugung tierischer Produkte beansprucht werden. Die landwirtschaftliche Nutzfläche in Deutschland beträgt insgesamt knapp 17 Mio. ha. Schätzungen besagen, dass im Jahr 2050 nur noch 2.000 m^2 pro Erdbürger für die Erzeugung der benötigten Agrarrohstoffe zur Verfügung stehen werden (Doyle 2011, S. 6). Zurückzuführen ist dies unter anderem darauf, dass im Jahr 2050 statt 7 Mrd. Menschen nach aktuellen Schätzungen der Vereinten Nationen (UN) 9,6 Mrd. Menschen auf der Erde leben werden (UN 2013, S. 1). Des Weiteren spielt der Verlust von wertvollem Ackerland unter anderem durch Bodendegradation oder Versiegelung eine Rolle. Wir werden unseren Flächen-Fußabdruck in Deutschland dementsprechend signifikant reduzieren müssen. Im Folgenden soll gezeigt werden, dass eine Ernährung gemäß wissenschaftlichen Empfehlungen einen erheblichen Beitrag hierzu leisten kann.

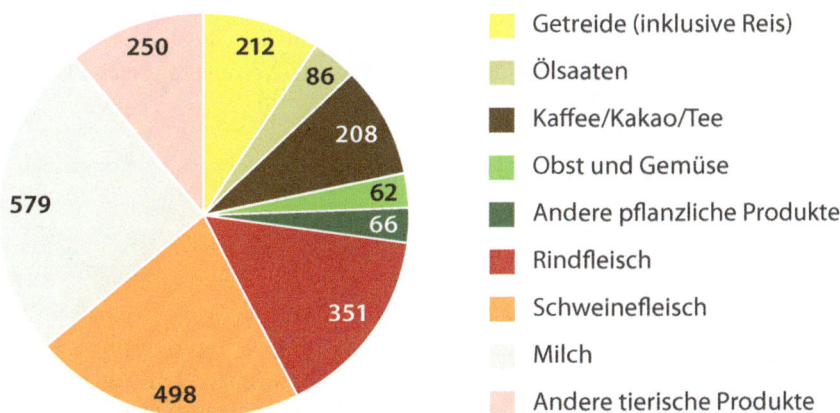

Abb. 23.2 Flächen-Fußabdruck der Ernährung in Deutschland 2008 bis 2010 (in Quadratmeter und Person). (Quelle: modifiziert nach Noleppa und von Witzke 2012a, S. 42)

Verringerung des Flächen-Fußabdrucks durch gesunde Ernährung

Inwieweit Deutschland seinen Flächen-Fußabdruck reduzieren kann, wurde anhand verschiedener Szenarien in der Studie „Tonnen für die Tonne" untersucht. Um die Auswirkungen eines veränderten Lebensmittelverbrauchs zu ermitteln, wurde die Differenz zwischen dem tatsächlichen Verzehr[4] und den entsprechenden Empfehlungen mit den Anteilen der jeweiligen Gruppen an der Gesamtbevölkerung berechnet.[5] Die Berechnungen zeigen unter anderem, dass die Deutschen 75 % mehr Gemüse und 44 % weniger Fleisch essen müssten, wenn sie sich nach den Empfehlungen der Deutschen Gesellschaft für Ernährung (Dickau und DGE 2009) sowie des Forschungsinstituts für Kinderernährung (FKE 2008) ernähren würden. Die spezifischen Veränderungen beim Verbrauch einzelner Lebensmittelgruppen wurden mit der oben erwähnten Methode in Flächenäquivalente umgerechnet.

Die Ergebnisse sind bemerkenswert: Gesetzt den Fall, jeder Einwohner Deutschlands, vom Kleinkind bis zum hochbetagten Senior, ernährte sich ausnahmslos nach den Empfehlungen, so würden ca. 1,8 Mio. ha weniger Fläche benötigt, um die nachgefragten Lebensmittel zu erzeugen (Abb. 23.3). Dies ist vor allem auf den damit verringerten Fleischkonsum zurückzuführen und gilt insbesondere auch für den Flächenbedarf für den Sojaanbau. So würden durch die empfohlene Ernährung ungefähr 700.000 ha an Soja-Anbaufläche in Südamerika weniger benötigt. Dies entspricht der jährlichen Zuwachsrate an Soja-Anbaufläche in Brasilien der letzten 20 Jahre (FAO 2011). Pro Person würde eine Umstellung auf die empfohlene Ernährung durchschnittlich eine Verringerung des Flächen-Fußabdrucks von rund 230 m² bedeuten.

---

[4] Als Grundlage für den tatsächlichen Verzehr wurden die Verzehrsstudie zur Ermittlung der Lebensmittelaufnahme von Säuglingen und Kleinkindern (VELS), die Nationale Verzehrsstudie II (NVS II), die Ernährungsstudie im Rahmen des Kinder- und Jugendgesundheitssurveys (EsKiMo) sowie eine Studie zur Ernährung älterer Menschen in stationären Einrichtungen (ErnSTES) herangezogen.

[5] Neben der Differenzierung nach Geschlecht wurden die Verzehrsdaten und Empfehlungswerte nach 14 verschiedenen Altersgruppen von einem bis über 80 Jahre differenziert betrachtet.

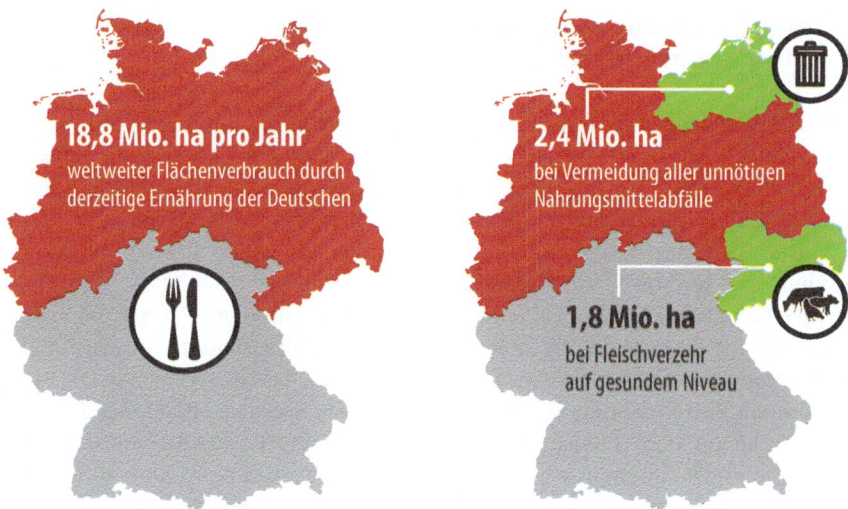

Abb. 23.3 Derzeitiger Flächenverbrauch der Deutschen für die Ernährung und die erwartete Reduktion des Flächenverbrauchs durch eine Ernährung gemäß wissenschaftlicher Empfehlungen sowie einen sorgsameren Umgang mit Nahrungsmitteln. (Quelle: Noleppa und von Witzke 2012a, S. 44)

Klimarelevanz unseres Lebensmittelverbrauchs

Neben dem Flächen-Fußabdruck stand der Klima-Fußabdruck unserer Ernährung im Blickfeld der Studien, da diese beachtliche Emissionen von Treibhausgasen verursacht: Unsere Nahrungsmittel werden zunächst angebaut, dann geerntet, transportiert, gelagert, eventuell noch weiterverarbeitet, bis sie schließlich im Verkauf landen. Im Privathaushalt angekommen werden sie ebenfalls gelagert, oft gekühlt, dann zubereitet und verzehrt – oder enden im Abfall, der wiederum entsorgt werden muss. Die entlang dieser Kette frei werdenden Emissionen können den direkten Emissionen zugerechnet werden. Dazu gehören unter anderem CO_2-Emissionen durch den Energieeinsatz entlang der Wertschöpfungskette, Lachgasemissionen durch anorganische und organische Stickstoffdüngung sowie Methanemissionen durch die (Wiederkäuer-)Verdauung, die Nutzung von organischem Dünger und den Reisanbau.

Daneben existieren sogenannte indirekte Emissionen. Diese entstehen, wenn durch Landnutzungsänderungen, also etwa bei der Umwandlung von Grünland in Ackerland oder von tropischem Regenwald in Weideland, Treibhausgase freigesetzt werden.

Direkte Emissionen und Emissionen durch Landnutzungsänderungen

Für die Berechnung der direkten Treibhausgasemissionen durch die Ernährung in Deutschland wurde auf Angaben von Toni Meier und Olaf Christen (2012) beziehungsweise Eric Audsley et al. (2009) zurückgegriffen. Je nach Produkt entstehen in sehr unterschiedlichem Maß Treibhausgasemissionen, wie anhand der folgenden Beispiele dargestellt werden soll (Kilogramm CO_2-Äquivalente[6] für die Herstellung von jeweils 1 kg Lebensmittel berechnet): Weizenmehl 1,68; Kartoffeln 0,62; Rindfleisch 12,6; Schweinefleisch 7,99; Geflügelfleisch 4,22. Auf dieser Basis war es möglich, dem Verbrauch von fast allen Nahrungsmitteln adäquate direkte Treibhausgasemissionen zuzuweisen. Es zeigt sich, dass jede Person in Deutschland durch ihre Ernährung im Durchschnitt ziemlich genau 2 t CO_2-Äquivalente pro Jahr an direkten Treibhausgasemissionen freisetzt. Insgesamt verursacht jeder Deutsche im Durchschnitt etwa 11 t Treibhausgasemissionen pro Jahr. 20 % unserer Gesamtemissionen sind demnach auf die Ernährung zurückzuführen.

Um das Ernährungsverhalten und vor allem die Veränderungen des Lebensmittelverbrauchs sowie die daraus resultierenden Auswirkungen in vollem Umfang zu erfassen, sind darüber hinaus die indirekten Treibhausgasemissionen infolge von Landnutzungsänderungen zu beachten. Bislang werden diese noch kaum berücksichtigt. Dabei sondern Zersetzungsprozesse nach Landkonversionen sehr viele Treibhausgase ab. So setzt zum Beispiel der Umbruch von Grünland in Ackerland über 100 t CO_2-Äquivalente pro ha frei (DG Energy 2010). Für die Berechnungen der Emissionen wurden den einzelnen Landnutzungsänderungen CO_2-Werte zugewiesen. Hierfür wurden die Angaben von Wallace E. Tyner et al. (2010) zugrunde gelegt, deren Zahlen im Vergleich zu anderen Studien als konservative Schätzung zu betrachten sind (Searchinger et al. 2008; Searchinger und Heimlich 2008; Burney et al. 2010). Landnutzungsänderungen erzeugen demnach zum Beispiel folgende CO_2-Emissionen pro ha (in Tonnen): Europa 169, Nordamerika 146 und Südamerika 151. Die spezifischen Emissionen durch Landnutzungsänderungen, die wiederum durch den veränderten Lebensmittelverbrauch in Deutschland verursacht werden, wurden auf der Grundlage der Methodik des virtuellen Landhandels berechnet. Ein Beispiel soll dies verdeutlichen.

---

[6] Das CO_2-Äquivalent, auch Treibhauspotenzial genannt, gibt den potenziellen Beitrag eines Treibhausgases, zum Beispiel von Methan oder Lachgas, zur globalen Erderwärmung innerhalb von 100 Jahren im Vergleich zur Wirksamkeit von CO_2 an. Da sich noch kein internationaler Standard durchgesetzt hat, kommen immer noch unterschiedliche Umrechnungsfaktoren zum Einsatz.

Minimale Veränderung – großer Effekt

Der Lebensmittelverbrauch der Deutschen ist von 2009 auf 2010 leicht angestiegen: 2010 waren es im Durchschnitt 677 kg Lebensmittel pro Person, 2009 dagegen noch 667 kg. Einige Lebensmittel wurden weniger, andere dafür vermehrt verbraucht. So stieg zum Beispiel der Konsum von Weizenerzeugnissen von 62,8 auf 66,5 kg, der von Geflügelfleisch von 18,8 auf 19,3 kg (BMELV 2011, S. 189–191).[7] Dieser gering anmutende Anstieg von 10 kg pro Person und Jahr erhöhte den Flächenbedarf Deutschlands zur Erzeugung von Nahrungsmitteln jedoch beträchtlich – und zwar um 215.000 ha, das entspricht fast der Größe des Saarlands. Da Deutschland seine landwirtschaftliche Nutzfläche nicht mehr erweitern kann, werden die zusätzlich benötigten Flächen im Ausland in Anspruch genommen. Allein 37.000 ha davon liegen in Südamerika. Multipliziert man diese Fläche mit den regionalen Emissionswerten durch Landnutzungsänderungen, so ergibt dies eine Freisetzung von etwa 5,6 Mio. t an CO_2-Emissionen. Insgesamt erzeugt der erhöhte Lebensmittelverbrauch einen Mehrausstoß an indirekten Treibhausgasemissionen von etwa 40 Mio. t. Dies vergrößert auch den bundesdeutschen Klima-Fußabdruck unserer Ernährung beträchtlich, nämlich von 163 auf 203 Mio. t CO_2-Äquivalente. Pro Person ist das ein Anstieg von rund 2 auf etwa 2,5 t CO_2-Äquivalente.

Klimaschutz durch die empfohlene Ernährung

Aufbauend auf den definierten Szenarien wurden für den veränderten Lebensmittelverbrauch auch die direkten und indirekten Treibhausgasemissionen berechnet. Eine Ernährung gemäß wissenschaftlicher Empfehlungen senkt den Ausstoß an direkten Emissionen demnach pro Person um etwa 8 %. Dies ist vor allem auf die Reduzierung des Fleischkonsums zurückzuführen. Bezogen auf die Gesamtbevölkerung Deutschlands sind das jährlich etwa 13,3 Mio. t. Noch größere Einsparungen an Emissionen ergeben sich durch die Vermeidung von Landnutzungsänderungen. Weltweit würden nach dem Szenario einer Ernährung gemäß wissenschaftlichen Empfehlungen 1,8 Mio. ha Fläche weniger benötigt. Werden diesen vermiedenen Landnutzungsänderungen die spezifischen regionalen CO_2-Werte

---

[7] Die dargestellten Berechnungen des Flächenbedarfs beziehen sich auf die damals vorliegenden Daten zum Verzehr (BMELV 2011, S. 189–191). Das BMELV hat im Statistischen Jahrbuch über Ernährung, Landwirtschaft und Forsten 2012 korrigierte Daten für den Verzehr von Weizen und Geflügel veröffentlicht. Der Weizenverzehr ist von 63,4 (2008/09) auf 66,4 (2009/10) kg pro Person gestiegen, der Geflügelverzehr von 19,0 (2009) auf 18,7 (2010) gesunken (BMELV 2012, S. 511–514).

für Landnutzungsänderungen zugewiesen, so zeigt sich, dass weltweit indirekte Treibhausgasemissionen von fast 300 Mio. t vermieden werden könnten. Hier ist zu beachten, dass eine gesündere Ernährung jährlich wiederkehrend Emissionen vermeidet – analog etwa zu den Einsparungen, die ein Haushalt durch den Gebrauch von stromsparenden Geräten erzielt. Indirekte Emissionen dagegen fallen einmalig an, nämlich dann, wenn eine Nutzungsänderung, etwa die Rodung von tropischem Regenwald, das im Boden gespeicherte CO_2 freisetzt. Um indirekte und direkte Treibhausgasemissionen vergleichbar zu machen, wird für die indirekten Emissionen ein Zeithorizont von 20 Jahren zugrunde gelegt. Im Ergebnis heißt das, den rund 13 Mio. t CO_2-Äquivalenten an direkten Treibhausgasemissionen stehen etwa 14 Mio. t an indirekten gegenüber. Ein Vergleich soll die Dimension der eingesparten Emissionen von insgesamt 27 Mio. t CO_2 verdeutlichen: 27 Mio. t entsprechen der Emissionsmenge von 230 Mrd. PKW-Kilometern. Für eine vierköpfige Familie umgerechnet hieße dies, auf eine 11.000 km lange Autofahrt pro Jahr zu verzichten, um gleich hohe Einsparungen an CO_2 erreichen zu können.

Abschließend sei mit Tab. 23.2 verdeutlicht, wie unterschiedlich sich der Klima-Fußabdruck verschiedener Gerichte darstellt. Deutlich zu erkennen ist, dass der größte Anteil des Klima- und Flächen-Fußabdrucks auf den Fleischanteil zurückzuführen ist.

Tab. 23.2 Flächenbedarf und Treibhausgasemission unterschiedlicher Gerichte; unter den beiden Rubriken ist in der zweiten Spalte der relative Fleischanteil (FA) angegeben, in der dritten Spalte das Verhältnis des fleischhaltigen Gerichts (G) zum fleischlosen Spaghettigericht (S) (Datenquelle: Noleppa und von Witzke 2012b, S. 56 f.)

Gericht	Flächenbedarf			Treibhausgasemission		
	(m²)	FA (%)	G/S	(kg)	FA (%)	G/S
Hamburger mit Pommes und Salat (100 g Rindfleisch)	3,61	94	7,9	2,95	88	4,7
Schweinebraten mit Rotkohl und Kartoffelklößen (200 g Schweinefleisch)	3,12	72	6,9	3,42	59	5,4
Bratwurst mit Brötchen (25 g Rindfleisch, 100 g Schweinefleisch)	2,26	87	4,9	1,88	87	3,0
Curryhuhn mit Reis und Gemüse (75 g Hühnerfleisch)	1,36	56	3,0	1,47	27	2,3
Spaghetti mit Tomatensauce	0,46	–	1	0,63	–	1

Exkurs Lebensmittelverschwendung

In der aktuellen Diskussion zum Thema Lebensmittelverschwendung werden vor allem die moralisch-ethischen und finanziellen Aspekte der Lebensmittelverschwendung diskutiert. Die damit einhergehende erhebliche Ressourcenverschwendung wird dagegen kaum in den Blick genommen. Laut Schätzungen werfen allein die Privathaushalte rund ein Viertel aller Nahrungsmittel weg, insgesamt rund 6,6 Mio. t, mehr als 80 kg pro Person und Jahr (Cofresco 2011, S. 6; Schneider 2009, S. 2). Diese Daten beziehen sich allein auf essbare Nahrungsmittel und sollten nicht mit Lebensmittelabfällen verwechselt werden, von denen in Deutschland jährlich 15 Mio. t anfallen (Adhikari et al. 2006). Nach Schätzungen könnten bis zu 60% der derzeitigen Nahrungsmittelverluste vermieden werden, unter anderem durch eine verbesserte Einkaufsplanung oder Lagerung (Cofresco 2011, S. 12; WRAP 2008, 2011).

In den vom WWF in Auftrag gegebenen Studien wurde anhand verschiedener Szenarien untersucht, inwieweit sich eine Reduzierung von Nahrungsmittelverlusten auf den Flächen-Fußabdruck beziehungsweise den Klima-Fußabdruck Deutschlands auswirken würde. Wenn alle essbaren Bestandteile von Nahrungsmitteln gegessen und nichts weggeworfen würde, könnte eine Fläche von 2,4 Mio. ha „eingespart" werden (Abb. 23.4). Das entspricht der Größe von Mecklenburg-Vorpommern. Im Umkehrschluss heißt das, dass derzeit eine Fläche so groß wie Mecklenburg-Vorpommern beackert und geerntet wird, um danach die gesamte Ernte auf den Müll zu werfen. Von dieser „verschwendeten" Fläche wurden allein 1,4 Mio. ha für die Produktion von tierischen Lebensmitteln, darunter Joghurt, Eierspeisen, Wurst und Fleisch, benötigt. In gleichem Maß ist eine Verringerung der Nahrungsmittelabfälle klimawirksam, denn die Lebensmittel, die auf deutschen Müllkippen landen, werden zuvor auf etwa 2,4 Mio. ha Ackerland angebaut. Eine derartige Landnutzungsänderung verursacht bei Beachtung eines 20-jährigen Zeithorizonts etwa 21,5 Mio. t CO_2-Äquivalente indirekter Treibhausgasemissionen pro Jahr. Hinzu kommen 18,7 Mio. t CO_2-Äquivalente an direkten Emissionen, die jährlich vermieden würden, da deutlich weniger Nahrungsmittel produziert werden müssten. Insgesamt belaufen sich die „eingesparten" Emissionen damit auf 40 Mio. t CO_2-Äquivalente pro Jahr. Dies entspricht der Hälfte der Gesamtemissionen von Österreich 2010 (EEA 2012, S. 12). Jeder kann dementsprechend zum Ressourcen- und Klimaschutz beitragen, indem Nahrungsmittel verzehrt anstatt weggeworfen werden.

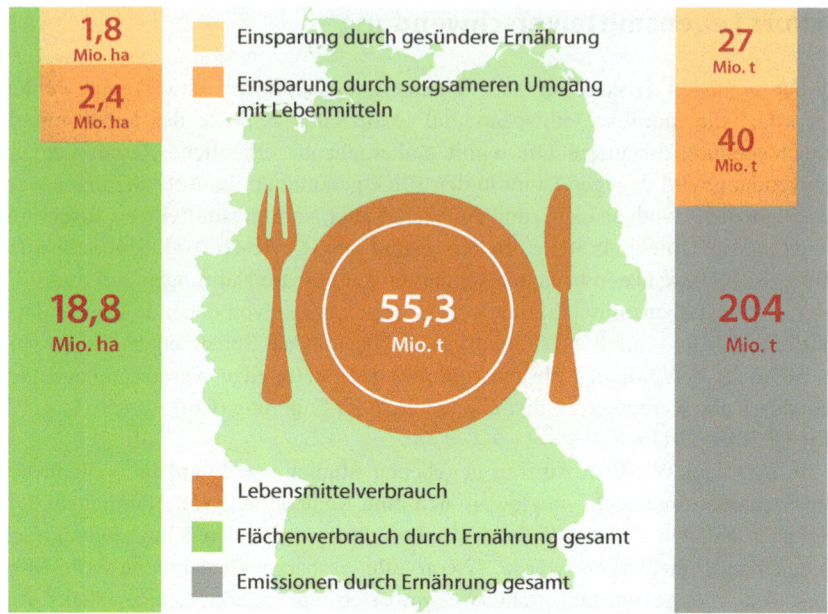

Abb. 23.4 Vergleich von Lebensmittelverbrauch, Flächenverbrauch und Treibhausgasemissionen. (Quelle: modifiziert nach Noleppa und von Witzke 2012b, S. 71)

Fazit

Die Ergebnisse der Studien verdeutlichen, dass durch eine gesündere Ernährung und einen sorgsameren Umgang mit Lebensmitteln hier und andernorts bis zu 4 Mio. ha Acker- und Grünland „eingespart" und damit frei für andere Nutzungen werden beziehungsweise dem Schutz von Ressourcen, Ökosystemen oder der Welternährung dienen könnten. Gleichfalls beachtlich könnte auch der Beitrag zum Klimaschutz sein. Denn durch eine Ernährung gemäß wissenschaftlichen Empfehlungen und einen sorgsameren Umgang mit Lebensmitteln könnten die Deutschen ihre jährlichen Gesamtemissionen um bis zu 67 Mio. t CO_2-Äquivalente verringern. Dies entspricht den Gesamtemissionen von Portugal im Jahr 2010 (EEA 2012, S. 12). Die Ergebnisse zeigen darüber hinaus, dass jeder durch seine alltägliche Ernährungsweise auch einen Beitrag zum Schutz von einmaligen Lebensräumen leisten kann. Dies trifft insbesondere auf unseren Fleischkonsum und den damit verbundenen Verbrauch an Soja zu: Statt Werktagsbraten wieder Sonntagsbraten und am besten ein Braten aus artgerechter und ökologischer Tierhaltung, denn Soja aus Südamerika kommt dort nicht in die Futtertröge. Dies ist nicht nur gut für die Gesundheit, sondern auch für die Umwelt, das Klima und für die Artenvielfalt.

Literatur

Adhikari, B. K., Barrington, S., & Martinez, J. (2006). Predicted growth of world urban food waste and methane production. *Waste Management Research, 24*(5), 421–433.

Allan, J. A. (1994). Overall perspectives on countries and regions. In P. Rogers & P. Lydon (Hrsg.), *Water in the Arab world: Perspectives and prognoses* (S. 65–100). Cambridge.

Audsley, E., Brander, M., Chatterton, J., Murphy-Bokern, D., Webster, C., & Williams, A. (2009). *How low can we go? An assessment of greenhouse gas emissions from the UK food system and the scope for reduction by 2050*. Godalming.

BMELV [Bundesministerium für Ernährung, Landwirtschaft und Verbraucherschutz]. (Hrsg.). (2011). *Statistisches Jahrbuch über Ernährung, Landwirtschaft und Forsten*. Berlin.

BMELV. (Hrsg.). (2012). *Nahrungsverbrauch und Verbraucherausgaben*. Berlin.

Burney, J. A., Davis, S. J., & Lobell, D. B. (2010). Greenhouse gas mitigation by agricultural intensification. *Proceedings of the National Academy of Sciences of the United States of America, 107*(26), 12052–12057.

Cofresco Frischhalteprodukte Europa The Consumer View GmbH. (Hrsg.). (2011). Save Food Studie. Das Wegwerfen von Lebensmitteln – Einstellungen und Verhaltensmuster. Quantitative Studie in deutschen Privathaushalten. Ergebnisse Deutschland. http://www. cofresco.de/pdf/Results_Save_Food_Study_Germany.pdf. Zugegriffen: 28. Dez. 2013.

Destatis [Statistisches Bundesamt]. (Hrsg.). (2011). *Landwirtschaft auf einen Blick*. Wiesbaden.

DGE [Deutsche Gesellschaft für Ernährung]. (Hrsg.). (2008). *Ernährungsbericht*. Bonn.

DG Energy. (Hrsg.). (2010). *The impact of land use change on greenhouse gas emissions from biofuels and bioliquids*. Brussels.

Dickau, K., & DGE [Deutsche Gesellschaft für Ernährung]. (Hrsg.). (2009). *Die Nährstoffe: Bausteine für Ihre Gesundheit*. Bonn.

Doyle, U. (2011). Wie wir überleben? Ernährung in Zeiten des Klimawandels – Fokus Fleisch. Präsentation auf dem Workshop der Klima-Allianz „Welche Instrumente sind geeignet, um klimaschädlichen Fleischkonsum zu reduzieren?" 19.05.2011. Berlin. http://www. die-klima-allianz.de/wp-content/uploads/2011/05/2011_05_19_Ern%C3%A4hrung_ Doyle.pdf. Zugegriffen: 12. Aug. 2012.

EEA [European Economic Area]. (2012). Annual European Union greenhouse gas inventory 1990–2010 and inventory report 2012. Technical report No 3/2012. Luxembourg.

Eurostat. (2011). *Statistics database: External trade detailed data*. Luxembourg.

FAO [Food and Agriculture Organization]. (Hrsg.). (2010). *CountrySTAT: An integrated system for nutritional food and agriculture statistics. National technical conversion factors for agricultural commodities*. Rome.

FAO. (Hrsg.). (2011). *FAOSTAT statistical database*. Rome.

FKE [Forschungsinstitut für Kinderernährung]. (Hrsg.). (2008). *optimiX Empfehlungen für die Ernährung von Kindern und Jugendlichen*. Dortmund.

Meier, T., & Christen, O. (2012). Gender as a factor in an environmental assessment of the consumption of animal and plant-based foods in Germany. *International Journal of Life Cycle Assessment, 17*(5), 550–564.

MRI [Max-Rubner-Institut, Bundesforschungsinstitut für Ernährung und Lebensmittel]. (Hrsg.). (2008). *Ergebnisbericht Teil 2 – Nationale Verzehrsstudie II.* Karlsruhe.

Noleppa, S., & von Witzke, H. (2012a). *Tonnen für die Tonne: Ernährung – Nahrungsmittelverluste – Flächenverbrauch.* Hrsg. von WWF-Deutschland. Berlin.

Noleppa, S., & von Witzke, H. (2012b). *Klimawandel auf dem Teller. Ernährung – Nahrungsmittelverluste – Klimawirksamkeit.* Hrsg. von WWF-Deutschland. Berlin.

Schlatzer, M. (2010). *Tierproduktion und Klimawandel: Ein wissenschaftlicher Diskurs zum Einfluss der Ernährung auf Umwelt und Klima.* Berlin.

Schneider, F. (2009). Lebensmittel im Abfall – mehr als eine technische Herausforderung. *Ländlicher Raum – Online-Fachzeitschrift des Bundesministeriums für Land- und Forstwirtschaft, Umwelt und Wasserwirtschaft. 1,* 2009. http://www.wau.boku.ac.at/fileadmin/_/H81/H813/IKS_Files/Vortraege_Publikationen/Schneider_L%C3%A4ndlicher_Raum_2008.pdf. Zugegriffen: 28. Dez. 2013.

Searchinger, T., & Heimlich, R. (2008). Estimating greenhouse gas emissions from soy-based US biodiesel when factoring in emissions from land use change. In J. L. Outlaw & D. P. Ernstes (Hrsg.), *The lifecycle carbon footprint of biofuels* (S. 35–45). Miami Beach.

Searchinger, T., Heimlich, R., Houghton, A., Dong, F., Elobeid, A., Fabiosa, J., Tokgoz, S., Hayes, D., & Yu, T.-H. (2008). *Use of U.S. croplands for biofuels increases greenhouse gases through emissions from land-use change.* Princeton.

Steinfeld, H., Mooney, H. A., & Schneider, F. (2010). *Livestock in a changing landscape. Vol. 1: Drivers, consequences, and responses.* Washington.

Teuteberg, H. J. (1979). Der Verzehr von Nahrungsmitteln in Deutschland pro Kopf und Jahr seit Beginn der Industrialisierung (1850–1975): Versuch einer quantitativen Langzeitanalyse. *Archiv für Sozialgeschichte, 19,* 331–388.

Tyner, W. E., Taheripour, F., Zhuang, Q., Birur, D., & Baldos, U. (2010). *Land use changes and consequent CO_2 emissions due to US corn ethanol production: A comprehensive analysis.* West Lafayette.

UN [United Nations], Department of Economic and Social Affairs, Population Division. (Hrsg.). (2013). World population prospects: The 2012 revision, Highlights and advance tables. Working paper No. ESA/P/WP.228. New York.

Vries, M. de, & de Boer, I. (2010). Comparing environmental impacts of livestock products: A review of life cycle assessments. *Livestock science, 128*(1–3), 1–11.

WCRF [World Cancer Research Fund International]. (Hrsg.). (2007). *Zusammenfassung: Ernährung, körperliche Aktivität und Krebsprävention – Eine globale Perspektive.* London.

Witzke, H. von, Noleppa, S., & Zhirkova, I. (2011). *Fleisch frisst Land: Ernährung – Fleischkonsum – Flächenverbrauch.* WWF-Deutschland. Berlin.

WRAP. (2008). *The food we waste.* Banbury.

WRAP. (2011). *New estimates for household food and drink waste in the UK.* Banbury.

WWF [World Wide Fund For Nature]. (Hrsg.). (2011). *Soya and the Cerrado. Brazil's forgotten Jewel.* Berlin.

Tanja Dräger de Teran ist Referentin für nachhaltige Landnutzung, Klimaschutz und Ernährung beim WWF. Sie studierte von 1994 bis 2000 an der Humboldt-Universität zu Berlin Geographie mit den Nebenfächern Biologie und Meteorologie. Von 2000 bis 2005 war sie am Ecologic Institut tätig, das sich mit europäischer und internationaler Umweltpolitik befasst. Im Rahmen dieser Tätigkeit war sie für die Durchführung von verschiedenen Forschungsprojekten im Bereich der Gemeinsamen Agrarpolitik verantwortlich. Seit 2005 setzt sie sich beim WWF für eine nachhaltige Landwirtschaft sowie für eine nachhaltige Ernährung und eine Verringerung der Lebensmittelverschwendung ein. Hier steht vor allem die Frage des Ressourcenverbrauches und die Klimawirksamkeit unserer Ernährungsgewohnheiten im Vordergrund ihrer Arbeit.

Moralisierung und Maßlosigkeit der Agrarkritik – Gedanken zu Strukturen und Motiven in Mediendebatten und politischem Protest gegen die Agrarindustrie

24

Jan Grossarth

Und das Schönste daran ist, dass in solch politischer Praxis neue Bündnisse geschlossen werden, in denen zusammenkommt, was zusammengehört: die Kämpfe gegen Tierleid mit denen gegen die industrielle Nahrungsproduktion, die Gier von Privatinvestoren und eine Produktion und Konsumweise, die in anderen Erdteilen Hunger und Elend erzeugt, und durch Billigernährung hierzulande die Arbeitskraft der Menschen billig macht. Dieses alles miteinander zu verbinden, Konsumenten und Produzenten, Bauern und Arbeitslose, Leih-Arbeiter aus Osteuropa und ihre Kollegen aus Belgien, die unter den deutschen Billiglöhnen leiden – das ist eine große Leistung. Verbunden haben sich in solchen Aktionen auch unser Wissen, mit dem Gefühl, dass es nicht sein soll, wie es ist. Weil es ans Heilige rührt. Verbinden was zusammengehört, das heißt aber auf Kirchenlatein: „religio". (NDR 2013, S. 7)

Welche Agrarkritik ist gemeint und was soll dieser Beitrag?

So wie im einleitenden Zitat klingt die Art von Landwirtschaftskritik, um die es hier gehen soll. Oder, etwas umfassender, wie folgt:

> **Beispiel**
>
> Menschen von Verstand haben erkannt, dass die Landwirtschaft unserer Tage im Zustand der Verderbtheit ist. Die Agroindustrie oder industrielle Landwirtschaft

J. Grossarth (✉)
Ressort Wirtschaft, Frankfurter Allgemeine Zeitung (FAZ),
Frankfurt am Main, Deutschland
E-Mail: J.Grossarth@FAZ.DE

© Springer Fachmedien Wiesbaden 2015
G. Hirschfelder et al. (Hrsg.), *Was der Mensch essen darf*,
DOI 10.1007/978-3-658-01465-0_24

ist verantwortlich für quälerische Tierhaltung, grausame Schlachthöfe, Bodenverwüstung, Wasserknappheit. Ebenso für die Vergiftung von Lebensmitteln,
Grundwasser, Böden. Getrieben von wenigen Weltkonzernen – die meisten von
ihnen unter amerikanischem Einfluss – findet eine dramatische Monopolisie-
rung von technischem Wissen statt. Bauernhöfe schwinden, Saatgutpatente sind
in den Händen weniger Agrokonzerne, bäuerliche Familien haben im globalen
Agropoly kaum eine Chance. Tierfabriken, Gentechnikfirmen und Großagrarier
zocken frech auf Kosten von Umwelt, Artenvielfalt und menschlicher Gesundheit. Handel und Erzeuger sind bezüglich dieser Dinge, gierig nach Geld, blind
geworden. Tierhalter pumpen Tiere mit Antibiotika voll. Multiresistente Keime
bilden sich – eine lebensgefährliche Bedrohung für Millionen Verbraucher. Anwohner atmen diese Keime ein. In Indien nehmen sich derweil Hunderttau-
sende Kleinbauern das Leben, weil sie sich für Baumwollsaaten überschulden
mussten. Überall auf der Welt geraten Bauern in solche Abhängigkeit von Mon-
santo. Es gibt nur noch wenige Sorten Getreide, Gemüse, Obst; früher waren es
Tausende. Nicht anders ist es mit den Tierrassen. Das Brot der Welt in der Hand
eines kleinen Zirkels. Die Landwirtschaft verursacht zudem einen Großteil der
Treibhausgasemissionen auf der Welt, frisst immer mehr Diesel und Chemikalien und ist niemals nachhaltig. Deutsche Schweine fressen Brasiliens Soja und
damit die Regenwaldböden kahl. Biolandbau ist die Lösung, das steht auch im
Weltagrarbericht. Es herrscht Handlungsbedarf. Die Wissenschaft hat das längst
belegt. Wer ihn leugnet, ist verantwortungslos.

Solcherlei kritische Gesamtschau, die in diesem Fall von mir fiktiv verfasst worden ist, aber dennoch in komprimierter Form den Kontext der Agrarkritik wie-
dergibt, ist zu einem gängigen Deutungsmuster des Zustandes dieser Branche geworden. Elemente dieser Komposition sind in der Familie, unter Kollegen, auf
wissenschaftlichen Tagungen, in den Zeitungen, im eigenen Kopf und bei Twitter
zu finden. Eigentlich überall, wo Interesse an Essen, Politik oder an ganzheitli-
chen Welterklärungen besteht – erstaunlicherweise aber nicht innerhalb von Land-
wirtschaftsexpertenzirkeln, also unter denjenigen Menschen, die am meisten von
der Sache verstehen sollten. Die Experten, der Großteil auch der Wissenschaftler
etwa, die sich mit Pflanzenbau, Tierzucht oder Agrarökonomie befassen, haben
eine ganz andere oder viel ausgewogenere Sicht. Aber darum geht es hier nicht.
In diesem Beitrag geht es nicht um bestimmte Menschen, Organisationen oder
Parteien und nicht darum, einer ideologischen Schlacht beizutreten, sondern ich
möchte eine verbreitete Tendenz im Urteilen kritisieren, weil sie es sich zu einfach
macht, und dann einige Gründe herausarbeiten, weshalb dies der Fall sein könnte.

Ist aber die Kritik nicht zutreffend? Irgendwie, teilweise schon. Kaum ein Satz der oben stehenden Erzählung ist ganz falsch. Manche sind ganz richtig. Einige kann ich nicht beurteilen. Sicher aber ist, dass, wenn man zwar jeden dieser Sätze kennt, aber wenig Hintergründe darüber hinaus, dies nicht dazu ausreicht, um sich so ein Urteil über die Landwirtschaft bilden zu können. Denn wo in der kritischen Rede über die Agroindustrie ein Punkt ist, ist ein Punkt – keine Fußnote und keine Gegenrede. Dabei wäre es sehr wichtig, in dieser Frage viele Male Begriffe wie „aber", „vielleicht" und „andererseits" zu nennen.

Ich persönlich bin eher ein Allgemein- als ein Agrarfach-Journalist und möchte einerseits die Beschränktheit meiner eigenen Mittel betonen, die diesem Beitrag zugrunde liegt. Andererseits allerdings schreibe ich ja über Kritiker – Aktivisten, Journalisten, Publizisten, Bürger, auch Politiker –, die in der Regel die fachliche Beschränktheit mit mir teilen oder mich darin bei Weitem überflügeln. Da ich seit mehreren Jahren als Journalist fast ausschließlich über die vielen Aspekte der Landwirtschaft schreibe, halte ich mich jedenfalls für kompetent, um über Asymmetrien und Irrationalitäten in der Debatte zu reflektieren.

Ständig ist von Gift und vom Krankmachen und Skandal die Rede. Zum Beispiel das Spiegel-Titelbild vom 21. Oktober 2013, wie so viele zuvor. Es zeigt ein aufgeschnittenes Schwein, das innen schon ganz Salami ist, Titel: „Das Schweinesystem", Untertitel: „Warum die Fleischindustrie uns krank macht" (Der Spiegel 2013). Das ist reißerisch, denn es müssen Hefte verkauft werden, und natürlich findet sich auf mehreren Seiten dann eine fundierte und faire Beschreibung des Systems der Schweineerzeugung, aber wenige Belege dafür, dass dieses uns krank macht. Hängen bleibt beim Leser natürlich der Eindruck der akuten gesundheitlichen Gefährdung durch den Verzehr industriell gefertigter Wurst. Solche Spiegel-Titel sind also leicht zu erklären, sie wollen Hefte verkaufen. Aber diejenigen, die Journalisten mit teils hysterischen Einschätzungen füttern, NGOs *(non-governmental organizations)*, Parteireferenten, Verbände, (sogenannte) Experten, Buchautoren, Bürgervereine, müssen sich ja eigentlich nicht um Auflagen scheren. Ihre Motive sind erklärungsbedürftiger.

Was mich persönlich an deren Agrarkritik gelegentlich fundamental stört, ist die Arroganz, mit der sie vorgetragen wird. Und, dass wenig oder zum Teil überhaupt keine Bereitschaft da ist, sich auf die Vielschichtigkeit der Probleme und Zielkonflikte einzulassen, die auftreten, wenn Forderungen an Nachhaltigkeit, Tierschutz, Umweltschutz und dergleichen mehr konkret umgesetzt werden. Denn dann kollidieren diese fast immer miteinander. Zum Beispiel: Hochgezüchtete Hühner widersprechen manchem tierethischen Empfinden und neigen zu Krankheiten. Andererseits sind sie effizient – mit weniger Futter kann ein Landwirt mit diesen Rassen mehr Fleisch oder Eier erzeugen. Solche Zielkonflikte werden öffentlich fast nie thematisiert. Dafür gibt es viele Beispiele. Warum? Das hat mit individuellen Motivationsstrukturen, Persönlichkeitseigenschaften der Akteure und der Aufmerksamkeitsökonomie in Politik und Medien zu tun. Und mit dem jeweiligen Natur- und Menschenbild. Hier geht es um die Medien und um die Motive der Kritiker.

Parallel zum von mir einleitend verfassten Absatz über die konventionelle Agroindustrie ließe sich eine ebenso komprimierte Erzählung über die nachhaltige, gute Ökolandwirtschaft zusammenstellen, beziehungsweise existiert diese längst. Oder, wenn nicht von ihr, dann von einer kleinbäuerlichen, natürlichen Landwirtschaft. Beides geht in Talkshows und in 140 Zeichen auf Twitter. Auch da ohne Fußnoten und Relativsätze. Die Landwirtschaftskritik lügt sicher nicht. Aber sie vereinfacht oft und polemisiert. Wenn die Kontexte zur Beurteilung eines Kritikpunktes zwar relevant sind, aber nicht genannt werden, dann besteht die Gefahr, dass Kritik nicht dazu führt, dass Probleme gelöst werden. Dann scheint es, als ginge es dem Redner in erster Linie ums Rechthaben, und nachrangig darum, ob er wirklich recht hat.

In diesem Sinne sollen hier mögliche Motive der Menschen, die „vernünftige" und „unvernünftige" Agrarkritik der oben exemplarisch genannten Art äußern, genannt werden. Naiverweise könnte man erwarten, dass dies dazu beiträgt, die ein oder andere intellektuelle Verkrampfung beim ein oder anderen Leser zu lösen, und so am Ende zu einer problembezogeneren Gesprächskultur führt. Der Essay beinhaltet Gedanken zu folgenden Fragen: Geht es, wenn mehr von der Schlechtigkeit des Anderen (hier: der real existierenden Landwirtschaft) die Rede ist als von Dilemmata und Wegen, Probleme intelligenter zu lösen, nicht vielleicht eher um so etwas wie „Selbstabsolution" als um die eigentliche Sache?[1] Die eigene Moralität lässt sich der Welt am einfachsten darin beweisen, die Schlechtigkeit der anderen vorzuführen. Die Landwirtschaft ist ein geeignetes Objekt für solche Kritik, weil kaum jemand unter fachfremden Bürgern etwas von ihr weiß, aber alle von ihr abhängig sind.

Ich nenne dieses Verhalten in meinem Beitrag „Externalisierung des Bösen" oder „Projektion des Bösen". Es kann ein Motiv für jegliche Art von Kritikausübung sein – am Nachbarn, an Angehörigen einer Religion oder Nation und eben auch an der Agroindustrie. Dieses Motiv – welches nur eines von vielen sein kann, um Landwirtschaftspraxis zu kritisieren – ist der Hauptgegenstand dieses Beitrags.

---

[1] Wenn es um das Ideal einer natürlich(er)en Landwirtschaft geht, dürfte das argumentative Hauptdilemma aus Sicht dessen, der sie fordert, die Tatsache sein, dass die Weltbevölkerung schnell steigt, ebenso die Urbanisierung zunimmt und die Frage von zweifelsfreier Relevanz ist, ob die bald 8 und mehr Milliarden „natürlich" (Was ist das? Pestizidfrei? Chemiefrei? Erdölfrei?) zu ernähren sein können und die Produktion nicht dazu deutlich steigen muss.

Begriffsdefinitionen

Zunächst einige Begriffspräzisierungen, um Missverständnisse zu vermeiden: Agrarkritik, um die es im Folgenden geht, ist kein geschlossenes Konzept, das von einem speziellen Theoretiker präzise formuliert worden wäre. Sie ist ein Begriff für pauschal negative Beschreibungen derjenigen Landwirtschaft, die nicht als „natürlich" empfunden wird und dafür kritisiert wird (Rückert-John 2010).[2] Sie verzichtet zumeist auf Abwägungen und richtet sich gegen Landwirtschaft, die auf dem Einsatz von Pflanzengentechnik und Agrarchemie wie Pestiziden und chemisch erzeugten Düngemitteln beruht. Auch große Produktionseinheiten – Äcker und Tierställe – sind Gegenstand der Kritik.

Moralisierung soll heißen, Abwägung und Argumentation werden durch moralische Beurteilungen zur Erlangung von Deutungshoheit ersetzt. Dabei wird die Diskussion darüber, ob die zugrunde gelegten moralischen Kategorien – beispielsweise „wer für die Natur ist, ist auf der guten Seite" – richtig sind, verweigert und deren Infragestellung selbst als unmoralisch zurückgewiesen. Moralisch hingegen hieße in Unterscheidung zu moralisierend nichts anderes, als das, was es im Wortsinn bedeutet: sittlich. Moralität ist die sittliche Bewertung auf der Basis eines inneren Empfindens (Gewissen) und eine Basis für Skepsis und Zweifel an Moralen.

Moralen wandeln sich auf erstaunliche Weise im Lauf der Geschichte grundlegend. Was vor 100 oder 50 Jahren als moralisch galt, wird heute teilweise zum Inbegriff der Amoral oder wirkt aus gewisser zeitlicher Distanz gesehen geradezu komisch, wie zum Beispiel Zeugnisse früherer Sexualmoral oder sozialistische Paraden. Reiner Grundmann und Nico Stehr erinnern – eines von vielen Beispielen – daran, dass die „Wissenschaft" von überlegenen und unterlegenen oder auch von „edlen" und „sittlich schwachen" Menschenrassen in den 1920er-Jahren nicht nur in Deutschland, sondern in der ganzen westlichen Welt Status quo der wissenschaftlichen Vernunft war. Innerhalb dieses Kanons (Ausnahmen stellten beispielsweise Vertreter der Kirche und kommunistische Wissenschaftler dar) wagte fast niemand, der nicht als verrückt, schwachsinnig oder provinziell dastehen wollte, die Disziplin an sich infrage zu stellen oder ihre wichtigsten Ergebnisse, wie die behauptete Überlegenheit nordischer Rassen. Ihre Umsetzung wurde dann nur in Deutschland zum „moralischen" Gebot (Stehr und Grundmann 2011, S. 95 ff.). Man nannte sie Rassenhygiene und schuf ihr Lehrstühle und mächtige Institutionen.

---

[2] Rückert-John zeigt anhand der Lebensmittelwerbung und gängiger Siegel mit verbreiteten Begriffen wie „bio", „gentechnikfrei", „regional" etc., dass der alle Prädikate verbindende Oberbegriff derjenige der „Natürlichkeit" ist.

Öffentliche Wahrnehmung von Landwirtschaft und die Sprache der Kritik

Die öffentliche Wahrnehmung resultiert aus der Weise, wie Medien und Publizisten über Landwirtschaft berichten und was politische Parteien dazu sagen und plakatieren. Diese Wahrnehmung ist gegenwärtig vornehmlich negativ. Was die Bürger überwiegend von der Landwirtschaft sehen, sind keine unmittelbaren Beobachtungen von Feldern oder Tierställen, sondern Beobachtungen von Beobachtungen. Anlass von Berichten sind meist sogenannte Skandale oder Vergiftungsfälle, beispielsweise Dioxin in Eiern, Ehec-Bakterien in Sprossen, miserabel gehaltene Tiere, Schimmel im Mais, Umweltrisiken von Pestiziden wie Glyphosat oder von gentechnisch veränderten Lebensmitteln.

Weil die Landwirtschaft als Wirtschaftsbranche vergleichsweise wenig bedeutend ist, wird auch in Wirtschaftsmedien kaum über Umsätze oder Innovationen berichtet. Das ist grundsätzlich anders als etwa im Fall von Konsumgütern, Elektronik, Informationstechnologie, Autos oder Maschinen. Über Bereiche aus der Landwirtschaft berichten die Medien zumeist aus Verbrauchersicht – wer auch immer das ist, der Verbraucher.[3] Das ist nicht erst so, seitdem unter der ehemaligen Bundesministerin Renate Künast von den Grünen das Bundesministerium für Ernährung, Landwirtschaft und Forsten zum Bundesministerium für Verbraucherschutz, Ernährung und Landwirtschaft wurde. Der Schwerpunkt der Medienberichte liegt auf Risiken oder Negativaspekten für Umwelt, Tierwohl und menschliche Gesundheit (Grandke 2012, S. 199 ff.). *Bad news* verkaufen sich besser; der wichtigste Grund für die Negativberichte ist sehr wahrscheinlich, dass Berichte über die relativ gute Qualität der Lebensmittel oder Fortschritte wie den sinkenden Pestizidverbrauch schlicht zu langweilig sind – nicht der, dass die Mehrheit der Journalisten leidenschaftliche Agrarkritiker wären. Das sind sie nicht, wir Journalisten sind durch und durch ironisch. Auch im Internet würden, vorausgesetzt es schriebe sie jemand, „vieles ist ja auch in Ordnung"-Nachrichten erst recht kaum angeklickt und blieben unterhalb der Wahrnehmungsschwelle. Positive Meldungen interessieren immer nur ein Expertenpublikum und erscheinen deshalb auch in Fachmedien. Hingegen die Mainstream-Medien: Während Umwelt- und Tierschutzorganisationen wie Greenpeace oder der Tierschutzbund hier häufig zitiert werden, findet in den Berichten die Sichtweise der Bauern- oder Lebensmittelwirtschaftsverbände, so mächtig diese auf anderen Ebenen auch sein mögen, oft keine Beachtung. Das gleiche Bild einer überwiegend krisen- und risikoorientier-

---

[3] Für den behaupteten Verbraucherwillen wird dabei oft kein empirischer oder hinreichend argumentativer Nachweis gebracht. Der Verbraucher dient in der Regel einfach nur als „Platzhalter" für politische oder wirtschaftliche Interessen, wie Uwe Spiekermanam am 11.06.2013 auf der AGEV-Tagung erläuterte (Spiekerman 2013).

ten Themensetzung zeigt sich auch im Bücherregal zum Themenkreis Land- und Ernährungswirtschaft.

Auf gelegentliche Affektiertheiten der Sprecher – Medien, Kritiker – deutet die Sprache hin, der sich die Agrarkritik öfters bedient. Sie enthält Polemiken wie „Fleischmafia" (taz 2013), „Giftcocktails" (Greenpeace 2004) oder „Drogenhandel im Stall" mit Anlehnung an den hohen Antibiotikaeinsatz in der Tiermast als jüngstes Beispiel aus dem Bundestagswahlkampf 2013 der Grünen (Spiegel Online 2013), und sie ist mit Moralisierungen aufgeladen (im Begriff der Agroindustrie muss das „Böse" nicht lange gesucht werden; und stets ist etwa von der Agrarlobby die Rede, aber nie von der Bioagrarlobby, sondern dann nur von Biobauern). Agrarkritik nährt ihre Attraktivität dadurch, dass derjenige, der sie äußert, sich eine Zugehörigkeit zur „Partei der Moral" qua Bekenntnis zu einem der beiden Lager versprechen darf.

Die Moralisierung scheint mir – anders als bei Kant, für den sie deren Wesen war – eine Gefahr für die Vernunft werden zu können.[4] Die Gefahr besteht darin, dass sich quasi-religiöse Heilsdebatten auf eine pseudo-sachliche Ebene verlagern. Glaubenskämpfer in Reihen der sachlich motivierten Kritiker schaden deren Anliegen letztlich, denn sie wollen jeden Skeptiker auch zum Glaubenskämpfer machen. Die Frage der Lebensmittelproduktion aber ist zu ernst, um sie Ideologen zu überlassen. Was gemeint ist, verdeutliche ich hier skizzenhaft anhand von vier Beispielen. Beabsichtigt ist nicht eine vertiefte Diskussion im Sinne einer umfassenden argumentativen Abwägung des Für und Wider von Tierhaltung, Pestizideinsatz und Welthandel, sondern eine skizzenhafte Darstellung einiger Diskurse und dessen, wer sie warum dominiert.[5] Im Anschluss sollen einige Ideen darüber folgen, welche Motive einzelne Menschen dazu bewegen könnten, Agrarkritik wie oben definiert zu äußern.

Beispiel Tierhaltung

Große Bestandsdichten der Massentierhaltung und Mega-Schlachthöfe sind die Hauptthemen im öffentlichen Diskurs (in Auswahl: FAZ 2011; Spiegel Online 2013, taz 2013). Ein ethisch respektabler Standpunkt ist zum Beispiel, dass Lebewesen grundsätzlich nicht Industrieprodukte sein dürfen.

Die zutreffenden Hauptkritikpunkte sind:

---

[4] Für Kant war Moralisierung wünschenswert und ein staatliches Erziehungsziel. Über Kant heißt es diesbezüglich: „Im Zuge der Moralisierung gewinnt Vernunft die Herrschaft über das Innere" (Kaulbach 1978, S. 283).

[5] An anderer Stelle ließe sich natürlich über jeden Abschnitt eine eigene empirische oder diskursanalytische Arbeit von ein paar Hundert Seiten schreiben.

- Wirtschaftlich „unnützes" Leben muss millionenfach getötet werden (Kälber für die Milcherzeugung, männliche Küken).
- Tiere haben wenig Platz und können natürliche Triebe nicht ausleben (Wühlen, Picken usw.).
- Wegen des notwendigen Antibiotikaeinsatzes bilden sich resistente Keime.
- Die Tierzucht ist profitorientiert, was Tierleid verursacht.

Fragen, Problematisierungen und Relativierungen, die in der Regel nicht vorkommen (verschwiegener Kontext), sind: Was sind tiergerechte Lebensbedingungen aus der Perspektive des Tieres? Was sagt zum Beispiel die Tierverhaltensforschung? Was sind die Vorteile, die die Tierzucht mit sich bringt, wie zum Beispiel viel effizientere Futterverwertung und damit nachhaltigere Landwirtschaft? Wie tierunwürdig war die kleinbäuerliche Haltung vergangener Jahrhunderte? Welche Verbesserungen gab es durch technische Innovationen, etwa moderne Stalltechnik? Was unternimmt die Wirtschaft schon, um das Tierwohl zu steigern, und meint sie es nicht vielleicht sogar gelegentlich ernst? Wie sollte das Gemüse und Getreide biologisch gedüngt werden, wenn es keine Tierhaltung mehr gäbe?

Beispiel Welthandel

Es überwiegt meiner Beobachtung nach eine Darstellung der negativen Aspekte des Welthandels. Dazu zählt die Flächennutzung brasilianischer Flächen für den Sojaanbau für deutsche oder chinesische Schweinezucht (Spiegel Online 2006) oder die Zerstörung kleinbäuerlicher Existenzen in Afrika durch Fleischexporte s. Tanzmann in diesem Band).

Zutreffende Hauptkritikpunkte sind:

- Derart weite globale Transportwege erscheinen ökologisch pervers.
- Industriefleischexporte vernichten kleinbäuerliche Existenzen in Entwicklungsländern.
- Große Flächen in Südamerika werden für den Futtermittelanbau in Monokulturen verwendet.
- Umweltzerstörerische Landwirtschaftspraxen in fernen Ländern werden für hiesige Konsumenten unsichtbar, etwa die Versalzung der Böden durch Garnelenzucht in Asien.

Zudem aber gibt es auch hier einen relevanten und meist nicht genannten Kontext der Negativberichte. Nicht gestellte Fragen sind: Welche Vorteile bringt der Welthandel? Müsste es als souveräne Entscheidung eines Schwellenlandes wie beispielsweise Brasiliens akzeptiert werden, dass es sich derzeit auf den Sojaanbau spezialisiert, so wie auch fast niemand dagegen protestiert, dass sich China derzeit noch auf arbeitsintensive Industrieproduktion spezialisiert? Ist es nicht auch denkbar, dass die Zivilbevölkerung in afrikanischen Staaten mehrheitlich befürwortet, dass es dort billiges westliches Industriefleisch zu kaufen gibt, während sich die dortigen Bauern auf andere Produkte spezialisieren (etwa Kaffee- oder Kakaoanbau, biologischer Obstbau), die sie mit Gewinn auch am Weltmarkt verkaufen können? Sollten nördliche, wasserreiche Länder nicht wegen des Klimawandels und der zunehmenden Wasserknappheit im bevölkerungsreicheren Süden erst recht Agrarprodukte dorthin exportieren und damit auch indirekt das für die Erzeugung aufgewendete Wasser? Ist das nicht gerade ein Gebot der Humanität, der Moral? Wenn ja, wie soll das anders geregelt werden als über Handel?

Beispiel Pestizide

Zutreffende Hauptkritikpunkte sind:

- Pestizide sind im Grundwasser nachweisbar und es gibt Hinweise auf Schädigungen der DNA etwa von Fischen.
- Ihr Einsatz heißt, dass der Verbrauch fossiler Energieträger wie des Öls, aus dem sie gewonnen werden, in der Landwirtschaft steigt.
- Sie schädigen je nach Sorte und Einsatzmenge auch Insekten, gegen die sie sich nicht ausdrücklich richten, etwa Bienen.
- Glyphosat hat die Landwirtschaft revolutioniert; Böden werden seit dessen Einsatz teils nicht mehr gepflügt. Skepsis bezüglich der Auswirkungen auf Böden und Kleinstorganismen ist angebracht, etwa wegen Langzeitrückständen.

Ganz selten hingegen werden die Ernte- und Ertragssteigerungen und somit auch der volkswirtschaftliche Nutzen des Pestizideinsatzes genannt oder die Alternative, also der Ökoanbau mitsamt seinen Nachteilen (mehr Schädlinge, Pilzbefall, Ernteverluste, viel höherer Flächenverbrauch, größere Arbeitsintensität bei in Industrieländern knappen agrarischen Arbeitskräften), offen dargelegt.

Beispiel Weltagrarbericht

Der Weltagrarbericht wird seit seinem Bestehen von Kritikern der konventionellen Landwirtschaft mit dem pauschalen Verweis ins Feld geführt, dieser habe doch gezeigt, dass nur regionaler Ökolandbau auf der ganzen Welt nachhaltig sei. Das aber ist eine sehr einseitige Auslegung. Der „Bericht des Weltagrarrates" IAASTD (International Assessment of Agricultural Knowledge, Science and Technology for Development) unter Mitwirkung von Weltbank, FAO (Food and Agriculture Organization of the United Nations), WHO (World Health Organization), UNEP (United Nations Environment Programme), OECD (Organization for Economic Cooperation and Development) und auch zahlreichen NGOs wurde 2008 veröffentlicht (IAASTD 2008). Darauf kann hier nicht im Detail eingegangen werden, nur auf den Kontext, der in Berichten und politischen Debatten über Landwirtschaft in der Regel ungenannt bleibt: Der Bericht nennt Ökolandbau als eine mögliche Lösung, nicht den einzig wahren Weg. Er nennt durchaus und recht allgemein zum Beispiel geringere Abhängigkeiten von Erdöl und betriebliche Diversifizierung statt Monokulturen als Zukunftsweg.

Neben regionaler Versorgung empfiehlt er aber auch mehr Welthandel, Zugang der Landwirte in Entwicklungsländern zu moderner Landtechnik und nennt steigende Hektarerträge als notwendig; zu gentechnisch veränderten Sorten enthält er eine abwägende und nicht eindeutig ablehnende Einschätzung. Nachdem die deutsche Presse nahezu ausnahmslos berichtete, der Bericht fordere eine radikale Neuausrichtung der Agrarpolitik, findet seither in den Debatten fast nie Beachtung, dass er in Fachkreisen für wenig präzise gehalten wird und daher zum Beispiel von den Fachreferaten mehrerer Fraktionen des Deutschen Bundestags und dann auch der Bundesregierung insgesamt nicht unterschrieben wurde (Schmidtner und Dabbert 2009, S. 26 f.). CDU/CSU und FDP lehnten es ab, den Bericht als Richtlinie für die Agrarpolitik anzunehmen, auch die SPD, die sich enthielt. Es ist also durchaus umstrittener, welch genauen Weg der Weltagrarbericht Deutschland weist, als es im Zuge von Agrarkritik dargestellt wird – genauso, wie es umstritten ist, ob Deutschland einen solchen Weg gehen sollte.

Agrar-Idealismus sowie Motive und Muster abstrakter Agrarkritik

Diejenigen Agrarkritiker, um die es hier geht, entwickeln den Ehrgeiz, überall kleine Teufelchen zu finden, und es scheint, als wollten sie mit einem Tintenfass danach werfen. Das politische Wirken in diesem Sinne erscheint als eine Art Exorzismus. Ist das nicht diese „Reizbarkeit in Gewissensfragen", die Hugo Ball schon vor langer Zeit als Kontinuität deutscher Intelligenz ausgemacht hat (Ball 2005, S. 80 ff.)? Hat sie nicht gnostische, platonische Züge – als eine „abstrakte Leidenschaft", als eine Liebe zur Idee, hier von idealer Landwirtschaft, welche wirklicher und zuwendungswürdiger erscheint als die Auseinandersetzung mit der Wirklichkeit? Dass es sich für manchen bei der Agrarkritik um etwas „Ganzheitliches", ja „Heiliges" und quasi „Religiöses" handelt – das dann natürlich jeder Kritik erhaben sein muss –, belegt das Eingangszitat, das nicht von irgendeinem Blog stammt, sondern aus dem Norddeutschen Rundfunk.

Die Wirklichkeit aber fordert, anders als die Idee eben, dass mehr Lebensmittel produziert werden müssen, weil die Weltbevölkerung steigt, so sagen es Weltagrarbericht, Vereinte Nationen und Regierungen (IAASTD 2008; UN 2013). Die Idee, das werde alles schon, wenn wir nur alle vegetarisch äßen, scheint mir noch nicht hinreichend belegt; und außerdem essen wir nicht alle vegetarisch. Im Dreieck der Nachhaltigkeit, das neben der Umwelt auch die Ökonomie und das Wohl der Menschen umfasst, ist die relevante Frage, was für diese drei Adressaten gut ist, und nicht, was für nur einen gut ist – und erst recht nicht, was ich persönlich für gut halte.

Folgende Motive, Agrarkritik zu äußern, scheinen mir verbreitet und relevant:

- *Sorge um Nachhaltigkeit:* Angesichts der Abhängigkeit unseres Wohlstands vom Verbrauch endlicher Ressourcen fragt der Kritiker, ob nicht etwa Formen von Kreislaufwirtschaft, Recycling, *Downgrading* oder „Leben mit weniger" im Sinne der Lebensmöglichkeiten auch künftiger Generationen notwendig sind. Das ist ein technischer, rationaler Ansatz.
- *Empathie mit Tieren:* Ethische Standpunkte, die der Mehrheitsauffassung widersprechen und Einmischung, etwa gegen Massentierhaltung, notwendig machen. Sie können auch religiös motiviert sein.
- *Ökonomische Interessen:* Öko-Landwirtschaftsverbände neigen vermutlich dazu, konventionelle Landwirtschaft „schlechtzumachen", um negative Schlagzeilen zu inspirieren, die im politischen Diskurs nützlich sind, wenn es etwa um Subventionszahlungen geht. (Das ist vice versa natürlich genauso, wenn Agrarindustrielle „die Ökos" pauschal als weltfremd, ideologisch und gestrig darstellen, wie es lange Zeit gang und gäbe war und heute noch zum Teil flüsternd der Fall ist.) Auch dies kann, wie die Empathie mit Tieren, prinzipiell als ein legitimes, rationales Motiv angesehen werden – anders als die folgenden beiden, die Hauptgegenstand dieses Beitrags sind:
- *Ressentiment:* Das Ressentiment ist ein subtiles und selten erwähntes Motiv. Der Groll muss dabei nicht als solcher artikuliert werden. Beispielsweise sagt jemand: „Ich liebe Tiere", und meint: Ich kann die Menschen (die mich so oft enttäuscht haben) nicht ertragen. Oder: „Ich liebe Pflanzen und die Natur", und meint: Ich kann die Leute mit ihren kurz gemähten Vorgartenrasen und die Bankerfamilien aus dem Taunus nicht ertragen, die auf die Jagd gehen und BMW fahren. Das ist Ressentimentliebe: Der Groll auf einen Menschen oder

eine Gruppe wird in Form einer falschen – weil nicht innerlich empfundenen – „Liebesbekundung" geäußert (Scheler 2004).[6] „Papa, ich finde Mamas neuen Freund total nett!", heißt in Wahrheit: Papa, ich finde dich unerträglich!

• *Externalisierung des Bösen / Internalisierung des Guten / Projektion des Bösen:* Wie das Ressentiment sind diese Arten der semantisch-argumentativen Positionierung (also eigentlich nicht Motive, sondern Ausprägungen der Agrarkritik) irrationale Verhaltensmuster, denn der Kritiker reflektiert seine eigene Rolle und Beweggründe nicht und geht innerlich in seiner abstrakten Leidenschaft auf. Derart motivierte Agrarempörung lässt sich als Massenphänomen beobachten. Hier kann es primär um das gute Gefühl gehen, das eine Teilnahme, beispielsweise an einer Massendemonstration gegen einen Hühnerstall, dem Teilnehmer vermittelt (für die es natürlich auch vernünftige Motive gibt). Die Masse kennzeichnet, so Elias Canetti, eine „zornige Empfindlichkeit und Reizbarkeit gegen ein für allemal als solche designierte Feinde" (Canetti 2011, S. 23). Eine solche Ausprägungsform der Agrarkritik hat Ähnlichkeiten mit politischem oder religiösem Totalitarismus.

Fazit

Ehrliche Kritik an der Landwirtschaft kann sinnvoll und problemorientiert sein. Der reine Opportunismus und Verweis auf ökonomische Realitäten, der in puncto Betriebsgrößen, Spezialisierung, Welthandel und Tierzucht ein alternativloses „weiter so" fordert, wird bestimmt nicht dazu führen, dass die Lebensmittelerzeugung in Zukunft nachhaltig sein wird. Irrationale Agrarkritik im Sinne der oben definierten Motive und Verhaltensmuster aber vergiftet den Dialog. Der Blick auf die Einseitigkeit der öffentlichen Diskurse legt nahe, dass diese verbreitet ist. Ein Grund ist die Empfänglichkeit der Medien für Negativmeldungen und Skandalisierung. Unabhängig davon wurden Muster und Motive von Agrarkritik herausgearbeitet, die der Vernunft zuwiderlaufen: Die Externalisierung oder Projektion des Bösen und das Ressentiment. Nicht jeder, der glaubt, er meine seine Kritik ehrlich, meint sie auch ehrlich, wenn die eigenen Motive nicht reflektiert sind. Ihr abstrakter Landwirtschaftsidealismus macht manche Kritiker „unerreichbar in der Verschanzung des eigenen Gedankens" (Heine 1976, S. 638).

Eine so umfassende Agrarkritik wie in dem fiktiven Beispiel im ersten Abschnitt dieses Beitrags, kann so nur im Bewusstsein eines Menschen zustande kommen,

---

[6] In dem 1912 erstmals erschienenen Werk siehe auch das Kapitel zur Tierschutzbewegung (Scheler 2004).

der Fakten über längere Zeit auf Basis eines a priori gesetzten moralischen Schemas selektiv wahrnimmt. Denn auch die gegenteilige Erzählung lässt sich problemlos konstruieren und ebenso gut mit Zahlen, wissenschaftlichen Studien und Experteneinschätzungen belegen – und genau so, und selten anders, erzählt man es sich zum Beispiel in der agrarischen Fachpresse, auf wissenschaftlichen Tagungen und Wirtschaftstreffen der „hochmodernen, effizienten, unternehmerischen Landwirtschaft":

Beispiel

Die Agroindustrie oder industrielle Landwirtschaft führt zu permanenter Verbesserung der Tierhaltung, der Bedingungen auf den Schlachthöfen. Sie bringt technische Erfindungen hervor, die in der Lage sein können, Bodenverwüstung, Wasserknappheit und Grundwasserverschmutzung zu mindern. Das gilt für die wenigen Weltkonzerne wie für die Hunderttausend Bauernhöfe, die den Strukturwandel überstanden haben – allesamt moderne, familiengeführte Unternehmen. Sie kaufen am freien Markt das ertragreichste moderne Saatgut. Das gilt für Bauern in Europa, Amerika, Indien. Nie waren die Lebensmittel gesünder als heute. Der Einsatz von Antibiotika ist streng reglementiert und geht zurück. Multiresistente Keime sind für die allerwenigsten Menschen eine Gefahr; in Krankenhäusern hundertfach mehr als durch die Tierhaltung. Sollte man nun deshalb die Krankenhäuser abschaffen und zum Schamanentum zurückkehren? Anwohner von Tierställen sind durch immer modernere Filteranlagen vor ihnen geschützt. Monsantos Pflanzentechniker bringen der Weltbevölkerung, die immer noch nicht gesättigt ist, mehr Gutes als Schlechtes. Die Landwirtschaft verbessert ihre Ressourceneffizienz mit großem Erfolg, wie die Zahlen der OECD beweisen. Deutsche Schweine fressen Brasiliens Soja, was kein Problem ist; Brasilien hat sich auf dieses Produkt wegen seiner klimatischen Vorteile spezialisiert, und ginge das Soja nicht nach Europa, so ginge es nochmal mehr nach China als schon heute. Das Soja ist zertifiziert und nicht auf gerodeten Regenwaldböden angebaut worden. Biolandbau ist nur für einige Regionen eine vernünftige Lösung, kann aber nicht hochmoderne Pflanzenzucht und Technisierung ersetzen; das steht auch im Weltagrarbericht. Die Wirtschaft wird es regeln. Die Politik zerstört mit ihrem Aktionismus viel mehr, als sie bewirkt.

Eines hat diese Geschichte mit ihrer Antipode zu Beginn gemein. Sie ist durch und durch banal. Das Schlusswort gehört dem derzeitigen Agrarminister in Schleswig-Holstein, Robert Habeck von den Grünen, der stets als ein sehr rationaler Agrarkritiker aus der Reihe seinesgleichen tanzt:

Mag sein, dass das auch mit dem Hervorheben des Grundsätzlichen in der Entstehungsgeschichte der Grünen zu tun hat. Das macht zwar auch einen Teil ihres Charmes und ihrer Wirksamkeit aus. Aber es bleibt ein irrationaler Kern. Das reicht von einem absoluten Natur- und Ökologiebegriff bis zu einer trotzigen Haltung im Wahlkampf. Wenn man sich vernünftig damit auseinandersetzt, erkennt man, dass das zu nichts führt, außer zu Rechthaberei. Diese Haltung schützt aber auch vor Debatten. Und deswegen ist es psychologisch leicht zu verstehen, warum man immer wieder dahin flüchtet, sich dahin zurückzieht. Vielleicht ist es auch etwas sehr Deutsches. (FAZ 2013, S. 2 f.)

Literatur

Ball, H. (2005). *Die Folgen der Reformation. Zur Kritik der deutschen Intelligenz*. Göttingen.

Canetti, E. (2011). *Masse und Macht*. Frankfurt a. M.

Der Spiegel. (2013). Titelbild: Das Schweinesystem. Wie uns die Fleischindustrie krank macht. *Der Spiegel, 43*.

FAS [Frankfurter Allgemeine Sonntagszeitung]. (2013). Zastrow, V.: Schwarz-Grün. „Nichts ist schlecht an Bullerbü". Robert Habeck. 07.10.2013. http://www.faz.net/aktuell/politik/inland/schwarz-gruen-nichts-ist-schlecht-an-bullerbue-12605070.html. Zugegriffen: 03. Nov. 2013.

FAZ [Frankfurter Allgemeine Zeitung]. (2011). Hucklenbroich, C.: Landbewohner gegen Mastställe: Der Bundestag stimmt über „Beschränkung der Massentierhaltung" ab. 23.02.2011. http://blogs.faz.net/tierleben/2011/02/23/buerger-gegen-burger-47/. Zugegriffen: 05. Nov. 2013.

Grandke, R. (2012). Das Ansehen der Landwirtschaft in der Öffentlichkeit. Ansätze für eine neue Wahrnehmung der Agrarbranche. In DLG e. V. [Deutsche Landwirtschafts-Gesellschaft e. V.] (Hrsg.), *Welternährung: Welche Verantwortung hat Europa?* (S. 199–215). Frankfurt a. M.

Greenpeace. (2004). Greenpeace-Test: Wieder Giftcocktails in Früh-Erdbeeren. 16.03.2004. http://www.greenpeace.de/themen/chemie/presseerklaerungen/artikel/greenpeace_test_wieder_giftcocktails_in_frueh_erdbeeren/. Zugegriffen: 05. Nov. 2013.

Heine, H. (1976). *Sämtliche Schriften*. Hrsg. von K. Briegleb (Bd. 5). München.

IAASTD [International Assessment of Agricultural Knowledge, Science and Technology for Development]. (2008). *Agriculture at a crossroads. Vol. I. The global report*. Washington.

Kaulbach, F. (1978). *Das Prinzip Handlung in der Philosophie Kants*. Berlin.

NDR [Norddeutscher Rundfunk]. (2013). Greffrath, M.: Glaubenssachen. Die Herren des Gedeihens. Warum Erntedank kompliziert geworden ist. 06.10.2013. 08:40 Uhr. http://www.ndr.de/ndrkultur/programm/sendungen/glaubenssachen/gsmanuskript555.pdf. Zugegriffen: 03. Nov. 2013.

Rückert-John, J. (2010). Semantik der Natürlichkeit als sichernder Sinnhorizont des Nahrungsmittelkonsums. In H. G. Soeffner (Hrsg.), *Unsichere Zeiten: Herausforderungen gesellschaftlicher Transformationen*. Verhandlungen des 34. Kongresses der Deutschen Gesellschaft für Soziologie in Jena 2008. CD-ROM. Wiesbaden.

Scheler, M. (2004). *Das Ressentiment im Aufbau der Moralen*. Frankfurt a. M. (Erstveröffentlichung 1912).

Schmidtner, E., & Dabbert, S. (2009). *Nachhaltige Landwirtschaft und ökologischer Landbau im Bericht des Weltagrarrates*. Arbeitspapier Bundesprogramm ökologischer Landbau und Universität Hohenheim. Stuttgart.

Spiegel Online. (2006). Wallace, S.: Brasilien: Die Gier nach Soja frisst den Regenwald. 31.12.2006. http://www.spiegel.de/wissenschaft/natur/brasilien-die-gier-nach-sojafrisst-den-regenwald-a-456376.html. Zugegriffen: 05. Nov. 2013.

Spiegel Online. (2013). Debatte über „Veggie Day": Grüner Trittin kritisiert „Drogenhandel im Stall". 11.08.2013. http://www.spiegel.de/politik/deutschland/veggie-day-juergen-trittin-kritisiert-drogenhandel-im-stall-a-915916.html. Zugegriffen: 05. Nov. 2013.

Spiekerman, U. (2013). Mitschrift Vortrag 11.06.2013 auf der Jahrestagung der AGEV [Arbeitsgemeinschaft Ernährungsverhalten e. V.] an der TU Berlin. Berlin.

Stehr, N., & Grundmann, R. (2011). *Die Macht der Erkenntnis*. Berlin.

taz [die tageszeitung]. (2013). Sotscheck, R.: Die Wahrheit. Fleischmafia und Schwänze. 17.03.2013. http://www.taz.de/!112978/. Zugegriffen: 05. Nov. 2013.

UN [United Nations], Department of Economic and Social Affairs, Population Division. (Hrsg.), (2013). *World population prospects: The 2012 revision, highlights and advance tables*. Working paper No. ESA/P/WP.228. New York.

Jan Grossarth, Diplom-Volkswirt, ist seit 2010 Wirtschaftsredakteur bei der Frankfurter Allgemeinen Zeitung und verantwortlich für die Seite „Menschen und Wirtschaft". Er ist in Osnabrück aufgewachsen und studierte Volkswirtschaftslehre an der Ludwig-Maximilians-Universität in München. Es folgten Praktika und Redakteursvertretungen, unter anderem bei der Nachrichtenagentur dpa und der Süddeutschen Zeitung. Seine Diplomarbeit über Konjunkturprognosen schrieb er am Ifo-Institut. Zu seinen Schwerpunkte gehören: Agrar- und Ernährungswirtschaft und bildungspolitische Themen. Für seine Reportagen erhielt er den Axel-Springer-Preis und den Medienpreis Politik des Deutschen Bundestages.

„Das Bild der Landwirtschaft ist verzerrt" – Im Gespräch mit Dr. Angela Werner, Chefredakteurin der agrarzeitung

Johannes J. Arens

Die agrarzeitung wurde 1946 als „Ernährungswirtschaftlicher Informationsdienst" mit Unterstützung der Alliierten gegründet und richtet sich als wöchentlich erscheinendes Fachmagazin mit zusätzlichem Onlineangebot an Abonnenten aus dem *Agribusiness,* Betriebsleiter professioneller Landwirtschaftsbetriebe sowie Multiplikatoren in Politik, Handel, Industrie und Beratung im deutschsprachigen Raum. Angela Werner arbeitet seit 1997 für die agrarzeitung. 2011 übernahm die promovierte Chemikerin die Chefredaktion des Fachblattes.

► Frau Dr. Werner, das vorliegende Buch beschäftigt sich mit der Frage, was der Mensch noch essen darf. Welche Aspekte von Ernährung stehen in der agrarzeitung im Vordergrund?

Die Geschichte der agrarzeitung spiegelt auch die Entwicklung der vergangenen Jahrzehnte in der Landwirtschaft wider. Während der Gründungsphase der Zeitung in den ersten Nachkriegsjahren ging es vor allem um sehr direkte Versorgungsfragen, also um die Ernährungssicherheit der Bevölkerung. Wie gut sind die Ernten? Gibt es genug Getreide, um ausreichend Mehl und Brot herzustellen?

Nachdem diese Grundversorgung sichergestellt worden war, stand mit der Gründung der Europäischen Wirtschaftsgemeinschaft (EWG) 1957 vielmehr im Vordergrund, wie eine wettbewerbsfähige Agrarwirtschaft etabliert und der be-

J. J. Arens (✉)
Aachen, Deutschland
E-Mail: johannesarens@web.de

© Springer Fachmedien Wiesbaden 2015
G. Hirschfelder et al. (Hrsg.), *Was der Mensch essen darf,*
DOI 10.1007/978-3-658-01465-0_25

ginnende Strukturwandel begleitet werden konnte. Damit wurde die in Brüssel gestaltete Agrarpolitik ein wichtiger Aspekt in der Berichterstattung des Ernährungsdienstes: Was bedeuten die Entscheidungen, die in Brüssel gefällt werden, für die Landwirtschaft und die nachgelagerten Sektoren in Deutschland? Welche Vorschriften und Vorgaben müssen Ackerbauern und Tierhalter erfüllen?

Ein weiterer wichtiger Fokus neben den wirtschaftlichen Entwicklungen von Agrar- und nachgelagerten Unternehmen ist die aktuelle Marktberichterstattung: Was und wie viel wird beispielsweise an Getreide oder Fleisch in Deutschland, der EU und weltweit erzeugt? Wie viel davon wird verbraucht oder kann exportiert werden? Und welchen Preis können Landwirte und Landhändler für die verschiedenen Agrarprodukte erzielen?

Kurzum: Wir beschäftigen uns mit dem *Agribusiness,* also der Landwirtschaft mit dem Fokus auf Ackerbau sowie Tierhaltung und allen mit ihr verknüpften Bereichen. Das ist bis heute unser Kerngeschäft geblieben.

▶   Was heißt das konkret?

Unser Schwerpunkt liegt dabei auf den ersten, vorgelagerten Stufen der Nahrungsmittelproduktion: der Getreide-, Futtermittel-, Mehl- bis hin zur Fleischerzeugung sowie dem Handel mit diesen Agrarprodukten. Mit diesen Produktionsprozessen verbunden sind natürlich auch noch andere Industriezweige wie beispielsweise Zulieferer von Saatgut, Futter-, Dünge- oder Pflanzenschutzmitteln, aber auch Silotechnik oder Landmaschinen. Wir berichten also weniger über die Herstellung von Lebensmitteln oder über die Entwicklungen in der Lebensmittelindustrie sowie im Lebensmittelhandel. Darum haben wir uns auch vor Jahren von dem vielleicht missverständlichen Titel „Ernährungsdienst" getrennt und heißen heute agrarzeitung.

▶   Das sind ja eher Themen, mit denen der Konsument erst einmal wenig
     in Berührung kommt.

Der Konsument kommt damit schon in Berührung, aber nicht so direkt – landwirtschaftliche Produktion ist nun einmal die Basis für jedwede Herstellung von Lebensmitteln. Das war gestern so und gilt auch heute noch.

▶   Das hat wenig mit dem romantischen Bild vom Bauern auf seiner
     Scholle zu tun. Ist der gegenwärtige Landwirt also eher ein vernetzter
     Unternehmer?

Ich würde sagen Ja. Die Landwirtschaft ist ein Produktions- und somit ein Wirtschaftszweig. Das *Agribusiness* macht immerhin 30 % des Brutto-Inlandsproduktes aus. Die Landwirtschaft in Deutschland hat sich von einer kleinteiligen Struktur hin zu größeren landwirtschaftlichen Einheiten entwickelt. Die meisten Landwirte sind selbstständige Unternehmer, die nicht nur Agrarprodukte wie Getreide produzieren, sondern auch selbst lagern und sogar eigenständig vermarkten. Dabei orientieren sie sich auch an den Entwicklungen auf den globalen Märkten. Heute ist es für einen Landwirt wichtig zu wissen, ob jetzt beispielsweise in Australien viel Getreide geerntet wird oder nicht. Das alles hat Auswirkungen auf die Vermarktungsmöglichkeiten und die Preise.

▶   Gibt es weitere weitreichende Brüche und Verschiebungen in der Landwirtschaft der vergangenen Jahrzehnte? Dinge, die sich ganz erheblich verändert haben?

In den Jahrzehnten nach dem Zweiten Weltkrieg wurde die europäische Landwirtschaft durch die Agrarpolitik sehr stark reglementiert, damit eine ausreichende Produktion von Getreide, Fleisch, Butter und Milch gesichert werden konnte. Die Folge waren die berühmten Fleisch- und Butterberge. Mit weiteren Reformen der Brüsseler Agrarpolitik wurde die Reglementierung immer geringer: Man verabschiedete sich von Marktregulierungsinstrumenten wie der Einlagerung und der Intervention. Das hat mehr freien Markt ermöglicht. Damit hat sich auch die Landwirtschaft sukzessive verändert. Sie ist viel marktwirtschaftlicher geworden – mit allen Chancen und Risiken, die damit verknüpft sind. So mussten sich Landwirte und Händler in den vergangenen Jahren auf eine höhere Preisvolatilität einstellen, denn es gibt kein unveränderliches, berechenbares Preisgefüge für Agrarprodukte mehr. Agrarunternehmer müssen sich heute einerseits dem internationalen Wettbewerb stellen, andererseits aber auch den Ansprüchen der Konsumenten nach günstigen Lebensmitteln. Der ökonomische Druck ist somit höher geworden.

Um wettbewerbsfähig zu bleiben, sind in den vergangenen Jahrzehnten im Zuge des Strukturwandels daher größere Unternehmen entstanden. Auch die Wende 1989/90 hat ihren Beitrag dazu geleistet, weil mit Ostdeutschland groß strukturierte Regionen mit landwirtschaftlicher Produktion dazugekommen sind. Der technologische Fortschritt in der Landtechnik hat zudem eine höhere Schlagkraft möglich gemacht und die Effizienz der Produktion gesteigert. Darüber hinaus gibt es für kleinere Agrarbetriebe eine Tendenz zu neuen Standbeinen – Tourismus, Direktvermarktung oder der Produktion erneuerbarer Energien wie durch Biogas- oder Solaranlagen.

▶   „Nachhaltigkeit" ist auf Konsumentenseite zu einem populären, all-
     gegenwärtigen Schlagwort geworden. Handelt es sich dabei über-
     haupt um einen Begriff, der im *Agribusiness* genutzt wird?

Natürlich. Das Wort hat mit seinen sozialen, ökonomischen und umweltspezifi-
schen Aspekten eine vielfältige Bedeutung in der Agrarwirtschaft. Hier reicht es
von Nachhaltigkeitszertifikaten für Raps in der Biokraftstoffproduktion über die
Anlage von Blühstreifen bis hin zur Erhaltung von Kulturlandschaften. Angesichts
dieser Vielfalt müssen zwischen den verschiedenen Aspekten auch immer wieder
Kompromisse gefunden werden. Grundsätzlich versucht ein Landwirt aber immer,
nachhaltig zu arbeiten. Nachhaltig zum Beispiel im Sinne der Erhaltung der Ressource Boden, von der ein Ackerbauer ja lebt. Das bedeutet, dass er sorgsam und
nachhaltig mit dem Boden umgehen muss, um die Ertragsfähigkeit zu erhalten.
Tut er dies nicht, entzöge er sich gleichzeitig auch seine Einkommensgrundlage.

▶   Ökonomischer Druck auf der einen und der Konsumentenwunsch nach
     „Nachhaltigkeit" auf der anderen Seite – würden Sie sagen, dass der
     gegenwärtige Boom von regionalen und Bioprodukten in den Super-
     märkten den Druck auf die Landwirte erhöht?

Ein Landwirt entscheidet sich zunächst einmal für eine bestimmte Produktionsweise, von der er überzeugt ist, also ob er konventionell oder ökologisch wirtschaften
möchte. Damit entscheidet er sich auch, wie er arbeiten möchte. So wird in punkto
Düngung im Ökoanbau auf mineralische Dünger verzichtet und auch der Einsatz
von Pflanzenschutzmitteln ist eng begrenzt. Da ein Landwirt in der Regel von seiner Arbeit, also quasi von seinen Früchten leben muss, ist ebenfalls wichtig, wo
und wie er seine Produkte zu einem angemessenen Preis vermarkten kann. Dabei
kann die regionale Vermarktung etwa direkt ab Hof sowohl für konventionell als
auch für ökologisch wirtschaftende Betriebe durchaus ein interessantes Standbein
sein, vorausgesetzt die Nachfrage ist entsprechend.
    Wenn nun seitens der Konsumenten spezielle oder höhere Anforderungen an
ihre Lebensmittel gestellt werden, zieht dies auch höhere Kosten nach sich, allein
schon für die Zertifizierung eines Unternehmens. Diese höheren Kosten müssen
aber auch irgendwo wieder verdient werden. Letztendlich muss jeder landwirtschaftliche Unternehmer entscheiden, welches Modell, welche Wirtschaftsweise
sich für ihn rechnet. In Deutschland produzieren die meisten Landwirte auf konventionelle Weise, der Ökolandbau hingegen nimmt nach wie vor noch einen geringen Anteil ein.

▶   Sehen Sie da eine steigende Tendenz?

Man hat vor einigen Jahren – unter der rot-grünen Regierung[1] – gehofft, dass der Ökoanbau einen Anteil von 20 % erreichen könnte. Wir sind jetzt noch nicht einmal bei 10 %. Ein Knackpunkt sind die deutlich höheren Arbeitskosten im Ökolandbau. Die Produkte sind dementsprechend teurer. Wer ausschließlich Ökoprodukte kaufen möchte, muss es sich leisten können. Die Klientel, die das kann, ist nicht unbedingt die Mehrheit der Gesellschaft. Wir sind in Deutschland gewöhnt, gute und sehr günstige Lebensmittel kaufen zu können, und geben im Verhältnis zu anderen Nationen deutlich weniger Geld für Nahrungsmittel aus. In Umfragen bejahen die Menschen zwar die ökologische Produktionsweise und würden am liebsten Bio kaufen, sie verhalten sich faktisch aber vielfach anders.

▶   Gibt es zwischen konventionellen und ökologischen Produzenten überhaupt Berührungspunkte oder hat jede Seite ihre eigenen Medien und Netzwerke?

Natürlich gibt es Berührungspunkte, denn beide arbeiten in der freien Natur und oft auch in direkter Nachbarschaft. Mit Blick auf Medien und Netzwerke haben konventionelle und ökologische Produzenten jeweils ihre eigenen Medien und Netzwerke. Da die Wahl der Produktionsweise auch eine Frage der persönlichen Einstellung ist, sucht man sich natürlich Menschen zum Erfahrungsaustausch mit ähnlicher Einstellung und Medien mit einem entsprechenden Informationsangebot aus. Die Leser der agrarzeitung sind traditionell konventionell wirtschaftende Landwirte, aber wir schauen gerne auch einmal über den eigenen Tellerrand hinaus, denn die ökologische Landwirtschaft ist ein Teil der Markt- und Landwirtschaft – wenn auch ein kleiner.

▶   Dass die ökologische Landwirtschaft ihre Grenzen hat, ist mittlerweile deutlich geworden. Könnten wir überhaupt ohne konventionelle Landwirtschaft auskommen?

Nein, das glaube ich nicht. Der Ökoanbau braucht viel mehr Fläche, um die gleiche Menge an Agrarprodukten zu erzeugen. So viel Fläche haben wir nicht zur Verfügung. Damit alleine könnten wir die wachsende Weltbevölkerung nicht ernähren.

▶   Wie würden Sie das gegenwärtige Image der konventionellen Landwirtschaft beschreiben?

---

[1] 1998–2005 unter der Regierung von Bundeskanzler Gerhard Schröder (Anm. der Redaktion).

Das Bild der Landwirtschaft ist verzerrt und damit auch das Image in eine Schiefla-
ge geraten. Einerseits steht der Beruf des Landwirts in der Beliebtheitsskala relativ
weit oben, andererseits werden die Erzeugung von Lebensmitteln und damit auch
die Landwirte als Produzenten von den Verbrauchern sehr kritisch beäugt, zum
Beispiel wenn es um den Einsatz von Pflanzenschutzmitteln geht. Das *Agribusiness* hat sich zu einem hoch technisierten Wirtschaftszweig entwickelt mit großen
Mähdreschern, die mit GPS und viel Elektronik ausgestattet sind, mit vollauto-
matischen Melksystemen und großen Siloanlagen, um nur ein paar Beispiele zu
nennen. Ebenso wie in der Lebensmittelherstellung hat hier in den vergangenen
Jahrzehnten eine umfassende Technisierung stattgefunden, die aber den Verbrauchern nicht vermittelt worden ist – vielleicht war das Interesse damals auch nicht
so groß wie heutzutage.

Gleichzeitig werben die Nahrungsmittelhersteller und der Lebensmittelhandel
mit einem Bild von der Landwirtschaft, das nicht der Realität entspricht, sondern
den vermeintlichen Wunschbildern der Verbraucher nach einer heimeligen Welt.
Die Kuh auf der Alm ist zwar sehr hübsch anzusehen, sie wird aber kaum mehr
von Hand gemolken – weder in der konventionellen noch in der ökologischen Tierhaltung. Die Verbraucher wissen größtenteils nicht mehr, was Landwirtschaft heutzutage eigentlich bedeutet und wie ihre Lebensmittel, geschweige denn die dafür
nötigen Rohstoffe, erzeugt werden.

▶   **Wie kann man diese Wissenslücke überbrücken?**

Offener Austausch und Kommunikation sind hier, wie so oft, die Schlüsselworte.
Man muss die Realität abseits der romantischen Vorstellungen vermitteln. Technisierung ist ja grundsätzlich nichts Schlechtes: In der Lebensmittelherstellung
wurden dadurch zum Beispiel die Hygiene und das Qualitätsmanagement deutlich
verbessert. Und bei der Herstellung von Autos übernehmen ganze Robotermann-
schaften dort Aufgaben, die sonst Fließbandarbeiter erledigt haben. Das ist doch
eine enorme Arbeitserleichterung.

▶   **Wenn die Landwirtschaft eine hoch technisierte Branche in großen Ein-
      heiten ist, wo liegen dann die Grenzen ethischer Verantwortbarkeit –
      beispielsweise auf dem Gebiet der Produktion von Fleisch?**

Auch in Bezug auf die Tierhaltung gibt es beim Verbraucher eine Kluft zwischen
Anspruch und Realität. Einerseits wünschen sich die Konsumenten ein von Hand
gestreicheltes Rind, andererseits möchten sie viel und vor allem günstiges Fleisch
kaufen und essen können. Dies hat automatisch aus ökonomischen Gründen grö-

ßere Produktionseinheiten zur Folge. Das gilt übrigens nicht nur für konventionelle Produzenten, sondern auch für Bio-Landwirte. Muss sich nicht auch der Verbraucher die Frage stellen, ob sein Fleischkonsum sinnvoll ist beziehungsweise ob Lebensmittel nicht zu billig sind?

▶ Dennoch hat man als Verbraucher den Eindruck, dass die Missstände vor allem im konventionellen Bereich liegen.

Diesen Eindruck kann man angesichts der Medienberichterstattung gewinnen, weil der Fokus, insbesondere von Nichtregierungsorganisationen, auf der konventionellen Landwirtschaft ruht. Aber denken Sie an den Ehec-Skandal. Ausgangspunkt für die Verbreitung des Erregers war ein Bio-Betrieb. Davor ist weder ein konventioneller noch ein ökologisch wirtschaftender Landwirt gefeit. Das heißt aber nicht, dass Missstände nicht aufgedeckt und natürlich behoben werden sollten.

▶ Würden Sie sagen, dass die beinahe regelmäßig auftretenden Lebensmittelskandale im *Agribusiness* etwas verändern? Steigt nur der Druck auf die Produzenten oder möglicherweise auch ein Problembewusstsein innerhalb der konventionellen Landwirtschaft?

Ja, es hat sich schon viel verändert, und zwar innerhalb der gesamten Wertschöpfungskette. In vielen Unternehmen des *Agribusiness* sind zum Beispiel Qualitätsmanagement und Rückverfolgbarkeit inzwischen Selbstverständlichkeiten. Und auch in der Tierhaltung setzt man sich nun sehr intensiv damit auseinander, wie die Haltungsbedingungen für die Nutztiere noch stressfreier gestaltet werden können. So wurde zum Beispiel das Tierwohl-Label entwickelt. Denn das Wohlbefinden der Nutztiere liegt auch im Interesse der Tierhalter. Es passiert also etwas. Es bleibt aber abzuwarten, wie die Konsumenten dieses Tierwohl-Label annehmen und ob sie bereit sind, dafür auch einen höheren Preis zu bezahlen.

▶ Wie reagieren die Konsumenten denn auf die Tatsache, dass sie einen Preis bezahlen müssen, wenn sie diese ethischen Fragen berücksichtigt haben wollen?

Das ist schwer vorherzusagen. Bislang hat überwiegend der Preis den Ausschlag für eine Kaufentscheidung gegeben. Aber man kann den Verbraucher auch nicht aus seiner Selbstverantwortung entlassen. Er muss sich selbst überlegen, was für einen Lebensstil er pflegen möchte und wie viel ihm ein gutes Gewissen wert ist. In diesem Zusammenhang finde ich den Begriff „Flexitarier" sehr aufschlussreich.

Dabei geht es gar nicht darum, dass es nur das eine oder das andere gibt, dass man entweder Fleischkonsument oder Vegetarier oder gar Veganer ist. Es geht vielmehr darum, über die eigene Einstellung nachzudenken und entsprechend zu handeln. Und dafür ist meiner Meinung nach jeder Mensch selbst verantwortlich.

► Am ehesten begegnen die Konsumenten den landwirtschaftlichen Produktionsprozessen vermutlich noch in Form von Skandalen.

Leider ja, und diese Form der Begegnung ist negativ besetzt, wobei das Interesse an Skandalen stets sehr kurzlebig ist. Beim letzten Dioxinskandal zum Beispiel stand die gesamte Agrarbranche am Pranger, obwohl es sich eindeutig um einen kriminellen Akt Einzelner handelte. Daraufhin gab es einen kurzfristigen Hype in den Medien, aber die langwierigen Untersuchungen nach den Ursachen und der Quelle des Dioxineintrags sind für die Publikumsmedien dann häufig kein Thema mehr.

Aber interessierte Verbraucher haben heute vielfältige Möglichkeiten, sich über landwirtschaftliche Produktion zu informieren. So veranstalten viele Landwirte bundesweit „Tage des offenen Hofes", sind offen für Gespräche und geben Besuchern Einblick in ihre Ställe.

► Lassen Sie uns zum Schluss noch einen Blick in Richtung der Zukunft der Landwirtschaft wagen. Was sind für Sie Themen, die in den nächsten Jahren eine wichtige Rolle spielen werden?

Neben Themen wie Nachhaltigkeit, Tierwohl und Image der Landwirtschaft wird die Rolle der Landwirte als Landschaftspfleger und Umweltschützer in Europa sicherlich zunehmend gewichtiger. Auch die Umsetzung der Energiewende wird die Agrarbranche mit den Stichworten Erzeugung von Biomasse, Biogas, Windkraft und Solaranlagen weiter beschäftigen. Sehr wichtig ist die Sicherung der Welternährung angesichts einer wachsenden Bevölkerung und knapper Ressourcen wie Boden und Wasser. Was trägt die Landwirtschaft in Europa und in Deutschland dazu als Teil des globalen Produzentennetzwerkes bei? Wie können Boden und Wasser nachhaltig, umweltschonend und gleichzeitig effizient genutzt sowie Know-how in andere Regionen der Welt transferiert werden? Bei der Lösung dieser Fragen spielt eine moderne Landwirtschaft eine ganz wichtige Rolle und sie wird künftig noch wichtiger werden.

Johannes J. Arens M.A. ist als Journalist und Autor tätig. Er hat Design in Maastricht sowie Kulturanthropologie/Volkskunde, Niederländisch und Kunstgeschichte an der Universität Bonn studiert. Seit 2013 arbeitet er an einem Promotionsprojekt zur alltäglichen Küchenarbeit als Erinnerungspraxis. Schwerpunkt seiner freiberuflichen Arbeit sind Reportagen über die handwerkliche Produktion von Lebensmitteln in Europa.

Teil VI
Zusammenschau

„Was der Mensch essen darf" – Abschließende Zusammenschau

26

Jana Rückert-John und Barbara Wittmann

Die Beiträge des Bandes versammeln eine breite Palette an Perspektiven auf das Themenfeld Ernährungsethik. Schon die unterschiedlichen Hintergründe der Autoren aus Geistes- und Naturwissenschaften, Medien und Nichtregierungsorganisationen führen zu divergenten Sichtweisen auf die Frage, was der Mensch essen darf. Mithilfe der Einteilung nach Sektionen wurde versucht, diese Vielzahl an Perspektiven thematisch zu bündeln. Hierzu wurden den Lesern zunächst theoretische und grundlegende interdisziplinäre Beiträge vorgestellt, bevor konkretere Beispiele zu Huhn und Fleischkonsum folgten und zum Schluss Exkurse in die Praxislandschaft unternommen wurden. In der Zusammenschau sollen erneut wesentliche argumentative Stränge aufgegriffen werden, um abschließend nochmals auf die zentralen Fragen des Sammelbandes zu fokussieren: Was darf der Mensch essen? Wie werden ernährungsethische Vorstellungen begründet? Und welche konkreten Lösungsansätze werden hierzu diskutiert?

Die erste Sektion befasst sich mit **theoretischen Annährungen** an Moral und Ethik der Ernährung. Damit werden zunächst grundlegende Fragen thematisiert, die sich auch für andere Bereichsethiken stellen.

J. Rückert-John (✉)
Fachbereich Oecotrophologie, Hochschule Fulda, Fulda, Deutschland
E-Mail: jana.rueckert-john@he.hs-fulda.de

B. Wittmann
Institut für Information und Medien, Sprache und Kultur; Lehrstuhl für Vergleichende Kulturwissenschaft, Universität Regensburg, Regensburg, Deutschland
E-Mail: B.Wittmann1@gmx.de

© Springer Fachmedien Wiesbaden 2015
G. Hirschfelder et al. (Hrsg.), *Was der Mensch essen darf,*
DOI 10.1007/978-3-658-01465-0_26

Lars Winterberg beschäftigt sich zunächst aus einer kulturtheoretischen Perspektive mit dem Zusammenhang zwischen Wissen und Ernährung. Dabei macht er deutlich, dass die Fülle an Informationen, die uns heute zur Verfügung steht und nicht zuletzt durch die neuen Medien jederzeit zugänglich ist, nicht notwendigerweise zu einem Wissenszuwachs führt. Im Gegenteil: Die Masse erschwert häufig sogar die sinnvolle Auswahl für das Individuum und erfordert Kompetenzen im Umgang mit Informationen. Dies ist umso bedeutender, als für Winterberg Wissen die Voraussetzung für kulturelle Orientierungen bildet. Für ihn ist daher zentral, dass bei der Beantwortung der Frage, was der Mensch essen darf, weitere grundlegende Fragen immer mitgeführt werden müssen, nämlich: Wer stellt aus welchem Grund Informationen über Essen und Trinken zur Verfügung? Welche Werte, Normen und Interessen werden dadurch vertreten? Der Autor legt damit dar, wie individuelles und kollektives Ernährungswissen im sozialen Kontext entsteht, und schickt so dem Sammelband wichtige Reflexionshinweise voraus.

Daniel Kofahl thematisiert weniger die leitende Frage, was der Mensch essen darf, sondern klärt vielmehr aus soziologischer Sicht die spezifische soziale Funktion moralischer Kommunikation. Diese ist darin auszumachen, dass sie Komplexität reduziert und damit Orientierung für das Handeln gibt. Moralische Kommunikation kann Personen zugerechnet werden und ermöglicht eine Unterscheidung beispielsweise von „guten" und „bösen" Landwirten. So können durch Moral Unsicherheiten in der Meinungsbildung überwunden und Schuld zugewiesen werden. Da es sich jedoch bei Moralisierungen um radikale Komplexitätsreduktionen handelt, werden dabei auch wichtige Zusammenhänge ausgeblendet, die die Moral immer angreifbar machen. Deshalb entstehen infolge von Moralisierungen wieder Komplexitätssteigerungen. Trotz dieser Probleme ist es nicht möglich, einfach auf moralische Kommunikation zu verzichten. Es kommt jedoch für Kofahl darauf an, sie zum Beobachtungsgegenstand der Ethik zu machen. Ethik versteht er in Anlehnung an Niklas Luhmann als Reflexionstheorie der Moral, die auf eine Begründung der Moral weitestgehend verzichten sollte. Sie sollte vielmehr die Frage thematisieren, wann es sinnvoll ist, moralische Unterscheidungen zu verwenden und wann nicht. Die Aufgabe der Ethik bestehe auch darin, die aus moralischer Kommunikation resultierenden Pathologien zu markieren. Mit Blick auf Ernährungskommunikation bedeutet das für Kofahl, sich von einem radikalen „Reformoptimismus" zu verabschieden und sich darauf zu konzentrieren, „Skandale zu entdecken" und als solitäre Problemfälle zu thematisieren.

Harald Lemke wendet sich dann in pointierter Weise aus einer philosophischen Sicht der zentralen Fragestellung zu, was der Mensch essen darf. Im Mittelpunkt steht hierbei für ihn die „Fleischfrage". Für Lemke ist klar, dass es heute nicht (mehr) ausreicht, einen Fleischverzicht vegetarisch zu begründen und eine der Menschheit würdige Ernährungsweise allein auf das Argument des Tierschutzes zu reduzieren. Denn ihm zufolge handelt es sich beim Vegetarismus um eine unwirksame Verzichtsmoral für die alltägliche Lebenspraxis der meisten Menschen. Da aber die globale Ernährung und damit auch die Zukunft der Menschheit in einem erheblichen Maße von der „Lust auf Fleisch" abhängen, brauche es weitreichendere Begründungen, die ökologische, ökonomische, politische, gesundheitliche und kulturelle Zusammenhänge berücksichtigen. Argumente und Begründungen bietet für Lemke die Gastroethik, die eben nicht den Fleischverzicht propagiert, sondern Bio-Fleisch und den ausschließlichen Konsum von Fleisch „glücklicher Tiere" empfiehlt, aber gleichzeitig die Zwangsläufigkeit eines stark eingeschränkten Fleischkonsums betont.

Auch **Manuel Trummer** widmet sich in seinem Beitrag über die „kulturellen Schranken des Gewissens" den Barrieren vieler Menschen im Alltag, weniger Fleisch zu essen. Wesentliche Gründe hierfür macht er an einem Konglomerat aus Tradition, Lebensstil und Ernährungswissen fest: Fleisch galt vor allem seit der Frühneuzeit über Jahrhunderte hinweg aufgrund immer wiederkehrender Knappheit als prestigereiches Nahrungsmittel und Statussymbol. Diese hohe Wertigkeit von Fleisch sowohl als Energie- und Proteinlieferant wie auch als Wohlstandsindikator hat sich bis heute kulturell verfestigt. Aber auch Lebensstil, Rollenbilder, Männlichkeitsideale und medial vermittelte Werbebotschaften bedingen den weiterhin hohen Fleischkonsum. Die meisten Menschen sind sich dieses kulturellen Bedeutungsgewebes, in dem sie als gesellschaftliche Akteure agieren und von dem sie beeinflusst werden, kaum bewusst. Daher ist es für den Autor wichtig, die kulturhistorisch bedingten Essgewohnheiten einerseits ernst zu nehmen und zu respektieren, allerdings auch andererseits einen „sanften kulturellen Wandel", beispielsweise durch frühzeitige Ernährungsbildung, die Entlarvung von Ernährungsmythen und einen damit nicht mehr selbstverständlich hohen Fleischkonsum, anzustoßen.

In der ersten Sektion wurde in grundlegende Begriffsverständnisse und kulturelle Bedingungsfaktoren eingeführt sowie der Unterschied zwischen Moral und Ethik markiert. Deutlich wurden hierbei vor allem die Funktionsweisen und Probleme moralischer Kommunikation und Wissensvermittlung. Damit wurden zunächst Fragen vorangestellt, die auch andere Bereichsethiken berühren und nicht nur die Ernährungsethik. Der Fleischkonsum lässt sich hingegen als ein genuines und zentrales Thema ernährungsethischer Debatten ausmachen und ist vor allem durch die historische Bedingtheit der Ernährungsgewohnheiten kulturell tief verankert. Mit Blick auf die „Fleischfrage" lässt sich schlussfolgern, dass sich ihre moraltheoretische Begründung nicht nur auf Argumente des Tierschutzes beziehen kann, sondern dass umfassendere Begründungen im Kontext einer globalen Ernährung bemüht werden müssen. Zudem muss die Begründung eines Fleischverzichts oder die Einschränkung des Fleischkonsums, sollen sie die Akzeptanz der

Menschen finden, anschlussfähig an ihre Alltagswelt sein. Das heißt auch, dass die „Lust auf Fleisch" ernst zu nehmen ist.

Die Vielfalt **ernährungsethischer Fragestellungen aus unterschiedlichen disziplinären Perspektiven** wird in den Beiträgen der zweiten Sektion deutlich. Auch hierbei werden die Fragestellungen, was der Mensch essen darf, wie diese Vorstellungen begründet werden und welche Lösungsansätze es für eine ethische Ernährung gibt, diskutiert.

Barbara Methfessel schaut auf den Verbraucher, wenn sie in ihrem Beitrag auf das Alltagshandeln im Privathaushalt fokussiert. Sie geht zunächst auf die Schwierigkeiten ein, die mit einer Bestimmung und erst recht einer Bewertung ethisch korrekten Ernährungshandelns verbunden sind. Anhand der Funktionen von Haushalten untersucht Methfessel im Weiteren die Probleme und Widersprüche ethischen Handelns im Alltag und zeigt damit – ähnlich wie Manuel Trummer – die „Mühen der Ebene" auf. Einen Lösungsansatz macht sie in der Ernährungsbildung aus, denn eine ethische Ernährung als Bestandteil nachhaltigen Haushaltens benötigt Kompetenzen. Hierbei sollte es auch um die Vermittlung von „Moralitätskompetenz" gehen, das heißt der Fähigkeit, über ethische Ziele zu reflektieren und zu erkennen, dass sich diese historisch und situationsbedingt ändern können, ohne dass daraus Beliebigkeit folgt. Methfessel schließt mit dem Plädoyer, dass Vorstellungen einer ethischen Ernährung stets mit Genuss vereinbar sein müssen und Moral nicht die Lebensqualität bedrohen dürfe. Hiermit lassen sich Verbindungslinien zur Gastroethik im Beitrag von Harald Lemke erkennen.

Raimund Bleischwitz zeigt in seinem politisch-ökonomischen Beitrag weitere Begründungszusammenhänge einer Ernährungsethik auf, indem er den Ressourcenschutz in den Mittelpunkt stellt. Land, Wasser, Energie, Mineralien und Nahrungsmittel stehen miteinander in einem Wirkungszusammenhang und müssen im Sinne einer zukünftig globalen Ernährungsgerechtigkeit fairer und schonender genutzt werden. Bereits heute zeichnen sich Konflikte um begrenzte Rohstoffe ab, wie Landnutzungskonflikte in Afrika oder Wassernutzungskonflikte in Asien zeigen, die laut Bleischwitz in Zukunft noch stärker zunehmen werden. Der Autor fordert dazu eine stärkere Verantwortung der westlichen Industrienationen und schlägt zugleich konkrete Lösungsansätze vor. Mithilfe von Ressourcenrechtsabkommen und verbindlichen Verhaltenskodizes könnten Verbrauch und Umgang mit Ressourcen in Zukunft international verbindlich geregelt werden. Bleischwitz zeigt mit seinem Beitrag, dass umweltethische Argumente des Ressourcenschutzes einen zentralen Stellenwert für die Begründung einer Ernährungsethik einnehmen (müssen).

Christoph Klotter fokussiert am Beispiel von Übergewicht die Fragestellung, mit welchen ethischen Begründungen (wie beispielsweise steigenden Gesundheitskosten) Ernährungsexperten sich dazu autorisiert sehen, in einen der letzten unregulierten Bereiche des Alltags einzugreifen. Diese Form der Bevormundung ist aus seiner Sicht unvereinbar mit dem Idealbild einer Gesellschaft, die sich aus eigenverantwortlichen, mündigen Bürgern zusammensetzt. Klotter geht bei der Beantwortung der Frage von der These aus, dass Ernährungsexperten nicht in erster Linie das Wohl ihrer Klienten vor Augen haben, sondern dieses in einem Spannungsverhältnis ökonomischer, politischer und sozialer Erwartungen zum Teil vernachlässigt wird. Diese – für Klotter kritische – Entwicklung unterliegt dem Druck der Gesellschaft, die ihre Normen und Werte zunehmend auf die Bereiche Gesundheit, Körper und Essen überträgt, für dessen Design das Individuum selbst verantwortlich sein soll. Körper und Essen als intime und private Angelegenheiten werden im Interesse gesellschaftlicher Belange kontrolliert und mithin enteignet. Massive Eingriffe des Staates sowie eine Überpräsenz des Themas in Medien und Öffentlichkeit fördern jedoch vielmehr eine entsprechende Reaktanz, denn wissenschaftlich ist nur schwer zu belegen, welche Ernährung die richtige ist. Hier wird erneut das Begründungsdilemma ernährungsethischer Argumentationen deutlich. Gleichzeitig ist mit diesem Beitrag eine weitere Bereichsethik angesprochen, nämlich die Berufsethik.

Im Gegensatz dazu steht als Erweiterung des Spektrums im Beitrag von **Franz-Theo Gottwald** die Tierethik im Mittelpunkt. Dem Autor geht es dabei vor allem darum, die Konfliktlinien zwischen Anspruch und Wirklichkeit der Nutztierhaltung deutlich zu machen. Dabei zeichnet er die historische Entwicklung des Tierschutzes seit ihren Ursprüngen in philosophischen Fragen der Antike bis hin zu Albert Schweitzers Anspruch an eine Moral ohne Artengrenze nach und beleuchtet insbesondere die vergangene und gegenwärtige Tierschutzgesetzgebung. Letztere berücksichtigt nach Ansicht von Gottwald bei der Zucht, Haltung und beim Transport von sogenannten Nutztieren immer noch viel zu wenig deren Bedürfnisse und Wohlbefinden und wird damit den hohen moralischen Ansprüchen unserer Gesellschaft nicht gerecht. Eine ethische Ernährung kann daher für den Autor nur Hand in Hand mit der Verbesserung von Tierschutzstandards gehen, wobei neben Produzenten und Verbrauchern auch der Gesetzgeber in der Verantwortung steht. Mit der Kritik an der Legislative verweist der Beitrag auf eine Lösung, die nicht nur in einem veränderten individuellen Handeln, sondern einem insgesamt veränderten System liegen kann.

Thomas Vilgis wendet sich im Anschluss mit seinem Beitrag ganz konkret der Frage zu, was der Mensch essen darf, und fokussiert dazu auf die molekulare Zusammensetzung der Nahrungsmittel. Dabei unterzieht er mediale Nahrungsskandale und Informationen über vermeintlich minderwertige oder gesundheitsgefährdende Bestandteile des Essens, wie fettes Fleisch oder Innereien, einer gründlichen

Prüfung. Mit der Ansicht, dass diese populären Ängste häufig auf Unwissen über die Zusammensetzung der Nahrungsmittel und ihre vielfältigen Zubereitungsmöglichkeiten gründen, schließt Vilgis an Methfessels These über fehlendes Ernährungswissen an. Dem begegnet der Autor, indem er am Beispiel Huhn die vielseitige Verwendbarkeit des ganzen Tieres für Speisen über das stark nachgefragte Brustfleisch hinaus aufzeigt. Seine Antwort auf die Frage, was der Mensch alles essen darf, mündet daher nicht in erster Linie in einer Einschränkung, sondern einer Erweiterung durch gründlichere Verwertung und einen somit weniger verschwenderischen Umgang mit Nahrungsmitteln. Vilgis führt damit einen weiteren relevanten Aspekt von Ernährungsethik ein, nämlich das Thema Lebensmittelverschwendung.

Im Rahmen dieser Sektion wurde deutlich, dass bei der Begründung einer ethischen Ernährung Argumente des Tierschutzes und des Ressourcenschutzes einen zentralen Stellenwert einnehmen müssen. Mit dem Blick auf Ressourcen werden gleichzeitig Aspekte der globalen Ernährungsgerechtigkeit aufgerufen, die ebenso Berücksichtigung finden müssen. Lösungsansätze richten sich an die Politik mit den Veränderungen gesetzlicher Standards, aber auch an den verantwortungsvollen und kompetenten Konsumenten, der eine entsprechende Qualität nachfragt.

Mit Blick auf den Konsumenten wurde deutlich, dass eine Besonderheit der Ernährungsethik – im Unterschied zu anderen Bereichsethiken – darin besteht, dass sie auf den individuellen Körper gerichtet ist und damit in besonderer Weise intime und private Angelegenheiten berührt, die Lösungsansätze erschweren können. Der besondere Gewinn der Beiträge, die auf den Konsumenten blicken, kann vor allem darin gesehen werden, dass der so häufig entrückte Alltag der Verbraucher (wieder) stärker in den Mittelpunkt gestellt wird, denn eine Akzeptanz ernährungsethischer Ansätze beweist sich letztlich im Alltag.

Als Paradigma des Sammelbandes steht das **Huhn im Fokus** der dritten Sektion. Am Huhn wird in besonderer Weise deutlich, wie komplex und zugleich ambivalent sich die Beantwortung der Frage, was der Mensch essen darf, gestaltet.

Maria Müller-Lindenlauf geht in ihrem Beitrag vom ethischen Gebot aus, zur Minimierung unseres individuellen Beitrags zur Klimaerwärmung beizutragen. Damit stellt sie – ähnlich wie Raimund Bleischwitz – ihre ernährungsethischen Überlegungen in den Kontext globaler Umweltveränderungen. Doch welche wirtschaftlichen, politischen und privaten Entscheidungen können dazu beitragen, Schäden für Mensch und Umwelt zu vermeiden? Hierzu ist es aus ihrer Sicht notwendig, die ökologischen Folgen bestimmter Handlungen für Mensch und Umwelt zu erkennen und zuzurechnen. Müller-Lindenlauf geht der Frage nach, inwieweit Ökobilanzen im Bereich der Lebensmittelwirtschaft als ethische Entscheidungshilfe für Verbraucher, Unternehmer und Politiker geeignet sind. Sie zeigt am Beispiel Hühnerfleisch, dass Ergebnisse von Ökobilanzen sehr komplex sind und im Bereich der Landwirtschaft die Umweltwirkungen der Produktion derzeit nur unvollständig und zum Teil ungenau abbilden. Mit Blick auf die Frage, was der Mensch essen darf oder konkret: welches Huhn er essen darf, bedürfen die Ergebnisse daher ihrer Meinung nach einer abwägenden und fundierten Interpretation. Produktlabel, die quantitative Umweltwirkungen ausweisen, können dies aus ihrer Sicht kaum leisten. Werden die Ergebnisse für Verbraucher entsprechend aufbereitet und vermittelt, können sie dazu beitragen, zukunftsfähige und umweltethisch verantwortbare Produktionsprozesse zu entwickeln und ebensolche Ernährungsweisen zu unterstützen. Müller-Lindenlauf stellt ihre Überlegungen und Ergebnisse damit nachdrücklich in den argumentativen Zusammenhang der Nachhaltigkeit.

Ulrike Thoms stellt in ihrem Beitrag aus historischer Perspektive grundsätzliche Überlegungen zur Ethik in der Tiermedizin und Geflügelproduktion an und führt damit eine weitere Akteursgruppe in den ernährungsethischen Diskurs ein. Zentral hierfür ist aus ihrer Sicht der Zwiespalt des modernen Tierarztes, zugleich Dienstleister für die Agrarindustrie, Fürsprecher für den Tierschutz und Garant der Lebensmittelsicherheit sein zu müssen. Sie macht in einem geschichtlichen Rückblick deutlich, dass diese gegenwärtige Situation Pfadabhängigkeiten aufweist, die Tierärzte immer wieder in Zielkonflikte geraten lassen. Bis zur zweiten Hälfte des 20. Jahrhunderts spielte das Huhn als Fleischlieferant eher eine Nebenrolle. Die dann einsetzende industrielle Geflügelhaltung und der Preisverfall von Hühnerfleisch wurden nur durch eine intensive veterinärmedizinische Betreuung möglich. Heute stehen Tierärzte ebenso wie Geflügelzüchter und Beschäftigte in Schlachthöfen unter zunehmendem Rechtfertigungsdruck. Auch hier wird nochmals deutlich, wie moralische Kommunikation funktioniert und mit welchen Problemen sie verbunden ist. Aus Thoms' Sicht komme es vor diesem Hintergrund darauf an, einen gesellschaftlichen Diskurs über die Bedingungen moderner Tierproduktion und die Rolle des Tierarztes in Gang zu setzen. Wichtig hierbei sei es, dass mit ihnen und nicht über sie geredet wird.

Im Kontrast zu der von Thoms thematisierten industriellen Geflügelproduktion stellt **Peter Hörz** in seinem Beitrag Ergebnisse seiner empirischen Feldforschung über Hühnerhaltung in der Stadt vor. Er interviewte Menschen zu ihren Beweggründen, sich autark mit Fleisch und Eiern zu versorgen, und zeigt ihre Motive auf. Trotz unterschiedlicher Ansprüche an die und Ansichten zur Hühnerhaltung ist ihnen das Anliegen gemeinsam, einer vorwiegend durch Massenproduktion geprägten Ernährungsweise Selbstorganisation und städtische Raumaneignung entgegenzusetzen. Damit wird ein Lösungsansatz präsentiert, der sich in einen weiteren Kontext alternativer Projekte und Initiativen nachhaltigen Konsums im städtischen Raum einordnen lässt, wie beispielsweise *urban gardening,* städtisches Imkern oder *Transition Town*-Initiativen. In Bezug auf die Frage, was der Mensch essen darf, werden damit eigene Erfahrungs- und Gestaltungsräume entdeckt, bei denen auch Moralkompetenzen – im Sinne Methfessels –, Selbstwirksamkeit und Gemeinschaftlichkeit gestärkt werden.

Im Gegensatz dazu widmet sich **Eva Kristin Stein** am Beispiel des Verpackungsdesigns von Hühnerfleischprodukten den Mechanismen der Nahrungsmittelindustrie und deren enormer Müllerzeugung. Dabei wird offenkundig, dass moderne Verpackungen den Zusammenhang von „Tier – Töten – Essen" immer mehr zu verschleiern versuchen und Fleisch auch in seiner Form möglichst wenig an das Lebewesen Huhn erinnern soll. Damit werden auch die dahinter liegenden ernährungs- und tierethischen Fragestellungen verdeckt und letztlich verdrängt. Wie schon Thoms deutlich machte, findet hierüber kein gesellschaftlicher Diskurs statt, der aber dringend geboten wäre. Wenn das zum Kauf angebotene Hühnerfleischprodukt jedoch nichts mehr mit einem Huhn gemein hat, könnte aus Sicht der Autorin das „Fleisch" der Zukunft aus pflanzlichen Rohstoffen beim Verbraucher stärkere Akzeptanz finden. Zu einer solchen Entwicklung, die die derzeitigen Probleme rund um den hohen Fleischkonsum mindern könnte, ließe sich nach Meinung von Stein auch durch ansprechendes Produkt- und Verpackungsdesign maßgeblich beitragen.

Die Sektion zum „Huhn" bestätigte vorangegangene Überlegungen, dass ernährungsethische Begründungen in einen globalen Zusammenhang gestellt werden sowie umweltethische als auch nachhaltigkeitsorientierte Perspektiven mitberücksichtigen müssen. Hiermit wird – im Anschluss an Kofahl – nochmals deutlich, dass die Probleme moralischer Kommunikation und auch die mangelnde Alltagstauglichkeit zu einer weiteren Ausdifferenzierung moraltheoretischer Argumentationen führen. Verbunden hiermit ist auch die erkannte Notwendigkeit der Beteiligung weiterer Akteursgruppen (wie Tierärzte) an einem gesellschaftlichen Diskurs um Ernährungsethik. Verstärkte Aufmerksamkeit sollte vor diesem Hintergrund lokalen Initiativen und Projekten geschenkt werden, die gewissermaßen „von unten" kommend alternative Lösungen praktizieren und Experimentierräume für eine stärker ethisch ausgerichtete Ernährung schaffen.

Da der **gesellschaftliche Umgang mit dem Fleischkonsum** ein, wenn nicht gar das zentrale Thema ernährungsethischer Debatten ist, wendet sich die vierte Sektion den hiermit verbundenen Fragestellungen zu.

Lotte Rose greift in ihrem Beitrag öffentliche Debatten um die Beteiligung von Kindern beim Schlachten von Haustieren auf. Ihre Beobachtungen machen deutlich, dass der Tötungsakt offensichtlich in unserem Kulturkreis erhebliche Kontroversen hervorruft, und sie fragt danach, woraus sich dieses Unbehagen speist und worauf es verweist. Hierzu rekonstruiert sie die mediale Diskussion zweier Fälle der Schlachtung von Kaninchen vor den Augen von Kindern. Ihre Ergebnisse zeigen, dass es beim Schlachten nicht allein um die vordergründige Frage geht, ob entsprechende Erlebnisse zugelassen werden sollten oder nicht, sondern dass zahlreiche weiterführende gesellschaftliche Normen und Werte dabei mitverhandelt werden. Dazu gehören die ideologischen Konstrukte „Kind" und einer „guten Kindheit", aber auch Vorstellungen vom nachhaltigen Lernen und vom Generationenverhältnis sowie von der vertikalen Differenzierung von Tiergruppen, von Praktiken und der Moral des Schlachtens. Dass diese Fragen an Kindern verhandelt werden, ist für Rose Ausdruck dafür, dass dahinter liegende Konflikte, wie die notwendige Gewalt für den Fleischkonsum, in der modernen, fleischkonsumierenden Gesellschaft weiterhin ausgeblendet werden. Rose deutet die Skandale um die Beteiligung von Kindern beim Schlachten deshalb als Entlastungs- und Ablenkungsstrategien.

Nicole Wilk zeigt in ihrem Beitrag, wie neben kulturellen Essnormen und einer individuellen Ernährungssozialisation die mediale Kommunikation – wie Werbung und Massenmedien – im Umgang mit Nahrung und in der Ausprägung von Essmustern einen hohen Stellenwert einnimmt und soziale Wirklichkeit hervorbringt. Die Autorin geht der Frage nach, wie Werbung und Massenmedien bei ethischen Reflexionen über das Huhn als Lebensmittel eingesetzt werden. Hierzu untersucht sie ausgewählte Pressetexte aus Print- und Onlinemedien diskurslinguistisch auf konsumethische Positionen. Sie interpretiert – ähnlich wie Klotter – die im Mediendiskurs konstruierte Lebensmittelethik als Ausdruck gouvernementaler Subjekt- und Körperbilder. Der Anstieg des Geflügelfleisch-Konsums ist nach Wilk nicht zuletzt vor dem Hintergrund medialer Konstruktionen von Gesundheit, Körperbildern und Lebensmittelethik zu interpretieren. Mit der Analyse kann sie zeigen, dass der mediale Diskurs zum Geflügelfleisch argumentative Strategien zur Rechtfertigung des Fleischkonsums als Bestandteil individueller Ernährungspraxis bereitstellt. Wilk nimmt mit ihrem Beitrag eine zentrale Instanz der Ernährungssozialisation in den Blick: die Massenmedien, die ebenfalls, wie die von Methfessel vorgestellten Privathaushalte und Familien, einen wichtigen Stellenwert bei der Ausbildung und dem Wandel ernährungsethischer Vorstellungen einnehmen. Hier lässt sich an Winterbergs Fragen anschließen, die die zugrunde liegenden Interessen, Normen und Werte der medialen Kommunikation offenlegen.

Den Formen der medialen Kommunikation nimmt sich im Anschluss auch **Markus Schreckhaas** anhand der virtuellen sozialen Netzwerke im Internet an. Er untersuchte die ethische Diskussion innerhalb einer Facebook-Protestgruppe, die sich gegen den Geflügelproduzenten Wiesenhof als Sponsor des Fußballclubs

SV Werder Bremen gegründet hat. Dabei zeigte sich, dass eine lösungsorientierte Kommunikation in Bezug auf einen stärker zielgerichteten Protest aufgrund der Vielzahl an Akteuren und ihrer unterschiedlichen Interessen kaum stattfindet. Stattdessen werden mediale Skandalisierungen in den sozialen Netzwerken weiter aufgegriffen und potenziert. Auch an dieser Stelle werden Verbindungen zu den theoretischen Beiträgen von Winterberg und Kofahl deutlich: Die Kommunikation ist hier stark moralisierend, teilweise sogar aggressiv aufgeladen und dient nicht der Bereitstellung von Wissen, sondern in erster Linie als Plattform für eigene Interessen und Anschauungen. Dennoch sieht Schreckhaas in den sozialen Netzwerken aufgrund ihrer enormen Reichweite grundsätzlich großes Potenzial für die Wissensvermittlung in Bezug auf ernährungsethische Themen und die Verankerung eines breiteren Bewusstseins für diese Problematik. Hierfür wäre allerdings eine stärker moderierte Form notwendig.

Sebastian Gfäller zeichnet in seinem Beitrag die Entstehung und Legitimierung der Bio-Branche in Deutschland als Folge der Skandale um die Reaktorkatastrophe von Tschernobyl und die BSE-Krise nach. Dabei macht er deutlich, auf welche Weise eine zunächst randständige Bewegung zunehmend mehr gesellschaftliche Akzeptanz und Einfluss gefunden hat und die Frage nach einer ethisch korrekten Ernährung einer Neuverhandlung unterlag. Gfäller erläutert, welches Potenzial Ernährungsskandale für eine Umorientierung von Ernährungspraktiken besitzen, wenngleich ihre Inszenierung keine Lösung sein kann. Augenfällig wird damit auch, an welche Bedingungen eine Entwicklung von Alternativen, wie die von Bio-Produkten, von der Nische in den gesellschaftlichen Mainstream geknüpft ist. Angesichts der derzeit drängenden Frage, was der Mensch essen darf, sieht Gfäller Bedarf und Raum für neue Bewegungen, die ähnlich wie die ersten „Bio-Pioniere" ungeahnte und zunächst vielleicht auch für unrealistisch gehaltene Konzepte salonfähig machen können. Hier spannt sich wiederum der Bogen zu Konzepten fleischloser Ernährung bei Eva Kristin Stein oder städtischer Raumaneignung zur Selbstversorgung bei Peter Hörz.

In Erweiterung der im Band vorherrschenden mitteleuropäischen Perspektive auf Ernährung und Fleischkonsum nimmt **Sebastian Gietl** zum Schluss dieser Sektion die Stadt Istanbul in den Blick. Hierbei steht die enge Verknüpfung und historische Bedingtheit der beiden Felder Ethik und Ethnik im Mittelpunkt. Während Istanbuls Stadtbild über Jahrhunderte hinweg durch ethnische und religiöse Vielfalt, darunter vor allem auch jüdische und christliche Einflüsse, geprägt war, gehört heute die übergroße Mehrheit der Einwohner dem muslimischen Glauben an. Aufgrund dieser Entwicklung wird in Istanbul kaum mehr Schweinefleisch nachgefragt. Statt der Frage, ob der Mensch Fleisch essen darf, stellt sich für die Menschen in der Türkei daher vielmehr die Frage, welches Fleisch er essen darf.

Anstelle von Debatten um vegetarische oder vegane Lebensstile geben religiöse Normen die Antwort und damit Handlungsorientierung vor. Mit Gietls Beitrag wird deutlich, dass ernährungsethische Begründungen für viele Menschen nicht nur im irdischen Dasein, sondern auch im Religiösen und damit Außerweltlichen zu finden sind.

In der Sektion zum gesellschaftlichen Umgang mit dem Fleischkonsum wurde nochmals offensichtlich, dass die jeweilige Vorstellung, was der Mensch essen darf – ob Bio- oder Geflügelfleisch –, maßgeblich von den jeweiligen Interessen und den zugrunde liegenden Normen und Werten bestimmt wird. Die Massenmedien nehmen hierbei als Sozialisationsinstanz einen wichtigen Stellenwert ein. Ernährungsethische Argumentationen werden dabei über verschiedene angelagerte und weiterführende gesellschaftliche Normen und Werte, wie Gesundheit, Religion oder auch eine „unbeschwerte Kindheit", abgesichert und begründet. Mit den Beiträgen konnte auch gezeigt werden, dass die dahinter liegenden Konflikte und Probleme des Fleischkonsums unsichtbar gemacht und verdrängt werden. Gleichzeitig ist hierin auch eine wichtige soziale Funktion zu erkennen: die der Entlastung des moralischen Gewissens.

Von der Theorie zur Praxis führen schließlich die Beiträge von NGO-Vertretern und Journalisten in der fünften und letzten Sektion des Sammelbandes.

Annabel Wahba schildert anschaulich am Beispiel des Kaufs von Hühnerfleisch die alltäglichen Probleme des Verbrauchers beim Versuch, sich ethisch zu ernähren. Von der Frage, wie viel der Verbraucher bereit ist auszugeben, über das Vertrauen in verschiedene Biosiegel bis hin zum grundsätzlichen ethischen Vorrang von biologisch, regional oder fair erzeugten Produkten beschreibt sie die situativen Herausforderungen beim Einkauf. Dabei wird deutlich, dass das Ausloten von Wissen und die Umsetzung der eigenen ethischen Ansprüche von zahlreichen praktischen Hürden im Alltag, den „Mühen der Ebene" und der Notwendigkeit von Kompromissen begleitet sind. Von Wahbas Beitrag aus lässt sich der Bogen nochmals zur ersten Sektion spannen und im Anschluss an Lemke die Notwendigkeit der Alltagstauglichkeit einer ethischen Ernährung bekräftigen.

Als Vertreter des Evangelischen Bauernwerkes beschäftigt sich **Clemens Dirscherl** mit den Konfliktlinien der modernen landwirtschaftlichen Nutztierhaltung. Vom Respekt für das Lebewesen über globale Verteilungsungerechtigkeiten und Verschwendung bis hin zur bäuerlichen Berufsethik zeigt er dabei die komplexen Dimensionen der derzeitigen Fleischproduktion auf. Für ihn liegt ein entscheidender Lösungsansatz nicht in einer völligen Abkehr von der Nutztier-, wohl aber von einer Mensch und Tier unwürdigen Massentierhaltung. Gleichzeitig thematisiert Dirscherl die damit zusammenhängende Problematik für die Landwirte, durch erhöhte Tierschutzstandards mit sich weiter erhöhenden Kosten für bauliche Veränderungen konfrontiert zu werden. Änderungen von Tierschutzstandards müssen daher auch vom Verbraucher und von der Politik finanziell mitgetragen werden. Die ernährungsethischen Überlegungen Dirscherls weisen damit einerseits Bezüge zu den tierethischen Argumenten Gottwalds auf, stehen aber andererseits – ähnlich wie bei Müller-Lindenlauf und Bleischwitz – auch im Kontext der globalen Verteilungsungerechtigkeit.

Der Agrarwissenschaftler **Stig Tanzmann** macht in seinem Beitrag für das Evangelische Hilfswerk „Brot für die Welt" ebenfalls die Problematik des globalisierten Handels am Beispiel des Hühnerfleischs deutlich. Von Verwerfungen und Import-Abhängigkeiten vor allem auf afrikanischen Märkten und der damit einhergehenden Konkurrenz für dortige Kleinbauern bis zu hygienischen Risiken aufgrund unterbrochener Kühlketten wird die Tragweite des Exports europäischer und amerikanischer „Reststücke" des Huhns sichtbar. Er fordert politische Maßnahmen zur Einschränkung dieses Handels sowie alternative (Schul-)Programme, die zur Förderung regionaler Strukturen beitragen können.

Ergänzt wird der letztgenannte Beitrag durch einen Beitrag von **Tanja Dräger de Teran**, in dem sie die Ergebnisse dreier vom WWF in Auftrag gegebenen Studien zum Flächen- und Soja-Fußabdruck Deutschlands und der EU vorstellt. Sie kommt zu dem Schluss, dass durch weniger Verschwendung und einen stark reduzierten Fleischkonsum bis zu 4 Mio. ha Land für den Sojaanbau eingespart werden könnten. Damit würden zudem erhebliche Beiträge zum Schutz von Klima, Ressourcen und zukünftiger Ernährungsgerechtigkeit geleistet.

Die Beiträge der NGO-Vertreter Tanzmann und Dräger de Teran problematisieren den massiven Fleischkonsum in westlichen Industrieländern vor dem Hintergrund seiner globalen Auswirkungen. Dabei werden nochmals die bereits vorgestellten Begründungszusammenhänge aufgegriffen und bestärkt.

Im Anschluss hieran kommen zwei Journalisten zu Wort. **Jan Grossarth** von der Frankfurter Allgemeinen Zeitung (FAZ) kritisiert in seinem Beitrag die verbreitete Tendenz der Agrarkritik verschiedener Experten in öffentlichen Diskursen, die oft vereinfacht, polemisiert und im moralischen Modus von „guter" und „schlechter" Landwirtschaft verläuft. Das prägt im entscheidenden Maße die öffentliche Wahrnehmung von Landwirtschaft. Unzureichend wird aus seiner Sicht über Asymmetrien und Irrationalitäten in der Debatte reflektiert. Es gebe keine Bereitschaft, sich auf die Vielschichtigkeit der Probleme und Zielkonflikte einzulassen. Grossarth macht an den Beispielen Tierhaltung, Welthandel, Pestizideinsatz und Weltagrarbericht deutlich, wie die Schlechtigkeit der anderen zum Beweis der eigenen Moralität dient, wie damit eine „Externalisierung des Bösen" erfolgt. Letztlich zeigt er damit, wie – mit Blick auf Kofahls Beitrag – moralische Kommunikation funktioniert und welche soziale Funktion sie erfüllt. Grossarth plädiert vor diesem Hintergrund für eine ehrliche Kritik an der Landwirtschaft: Der reine Opportunismus und der Verweis auf ökonomische Realitäten, die ein „weiter so" fordern, werden ebenso wenig wie eine irrationale Agrarkritik, die den Dialog vergiftet, dazu beitragen, dass die Lebensmittelerzeugung in Zukunft nachhaltiger sein wird.

Ein abschließendes Interview mit **Angela Werner**, der Chefredakteurin der agrarzeitung, führte Johannes Arens. Ihrer Ansicht nach kann eine ausschließlich biologisch geprägte Landwirtschaft die Ansprüche einer steigenden Weltbevölkerung nach Nahrung aufgrund der geringeren Erträge nicht allein bewältigen: Bio ist für sie daher nicht die einzige Antwort auf drängende Ernährungsfragen. Zudem zeige sich deutlich, dass die meisten Verbraucher nicht bereit sind, höhere Ausgaben für ökologische Produkte zu tätigen. Werner sieht die Landwirte in Zukunft nicht mehr nur in der Rolle als Produzenten, sondern stärker auch als Umweltschützer und daher mit entscheidender Verantwortung in Bezug auf künftige Ernährungsfragen ausgestattet.

Resümierend kann nach der Zusammenschau der Beiträge festgehalten werden, dass die ethische Fragestellung danach, was der Mensch essen darf, vielfältige Facetten und Problemgesichtspunkte aufweist. So geht es darum, was unter den Prämissen von Gesundheit, Umweltverträglichkeit, Tierwohl und nicht zuletzt Nachhaltigkeit gegessen werden kann und sollte. Die Beiträge in diesem Sammelband machen auch deutlich, dass es sich hierbei um widerstreitende Positionen im Rahmen einer breit angelegten und vor allem europäisch geprägten Debatte handelt, in der genuine Herausforderungen von Moral und Ethik zutage treten. Der Versuch der Beantwortung der zentralen Fragestellung, was der Mensch essen darf, provoziert aufgrund einer notwendigerweise unterkomplexen Beantwortung eine immer weiter sich ausdifferenzierende Debatte. So stellt sich Ernährungsethik mithin als Paradox dar, denn das mit ihr verbundene Bedürfnis nach Komplexitätsreduktion ist mit einer Komplexitätssteigerung verbunden. Im Ernährungsalltag führt die Frage, was der Mensch essen darf, sofern sie denn für Konsumenten von Bedeutung ist, deshalb auch zu zahlreichen Dilemmata.

Auch wenn in der ernährungsethischen Debatte eine Vielfalt von Themen und Problemgesichtspunkten zu beobachten ist, so sind diese jedoch nicht beliebig. Die Beiträge machen deutlich, dass für eine moraltheoretische Begründung verschiedene Argumente – wie tierethische, umweltethische, berufsethische bis hin zu globalen ökonomischen, ökologischen und sozialen – Beachtung finden müssen. Lösungsansätze werden in der Gesellschaft nur Akzeptanz finden, wenn sie zum einen diese Begründungen aufgreifen und zum anderen sich als alltagstauglich erweisen. Die Alltagsperspektive darf im bislang vorwiegend akademisch geführten Diskurs einer Ernährungsethik deshalb nicht vergessen werden.

Mit dem Sammelband wurden Fragen aufgeworfen, die durch ihre Thematisierung vielmehr zu weiteren Fragen führen, als dass sie (abschließend) beantwortet werden können. Bei der Frage, was der Mensch essen darf, handelt es sich also um eine bei Weitem nicht abgeschlossene Debatte. Die Diskussion im Sammelband macht vielmehr deutlich, dass diese inter- und transdisziplinäre Debatte mit verschiedenen Akteuren aus Wissenschaft, Politik und Zivilgesellschaft erst begonnen hat.

Prof. Dr. Jana Rückert-John ist seit April 2014 Professorin für „Soziologie des Essens" an der Hochschule Fulda. Sie studierte Sozialwissenschaften an der Humboldt-Universität Berlin und der Universität Oldenburg. Rückert-John war langjährig als wissenschaftliche Assistentin in der Fakultät Agrarwissenschaften der Universität Hohenheim tätig, wo sie auch promovierte. Sie ist Vorstandsmitglied des Internationalen Arbeitskreises für Kulturforschung des Essens. Ihre Forschungsschwerpunkte liegen in den Bereichen Ernährungssoziologie, Umweltsoziologie, Genderforschung und sozialer Wandel.

Barbara Wittmann B.A. hat an der Universität Regensburg ihren Bachelor in den Fächern Vergleichende Kulturwissenschaft, Kunstgeschichte und Russische Philologie absolviert und davor eine Ausbildung zur Kirchenmalerin abgeschlossen. Ihre Masterarbeit schreibt sie zur Geschichte der Käfighaltung von Legehennen. Seit 2011 ist sie als wissenschaftliche Hilfskraft am Institut für Information und Medien, Sprache und Kultur in Regensburg tätig. Ihre Forschungsschwerpunkte umfassen die Themenfelder Esskultur, Randkulturen sowie Migration/Ethnien.

Wir über uns

Essen ist ein zentrales Thema menschlicher Existenz. Der Internationale Arbeitskreis für Kulturforschung des Essens widmet sich gezielt diesem Thema und will ein kompetenter Ansprechpartner für Wissenschaft und Öffentlichkeit sein. Seine Arbeit zielt darauf,

- Vorreiter für eine interdisziplinäre Erforschung des Kulturthemas Essen zu sein,
- die Grenzen zwischen den verschiedenen mit Essen und Ernährung befassten Wissenschaftlern zu überwinden,
- die unterschiedlichen Denk- und Erfahrungsweisen der Ernährung in Wirtschaft und Gesellschaft zu vermitteln und das öffentliche Interesse am Kulturthema Essen zu stärken.

In Trägerschaft der Dr. Rainer Wild-Stiftung arbeiten gegenwärtig an die 60 Wissenschaftler/-innen und Praktiker/-innen aus Deutschland und dem benachbarten Ausland zusammen, um diese Ziele zu erreichen. Für Rückfragen steht Ihnen die Geschäftsstelle gern zur Verfügung.

www.ak-esskultur.org

© Springer Fachmedien Wiesbaden 2015
G. Hirschfelder et al. (Hrsg.), *Was der Mensch essen darf,*
DOI 10.1007/978-3-658-01465-0

The manufacturer's authorised representative in the EU is Springer
Nature Customer Service Centre GmbH, Europaplatz 3, 69115 Heidelberg,
Germany. If you have any concerns regarding our products, please
contact ProductSafety@springernature.com

Printed and bound by CPI Group (UK) Ltd, Croydon, CR0 4YY

27/04/2026

02097645-0003